Principios de Medicina Tropical y Salud Internacional (Tomo I)

Principios de Medicina Tropical y Salud Internacional (Tomo I)

Laura Prieto Pérez
Miguel Górgolas Hernández-Mora
Ramón Pérez Tanoira

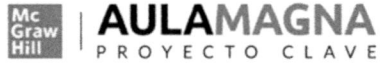

McGraw Hill | AULAMAGNA PROYECTO CLAVE

Principios de Medicina Tropical y Salud Internacional
(Tomo I)

Segunda edición: 2024

ISBN: 9788410066106
ISBN eBook: 9788410066915
Depósito legal: SE 2119-2024

© de los textos:
 Laura Prieto Pérez
 Miguel Górgolas Hernández-Mora
 Ramón Pérez Tanoira

© de esta edición:
 Editorial Aula Magna, 2024. McGraw-Hill Interamericana de España S.L.
 editorialaulamagna.com
 info@editorialaulamagna.com

Impreso en España – Printed in Spain

Índice

1.

Introducción

El estudio de la Medicina Tropical y la Salud Internacional es una disciplina que comenzó hace más de 500 años, coincidiendo prácticamente con las exploraciones llevadas a cabo por las grandes potencias europeas de entonces, cuando se pusieron en contacto con poblaciones autóctonas y entornos naturales y animales diferentes a los suyos propios. La transmisión de agentes infecciosos entre los componentes de los nuevos entornos abrió la puerta a nuevas enfermedades, hasta entonces desconocidas.

A lo largo de estos siglos el desarrollo de la Medicina y la Salud Pública nos hizo creer que una gran parte de estas enfermedades «tropicales» habían sido prácticamente controladas o, en el mejor de los casos, su prevalencia estaba restringida a determinadas zonas geográficas del planeta, alejadas, de alguna forma, de Occidente.

Sin embargo, en las primeras décadas del presente siglo, hemos podido comprobar cómo, en el mundo moderno, la aparición de nuevas enfermedades puede tener un carácter epidémico, incluso pandémico, como ha ocurrido con el SARS- CoV2, en un breve espacio de tiempo. La globalización es ahora un fenómeno imparable. El planeta Tierra se ha vuelto relativamente pequeño y las poblaciones de humanos y otras especies animales pueden desplazarse en poco tiempo a cualquier lugar.

Por ello, hoy más que nunca, resulta imprescindible para todos los profesionales dedicados a la salud, adquirir los conocimientos necesarios para hacer frente a estos nuevos retos.

El temario impartido en el Máster Propio de Medicina Tropical y Salud Internacional de la UAM tiene, como principal objetivo, cubrir la mayor parte de las disciplinas que ayudarán al alumno egresado a resolver con competencia cualquier situación clínica, epidemiológica, metodológica o de cualquier otra naturaleza relacionada con la Salud Internacional y la Medicina Tropical.

Este libro tiene como objetivo ser una guía inicial a la información que se va a impartir a lo largo del curso docente. No pretende ser un tratado de texto sobre cada una de las disciplinas abordadas, sino una guía sencilla que facilite el aprendizaje del alumno, le ayude al seguimiento del curso y a profundizar posteriormente en los aspectos que realmente le vayan a ser útiles para el desarrollo de su actividad profesional.

El libro es el resultado del esfuerzo y la experiencia profesional y docente de todos y cada uno de los profesores que han participado en la docencia teórica y práctica del Máster. Todos ellos grandes profesionales que han sabido transmitir y compartir su conocimiento de forma gratuita y altruista para las futuras generaciones de «tropicalistas».

El contenido está estructurado siguiendo las asignaturas del curso y se incluyen los siguientes apartados: 1) Síndromes clínicos; 2) Patología quirúrgica; 3) Salud global y Epidemiología; 4) Gestión de proyectos; y 5) Cuadernos de prácticas.

Confiamos en que este manual sirva de ayuda y sea un complemento de interés para un mejor aprovechamiento del Máster.

2.

Síndromes clínicos

Para una mejor comprensión de la patología tropical, parece más adecuado acercar su estudio de la misma forma en que se presentan los enfermos ante el médico, con determinados síntomas o signos clínicos que permiten, a partir de esa información, establecer un diagnóstico en primer término sindrómico y, en segundo lugar, clínico y etiológico. Por todo ello, el estudio de la patología tropical se va a realizar no por enfermedades concretas, sino por síndromes clínicos.

2.1. Síndrome febril

El síndrome febril en patología tropical es extremadamente amplio y complejo. Sin embargo, es básico para que el sanitario se enfrente a él con tranquilidad y con la seguridad de tener un conocimiento profundo de las principales enfermedades que pueden cursar con fiebre. La fiebre es una respuesta natural de nuestro organismo frente a noxas externas, frecuentemente enfermedades infecciosas, pero también puede obedecer a enfermedades autoinmunes, al consumo de fármacos o sustancias tóxicas, a la presencia de tumores u otra gran multitud de enfermedades.

Aquí no pretendemos cubrir todas las causas de fiebre, pero sí las más frecuentes que aparecen en el mundo tropical de países con bajos recursos, o en viajeros que han residido en aquellos países.

¡Vamos a ello!

2.1.1. Malaria

2.1.1.1. Malaria: Historia, morfología, ciclo biológico y especiación

Profesor: José Antonio de Diego Cabrera

Dpto. Medicina Preventiva y Salud Pública y Microbiología

Facultad de Medicina. Universidad Autónoma de Madrid

Ideas clave

1. Un solo esporozoíto puede ser responsable de la infección de un millón de glóbulos rojos.
2. Una vez que el merozoíto entra en el glóbulo rojo, se forma un trofozoíto (forma de anillo), que se observa con facilidad en una tinción con Giemsa o Wright.
3. El trofozoíto maduro se transforma en esquizonte y, a su vez, en varios merozoítos.
4. El hombre es un huésped intermediario y el mosquito el huésped definitivo.
5. Los gametocitos circulantes son absorbidos por el mosquito en la picadura; se forma el cigoto y después un oocisto del cual se originan miles de esporozoítos infectivos que se localizan en la glándula salival del mosquito para ser transmitidos al humano con la picadura.

Historia (1-6)

La historia de la malaria se remonta a 1500 años a.C., ya existiendo descripciones en el papiro de Ebers, donde queda reflejada esta dolencia aún desconocida por la medicina de la época. Las tres etapas por las que pasa la cronología de sus descubrimientos posteriores se muestran en la Tabla 1.

Tabla 1. Cronología de la historia del paludismo

Historia del paludismo. Primer período
Papiro de Ebers (1500 a.C.)
Templo de Denderha

Homero, Ilíada XXII,31
Hipócrates (siglo V a.C.) Tercianas y cuartanas Relación entre estación / pantano / enfermedad
Decadencia de Roma. Medievo
Las Siete Partidas. Ley II, título XIII
Extensión americana: Tercianas, cuartanas Terciana tropical maligna Introducción de la caña de azúcar, 1640
El primer remedio: 1600, Juan de la Vega López Difusión de la corteza de la quina Cardenal Juan de Lugo, 1643 Identificación del árbol, 1735 Aislamiento del alcaloide
El descubridor de la causa Fracastoro, siglo XVI; microscopía siglo XVII Siglo XIX, el origen microbiológico de las enfermedades: Brassi, Pasteur, Kock 1847 Meckel, pigmento palúdico

Historia del paludismo. Segundo período
La etiología La falsa solución: *Bacillus malariae* La solución cierta. C.L.A. Laveran, 1880 —naturaleza protozoaria del agente Golgi, 1885, ciclo eritrocítico (reloj biológico) Celli y Marchiafava, 1889 (Terciana falciforme) Romanowski, 1891: eosinato de azul de metileno

Historia del paludismo. Tercer período
La lucha biológica y química DDT, 1936-39 HCH y otros, 1942-46 Piretroides sintéticos fotoestables, 1970-75
Los modelos experimentales y los fármacos *P. gallinaceum*: Plasmoquina Atebrina, Alemania 1930 Proguanil, Inglaterra *P. berghei*, Vinckey y Lips, 1948 Aminopirimidinas y sulfonas 1960 Derivados amino-alcohólicos Mefloquina (quinolin-carbinol) Ampirolina (piridin-carbinol) Halofantrina (fenantren-carbinol) Cultivo in vitro de *P. falciparum* Trager y Hansen, 1976 Inoculación experimental en *Aotus sp*

Los personajes (4-7)

La Figura 1 muestra los principales personajes implicados en la historia de la malaria. El primer dato de un nuevo parásito hemosporidio se debe al médico francés **Charles Louis Alphonse Laveran**, nacido en París el 18 de junio de 1845 y fallecido en mayo de 1922. Médico naturalista francés, obtuvo el premio Nobel de Medicina en 1907 por su descubrimiento del parásito protozoario causante de la malaria, que posteriormente fue denominado *Plasmodium malariae*.

Más tarde, **Ronald Ross**, nacido en 1857 en la India y fallecido en Londres en 1932, fue un naturalista, médico, zoólogo y entomólogo escocés. Relacionó la malaria con la picadura de ciertos mosquitos hematófagos y obtuvo el premio Nobel de Medicina en 1902 por sus descubrimientos.

En esta misma época, **Sir Patrick Manson** (1844-1922) —también escocés y médico parasitólogo, y mentor de Ronald Ross— desarrolló gran parte de su carrera en Taiwán, China y Hong Kong y posteriormente en Londres. Descubrió la transmisión vectorial de los mosquitos en la filariasis. Dicho hallazgo apoyó la teoría de la transmisión de la malaria por estos vectores. Por su dilatada carrera en la investigación de las enfermedades tropicales, es considerado el «padre de la medicina tropical».

Entre otros nombres relevantes de la historia de la Medicina Tropical destacan los siguientes:

Ettore Marchiafava (1847-1935). Médico italiano, patólogo y neurólogo, ejerció como profesor en la facultad de Medicina de la Universidad de Roma; sus trabajos revelaron interesantes hallazgos en el campo de la malariología, convirtiéndose en uno de los investigadores más importantes de la escuela italiana. Dilucidó aspectos muy relevantes sobre el ciclo de la malaria en el hombre.

Angelo Celli (1857-1914). Médico de formación; higienista, patólogo y parasitólogo italiano, fue pionero en los estudios de la biología del parásito de la malaria y su control; además, ejerció como profesor de Higiene en las Universidades de Palermo y Roma. Fundó el Instituto Pasteur de Italia junto con su esposa Ana.

Giovanni Battista Grassi (1854-1925). Se interesó particularmente en la migración de las anguilas, así como en el desarrollo embriológico de abejas y de parásitos, como el de la vid: *Phylloxera*. Su contribución más importante fue la demostración de que el mosquito transporta, vía su sistema digestivo, el *Plasmodium* responsable del paludismo.

Dimitri Leonidovich Romanowsky (1861-1921). Médico ruso precursor de la famosa tinción que lleva su nombre; constituida por azul de metileno, se trata de una coloración específica para la identificación sanguínea de los parásitos de la malaria y es predecesora de otras tantas tinciones (Giemsa, Jenner, Wright, Field y Leishman).

Gustav Giemsa (1867-1948). Químico y bacteriólogo alemán, creó la famosa tinción que lleva su nombre y que es empleada en los estudios histopatológicos de la malaria, así como Tripanosomiasis y Clamidiosis.

Fritz Schaudinn (1871- 1906) fue un zoólogo alemán. Estudió el desarrollo del ciclo vital de diferentes protozoos y coronó la labor de su vida con el descubrimiento, en colaboración con Erich Hoffman, de la espiroqueta *Treponema pallidum*, agente productor de la sífilis (1905).

Schaudinn falleció durante el regreso a Alemania de un congreso internacional de medicina, en Lisboa, cuando tuvo que ser intervenido quirúrgicamente de urgencia, por abscesos amebianos gastrointestinales. Tal infección amebiana muy probablemente fuera adquirida de forma voluntaria en sus estudios experimentales con amebas. Schaudinn tenía 35 años en el momento de su deceso en Hamburgo.

Gordon Hamilton Fairley (1930-1975). Profesor de Oncología médica, demostró el período prepatente del ciclo de la malaria en diferentes especies, mediante un experimento sencillo con soldados australianos: los parásitos de la malaria, una vez inoculados por la picadura del mosquito en humanos, no penetraban inmediatamente dentro de los hematíes como promulgaba el famoso patólogo alemán Schaudinn. Murió por una bomba colocada por el IRA dirigida a Sir Hugh Fraser.

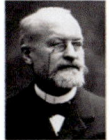
a) Charles Louis Alphonse Laveran (1845-1922)

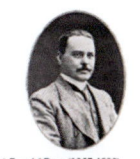
b) Ronald Ross (1857-1932)

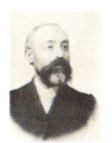
e) Angelo Celli (1857-1914)

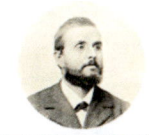
f) Giovanni Battista Grassi (1854-1925)

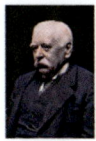
c) Sir Patrick Manson (1844-1922)

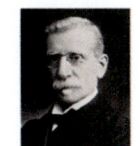
d) Ettore Marchiafava (1847-1935)

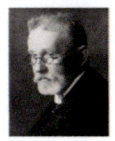
g) Dimitri Leonidovich Romanowsky (1861-1921)

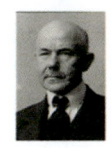
h) Gustav Giemsa (1867-1948)

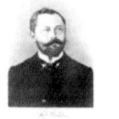
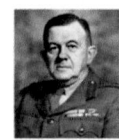

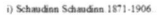

i) Schaudinn Schaudinn 1871-1906   j) Gordon Hamilton Fairley (1930-1975)

Figura 1. Personajes históricos más relevantes asociados al paludismo.

Morfología y especiación (7, 8, 9)

La enfermedad está producida por un protozoo hemático del género *Plasmodium*, perteneciente al grupo de los parásitos intracelulares del filo Apicomplejos (Figura 2); éste consta de cinco especies parásitas del hombre (Tabla 2) y más de 100 especies en total, que infectan a mamíferos, aves y reptiles.

Tabla 2. Especies de *Plasmodium* parásitas del hombre:

Especie	Distribución geográfica
Plasmodium malariae, Laveran 1881	África tropical, Guayanas y parte de la India
Plasmodium vivax, Grassi y Feletti 1890	Zonas templadas y tropicales del Globo. No en África occidental
Plasmodium falciparum, Welch 1897	África tropical, Cuenca amazónica, Sudeste asiático
Plasmodium ovale, Stephens 1922	África occidental, Pacífico occidental, Burma
Plasmodium knowlesi, Franchini 1927	Fiebre cotidiana, poliparasitemia. Sudeste Asiático

Situación mundial

El 40 % de la población mundial vive en áreas endémicas. En 2021 hubo 247 millones de casos clínicos y la mortalidad fue de 619 000 personas, el 90 % en África. La enfermedad está reapareciendo en algunas zonas (7-10).

18

Un problema reemergente

En 1955 la OMS inició una campaña de erradicación que resultó exitosa en Europa, EE.UU., Oriente Medio y amplias zonas del Caribe y Sudamérica. Sin embargo, en el resto del mundo fracasó por múltiples causas, principalmente la pobreza, conflictos bélicos, el colapso de los sistemas sanitarios y la extensión de parásitos y vectores resistentes a fármacos e insecticidas, respectivamente (7-10).

Existen cerca de 422 especies de *Anopheles*, de los cuales 70 transmiten el paludismo y 40 son de importancia médica. En África tropical, *Anopheles funestus* y *Anopheles gambiae* son los vectores más eficientes en su transmisión. En Europa, *A. atroparvus, A. labranchiae, A. scharovi* y *A. superpictus* fueron los vectores predominantes.

Una gran área del océano Pacífico —incluidas Nueva Zelanda, Hawái, Fiji y Nueva Caledonia— se encuentra libre de *Anopheles*.

Clasificación

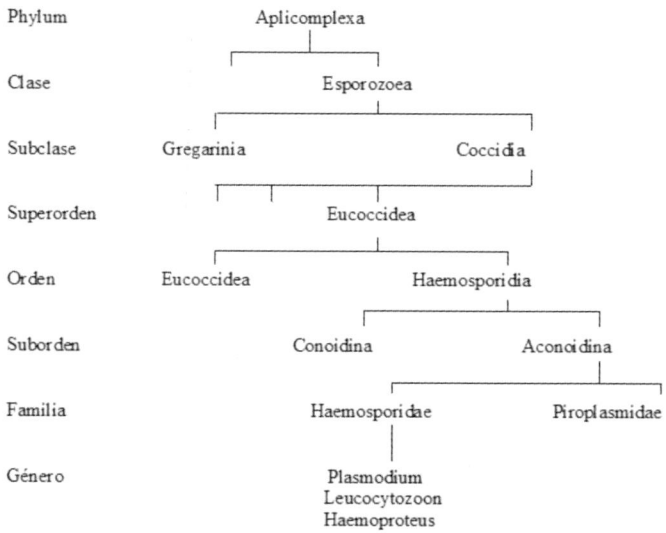

Figura 2. Interpretación de Meblhora y Walldorf sobre la clasificación y relaciones de los protozoos apicomplejos (Meblhora, 1989) Garnham P.C.C., 1966 (11).

Evolución geológica

Los primeros datos del género nacen hace 50 millones de años en la Era Terciaria, siendo el género *Hepatocystis* y la especie *malariae* los primeros en desarrollarse. A partir de esta época y hasta el final del Cuaternario, fueron distribuyéndose a través de primates americanos, asiáticos y africanos el resto de las especies humanas, siendo la última en aparecer en dicha evolución la especie *Plasmodium falciparum*.

Genealogía de los dípteros vectores de malaria

La aparición del orden Diptera ocurrió en el Pérmico, junto con los reptiles. Los primeros dípteros datan del Jurásico (150 millones de años) y son posteriores a la aparición de las plantas. La familia Culícidos aparece en el Oligoceno (40-50 millones de años).

Datos de interés sobre el ciclo de la malaria

En la Figura 3 se puede observar el ciclo biológico de la malaria que implica a dos hospedadores: el mosquito hembra del género *Anopheles* y el hombre. La malaria se adquiere tras la picadura de un mosquito *Anopheles* hembra, que necesita sangre para poner huevos (A). Los esporozoítos introducidos en la sangre viajan al hígado e invaden los hepatocitos, mediante una proteína que permite su unión a los receptores de membrana de la célula huésped (B). Posteriormente, dentro de los hepatocitos maduran a esquizontes de tejido y algunos se mantienen latentes, los denominados hipnozoítos. El hipnozoíto tarda de 6 a 11 meses en activarse y volverse esquizonte de tejido. Cada hepatocito infectado por esquizontes produce entre 10 000-30 000 merozoítos, que se liberan a la sangre después de la degradación celular (C). Cada merozoíto puede invadir un hematíe y replicarse asexualmente 5 veces en 48-72 h para producir 32 merozoítos. El glóbulo rojo se degrada y libera los merozoítos nuevos que pueden infectar otros glóbulos rojos vecinos (6, 8, 9, 10, 12). La enfermedad comienza cuando el número total de parásitos asexuales en la circulación alcanza aproximadamente los 100 millones. Algunos parásitos se convierten en formas sexuales (gametocitos). Los gametocitos son absorbidos por un mosquito anofelino que se alimenta (D) y se reproducen sexualmente, formando un ookinete y luego un ooquiste en el intestino del mosquito. El ooquiste estalla y libera esporozoitos, que migran a las glándulas salivales a la espera de ser inoculados en la siguiente toma de sangre. El ciclo completo puede durar aproximadamente un mes (13).

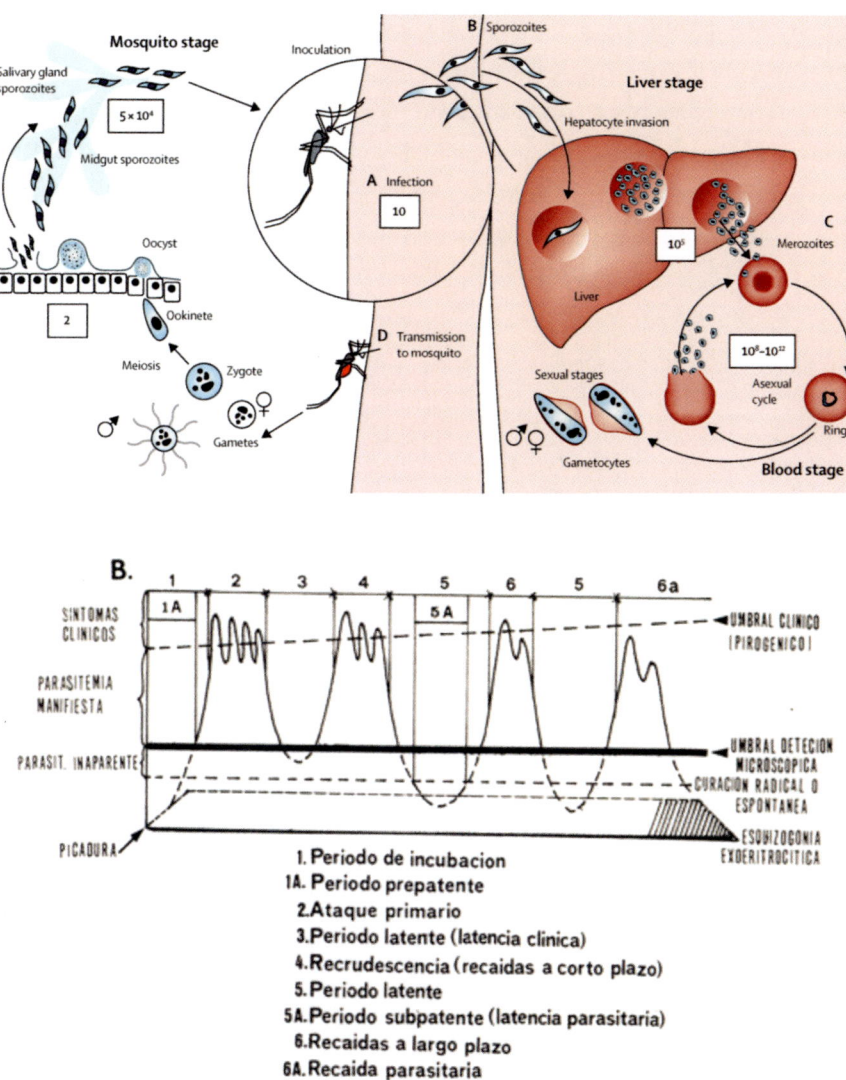

Figura 3. Ciclo biológico de la malaria (a) y sus periodos (b) (Figura a tomada de Nicholas J White, Sasithon Pukrittayakamee, Tran Tinh Hien, M Abul Faiz, Olugbenga A Mokuolu, Arjen M Dondorp, Malaria, The Lancet,

Volume 383, Issue 9918, 2014, Pages 723-735, ISSN 0140-6736, https://doi. org/10.1016/S0140-6736(13)60024-0.)(13)

El descubrimiento del período prepatente se debe al médico inglés **Hamilton Fairley** en el año 1947; él revoluciona la teoría de Schaudinn, en la que se postulaba que los esporozoítos entraban dentro de los hematíes tras la picadura del mosquito. Hamilton demuestra que el período de desarrollo del esporozoíto dentro del hematíe es posterior a su evolución primaria en otros órganos. Inoculó esporozoítos a voluntarios australianos vía picadura de estos insectos, para pasar transformado en merozoíto al citoplasma de los hematíes. Asimismo, demuestra que el período que transcurre desde la picadura hasta la aparición del parásito en el torrente circulatorio (período prepatente) varía según las especies. Llevó a cabo dicho experimento con cepas de *Plasmodium vivax* y *P. falciparum*, demostrando que el período prepatente en la segunda especie es más corto, seis días sobre los ocho días de la primera especie (Figura 4).

EXPERIMENTO de FAIRLEY(1947)

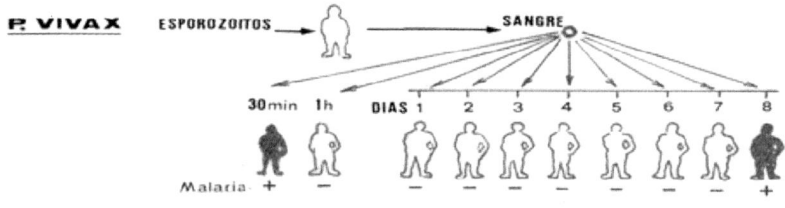

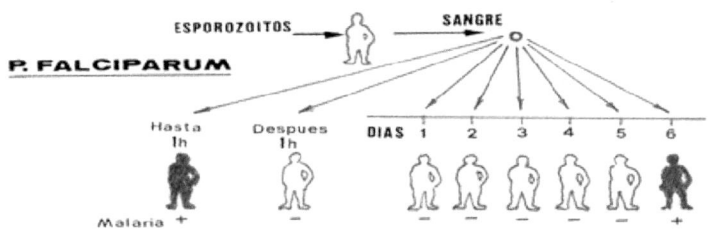

Figura 4. Experimento de Hamilton Fairley (Brigadier N Hamilton Fairley, Sidelights on malaria in man obtained by subinoculation experiments, Transactions of the Royal Society of Tropical Medicine and Hygiene, Volume 40, Issue 5, 1947, Pages 621-676, ISSN 0035-9203 (14).

Tipos de Plasmodios (8, 9, 11, 12, 15)

Garhnam demuestra que las diferentes especies de malaria tienen un tropismo variable para los diferentes órganos y tejidos. Si lo resumimos para las especies parásitas del hombre —en comparación con especies de afectación en reptiles y aves— vemos que el comportamiento del ciclo en sus dos períodos más importantes varía de forma característica (eritrocítico y exoeritrocítico) (Figura 5).

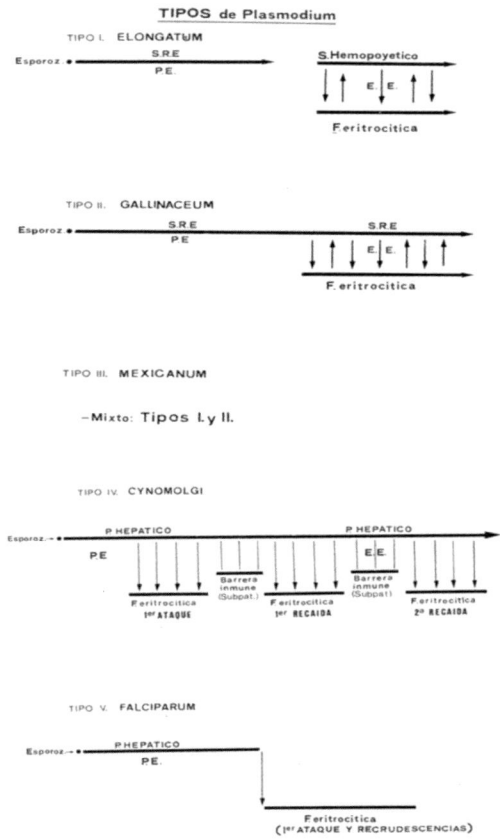

Figura 5. Tipos de Plasmodium: Elongatum (Tipo I), Gallinaceum (Tipo II), Mexicanum (Tipo III), Cynomolgi (Tipo IV) y Falciparum (Tipo V) (SER. Sistema Retículo Endotelial; PE. Periodo Preeritrocitico; EE. Periodo exoeritrocítico) (Garnham P.C.C. Malaria parasites and other haemosporidios. Oxford. Blackwell Scientific Publications. 1966)(12)

Bibliografía

1. Adams y Maegraith. *Clinical Tropical Diseases*. Oxford-Blackwell. 7ª ed. 1980.

2. Beeching N & Gill G (Eds). *Tropical Medicine*. Lecture Note in Malaria, pp. 53-69. 7ª Ed. Wiley Blackwell. 2014.

3. Bruce-Chwatt LJ. Essential malariology, pp. 1-12. *William Heinemann Medical Books*. Ltd. 2ª Ed. 1985.

4. Guerrant RL, Walker DH, Weller PF. Essentials of tropical infectious diseases. 2001. Ed Churchill Livingstone; Chp 63: 341-355.

5. *Hunter's Tropical Medicine and Emerging Infectious Diseases*. Malaria. pp. 614- 643. W.B. Saunders Company. 8ª Ed. 2000.

6. Piekarski G. *Medical Parasitology*. En Malaria. Plasmodiun species. Springer Verlag, pp. 96-107. 1989.

7. Cook GC & Zumla AI. *Manson's Tropical Diseases*. Malaria, pp. 1205-1295. 21ˢᵗ Ed. Saunders. WB. 2003.

8. Despommier DD & Karapelou JW. *Parasite Life Cycles*. Springer-Verlag. London-Paris-Tokyo.

9. Flisser A & Pérez Tamayo R. *Aprendizaje de la parasitología basado en problemas*. pp. 111-118. ETS. 2001.

10. https://www.cdc.gov/dpdx/malaria/index.html

11. Garnham PCC. Malaria in its various vertebrate hosts. In: Kreier JP, editor. Malaria Part 1. Epidemiology, chemotherapy, morphology and metabolism. New York: Academic Press; 1980. pp. 95–144

12. Garnham PCC. Malaria parasites and other Haemosporidia. Oxford: Black-well; 1966.

13. White NJ, Pukrittayakamee S, Hien TT, Faiz MA, Mokuolu OA, Dondorp AM. Malaria. Lancet. 2014 Feb 22;383(9918):723-35. doi: 10.1016/ S0140-6736(13)60024-0.

14. Fairley NH. Sidelights on malaria in man obtained by subinoculation experiments. Trans R Soc Trop Med Hyg. 1947 May;40(5):621-76. doi: 10.1016/0035-9203(47)90025-4.

15. Wernsdorfer WH and McGregor I. Malaria: Principles and Practice of Malariology, Churchill Livingstone, Edinburgh, pp. 1473–1501 (1980).

Preguntas de autoevaluación

1. Tras la picadura de mosquitos infectados el esporozoito sufre una serie de transformaciones dentro de células:
   a. Sanguíneas.
   b. Hepáticas.
   c. Del bazo.
   d. Del sistema retículo endotelial.
   e. Del riñón.

2. El período exoeritrocítico de la malaria está producido por la reactivación de:
   a. Esporozoítos durmientes en el hepatocito.
   b. Por esquizontes hemáticos.
   c. Al acabar el período preeritrocítico.
   d. Por la división de los merozoítos hemáticos.
   e. Por la división de los merozoítos en células del bazo.

3. Las recrudescencias en el ciclo de la malaria están producidas por:
   a. El período subpatente.
   b. Por las sucesivas divisiones esquizogónicas hemáticas.
   c. Al terminar el período preeritrocítico.
   d. Por el período exoeritrocítico.
   e. Por el período subpatente.

4. De los siguientes períodos en el ciclo malárico, ¿cuál es responsable de las recaídas?:
   a. Período subpatente.
   b. Período preeritrocítico.
   c. Período exoeritrocítico.
   d. Período latente
   e. Período prepatente.

5. En los diferentes tipos de malaria, ¿cuál presenta período exoeritrocítico?:

   a. Tipo *Cinomolgy*.

   b. Tipo *Falciparum*.

   c. Tipo *Elongatum*.

   d. Tipo *Mexicanum*.

   e. a, c, d son correctas.

Respuestas correctas

1. b
2. a
3. b
4. c
5. e

2.1.1.2. Malaria en población adulta

Profesor: Gerardo Rojo Marcos

Servicio de Medicina Interna. Hospital Universitario Príncipe de Asturias y Universidad de Alcalá de Henares, Madrid

Ideas clave

1. La clínica de la malaria es inespecífica, por lo que es muy importante saber si el paciente ha visitado o vive en una zona malárica.
2. Ante la sospecha de malaria se debe realizar un diagnóstico y un tratamiento precoz.
3. Cualquier especie de *Plasmodium*, pero especialmente *P. falciparum*, puede producir una malaria grave y ser potencialmente mortal.
4. Los pacientes con mayor riesgo de gravedad y muerte son los que no han sufrido malarias previas (no semiinmunes), embarazadas, ancianos e inmunodeprimidos.
5. La malaria también puede producir complicaciones en el embarazo, respuestas inmunes anormales, coinfecciones bacterianas o aumento de ciertos linfomas.

Caso clínico

Un varón caucásico español de 42 años sin antecedentes de interés viaja durante 10 días a Guinea Ecuatorial por negocios. Previamente vacunado de fiebre amarilla, no toma fármacos ni presenta problemas de salud durante su estancia. Una semana después de volver a España comienza con fiebre de 39 °C, escalofríos, artromialgias, cefalea, tos y cansancio. A las 48 horas acude a urgencias, donde sólo se objetivan 120 000 plaquetas/μL, teniendo una radiografía de tórax normal. Se diagnostica de fiebre de probable origen viral y se indica paracetamol. Reingresa a las 72 horas por empeoramiento clínico con disminución del nivel de consciencia, signos de mala perfusión periférica con TA sistólica de 80 mmHg, taquipneico y con una saturación basal de O_2 del 89 %.

Los análisis muestran: plaquetas 45 000/µL, Hb 8,2 g/dL, GAB: pH 7,26, pCO_2 29 mmHg, pO_2 56 mmHg, bicarbonato 13 mmEq/L, creatinina 3,2 mg/dL, LDH 560 UI/L, bilirrubina total 3,3 mg/dL. En el frotis de sangre periférica aparecen trofozoítos de *P. falciparum* en el 16 % de los eritrocitos. La nueva radiografía de tórax muestra un infiltrado intersticial bilateral.

Ingresa en la UCI precisando intubación endotraqueal y respiración mecánica, expansión cuidadosa de volumen y noradrenalina, antibioterapia de amplio espectro y artesunato i.v. durante tres días. Precisa transfusión de tres concentrados de hematíes por empeoramiento de la anemia hasta 6,7 g/dL de Hb. Evoluciona con lenta mejoría clínica y analítica hasta la estabilización hemodinámica y respiratoria que permite la extubación y la salida de la UCI a los 7 días de ingreso. Las serologías y los cultivos de sangre, orina y heces son negativas.

Discusión:

Como hemos visto, los síntomas y signos iniciales de la malaria son inespecíficos. Los más frecuentes son: fiebre sin claro foco, escalofríos, cefalea, astenia y artromialgias, similar a lo que puede ocurrir en un cuadro viral sistémico. También se puede acompañar de diarrea, dolor abdominal, náuseas, vómitos, tos, disnea, falta de apetito, disminución del nivel de consciencia o crisis epilépticas que pueden actuar como factores de confusión en el diagnóstico.

Por todo ello, lo más importante es conocer el antecedente de vivir o haber visitado una zona endémica de malaria —hasta más de un año antes— para realizar un diagnóstico precoz e iniciar un tratamiento urgente. El retraso en el tratamiento de la malaria se relaciona con un aumento de la gravedad y la mortalidad. El tratamiento precoz suele ser sencillo, eficaz y bien tolerado, con fármacos orales durante tres días. Además, es muy importante estar atento a los signos o síntomas de gravedad.

Un porcentaje variable de pacientes no presentan fiebre, especialmente los pacientes semiinmunes, por lo que su ausencia no descarta la malaria. Estas personas con semiinmunidad pueden tener *Plasmodium* en sangre y permanecer asintomáticos. Actualmente, es raro observar los patrones cíclicos de fiebre descritos antiguamente (fiebres tercianas y cuartanas), fundamentalmente debido al uso generalizado de antipiréticos y a los diagnósticos tempranos. En niños, la clínica puede ser más larvada con letargia, falta de apetito, postración o tos.

En la exploración física el dato más frecuentemente observado es la esplenomegalia. También se puede encontrar hepatomegalia, dolor a la palpación abdominal, taquicardia, sudoración, palidez de piel y mucosas e ictericia. Son signos de alarma la hipotensión o mala perfusión, la taquipnea, la hipoxemia, el bajo nivel de consciencia hasta el coma, crisis comiciales, oligoanuria, orina colúrica o sangrado.

En el hemograma, la trombocitopenia y la anemia son las alteraciones más habituales, siendo la leucopenia y linfopenia menos frecuentes. No suele haber leucocitosis. En el estudio bioquímico, las alteraciones más comunes son la elevación de LDH, bilirrubina y la elevación leve-moderada de transaminasas. La insuficiencia renal, la acidosis metabólica, la hipoglucemia, la anemia grave o la alteración de la coagulación son indicativos de malaria grave (Tabla 1).

La malaria es una enfermedad potencialmente mortal y, sin tratamiento, cualquier paciente puede progresar en pocos días e incluso horas a una malaria grave, especialmente en la infección por *P. falciparum* y en pacientes de mayor riesgo como los no semiinmunes (incluidos niños menores de 5 años de zonas endémicas), embarazadas, ancianos o inmunodeprimidos. Los criterios que definen la malaria grave los establece la Organización Mundial de la Salud (OMS) y se describen en la Tabla 1. Su conocimiento es de gran utilidad para el manejo clínico y terapéutico. Cualquier especie de *Plasmodium* puede producir una malaria grave, aunque la gran mayoría de las muertes son causadas por *P. falciparum*, cuando surgen complicaciones como: malaria cerebral, acidosis metabólica, anemia grave, síndrome de distrés respiratorio agudo (SDRA o edema pulmonar no cardiogénico), fracaso renal agudo o hipoglucemia. La dificultad respiratoria puede indicar edema pulmonar, acidosis o neumonía.

No todos los criterios de gravedad tienen el mismo valor. Definida estrictamente por los criterios de la OMS la malaria grave tiene una mortalidad aproximada del 10 % en niños y del 15 % en adultos, pero depende del grado de disfunción de los órganos vitales. La anemia grave o la ictericia tienen mejor pronóstico que la malaria cerebral, el fracaso renal agudo o el SDRA.

La frecuencia y el valor pronóstico de los criterios de la OMS difieren en adultos y niños. En la Tabla 2 se indica la frecuencia relativa de signos y síntomas en ambos grupos. En niños es más frecuente la malaria cerebral, anemia grave, hipoglucemia o las infecciones bacterianas. También se producen más secuelas neurológicas tras la malaria cerebral. En cambio, en el adulto predominan el SDRA o el fracaso renal agudo.

Las mujeres embarazadas, especialmente en el segundo y tercer trimestres, las puérperas y las primigestas, sufren una mayor frecuencia de malaria grave, especialmente por SDRA, hipoglucemia (más profunda si se emplea quinina) y anemia grave. También aumenta el riesgo de muerte fetal, aborto espontáneo, bajo peso al nacer, infecciones bacterianas postparto y malaria congénita por transmisión placentaria.

La respuesta inmune anormal a infecciones prolongadas o recurrentes por *P. falciparum* puede originar esplenomegalia malárica hiperreactiva o glomerulonefritis. La malaria también se relaciona con el aumento de incidencia de linfoma de Burkitt en niños africanos con coinfección por virus de Epstein-Barr y de linfomas del tipo marginal esplénico.

Además de la malaria grave puede darse una malaria complicada por una coinfección bacteriana o por la rotura del bazo. La presencia de leucocitosis (> 15 000/mL) es poco frecuente en los casos de malaria y puede indicar una infección bacteriana acompañante que precise cobertura antibiótica. Las infecciones más frecuentes son las neumonías, bacteriemias e infecciones urinarias que pueden conllevar un cuadro séptico, más habituales en niños.

Tabla 1. Criterios de gravedad de la malaria P. falciparum

Tipo	Criterios	Definición
Clínicos	Disminución de consciencia	Glasgow < 11 en adultos o Blantyre < 3 en niños.
	Postración	Debilidad generalizada que impide sentarse sin ayuda o alimentarse especialmente niños.
	Múltiples convulsiones	> 2 crisis en 24 h.
	S. de distrés respiratorio agudo o edema pulmonar no cardiogénico	PaO_2<60 mm Hg respirando aire ambiente y/o SO_2 basal < 92 %, con frecuencia respiratoria > 30 rpm, a menudo con tiraje torácico y crepitantes en la auscultación.
	Shock	Tensión arterial sistólica < 80 mmHg a pesar de adecuada reposición de volumen (<70 mmHg en niños) con alteración de la perfusión o relleno capilar prolongado > 3 segundos.
	Ictericia asociada a lesión órgano diana	Ictericia clínica o bilirrubina > 3 mg/dL (50 μmol/L) con parasitemia > 100 000/μL o disfunción de otro órgano.
	Sangrado significativo	Incluye sangrado recurrente o prolongado de nariz, encías o sitios de venopunción; hematemesis o melena.
Laboratorio y radiológicos	Hipoglucemia	<40 mg/dL (2.2 mmol/L).
	Acidosis metabólica	pH arterial < 7,35, bicarbonato < 15 mmol/L, déficit de bases de > 8 mEq/L o lactato en plasma venoso ≥ 5 mmol/L.
	Anemia normocítica grave	Hb < 5 g/dL, Hto < 15 % en niños < 12 años. Hb < 7 g/dL, Hto < 20 % en adultos) con parasitemia > 10 000/μL.
	Hemoglobinuria	Macroscópica no relacionada con medicamentos.
	Insuficiencia renal aguda	Creatinina sérica > 3 mg/dL o (265μmol/L), Urea > 20 mmol/L o diuresis < 400 mL/24 h en adultos.
	Edema pulmonar radiológico	
Parasitológicos	Hiperparasitemia	> 10 % en semiinmunes y > 4 % en no semiinmunes.

Paludismo grave por *P. vivax* y *P. knowlesi*: como *P. falciparum* pero sin límites de parasitemia.
Malaria por *P. knowlesi* grave: como *P. falciparum* pero con dos diferencias:
Hiperparasitemia > 100 000/μL.
Ictericia y parasitemia > 20 000/μL.

Modificada de OMS 2012 (1, 2)

Tabla 2: Principales diferencias entre adultos y niños en la malaria grave

Signo o síntoma	Adultos	Niños
Duración de la enfermedad	5-7 días	1-2 días
Síndrome de distrés respiratorio agudo (SDRA)	Frecuente	Infrecuente
Acidosis metabólica	Frecuente	Frecuente (con respiración profunda acidótica)
Convulsiones	Frecuente (12 %)	Muy frecuente (30 %)
Posturas de decorticación/ descerebración	Infrecuente	Frecuente
Resolución del coma	2-4 días	Más rápida (1-2 días)
Secuelas neurológicas después de malaria cerebral	Infrecuente (1 %)	Frecuente (5-30 %)
Presión de apertura de líquido céfalo-raquídeo (LCR)	Normal	Alta
Postración	Frecuente	Frecuente
Anemia grave	Infrecuente	Frecuente
Ictericia	Frecuente	Infrecuente
Hipoglucemia	Infrecuente	Frecuente
Fracaso renal agudo	Frecuente	Infrecuente
Sangrados/alteración de la coagulación	Frecuente (10 %)	Infrecuente
Infección bacteriana	Infrecuente (<5 %)	Frecuente (10 %)

Modificada de OMS 2012 (1, 2)

Bibliografía

1. WHO. Management of Severe Malaria. *A Practical Handbook*. 3rd ed. World Health Organization; 2012.

2. Muñoz J, Rojo-Marcos G, Ramírez-Olivencia G, Salas-Coronas J, Treviño B, Perez Arellano JD, *et al*. Diagnosis and treatment of imported malaria in Spain: Recommendations from the Malaria Working Group of the Spanish Society of Tropical Medicine and International Health (SEMTSI)]. Enferm Infecc Microbiol Clin. 2015 Jun-Jul;33(6):e1-e13. Spanish. doi: 10.1016/j.eimc.2013.12.014. Epub 2014 Mar 20.

3. WHO Guidelines for malaria, 16 February 2021. Geneva: World Health Organization; 2021.

4. White NJ. Malaria. In: Farrar J, ed. *Manson's tropical diseases*, 23rd ed. London: Elsevier, 2013: 532-600.

5. Breman JG. Malaria: Clinical manifestations and diagnosis in non pregnant adults and children. In: UpToDate, Shefner JM (Ed), UpToDate, Waltham, M. A. (Consultado el 23 junio 2022).

6. Ashley EA, Pyae Phyo A, Woodrow CJ. *Malaria*. Lancet. 2018;391(10130):1608-21.

Preguntas de autoevaluación

1. Un paciente de 23 años nacido en Nigeria, residente en España desde hace cinco años y que regresa de un viaje a su país con fiebre, dolor abdominal y diarrea. ¿Cuál sería su actitud en este caso?
   a. Solicito coprocultivos y pauto ciprofloxacino porque será una diarrea del viajero.
   b. Siempre descarto de forma urgente una malaria.
   c. Si tomó profilaxis de malaria, estudio primero otras infecciones.
   d. Pido pruebas diagnósticas de malaria sólo si hay criterios de gravedad.
   e. No puede sufrir malaria porque probablemente tiene semiinmunidad.

2. En este paciente finalmente se diagnosticó malaria; ¿cuál NO es un criterio de gravedad de la OMS?
   a. pH arterial 7,22.
   b. Bilirrubina 9,7 mg/dL.
   c. Glasgow Coma Score (GCS) de 7.
   d. Infiltrado intersticial pulmonar.
   e. Parasitemia 11 %.

3. ¿Cuáles NO son grupos de riesgo para sufrir con mayor frecuencia malaria grave?
   a. Europeos en primer viaje a zona malárica.
   b. Embarazadas en el segundo trimestre de gestación.
   c. Pacientes en tratamiento inmunosupresor.
   d. Pacientes con criterios de SIDA reciente.
   e. Niños de 12 años de zonas hiperendémicas.

4. En relación con la malaria de niños y adultos, señale la verdadera:
   a. Los niños se recuperan más rápido y con menos secuelas que los adultos.
   b. No hay diferencias clínicas significativas por edad.
   c. En adultos el pulmón se afecta más por neumonías y en niños por SDRA.
   d. Los niños sufren más hipoglucemias, malaria cerebral y anemia grave.
   e. Las convulsiones sólo aparecen en niños con malaria grave.

5. NO es cierto que:

    a. Gracias al tratamiento, en la actualidad ya no se ven fiebres tercianas o cuartanas.

    b. Todas las especies de *Plasmodium* pueden producir malaria grave.

    c. *Plasmodium falciparum* es la especie que más casos graves y muertes produce.

    d. Los pacientes semiinmunes pueden tener malaria y estar asintomáticos.

    e. La clínica de la malaria es inespecífica, teniendo un amplio diagnóstico diferencial.

Respuestas correctas

1. b
2. b
3. e
4. d
5. a

2.1.1.3. Malaria en pediatría

Profesor: Mario Pérez Butragueño

Servicio de Pediatría. Hospital Universitario Infanta Leonor. Madrid

Ideas clave

1. La mayoría de las muertes por malaria ocurren en menores de cinco años.
2. Todos los niños con síntomas compatibles, en áreas endémicas de malaria, deben someterse a pruebas de detección de malaria.
3. La malaria grave se diagnostica según unos criterios clínicos y analíticos claramente definidos por la OMS y es una urgencia médica.
4. La anemia grave es la manifestación más común de la malaria grave en niños.
5. La malaria congénita (definida como parasitemia en los primeros 28 días de vida) es poco común, pero importante, y la sospecha puede ser difícil, particularmente si la madre está asintomática.

Introducción y relevancia

La inmensa mayoría de las muertes producidas por malaria en el mundo ocurren en niños menores de cinco años. En 2020, el 77 % de las muertes por malaria fueron en niños menores de 5 años. Éstas se deben fundamentalmente a *P. falciparum* y ocurren en África (1). En América y Asia-Pacífico, *P. vivax* es la infección predominante en lactantes y niños menores de 5 años.

En África, la malaria grave se concentra en niños < 5 años, y el número de casos de enfermedad grave aumenta con la intensidad de la transmisión. En la inmensa mayoría de los casos es debida a *P. falciparum*. La anemia grave es la manifestación más común de la malaria grave. La exposición repetida a la malaria lleva a la adquisición gradual de inmunidad en aquellos niños que sobreviven a sus infecciones.

Sin embargo, la malaria tiene otras consecuencias importantes en la infancia, como son el bajo peso al nacer, la anemia, el deterioro del rendimiento escolar y los problemas de conducta.

La OMS estima que, en 2020, la parasitación por malaria durante el embarazo en África subsahariana resultó en 819 000 niños con bajo peso al nacer, representando por tanto un factor de riesgo de mortalidad infantil y neonatal.

Además, y también según estimaciones de la OMS, el 39,8 % de los niños < 5 años en el mundo padecieron anemia en 2019. En la región de África este porcentaje se eleva al 60,2 %. Uno de los principales contribuyentes a esta elevada prevalencia de anemia es el paludismo tanto en los niños como durante el embarazo.

Existen excelentes documentos sobre malaria infantil para mayor información (2-6).

Presentación clínica

El paludismo en niños se puede dividir, atendiendo a su forma de presentación, en malaria no complicada y en malaria grave; ésta, a su vez, se puede clasificar como malaria cerebral o anemia palúdica grave.

Malaria no complicada:

Sus síntomas más comunes son fiebre, escalofríos, cefalea, mialgias, artralgias, sudoración, vómitos, náuseas, dolor abdominal, diarrea y, ocasionalmente, tos. Los signos clínicos incluyen palidez, esplenomegalia e ictericia.

Los signos y síntomas de la malaria en niños menores de cinco años son similares a los de otras infecciones sistémicas. Por esta razón, todos los niños enfermos con síntomas compatibles, en áreas endémicas de malaria, deben someterse a pruebas de detección de malaria.

Malaria grave:

La malaria a menudo puede presentarse con cefalea intensa; sin embargo, es poco frecuente que haya rigidez de nuca o fotofobia. La coinfección por bacilos gram negativos también ocurre en el niño con malaria grave.

La **malaria congénita** (definida como parasitemia en los primeros 28 días de vida) es poco común, pero importante, y la sospecha puede ser difícil, particularmente si la madre está asintomática. El agente causal más frecuente es *P. vivax*. El cuadro más grave se debe a *P. falciparum*, aunque puede ocurrir por cualquiera de las cinco especies. La placenta ejerce un efecto de barrera y por ello sólo aparece en el 0,1 % de madres inmunes y en el 10 % de madres no inmunes. Según el grado de protección de los anticuerpos maternos, los síntomas inespecíficos iniciales pueden retrasarse más allá del período neonatal. Si los síntomas de malaria congénita ocurren en el período neonatal temprano, pueden confundirse con una sepsis neonatal. El diagnóstico y tratamiento es igual que en el resto de los casos de malaria. En la malaria congénita por *P. vivax* o *P. ovale*, al no existir paso hepático, no hay hipnozoítos ni recaídas.

Bibliografía

1. World Health Organization. World Malaria Report 2021. Published 2021. Accessed April 18, 2022. https://www.who.int/teams/global-malaria-programme/reports/world-malaria-report-2021.
2. World Health Organization. Pocket book of hospital care for children: guidelines for the management of common childhood illnesses - 2nd ed. Published 2013. Accessed April 21, 2022. https://www.who.int/publications/i/item/978-92-4-154837-3.
3. World Health Organization. WHO Guidelines for malaria. Published 2021. http://apps.who.int/bookorders.
4. Pandey A, Shingadia D. Treatment and prevention of malaria in children. *Paediatr Child Health (Oxford)*. Published online April 2022. doi:10.1016/j.paed.2022.03.001.
5. Ashley EA, Poespoprodjo JR. Treatment and prevention of malaria in children. *Lancet Child Adolesc Heal*. 2020;4(10):775-789. doi:10.1016/S2352-4642(20)30127-9.
6. García López Hortelano M, Fumadó Pérez V, González Tomé MI. Actualización en el diagnóstico y tratamiento de la malaria. *An Pediatr*. 2013;78(2). doi:10.1016/j.anpedi.2012.06.007.

Preguntas de autoevaluación

1. La manifestación más común de la malaria grave en niños es:
   a. Fallo hepático.
   b. Convulsiones.
   c. Deshidratación grave.
   d. Anemia grave.
   e. Malaria cerebral.

2. Son criterios de malaria grave los siguientes, EXCEPTO:
   a. Alteración de la consciencia.
   b. Postración.
   c. Acidosis.
   d. Hipoglucemia.
   e. Eritrodermia.

3. Entre las principales consecuencias de la malaria en la infancia se encuentran todas, EXCEPTO:
   a. Síndrome nefrítico.
   b. Muerte.
   c. Bajo peso al nacer.
   d. Anemia.
   e. Bajo rendimiento escolar y problemas de conducta.

4. Con relación a la malaria congénita es FALSO que:
   a. Se define como una parasitemia en los primeros 28 días de vida.
   b. Los test de diagnóstico rápido no son útiles para diagnosticarla.
   c. El agente causal más frecuente es *P. vivax*.
   d. La placenta ejerce un efecto de barrera.
   e. Los síntomas de malaria congénita pueden confundirse con una sepsis neonatal.

5. La mayoría de las muertes producidas por malaria en el mundo (señala la FALSA):

   a. Se deben a tratamientos adecuados pero incompletos.

   b. Ocurren en niños.

   c. Ocurren en África.

   d. Se deben a *P. falciparum*.

   e. La exposición repetida a la malaria lleva a la adquisición gradual de inmunidad en aquellos niños que sobreviven.

Respuestas correctas

1. d
2. e
3. a
4. b
5. a

2.1.1.4. Tratamiento de la malaria en adultos

Profesora: Belén Comeche Fernández. Medicina Interna
Hospital Universitario Infanta Leonor. Madrid

Ideas clave

1. La combinación de varios fármacos es fundamental en el tratamiento.
2. Los derivados de las artemisinas son la piedra angular del tratamiento de la malaria, sobre todo por *P. falciparum*.
3. Hay gran preocupación por las resistencias a fármacos que existen en distintas zonas del mundo y se deben conocer para aplicar los tratamientos.
4. Las reacciones adversas pueden ocurrir durante el tratamiento y tras el mismo, y hay que estar alerta por si aparecen.
5. En la malaria grave, además del tratamiento antiparasitario, es necesario proporcionar un tratamiento de soporte.

Introducción

El tratamiento de la malaria es clave tanto para abordar cada caso como para la salud pública. Debe iniciarse lo antes posible, sobre todo en formas complicadas, y adaptarse a las circunstancias particulares de cada paciente (localización, acceso a medicamentos, edad, comorbilidad...). Con frecuencia se requieren combinaciones de fármacos, prestando especial atención a las reacciones adversas, así como vigilar la evolución posterior al tratamiento (1).

Clasificación de los fármacos antipalúdicos:

1. Fármacos derivados de las artemisinas: artemeter, artesunato, dihidroartemisina (también llamado artenimol).
2. Fármacos relacionados con la quinina: 4 y 8 aminoquinolinas, metanolquinolinas: cloroquina e hidroxicloroquina, quinina, amodiaquina, mefloquina, lumefantrina, piperaquina, pironaridina, primaquina, tafenoquina.
3. Antibióticos: tetraciclina, doxiciclina, clindamicina.

4. Antifolatos: sulfadoxina/pirimetamina (SP), atovacuona/proguanil (AP).

5. Ozonidas (trioxolanos): arterolano.

Mecanismos de acción:

Los fármacos disponibles para el tratamiento de la malaria tienen varias dianas dentro del protozoo, algunas mejor conocidas que otras (Figura 1).

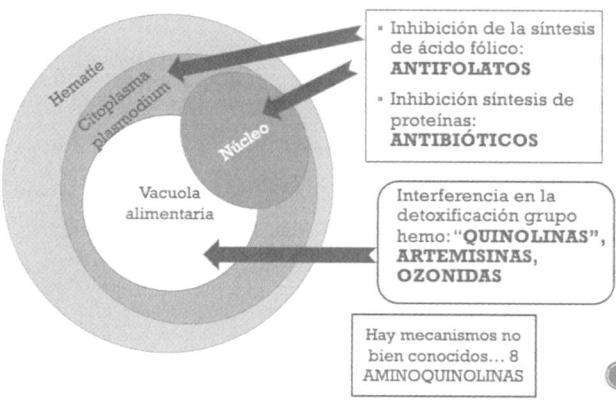

Figura 1: Mecanismos de acción.

Los fármacos derivados de las artemisinas actúan interfiriendo en la detoxificación del grupo hemo, así como posiblemente las aminoquinolinas (aunque en éstas no está completamente admitido) y un nuevo grupo farmacológico que está en desarrollo como son las ozonidas (el principio activo comercializado en India es el arterolano). Los antifolatos inhiben la síntesis de ácido fólico y los antibióticos inhiben la síntesis de proteínas.

Además, hay que conocer en qué punto del ciclo de vida del parásito actúan, dado que las implicaciones pronósticas son diferentes. Los fármacos que actúan sobre el esquizonte hepático tendrán un efecto «causal» (terminan con la causa y no sólo con los síntomas), por lo que lograrían la «curación radical», mientras que aquéllos que actúan sobre el esquizonte hemático tendrán un efecto «supresor» (hacen desaparecer los síntomas de los pacientes) consiguiendo una «curación clínica», y aquéllos que actúan sobre los gametocitos tendrán efecto sobre la prevención de la transmisión de la enfermedad en la población. En el primer grupo,

tienen una importancia crucial las 8-aminoquinolinas (primaquina y tafenoquina), dado que son los únicos fármacos que podrán «destruir» los hipnozoítos que
forman *P. vivax* y *P. ovale*.

Farmacocinética

- <u>Absorción</u>: La absorción de atovacuona-proguanil y arteméter-lumefatri-
  na es mayor con alimentos grasos. Sin embargo, la dihidroartemisina-piperaquina se absorbe mejor en ayunas.
- Vida media de eliminación: Aquellos fármacos cuya vida media de eliminación es larga (2-10 días) como amodiaquina, mefloquina, lumefantrina, piperaquina, sulfadoxina-pirimetamina, tafenoquina, atovacuona... van a ser
  claves para evitar las resistencias y tratar aquellos parásitos «menos activos
  o durmientes», y serán la base del tratamiento combinado con artemisinas.
  También, la vida media larga de estos fármacos permitirá que sean utilizados
  en pautas semanales en profilaxis (e.g., la mefloquina) o tratamiento (e.g., la
  tafenoquina).
- <u>Embarazo</u>: Las 8-aminoquinolinas están contraindicadas durante el embarazo. Recientemente se ha demostrado que los ACT se pueden utilizar a
  lo largo de toda la gestación, incluido el primer trimestre, en malaria grave.

Reacciones adversas

- Reacciones adversas hematológicas:
- Hemólisis. Los mecanismos por los que pueden producir hemólisis son varia-
  dos, desde el inherente a la destrucción de los hematíes parasitados, a mecanismos inmunológicos menos conocidos (los derivados de las artemisinas pueden
  producir hemólisis incluso semanas después del tratamiento), o hemólisis en
  pacientes con déficits enzimáticos de la glucosa-6-fosfato-deshidrogenasa
  (G6PDH) (en el caso de las 8-aminoquinolinas fundamentalmente) (2).
- Mielotoxicidad, secundaria a antifolatos (proguanil, sulfadoxina...)
- Sistema nervioso central: Se han descrito, sobre todo, con el uso de aminoquinolinas y, en concreto, con mefloquina. Lo más representativo son los
  efectos psiquiátricos, pero también pueden producir cefalea, vértigo... Otro

cuadro neurológico conocido y relacionado con las quinolinas es el cinconismo, que se caracteriza por *tinnitus*, pérdida auditiva reversible, sofocos, confusión, diarrea y alteraciones visuales, incluida la ceguera permanente en algunos casos, y está relacionado con la dosis recibida de quinolinas, más frecuentemente por quinina.

- Gastrointestinal: Son las reacciones adversas más comunes, pero, en general, bien toleradas. Lo más habitual son náuseas, vómitos, dolor abdominal y diarrea.

- Cardiotoxicidad: Relacionada con las aminoquinolinas (quinina, piperaquina, lumenfantrina, primaquina...). Fundamentalmente se han descrito efectos como hipotensión y trastornos del ritmo por alargamiento del QT. En general, los estudios no han demostrado reacciones adversas graves con repercusión clínica, pero se contraindica su uso en pacientes con QT largo o toma concomitante de fármacos que puedan prolongarlo (3).

Resistencias

Las que más preocupan son las relacionadas con *Plasmodium falciparum* por motivos epidemiológicos y clínicos (4).

Plasmodium falciparum

- En general, hay que considerarlo resistente a cloroquina, aunque aún es sensible en zonas de Centroamérica.

- Sulfadoxina-pirimetamina también exhibe resistencias por mutaciones en las enzimas dihidrofolato reductasa (DHFR) y dihidropteroato sintetasa (DHPS). Estas mutaciones son frecuentes en África oriental, lo que limita su utilización como profilaxis estacional.

- La mayor preocupación radica en las resistencias a los derivados de artemisinas, que han surgido en el Gran Mekong. Por ello, la Organización Mundial de la Salud (OMS) está llevando a cabo un seguimiento intensivo en el área y las pautas locales se adaptan a los cambios que surgen en la zona.

Plasmodium vivax

- En general, es sensible a cloroquina; sin embargo, en los últimos años han surgido resistencias en zonas como Papúa-Nueva Guinea, Indonesia y Sudeste asiático. También, aunque menos frecuente, en Brasil, Perú, Etiopía y Madagascar.
- Se han notificado fracasos de tratamiento con primaquina, pero sin importancia clínica real.

Tabla 1. Resumen de las características de los principales fármacos antipalúdicos.

	Derivados artemisinas	**4-amino-quinolinas y otros**	**8-aminoqui-nolinas**	**Antibióticos**	**Antifolatos**
Mecanismo de acción	Esquizonte hepático, hemático y gametocitos	Esquizonte hemático	Esquizonte hepático (hipnozoítos), hemático (poco) y gametocitos	Esquizonte hemático	Esquizonte hemático AP: Efecto sobre la formación del esquizonte hepático
Farmacoci-nética	Vidas medias corta	Vidas medias largas: amodiaquina, mefloquina, lumefantrina, piperaquina	Tafenoquina: Vida media larga Primaquina: Vida media corta NO EN EMBARAZO	Vida media corta	Vida media larga
Reacciones adversas	Hemólisis	Cardiotoxicidad Efectos neuropsiquiátricos (quinina, mefloquina)	Hemólisis si déficit de G6PDH	Fotosensibilidad y esofagitis (Tetraciclinas)	Mielotoxicidad
Resisten-cias	Gran Mekong	*P.f.* sólo sensible a cloroquina en Centroamérica	No significativamente extendidas	No significativamente extendidas	SP: Mutaciones enzimáticas en África oriental

Pautas de tratamiento

De cara a elegir el mejor tratamiento para la malaria en cada paciente debemos tener en cuenta:

1. Especie de *Plasmodium*.
2. Gravedad del cuadro.
3. Tipo de paciente: edad, peso, nivel de inmunidad, embarazo...
4. Dónde estamos realizando la intervención: disponibilidad, guías terapéuticas de cada región, resistencias...
5. Combinaciones de fármacos (distintas dianas de acción, vidas medias...).

En la malaria no grave por *P. falciparum* se recomienda utilizar combinaciones fijas de fármacos con derivados de artemisinas (ACT).

En la malaria no grave por otras especies distintas de *P. falciparum* se recomienda usar cloroquina en aquellas áreas donde no exista resistencia, y ACT (con combinaciones que incluyan lumefantrina, mefloquina o piperaquina) en las áreas con resistencia a cloroquina.

En el caso de embarazo, aunque durante el primer trimestre, se ha recomendado tratamiento con quinina y clindamicina durante 7 días; recientemente se asume que se pueden usar los ACT. En segundo y tercer trimestre, se pueden usar los ACT.

Otras opciones en malaria no grave serían: Atovacuona/proguanil, quinina durante 3-7 días con antibióticos (clindamicina, doxiciclina...) 7 días o artesunato con antibióticos 7 días (5).

La OMS recomienda una dosis de primaquina (0,25 mg/kg) en áreas de baja trasmisión para disminuir la carga de gametocitos y bloquear la trasmisión de la enfermedad. No hace falta testar el déficit de G6PDH.

Tabla 2. Resumen del tratamiento de la malaria no grave.

Malaria no grave

ACT: artemisinas + fármacos vida media larga (3 días)
  – Arteméter-lumefrantrina: Coartem©/Riamet©
  – Artesunato-amodiaquina: Artesun-plus©
  – Artesunato-mefloquina
  – Artesunato-sulfadoxina-pirimetamina
  – Dihidroartemisina-piperaquina: Eurartesim©
  – Artesunato+ pironaridina: Pyramax©

Atovacuona-proguanil (3 días): Malarone©
Quinina (3-7 días) + antibióticos (7 días)
Artesunato + antibiótico (7 días)
Cloroquina/HCQ (*Plasmodium* no *falciparum* sensibles) (Dolquine©, Resochin©)

En el caso de malaria grave, se recomienda iniciar artesunato endovenoso y mantenerlo al menos 24 horas, a partir de las cuales se puede pasar a un régimen con ACT completo, o continuar con tratamiento endovenoso si persiste la inestabilidad y no es posible la vía oral.

Añadido al tratamiento antiparasitario hay que instaurar un tratamiento de soporte que incluiría: tratamiento antibiótico empírico, sueroterapia, anticonvulsivantes, tratamiento de hipoglucemia, trasfusión de hemoderivados...(5)

Tabla 3. Resumen del tratamiento de la malaria grave.

Malaria grave
Artesunato iv (al menos durante 24 horas) Después ACT: artemisinas + fármacos vida media larga (3 días)
Quinina (3-7 días) + antibióticos (7 días)
Artesunato + antibiótico (7 días)
Tratamiento soporte
Vigilar hipoglucemia, anticonvulsivantes, antibioterapia empírica (ceftriaxona), trasfusión si precisa, sueroterapia...

Tratamiento preventivo de las recaídas debidas a hipnozoítos *(P.vivax/P.ovale).* Se debe administrar primaquina durante 14 días, tras el tratamiento con cloroquina o ACT.

Previamente, si estuviera disponible, conviene determinar los niveles plasmáticos de G6PDH. Si existiera un déficit parcial de esta enzima se podría plantear un tratamiento semanal durante 8 semanas con supervisión médica. Si el déficit fuera completo, se debe evaluar el riesgo/beneficio de administrar primaquina.

Tabla 4. Resumen del tratamiento preventivo de las recaídas en P.vivax/P. ovale.

P. vivax / P. ovale
Primaquina durante 14 días (descartar déficit de G6PDH antes del tratamiento)

Durante el embarazo (y lactancia), hasta hace poco no se recomendaban los ACT en primer trimestre por escasez de datos; sin embargo, recientemente, la OMS ha admitido estos fármacos durante cualquier trimestre de embarazo. Además, es importante saber que es preferible el tratamiento con cualquier fármaco antimalárico accesible que el no tratar una malaria en una mujer embarazada. Durante el segundo y tercer trimestres, el tratamiento se asemeja al habitual, salvo por la contraindicación de emplear 8-aminoquinolinas durante el embarazo y lactancia; en estos casos, para la prevención de recaídas por hipnozoítos de *P. vivax* y *P. ovale*, se recomienda cloroquina administrada semanalmente.

Tabla 5. Tratamiento durante embarazo y lactancia.

Embarazo/lactancia

P. falciparum
  − ACT
  − Primer trimestre del embarazo: Quinina + Clindamicina 7 días

P. no falciparum
  − Zonas sensibles a cloroquina: Cloroquina
  − Zonas resistentes a cloroquina en el primer trimestre: Quinina

P. vivax o *P. ovale* (prevención de recaídas)   − Cloroquina semanal hasta completar lactancia

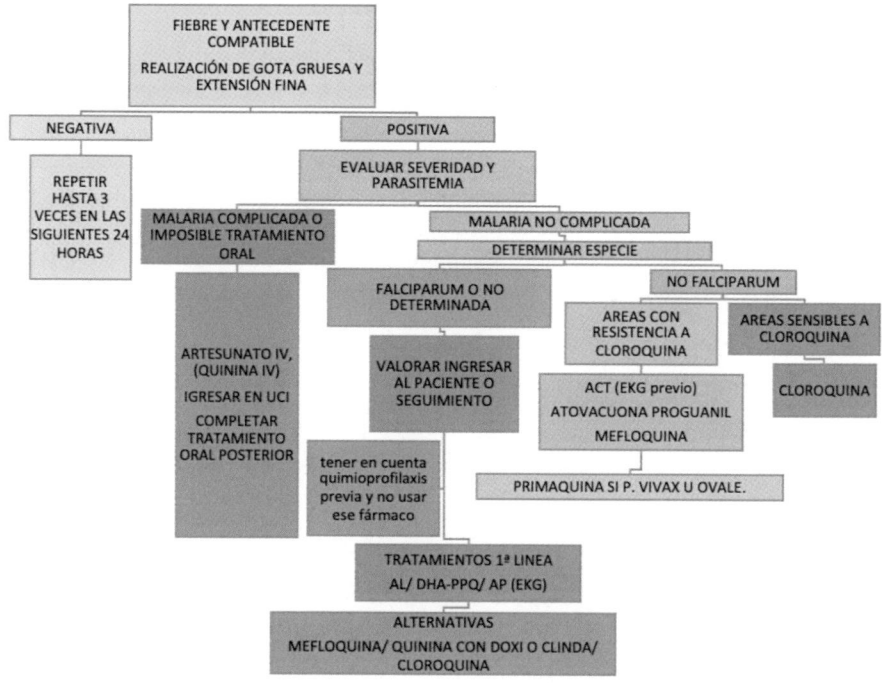

Figura 2. Algoritmo de tratamiento de la malaria recomendado fuera de zona endémica. Algoritmo adaptado de Muñoz J. et al. Enferm Infecc Microbiol Clin. 2015 Jun-Jul;33(6):e1-e13. ACT: Tratamiento combinado con derivados de artemisinas; AL: Artemeter-lumefantrina; DHA-PPQ: Dihidroartemisina-Piperaquina; AP: Atovacuona-proguanil.

Malaria y VIH

Los pacientes con VIH tienen más riesgo de padecer una malaria complicada, más riesgo de fracaso del tratamiento y en general, más riesgo de malaria. Por lo tanto, el tratamiento debe ser rápido y eficaz. Deben evitarse algunos fármacos que pudieran interaccionar con el tratamiento antirretroviral (amodiaquina con efavirenz y zidovudina) o con el tratamiento de infecciones oportunistas (sulfadoxina-pirimetamina con cotrimoxazol).

Se debe tener en cuenta, además, la necesidad de hospitalización o de tratamiento ambulatorio, sobre todo en el caso de pacientes «no inmunes» y que residan fuera de área endémica. En general, se recomienda vigilancia hospitalaria en el caso de malaria por *P. falciparum* e ingreso hospitalario si presenta algún dato de gravedad o hiperparasitemia. Si se trata de una malaria grave, puede ser necesario el ingreso en UCI con monitorización clínica, analítica y hemodinámica estrechas. Sería recomendable, así mismo, realizar electrocardiogramas a los pacientes a los que se les inicia tratamiento, sobre todo aquellos esquemas que incluyen quinolinas (ACT, quinina, cloroquina...) para valoración del intervalo QT (6).

En pacientes «no inmunes» es especialmente importante el seguimiento durante y después del tratamiento. Se debe realizar una gota gruesa de control entre los días 3 a 7 del tratamiento, para confirmar la negativización de ésta (la persistencia de gametocitos puede ser normal, hasta incluso un mes tras finalizar el tratamiento). En el caso de malaria grave, se recomienda realizar una gota gruesa diaria hasta mejoría clínica y analítica.

Por último, se debe saber qué hacer en caso de recidiva. Las recidivas pueden ser de tres tipos:

1. Reinfecciones: Se trata de una nueva infección.

2. Recrudescencias: Se trata de la reaparición de la misma infección tras el tratamiento. Se debe a la eliminación incompleta de la parasitemia por un tratamiento inadecuado o ineficaz (dosis inadecuada, adherencia incompleta, resistencias...).

3. Recaídas: En malaria por *P. vivax* o *P. ovale*, reaparición de parasitemia por formas asexuadas resultantes de la presencia de formas hepáticas persistentes (hipnozoítos).

Para poder diferenciar estas tres posibilidades, se debe realizar una confirmación microbiológica e incluso mediante biología molecular. Si no es posible (como sucede en zonas endémicas con bajos ingresos), la OMS propone un tratamiento según el tiempo que ha pasado desde el tratamiento:

a. Recidiva en los primeros 28 días tras el tratamiento: más infrecuentes, cabe considerar la posibilidad de una recrudescencia y de que existiera algún tipo de resistencia, por lo que lo recomendable es utilizar otro tratamiento diferente e incluso hacerlo en terapia directamente observada para asegurar una adecuada adherencia.

b. Recidiva después de los primeros 28 días tras el tratamiento: puede tratarse de una reinfección, por lo que se puede plantear la utilización del mismo tratamiento (7).

Bibliografía

1.   World Health Organization. Word Malaria Report 2021. 2021.

2.   Camprubí D, Pereira A, Rodríguez-Valero N, *et al.* Positive direct antiglobulin test in post-artesunate delayed haemolysis: more than a coincidence? Malar J. (2019) 18:1–7. 10.1186/s12936-019-2762-6

3.   Haeusler IL, Chan XHS, Guérin PJ, White NJ. The arrhythmogenic cardiotoxicity of the quinoline and structurally related antimalarial drugs: a systematic review. BMC Med 2018;16:200. https://doi.org/10.1186/s12916-018-1188-2.

4.   World Health Organization. Global report on antimalarial drug efficacy and drug resistance: 2000-2010. 2010. https://doi.org/10.3892/ijo.9.2.197.

5.   World Health Organization. WHO Guidelines for malaria - 2021. World Heal Organ 2021;1:210.

6.   Muñoz J, Rojo-Marcos G, Ramírez-Olivencia G, Salas-Coronas J, Treviño B, Perez Arellano, *et al.* Diagnosis and treatment of imported malaria in Spain: Recommendations from the Malaria Working Group of the Spanish Society of Tropical Medicine and International Health (SEMTSI)]. Enferm Infecc Microbiol Clin. 2015 Jun-Jul;33(6):e1-e13. Spanish. doi: 10.1016/j.eimc.2013.12.014. Epub 2014 Mar 20.

7.   White NJ, Pukrittayakamee S, Hien TT, *et al.* Malaria. Lancet (London, England) 2014;383:723-35. https://doi.org/10.1016/S0140-6736(13)60024-0.

Preguntas de autoevaluación

1. Varón de 51 años de viaje por Benín, comienza con fiebre y malestar, hemodinámicamente estable y alerta. Es diagnosticado de malaria por *P. falciparum*. ¿Cuál de los siguientes sería el mejor tratamiento?:
    a. Quinina y clindamicina durante 7 días.
    b. Dihidroartemisina + piperaquina 3 días, control microbiológico y clínico al cuarto día y si todo bien, no hace falta más tratamiento.
    c. Mefloquina durante 7 días.
    d. Atovacuona-proguanil 3 días y después, mefloquina 7 días.
    e. Artesunato endovenoso una dosis y después cualquier ACT 3 días más.

2. Mujer de 27 años, embarazada de 24 semanas, es diagnosticada de malaria por *P. vivax*. ¿Cuál de estos tratamientos no se recomendaría?
    a. Primaquina
    b. Cloroquina
    c. Arteméter-lumefantrina
    d. Quinina
    e. Dihidroartemisina-piperaquina.

3. Mujer de 45 años, con antecedentes de esquizofrenia paranoide, es diagnosticada de malaria por *P. falciparum*. ¿Cuál de estos tratamientos no se recomendaría?
    a. Arteméter-lumefrantrina.
    b. Artesunato-amodiaquina.
    c. Artesunato-mefloquina.
    d. Artesunato-sulfadoxina-pirimetamina.
    e. Dihidroartemisina-piperaquina.

4. Varón de 50 años que tras un viaje a Camerún es diagnosticado de malaria por *P. falciparum* y tratado con arteméter-lumefantrina durante 3 días, con buena evolución clínica posterior. A los 10 días, acude a urgencias por ictericia y malestar. ¿Cuál es la respuesta incorrecta?
    a. Se trata probablemente de una recaída por un tratamiento incompleto.

b. Es una complicación que puede aparecer durante el tratamiento o posteriormente a él.

c. Tiene un mecanismo inmunológico no perfectamente establecido.

d. El tratamiento puede requerir trasfusión y corticoides.

e. Se ha descrito con los derivados de las artemisinas.

5. Mujer de 38 años que tras viaje a Tailandia comienza con fiebre elevada, mialgias y dolor abdominal. A su llegada a Urgencias, se confirma malaria por *P. falciparum*. La paciente experimenta un empeoramiento de su situación clínica con aparición de convulsiones. ¿Cuál sería el mejor manejo?

a. Artesunato endovenoso.

b. Tratamiento de la hipoglucemia.

c. Ingreso en UCI.

d. Antibiótico empírico.

e. Todas las anteriores son ciertas.

Respuestas correctas

1. b
2. a
3. c
4. a
5. e

2.1.1.5. Tratamiento de la malaria en pediatría

Profesor: Mario Pérez Butragueño
Servicio de Pediatría. Hospital Universitario Infanta Leonor. Madrid

Ideas clave

1. La detección temprana y la instauración de un tratamiento oportuno y efectivo son fundamentales para lograr un buen resultado en los casos de malaria infantil.

2. El tratamiento de la malaria no complicada recomendado por la OMS en niños son las terapias combinadas basadas en artemisininas (ACT) por vía oral, para cualquier especie.

3. En la malaria causada por *P. vivax* y *P. ovale*, con el fin de evitar las recaídas por hipnozoítos hepáticos, se recomienda el uso de primaquina en niños mayores de seis meses, después de determinar los niveles de glucosa 6-fosfato-deshidrogenasa (G6PD).

4. El tratamiento de la malaria grave consiste en un mínimo de 24 h (máximo cinco días) de artesunato intravenoso, seguido de un ciclo completo de ACT (terapias combinadas basadas en artemisininas) por vía oral, cuando el paciente pueda tolerar la medicación oral.

5. Las dos estrategias principales de tratamiento preventivo en los países endémicos son la quimioprevención de la malaria estacional y la terapia preventiva intermitente en lactantes.

Introducción y relevancia del tema

La detección temprana y la instauración de un tratamiento oportuno y efectivo son fundamentales para lograr un buen resultado en los casos de malaria infantil.

El tratamiento de la malaria no complicada recomendado por la OMS en niños son las terapias combinadas basadas en artemisininas (ACT) por vía oral, para cualquier especie. Para el paludismo producido por otras especies diferentes a *P. falciparum* puede haber otras opciones de tratamiento según las resistencias locales.

Además, en la malaria causada por *P. vivax* y *P. ovale*, con el fin de evitar las recaídas por hipnozoítos hepáticos, la OMS recomienda el uso de primaquina en dosis bajas en niños mayores de seis meses (0,25 mg/kg de peso corporal) durante 14 días, después de determinar los niveles de glucosa 6-fosfato-deshidrogenasa (G6PD). El déficit de esta enzima puede producir una anemia hemolítica aguda. Desafortunadamente, las pruebas de G6PD no están disponibles en la mayoría de las áreas endémicas de malaria y, en este caso, la decisión de administrar primaquina debe tener en cuenta los riesgos y los beneficios de ésta, y los pacientes deben ser seguidos estrechamente. Otra opción, en aquellos casos con un déficit leve o moderado de G6PD, es administrar primaquina 0,75 mg/kg en dosis única semanal durante 8 semanas.

Para las infecciones por *P. falciparum* **en entornos de baja transmisión**, la OMS recomienda administrar una sola dosis (baja) de primaquina, además de la terapia estándar (esquizonticida), debido al efecto de la primaquina en los gametocitos maduros y que consigue frenar la trasmisión a los mosquitos.

La mayoría de los fármacos antipalúdicos disponen de formulación pediátrica, se administran por vía oral y se dosifican según el peso corporal.

Una revisión Cochrane de programas de tratamiento domiciliario y en la comunidad de la malaria concluyó que estos programas mejoran el acceso al tratamiento y podrían reducir la mortalidad. También existe el riesgo de sobretratamiento si el diagnóstico es exclusivamente clínico(1).

Manejo de la malaria grave (1, 2)

La malaria grave es una urgencia médica y debe iniciarse el tratamiento en la primera hora, incluso aunque no se haya confirmado el diagnóstico. El tratamiento consiste tanto en la propia terapia antipalúdica como en el tratamiento de soporte.

Tratamiento antipalúdico: La OMS recomienda el artesunato parenteral, preferiblemente intravenoso, como tratamiento de primera línea para la malaria grave. Con el uso del artesunato intravenoso hay una reducción de la mortalidad del 22,5 % en comparación con el uso de quinina, así como una disminución significativa de las complicaciones (coma, convulsiones).

La farmacocinética de algunos antipalúdicos es diferente en niños con un peso inferior a 20 kg. En ellos, las tasas plasmáticas de artesunato y de su metabolito principal, la dihidroartemisinina, son inferiores a las de los adultos debido a un volumen de distribución aparente mayor y a una depuración más rápida. Por tanto, se recomienda una dosis de artesunato de 3 mg/kg, para el tratamiento del paludismo grave en niños que pesen menos de 20 kg, en lugar de los 2,4 mg/kg que se recomiendan en el resto de los pacientes. Del mismo modo, también se ha revisado la dosis de dihidroartemisinina-piperaquina para niños que pesan menos de 20 kg, en el tratamiento de la malaria no complicada.

Dosis de Artesunato i.v. o i.m:

- Peso >20 kg: 2,4 mg/kg a las 0-12-24 h y después cada 24 h.
- Peso <20 kg: 3 mg/kg a las 0-12-24 h y después cada 24 h.

Después de completar un tratamiento mínimo de 24 h (y máximo de cinco días) de artesunato intravenoso, cuando el paciente tolere ya la medicación oral, se debe administrar un ciclo completo de ACT oral.

Tratamiento de soporte: Los niños con paludismo grave suelen presentar acidosis y anemia, y pueden estar en coma. Evitar la hipoglucemia, controlar las convulsiones y el manejo cuidadoso de los líquidos y de las transfusiones de sangre son puntos clave en el tratamiento de apoyo.

El ensayo TRACT, que incluyó a niños con paludismo en África independientemente de la gravedad, no mostró ningún beneficio clínico con la transfusión inmediata de sangre en aquellos casos de anemia grave sin complicaciones, en comparación con el enfoque estándar de transfusión basado en la gravedad clínica o si presentaban concentraciones de hemoglobina inferiores a 4 g/dL.

Con respecto a la reanimación con fluidoterapia en la malaria grave, otro gran estudio (el estudio FEAST) encontró un exceso de mortalidad a las 48 h en niños gravemente enfermos (57,4 % de ellos tenían malaria) con alteración de la perfusión a los que se les administró un bolo de albúmina o solución salina en comparación con el grupo control al que no se administraron bolos.

Además, puede existir una infección bacteriana concomitante en niños con paludismo grave. La bacteriemia causada por *Salmonella* no tifoidea es particularmente común y se aconseja prescribir antibióticos empíricamente.

Prevención en niños (1, 2)

Las dos estrategias principales de tratamiento preventivo en los países endémicos son la quimioprevención de la malaria estacional y la terapia preventiva intermitente en lactantes.

La quimioprevención de la malaria estacional se recomienda para niños menores de 5 años en países del Sahel con *transmisión intensa de malaria estacional* (más del 60 % de los casos de malaria ocurren en 4 meses del año). Se administra mensualmente (hasta cuatro veces) un curso de tratamiento completo de sulfadoxina-pirimetamina y amodiaquina. Se ha demostrado que es muy eficaz para reducir la incidencia de la malaria y se está estudiando ampliar a niños mayores de esa edad. Existen diferentes modelos para proporcionar la quimioprevención de la malaria estacional, como la entrega desde un punto fijo en la comunidad, puerta por puerta o en las escuelas. No se debe administrar sulfadoxina-pirimetamina a niños con VIH que reciben profilaxis con cotrimoxazol.

Terapia preventiva intermitente en lactantes: la OMS recomienda este tratamiento en áreas endémicas de paludismo por *P. falciparum* con transmisión moderada o alta, donde no está indicada la quimioprevención de la malaria estacional. Se realiza con sulfadoxina-pirimetamina, siempre que no haya alta resistencia a ésta. La terapia preventiva intermitente en lactantes se administra de forma conjunta con las vacunas correspondientes del calendario vacunal a las 10 semanas, 14 semanas y 9 meses de edad. A pesar de los resultados alentadores de los estudios, la aceptación por parte de los países ha sido baja y es una práctica poco extendida.

Se ha demostrado que las **mosquiteras tratadas con insecticida** reducen la incidencia de la malaria y la mortalidad infantil y son una intervención clave en el control de la malaria. La OMS recomienda proporcionar una a cada embarazada (en la primera visita antenatal) y a cada niño <5 años.

Existen 2 vacunas aprobadas para la prevención de la malaria. En octubre de 2021, la OMS recomendó el uso de una **vacuna RTS, S/AS01** (Mosquirix®) para la prevención de la malaria por *P. falciparum* en niños que viven en áreas de transmisión moderada a alta en países subsaharianos; Posteriormente en octubre 2023, nuevamente la vacuna OMS, recomienda el uso de la R21/Matrix-M la OMS para la prevención de la malaria por P. *falciparum* en niños que viven en áreas de transmisión. Ambas vacunas se dirigen a la proteína circunsporozoíto en la superficie del esporozoíto. Se consideran vacunas frente a la fase pre-eritróctica del parásito.

Moxquirrix, presenta una eficacia del 40 %, aun así puede prevenir un número significativo de muertes infantiles en las áreas endémicas ya que disminuye un 30 % los casos graves de paludismo. Se administran cuatro dosis a los niños a partir de los cinco meses de edad. Permite ofrecer al menos una intervención preventiva (mosquiteras tratadas con insecticidas o la vacuna) al 90 % de los niños de estas zonas. Tras 2,3 millones de dosis administradas en tres países africanos, la vacuna tiene un buen perfil de tolerabilidad. Se ha comprobado que la vacunación no reduce el uso de mosquiteras, la administración de otras vacunas infantiles ni disminuye las consultas a sanitarios ante la presencia de fiebre (3).

Prevención antes de viajar y tratamiento en España (1)

Prevención: Si se va a viajar a países donde la malaria es endémica, se recomiendan medidas para evitar las picaduras de mosquitos y la quimioprevención. La quimioprofilaxis con atovacuona-proguanil es la más recomendada. Se puede usar en niños que pesen más de 5 kg. Es muy segura y presenta pocos efectos secundarios (náuseas, cefalea). Se administra una dosis diaria, mejor con alimentos (leche, grasas), desde un día antes del viaje hasta 7 días después del regreso. Las alternativas incluyen la mefloquina semanal, que produce con frecuencia vómitos en niños pequeños, o la doxiciclina, que sólo se recomienda para niños mayores de 8 años.

Se debe advertir a los padres sobre los síntomas y signos de la malaria que deben vigilar, y recomendar que se realicen las pruebas diagnósticas lo antes posible.

El repelente de mosquitos tópico más usado (DEET) se considera seguro para su uso en niños desde los 2 meses de edad.

El **diagnóstico** de malaria en países no endémicos puede ser muy difícil. Los signos y síntomas de la malaria son muy inespecíficos, por lo que el diagnóstico de laboratorio es extremadamente importante. El antecedente de viajes es un dato fundamental. Si un niño con fiebre ha viajado a una región endémica de malaria en el último año, se le debe realizar una prueba de malaria.

Para el **tratamiento** de la malaria grave, disponemos de artesunato intravenoso seguido de un ciclo de atovacuona-proguanil o de dihidroartemisina-piperaquina orales. Para la malaria no complicada se utilizan estos dos últimos fármacos por vía oral:

- Atovacuona-proguanil: desde los 5 kg de peso. Recetable. Disponible en farmacias. Administrar con comida grasa (por ejemplo, la leche sería suficiente).
- Dihidroartemisina-piperaquina: en mayores de 6 meses o de 6 kg. Recetable. Disponible en farmacias. Administrar separado de las comidas. Se pueden fraccionar los comprimidos.

Bibliografía

1. Pandey A, Shingadia D. Treatment and prevention of malaria in children. *Paediatr Child Health (Oxford)*. Published online April 2022. doi:10.1016/j. paed.2022.03.001.
   Ashley EA, Poespoprodjo JR. Treatment and prevention of malaria in children. *Lancet Child Adolesc Heal*. 2020;4(10):775-789. doi:10.1016/ S2352-4642(20)30127-9.
2. World Health Organization. WHO recommends malaria vaccine for children. *Lancet*. 2021;21:1634.
3. García López Hortelano M, Fumadó Pérez V, González Tomé MI. Actualización en el diagnóstico y tratamiento de la malaria. *An Pediatr*. 2013;78(2). doi:10.1016/j.anpedi.2012.06.007.

Preguntas de autoevaluación

1. Respecto a la quimioprevención de la malaria estacional en niños, es FALSO:
   a. Se recomienda para niños menores de 5 años en países del Sahel con transmisión intensa de malaria estacional (>60 % casos de malaria ocurren en 4 meses del año).
   b. Se administra mensualmente (hasta cuatro veces) un curso de tratamiento completo.
   c. Se recomienda administrar sulfadoxina-pirimetamina y amodiaquina conjuntamente.
   d. El mayor problema es que en las temporadas posteriores a la quimioprofilaxis masiva hay rebrotes importantes de paludismo en esas zonas.
   e. No se debe administrar sulfadoxina-pirimetamina a niños con VIH que reciben profilaxis con cotrimoxazol.

2. Respecto a la vacuna RTS, S/AS01 (Mosquirix®) es CIERTO:
   a. Se dirige a una proteína de los trofozoítos.
   b. Es altamente eficaz, con >90 % de protección frente a cualquier tipo de malaria.
   c. Es útil frente al *P vivax*.
   d. Se administran cuatro dosis a los niños a partir de cinco meses de edad.
   e. No es necesario que los niños correctamente vacunados utilicen mosquitera para dormir.

3. Respecto a la malaria infantil es FALSO:
   a. Actualmente el tratamiento más aceptado por la OMS de la malaria grave consiste en un mínimo de 24 h (máximo cinco días) de artesunato iv, seguido de un ciclo completo de ACT (terapias combinadas basadas en artemisinina) vía oral.
   b. En la malaria grave es fundamental tener siempre presente y detectar precozmente la hipoglucemia.
   c. La dosis de artesunato en niños < 20 kg no es la misma que en adultos.

d. Un niño con malaria congénita por P. vivax precisa primaquina posteriormente para eliminar los hipnozoítos y evitar recaídas.

e. En un niño con fiebre y diarrea en zona de riesgo hay que descartar malaria.

4. Niña de 3 años con test rápido positivo a *P. falciparum*, postración y hemoglobina de 4 gr/dl. En su manejo NO se debe incluir:

   a. Artesunato iv.

   b. Ciclo completo de ACT oral.

   c. Primaquina 14 días a dosis bajas.

   d. Determinación de glucemia.

   e. Antibióticos.

5. En relación con la quimioprofilaxis con atovacuona-proguanil, señale la respuesta FALSA:

   a. Se puede usar sólo en niños de más de 20 kg o mayores de 5 años.

   b. Presenta pocos efectos secundarios (náuseas, cefalea).

   c. Se administra una dosis diaria, mejor con alimentos (leche, grasas) para una mejor absorción.

   d. Debe comenzarse un día antes del viaje.

   e. Debe prolongarse hasta 7 días después del regreso.

Respuestas correctas

1. d
2. d
3. d
4. c
5. a

2.1.1.6. Prevención de malaria

Profesora: Helena Moza Moríñigo
Servicio de Medicina Preventiva
Hospital Universitario Fundación Jiménez Díaz, Madrid

Ideas clave

1. La malaria constituye la principal enfermedad parasitaria a evitar en viajeros.
2. Las medidas encaminadas para prevenir la picadura de mosquitos constituyen, junto con la quimioprofilaxis, las principales medidas preventivas disponibles.
3. El nuevo enfoque individualizado, riesgo/beneficio, es el principal valor en el que se están desarrollando las nuevas guías frente al tradicional enfoque de riesgo.
4. El API (*Annual Parasite Incidence*) en la población residente, representa la principal herramienta para la estimación del riesgo real en viajeros.

Introducción

La malaria es una enfermedad que se considera de interés de salud pública internacional y que afecta principalmente a países del área tropical y subtropical. Después de años de progreso, según los últimos informes de la Organización Mundial de la Salud (OMS), estamos asistiendo desde el año 2019 a una desaceleración de la lucha mundial contra el paludismo, agravada durante los años de pandemia por SARS-CoV2. La malaria importada, es decir, la adquirida en área endémica y que se desarrolla en regiones o zonas consideradas libres de transmisión, supone para los viajeros internacionales a áreas de riesgo, una enfermedad fundamental a evitar.

El destino geográfico, la ruta específica seguida, la duración y el tipo del viaje, así como, la estación del año son factores determinantes del riesgo de adquisición de la malaria durante un viaje. Aunque sea una enfermedad ampliamente distribuida en los trópicos, el riesgo de adquisición es muy heterogéneo y varía entre países e incluso es distinto dentro de un mismo país.

La mayoría de los casos de malaria en el mundo se registran en África (92 %), Asia Sudoriental (5 %) y Mediterráneo Oriental (2 %). *Plasmodium falciparum* se distribuye por todas las zonas palúdicas y predomina en África subsahariana (donde ocurren el 83 % de todas las infecciones de malaria por *P. falciparum*); es causa de la gran mayoría de las muertes y es la especie más resistente a los antimaláricos. Por su parte, *Plasmodium vivax* predomina en América Central y del Sur, y en el subcontinente indio, y cada vez tiene más relevancia en cuanto a morbimortalidad.

En Europa, el grupo con mayor incidencia es el de los inmigrantes viajeros, conocidos como VFR (que corresponde al acrónimo de *Visiting Friends and Relatives*), que regresan del África subsahariana, probablemente con una menor adherencia a las medidas preventivas y con una menor percepción del riesgo.

La quimioprofilaxis (QP) constituye, junto con prevención frente a la picadura de mosquitos (MAM), la principal estrategia de prevención frente a la malaria.

Estimación del riesgo en viajeros e indicación de medidas

La estimación del riesgo de malaria en viajeros es esencial para establecer las recomendaciones de prevención individualizadas en una consulta previa al viaje. En los últimos años, hemos visto una transición paulatina de un enfoque básico del riesgo (QP donde existe riesgo, independiente del nivel) a un enfoque basado en la relación riesgo-beneficio (mucho más individualizado y específico).

El cálculo del riesgo de contraer malaria para un viajero se estima a través del *Annual Parasite Incidence* (API): Número de casos diagnosticados de malaria en residentes en un área y período de tiempo específicos, tal y como se muestra en la Tabla 1.

Tabla 1. Equivalencia de la Annual Parasite Incidence en residentes y viajeros.

Incidencia anual de malaria en residentes en un país endémico (*API en residentes*)	Extrapolación: incidencia anual de malaria en viajeros a ese país endémico (*API en viajeros*)
1 caso/1000 residentes ≈ 1 caso/100 000 viajeros	
10 casos/1000 residentes ≈ 10 casos/100 000 viajeros	

Adaptada de la Guía de prevención de malaria SEMTSI 2019.

En la actualidad, aún existen discrepancias en las recomendaciones de medidas preventivas según destino, , debidas sobre todo a una diferente interpretación de los datos. Algunas guías plantean únicamente dos escenarios, con zonas de alta transmisión (API>1) y zonas de baja transmisión (API<1), mientras que la mayor parte de guías apuestan por una prescripción individualizada, que enfrenta el riesgo de contraer malaria, al de los posibles efectos secundarios del fármaco. Esta tendencia requiere profesionales expertos y con información epidemiológica y clínica actualizada a través de alertas, boletines, mapas de riesgo, etc.

En la Tabla 2, se muestra la adaptación de la prescripción según el riesgo epidemiológico e intrínseco al viajero.

Tabla 2. Recomendaciones de QP según API.

Recomendaciones de QP
Áreas de alta transmisión: API >10/1000 residentes: Recomendación: QP +MAM.   **Áreas de transmisión intermedia/estacional: API=1-10/1000 residentes**   Recomendación: No QP, MAM y valorar auto-tratamiento de Emergencia (SBET) (ver apartado) en función del viaje y de las características del viajero.   Valorar QP en viajeros de alto riesgo: Viajeros inmunodeprimidos   Embarazadas   Niños   *VFRs*   Viajeros en los que se desconozca itinerario exacto y visiten zonas rurales.   QP estacional en viajeros de larga estancia.   **Áreas de baja transmisión: API <1/1000 residentes.**   Recomendación: Sólo MAM

Adaptada de guía de prevención de malaria SEMTSI 2019.

El API no es estable, varía en el tiempo de manera dinámica por tanto, para conocerlo, se deben consultar informes y alertas actualizadas. Anualmente se dispone de datos a través del *Informe mundial anual de la malaria* de la OMS, así como del CDC. Otros factores para tener en cuenta a la hora de la prescripción son la altitud (no hay *Anopheles* ni transmisión de malaria en regiones por encima de 1500-2000 m) y en aquellas áreas con marcada estacionalidad, principalmente en el Sudeste

Asiático y África Central, donde se debe consultar la información sobre temporada de lluvias[1], y en viajeros de larga estancia (cooperantes), podría plantearse QP estacional.

La clasificación general de riesgo por continentes sólo debe utilizarse de manera orientativa, complementando la información con boletines epidemiológicos y alertas, ya que el riesgo varía dentro de un mismo continente y área. Entre los años 2000-2019, los casos de malaria se distribuyeron principalmente en la región del África Subsahariana (81,8 %); Sudeste Asiático (10,1 %), con gran peso de áreas del Subcontinente Indio, Bangladesh, zonas rurales de Indonesia, Myanmar y Filipinas; Mediterráneo Oriental (4,9 %); Pacífico occidental (2 %), especialmente en Nueva Guinea; región de las Américas (1,1 %), principalmente a expensas de la Amazonía.

Medidas para prevenir las enfermedades transmitidas por picaduras de artrópodos (MAM)

La prevención de las picaduras de mosquitos es una estrategia básica y fundamental para reducir el riesgo de contraer malaria. La protección personal se basa en tres pilares:

- Conocer y eludir el hábitat del mosquito: Debe reducirse la exposición evitando los tiempos y lugares donde se sabe que los vectores son más activos. El mosquito *Anopheles* presenta una actividad crepuscular y nocturna, por lo que hay que evitar la exposición desde el atardecer hasta el amanecer. La transmisión de la malaria va a depender de las condiciones climáticas, que modifican el número y la supervivencia de los mosquitos. En muchos lugares la transmisión es estacional y alcanza su máxima intensidad durante la estación lluviosa e inmediatamente después.

- Uso de medidas físicas frente a las picaduras: se recomienda utilizar ropa apropiada (manga larga, amplia y de color claro) para reducir el área de piel expuesta al mosquito. Los alojamientos deben estar protegidos de la entrada de vectores. Las mosquiteras (tratadas con permetrina o sin tratar) son una de las medidas más eficaces en la lucha contra el vector. Diversos estudios demuestran una reducción en la tasa de ataque del mosquito de 1000 a 1 por hora con el uso de una red mosquitera.

---

[1] páginas web: https://es.climate-data.org y https://es.weatherspark.com/.

- Uso de repelentes: Existen formulaciones con diferentes principios activos, desde los convencionales DEET (N,N-dietil-m-toluamida o N,N-dietil-3-metil-benzamida), la icaridina o picaridina (carboxilato de sec-butil-2-(2-hidroxietil)-1-piperidina), hasta los biopesticidas repelentes (citradiol, IR3535 [etil-butil-acetil-aminopropionato]).

Principios de la Quimioprofilaxis

Es la única medida medicamentosa que ha demostrado eficacia. Existen, según el nivel del ciclo del parásito sobre el que actúen, tres tipos de QP:
- QP causal: estadio hepático.
- QP supresiva: estadio eritrocítico.
- QP terminal o contra los hipnozoítos hepáticos.

Para la elección del fármaco se debe tener en cuenta el tipo de viajero y sus antecedentes médicos, el riesgo de efectos secundarios e interacciones medicamentosas y las resistencias de *P. falciparum*. En la Tabla 3 se muestran los fármacos disponibles y su posología.

Tabla 3. Quimioprofilaxis disponibles. Clasificación.

Tipo de QP	Posología	Observaciones	Indicaciones	Contraindicaciones
QP Causal y Supresiva				
Atovaquona + Proguanil 250/100 mg. Activo frente a formas resistentes a cloroquina y mefloquina.	1 comp/24 h desde 1 día antes hasta 5-7 días posteriores.	**Primera línea.**	Cualquier área. Embarazo riesgo/ beneficio.	Alergia. Insuficiencia renal o hepática avanzada.
QP Supresiva				

Mefloquina 250 mg.	1comp/ semanal desde 1-2 semanas antes, hasta 4 semanas posteriores.	Resistencia subregión Mekong. Protección. Rickettsiosis y Leptospirosis.	Cualquier área a excepción de la subregión Mekong. Embarazo.	Alergia. Enfermedad psiquiátrica. Epilepsia. Trastorno de conducción. Insuficiencia renal o hepática avanzada.
Doxiciclina 100 mg.	1comp/24 h desde 1 día antes hasta 4 semanas posteriores.		Cualquier área.	Alergia. Embarazo/ lactancia.
Cloroquina 150 mg base*.	1comp/24 h desde 1 semana antes, y hasta 4 semanas posteriores.	Resistencias a excepción América Central y Caribe.	América central: Haití.	Alergia. Epilepsia. Psoriasis. Uso de amiodarona.
Cloroquina + proguanil 100/200 mg. No disponible en España.	1comp/24 h desde 1 día antes hasta 4 semanas posteriores.			Cloroquina.
QP Terminal				
Primaquina 15 mg. No disponible en España. Desaconsejada como profilaxis.	0,25 mg/ kg/24 h durante 14 días al retorno de zonas con transmisión de *P. vivax y P. ovale.*	Activa frente a hipnozoítos de *P. vivax y P. ovale.* Necesidad de medir niveles de G6PDH.		
Tafenoquina. No disponible en España. Opción futura.		Opción en riesgo bajo *P. falciparum* y alto *P. vivax.*		

* *Podría tomarse todo el embarazo*

Autotratamiento de Emergencia o Standby Emergency Treatment (SBET)

Representa otro modo de prevención, con objeto de evitar la enfermedad grave. Indicado especialmente en viajeros a destinos de transmisión baja-moderada o en viajeros con características especiales. Es de mayor utilidad en zonas de transmisión de *P. falciparum* en lugares remotos sin acceso a asistencia sanitaria, viajeros de itinerario incierto, y viajeros de corta estancia en áreas de alto riesgo (tripulaciones). El éxito del *SBET* depende tanto de la conducta del viajero, como del asesoramiento médico en la consulta pre-viaje. Debe explicarse que es una medida de «primeros auxilios» y que se debe buscar atención médica en cuanto sea posible.

Directrices generales:

1. Presentar fiebre (≥38 ºC) con o sin otros síntomas tales como cefalea intensa, escalofríos, astenia, mialgias, etc. y no tener asistencia médica disponible en las primeras 24 h.
2. Haber estado en una zona endémica de malaria como mínimo 7 días antes del inicio de los síntomas (tiempo suficiente para la manifestación clínica de la enfermedad).
3. En caso de vómitos en los 30 minutos posteriores a la toma, tomar una dosis adicional.
4. Buscar atención médica tan pronto como se pueda.

El *SBET* puede realizarse con diferentes principios activos.

Tabla 4. Autotratamiento de emergencia de la malaria.

Fármaco	Dosis	Contraindicaciones
Atovacuona + proguanilo 250/100 mg.	4 comp. cada 24 horas x 3 días (total 12 comp.). Tomar con alimentos.	Alergia. Insuficiencia renal avanzada.
Dihidroartemisina-piperaquina 40 mg/320 mg.	< 75 kg 3 comp/día x 3 días. 75-100 kg 4 comp/día x 3 días. 100 kg 5 comp/día x 3 días. Tomar en ayunas.	Alergia. Arritmias cardíacas.
Arteméter-lumefantrina 20 mg/120 mg. No disponible en España.	4 comp. a las 0, 8, 24, 36, 48 y 60 h (total 24 comp.). Tomar con alimentos.	Alergia. Arritmias cardíacas.

Viajeros en grupos especiales

La estimación del riesgo, así como la elección de la QP y su indicación, dependerán también de las características intrínsecas del viajero. Existen, además, grupos y condiciones clínicas que predisponen y aumentan el riesgo de infección palúdica graves, en los cuales la valoración riesgo/beneficio se decanta con mayor facilidad hacia una indicación más proteccionista.

Se consideran grupos especiales el embarazo, las condiciones o tratamientos que induzcan inmunosupresión, y los VFRs.

Bibliografía

1. UNWTO World Tourism Barometer. UNWTO. JANUARY 2020;18. Disponible en: https://www.unwto.org/world-tourism-barometer-n18-january-2020.

2. Grobusch MP, Weld L, Goorhuis A, Hamer DH, Schunk M, Jordan S, *et al.* Travel-related infections presenting in Europe: A 20-year analysis of Euro-TravNet surveillance data. Lancet Reg Health Eur. 2020 Nov 12;1:100001. doi: 10.1016/j.lanepe.2020.100001

3. Centers for Disease Control and Prevention. CDC Health Information for International Travel. 2021. Disponible en: https://wwwnc.cdc.gov/travel/page/yellowbook-home/.

4. Mahadevan SV, Strehlow MC. Preparing for International Travel and Global Medical Care. Emerg Med Clin North Am. 2017;35(2):465-84.

5. Freedman DO, Chen LH, Kozarsky PE. Medical considerations before international travel. N Engl J Med 2016;375(3):247-60.

6. Ferrara P, Masuet-Aumatell C, Ramon-Torrell JM. Pre-travel health care attendance among migrant travellers visiting friends and relatives (VFR): a 10-year retrospective analysis. BMC Public Health. 2019 Oct 28;19(1):1397. doi: 10.1186/s12889-019-7722-0.

7. Brophy J. Committee to Advise on Tropical Medicine; Travel (CATMAT). Summary of the Statement on International Travellers Who Intend to Visit Friends and Relatives. Can Commun Dis Rep. 2015 May 7;41(5):89-99. doi: 10.14745/ccdr.v41i05a01.

8.   Morales R, Rodriguez N, Otero S. Guía de recomendaciones para la pre-
      vención de la malaria en viajeros 2019. Barcelona: Esmon Publicidad, S.A.;
      2019.

9.   Calleri G, Castelli F, El Hamad I, Gobbi F, Matteelli A, Napoletano G, *et al.*
      Italian Society of Tropical Medicine. New Italian guidelines for malaria pro-
      phylaxis in travellers to endemic areas. Infection. 2014 Feb;42(1):239-50.
      doi: 10.1007/s15010-013-0563-3.

10.   Vaccinations et mesures antipaludiques. Recommandations etat mars 2018
      Communique. Par le Centre de medecine des voyages, Departement d'epide-
      miologie, de biostatistique et de prevention de l'Universita de Zurich et par
      l'Institut Tropical et de Sant. Publique Suisse, B.le.

11.   Chiodini PL, Patel D, Goodyer L. Guidelines for malaria prevention in trave-
      llers from the United Kingdom, 2023. London: UK Health Security Agency;
      July 2023.

Preguntas de autoevaluación

1. En cuanto a la quimioprofilaxis antipalúdica, señale la respuesta verdadera:
   a. No hay diferencias en la elección entre uno u otro fármaco, y pueden ser indicados independientemente del destino o tipo de viajero.
   b. Junto con las medidas de protección antimosquito (MAM), previene el 100 % de los casos de malaria.
   c. El tiempo de toma tras dejar el área de riesgo, está relacionada con el nivel del ciclo del parásito al que actúa.
   d. Los VFRs no precisan tomar profilaxis antipalúdica.
   e. El autotratamiento de emergencia (SBET) debe realizarse siempre con atovacuona+proguanil.

2. ¿Qué indicación de medidas preventivas le parece la correcta para una gestante en el segundo trimestre que viaja al estado de Kayah, Myanmar, en la subregión del Mekong, tras la época de lluvias?
   a. Sólo MAM, no precisa QP.
   b. MAM + Medidas de QP con Mefloquina.
   c. MAM+*SBET* con combinados de artemisininas en caso de sintomatología compatible.
   d. MAM+*SBET* con Atovacuona+proguanil en caso de sintomatología compatible.
   e. MAM+QP con Atovacuona+proguanil valorando riesgo beneficio junto con la paciente.

3. Respecto al *API*, señale la opción cierta:
   a. Es estable en el tiempo.
   b. Se mantiene estable en todas las regiones de un mismo país.
   c. Varía a lo largo del tiempo y dentro de diferentes regiones del mismo país y puede cambiar la indicación de unas u otras medidas estacionalmente.
   d. La quimioprofilaxis estacional no depende del *API*.
   e. El *API* en viajeros no depende del *API* en residentes.

4. Respecto a las MAM:

   a. Las mosquiteras son eficaces incluso no siendo tratadas.

   b. La eficacia de las mosquiteras tratadas es inferior a las mosquiteras sin tratar en determinadas áreas.

   c. Las mosquiteras, son las únicas MAM en áreas endémicas.

   d. Las MAM constituyen las medidas principales de prevención antipalúdica, no siendo necesaria la QP.

   e. En caso de realizar de manera correcta la QP, no son necesarias.

5. En la prevención de malaria en viajeros, señale la falsa:

   a. Las indicaciones se han mantenido estables en el tiempo.

   b. La malaria constituye una de las parasitosis importadas más grave.

   c. Ha sufrido un cambio en los últimos años, dirigiéndose hacia una atención individualizada, basándose en el riesgo/beneficio.

   d. Existen nuevas indicaciones de prevención, que incluyen el autotratamiento de emergencia como una opción válida y eficaz.

   e. Es recomendable una consulta especializada médica o paramédica previa al viaje, para conseguir una mejor adherencia a las medidas preventivas.

Respuestas correctas

1. c
2. e
3. c
4. a
5. a

2.1.1.7. Avances en el diagnóstico de la malaria submicroscópica

Profesor: Juan Antonio Cuadros González
Servicio de Microbiología Clínica
Hospital Universitario Príncipe de Asturias, Alcalá de Henares
Universidad de Alcalá

Ideas clave

1. Los individuos con paludismo submicroscópico no diagnosticados se convierten en reservorios del parásito, pudiendo infectar a los mosquitos y contribuyendo a la transmisión de bajo grado, incluso en zonas donde la malaria ha sido erradicada, pero que siguen albergando vectores.

2. Las pruebas rápidas ultrasensibles, las pruebas moleculares con amplificación isotérmica y la microscopía en sangre concentrada mediante campos magnéticos son técnicas que permitirán mejorar y facilitar en el futuro los sistemas de detección del parásito.

3. Debido a la elevada prevalencia de anticuerpos específicos frente a *Plasmodium sp* en la población general de las zonas endémicas de malaria, los estudios serológicos sólo son útiles para estudios epidemiológicos y diagnósticos retrospectivos.

4. En las zonas endémicas de transmisión intensa, la infección submicroscópica puede representar hasta el 20 % de todas las infecciones; sin embargo, en las áreas de transmisión baja, este porcentaje aumenta al 70-80 %.

5. La reacción LAMP es isotérmica, lo que constituye una importante ventaja sobre la PCR convencional, al evitar el uso de termocicladores y permitiendo realizar la técnica en el terreno sin necesidad de equipamiento específico.

Introducción

La malaria es una enfermedad infecciosa de gran importancia a nivel mundial. Según la OMS, en 2021 hubo alrededor de 247 millones de casos y 619 000 muertes por esta enfermedad (1). Aunque la incidencia disminuyó entre 2010 y 2017, esta tendencia ha variado y la incidencia ha aumentado en los últimos años.

Para erradicar el paludismo, se requieren diversas intervenciones, siendo una vigilancia precisa y sensible de la transmisión un elemento clave en todos los programas (2). El diagnóstico microbiológico del paludismo constituye una herramienta fundamental para confirmar la infección en los pacientes sintomáticos y para detectar el reservorio parasitario en infecciones submicroscópicas asintomáticas (ISM), uno de los principales desafíos en los programas de eliminación de la enfermedad. El objetivo propuesto por un grupo de expertos de eliminar la malaria fuera del continente africano en el año 2030 sólo podrá alcanzarse mediante el uso de métodos diagnósticos sensibles, precisos y de fácil implantación en el terreno (3).

Aunque la microscopía y las pruebas de diagnóstico rápido continúan siendo una herramienta clave en las estrategias de control de la malaria, la eliminación de la enfermedad requiere métodos diagnósticos más sensibles para prevenir la transmisión.

Métodos diagnósticos clásicos y nuevos

El diagnóstico de la malaria se basa en:

1. Métodos microscópicos, que detectan la presencia de parásitos en los hematíes y pigmento en los leucocitos.
2. Pruebas de inmunocromatografía, para identificar proteínas parasitarias en la sangre.
3. Pruebas moleculares, para identificar ácidos nucleicos específicos en la sangre o métodos para determinar hemozoína.
4. La detección de anticuerpos específicos sólo es útil para los estudios epidemiológicos y el diagnóstico retrospectivo, debido a la elevada prevalencia de anticuerpos en la población general de las zonas endémicas.

1. Microscopía y citometría

El diagnóstico de la malaria se ha basado en la microscopía desde el descubrimiento inicial de Laveran en el siglo XIX (4). Las limitaciones del diagnóstico convencional basado en la microscopía se centran en el tiempo necesario para examinar los portaobjetos, la dificultad técnica, la falta de reactivos de calidad y de personal de laboratorio entrenado, especialmente en zonas endémicas donde los recursos humanos y materiales son muy escasos. La sensibilidad real no se corresponde con lo descrito en la mayoría de las revisiones, ya que en muchos centros sanitarios y hospitales de distrito de África sólo se tiñen extensiones de sangre y no se realizan gotas gruesas. Esto aumenta el umbral de detección (LOD), pudiendo superar los 200 hematíes infectados (HI)/μl, que es el límite descrito para la mayoría de los test rápidos (TRD) (5, 6). Algunos estudios indican que la sensibilidad de la microscopía se puede aumentar al nivel de las técnicas moleculares mediante un enfoque denominado microscopía de deposición magnética (MDM), en el que los parásitos presentes en las muestras de sangre se concentran mediante una exposición previa a campos magnéticos (7, 8).

2. Pruebas rápidas para la detección de proteínas

Son pruebas sencillas que requieren un riguroso control de calidad y personal técnico bien formado para obtener resultados fiables (9). En 2021, los países con malaria endémica distribuyeron 242 millones de pruebas rápidas para el diagnóstico de la malaria en todo el mundo, el 97 % de ellos localizados en el África subsahariana (1, 10). En estas pruebas se utilizan antígenos específicos como las proteínas ricas en histidina 2 y 3 (HRP-2/3), las enzimas lactato deshidrogenasa (LDH), glutamato deshidrogenasa (GDH) y la aldolasa o la proteína de superficie 3 del merozoíto (MSP-3) (11). Los TDR se presentan habitualmente en un formato de casete que se basa en una técnica de inmunocromatografía de flujo lateral (11). El principal problema de estas pruebas es que sólo tienen una sensibilidad aceptable para *P. falciparum* y *P. vivax* y no deben utilizarse para el diagnóstico de *P. falciparum* en zonas donde la prevalencia de la deleción PfHRP2/3 es superior al 10 %, ya que este genotipo del parásito no produce la proteína. Se han detectado en los últimos años cepas con esta deleción en países como: China, Guinea Ecuatorial, Etiopía, Ghana, Myanmar, Nigeria, Sudán, Uganda, Kenia, India, Ruanda, Reino Unido (importado de varios países endémicos de malaria), Tanzania y Zambia (1), Además, es necesario desarrollar TDR más sensibles para *P. vivax* y conseguir eliminar la malaria en América, la región Asia-Pacífico y África oriental (3).

En el momento actual se encuentran en fase de investigación sistemas de biosensores electroquímicos, que mejoran la detección de biomarcadores. Podrían utilizarse en programas de control de la malaria en el futuro debido a su alta sensibilidad, robustez, respuesta lineal, estabilidad y reproducibilidad (12).

3. Métodos moleculares

En las zonas endémicas de transmisión intensa, la infección submicroscópica puede representar hasta el 20 % de todas las infecciones; sin embargo, en las áreas de transmisión baja este porcentaje aumenta al 70-80 % (13, 14, 15).

El LOD de las pruebas moleculares (hasta 0,5 HI/µl de sangre completa e incluso 0,005-0,05 HI/µl de sangre completa concentrada) puede ser hasta 4 veces inferior que el de la microscopía (5-200 hematíes infectados (HI) /µl) y los TDR (200 a 2000 HI/µl). La conservación y buen uso de los reactivos, la adecuada ejecución de los procedimientos diagnósticos y la capacitación del personal técnico son variables que modifican los LOD (16). La introducción de nuevas dianas, diferentes al gen 16S RNA ribosómico utilizado clásicamente, (16) como la familia multigénica *stevor P. falciparum*, el DNA mitocondrial (mtDNA) o el elemento repetitivo 2 asociado al telómero (TARE-2) y las secuencias Pvr64 y de mtDNA para *P vivax,* ha permitido reducir aún más el LOD de las técnicas moleculares (0,0005-0,005 HI/µl de sangre).

La técnica LAMP (*Loop-mediated isothermal amplification* o amplificación isotérmica mediada por bucle) es una técnica de amplificación de ADN altamente sensible e isotérmica, lo que constituye una importante ventaja sobre la reacción en cadena de la polimerasa (PCR) convencional, al evitar el uso de termocicladores y permitir la realización de la técnica en el terreno sin necesidad de equipamiento específico (5, 6, 17). Otras ventajas del LAMP son su tolerancia a las sustancias inhibidoras presentes en las muestras de sangre (como la hemoglobina y la inmunoglobulina) y la posibilidad de utilizarlo también con pequeñas cantidades de sangre en papeles de filtro.

4. Nuevos métodos basados en el uso de hemozoína

La detección de hemozoína en sangre completa mediante MDM (microscopía de deposición magnética) es una técnica que aumenta la concentración de células parasitadas en la muestra por las características paramagnéticas del parásito y permite alcanzar una sensibilidad de 0,5 a 0,05 HI/µlitro (2, 4). Con este método mejora el

LOD de la microscopía, sobre todo para detectar gametocitos y podría ser muy útil en los programas de eliminación de la malaria (18, 19).

Conclusión

Uno de los aspectos clave de las estrategias actuales para controlar, eliminar y erradicar la malaria consiste en aumentar la capacidad de detección de la malaria con métodos sencillos y robustos que puedan aplicarse fácilmente en el terreno. Aunque la microscopía convencional, las pruebas rápidas y las técnicas moleculares convencionales siguen siendo el pilar diagnóstico de los programas, hay nuevos métodos que permitirán mejorar y facilitar en el futuro los sistemas de detección del parásito. Entre estos se encuentran las pruebas rápidas ultrasensibles, las pruebas moleculares con amplificación isotérmica y la microscopía en sangre concentrada mediante campos magnéticos.

Bibliografía

1. World Health Organization (2022). *World malaria report 2022*. World Health Organization.
2. Tanner M, Greenwood B, Whitty CJ, Ansah EK, Price RN, *et al*. Malaria eradication and elimination: views on how to translate a vision into reality. BMC Med. 2015 Jul 25;13:167. doi: 10.1186/s12916-015-0384-6.
3. Feachem RGA, Chen I, Akbari O, Bertozzi-Villa A, Bhatt S, Binka F, *et al*. Malaria eradication within a generation: ambitious, achievable, and necessary. Lancet. 2019 Sep 21;394(10203):1056-1112. doi: 10.1016/S0140-6736(19)31139-0.
4. Ledermann D. W. Laveran, Marchiafava and paludism. Rev Chilena Infectol 2008 June 01;25(3):216-221.
5. Zimmerman PA, Howes RE. Malaria diagnosis for malaria elimination. Curr Opin Infect Dis 2015;28(5):446-454.
6. Cuadros J, Pérez-Tanoira R, Prieto-Pérez L, Martin Martin I, Berzosa P, González V, *et al*. Field Evaluation of Malaria Microscopy, Rapid Malaria Tests and Loop-Mediated Isothermal Amplification in a Rural Hospital in South Western Ethiopia. PLoS One. 2015 Nov 10;10(11):e0142842. doi: 10.1371/journal.pone.0142842.

7. Karl S, David M, Moore L, Grimberg BT, Michon P, Mueller I, *et al*. Enhanced detection of gametocytes by magnetic deposition microscopy predicts higher potential for Plasmodium falciparum transmission. Malar J. 2008 Apr 25;7:66. doi: 10.1186/1475-2875-7-66. PMID: 18439240; PMCID: PMC2373791.

8. Zimmerman PA, Thomson JM, Fujioka H, *et al*. Diagnosis of malaria by magnetic deposition microscopy. Am J Trop Med Hyg 2006;74(4):568-572.

9. Cuadros J, Martin-Ran P, Merino FJ, *et al*. Malaria diagnosis by NOW ICT and expert microscopy in comparison with multiplex polymerase chain reaction in febrile returned travelers. Eur J Clin Microbiol Infect Dis 2007 September 01;26(9):671-673.

10. Ahmad A, Verma AK, Krishna S, *et al*. Plasmodium falciparum glutamate dehydrogenase is genetically conserved across eight malaria endemic states of India: Exploring new avenues of malaria elimination. PloS one 2019;14(6):e0218210.

11. Krampa FD, Aniweh Y, Kanyong P, *et al*. Recent Advances in the Development of Biosensors for Malaria Diagnosis. Sensors 2020;20(3):799.

12. Okell LC, Ghani AC, Lyons E, Drakeley CJ. Submicroscopic infection in Plasmodium falciparum-endemic populations: a systematic review and meta-analysis. J Infect Dis 2009;200(10):1509-1517.

13. Shekalaghe SA, Bousema JT, Kunei KK, Lushino P, Masokoto A, Wolters LR, *et al*. Submicroscopic Plasmodium falciparum gametocyte carriage is common in an area of low and seasonal transmission in Tanzania. Trop Med Int Health. 2007 Apr;12(4):547-53. doi: 10.1111/j.1365-3156.2007.01821.x.

14. Kobayashi T, Kanyangarara M, Laban NM, Phiri M, Hamapumbu H, Searle KM, *et al*. For The Southern Africa International Centers Of Excellence For Malaria Research. Characteristics of Subpatent Malaria in a Pre-Elimination Setting in Southern Zambia. Am J Trop Med Hyg. 2019 Feb;100(2):280-286. doi: 10.4269/ajtmh.18-0399.

15. Okell L, Bousema JT, Griffin JT, *et al*. Factors determining the occurrence of submicroscopic malaria infections and their relevance for control. Nature communications 2012;3(1):1237.

16. Snounou G, Viriyakosol S, Jarra W, *et al*. Identification of the four human malaria parasite species in field samples by the polymerase chain reaction

and detection of a high prevalence of mixed infections. Mol Biochem Parasitol 1993;58(2):283-292.

17. Cuadros J, Martin Ramirez A, Gonzalez IJ, Ding XC, Perez Tanoira R, Rojo-Marcos G, *et al*. LAMP kit for diagnosis of non-falciparum malaria in Plasmodium ovale infected patients. Malar J. 2017 Jan 7;16(1):20. doi: 10.1186/s12936-016-1669-8.

18. Karl S, David M, Moore L, Grimberg BT, Michon P, Mueller, *et al*. Enhanced detection of gametocytes by magnetic deposition microscopy predicts higher potential for Plasmodium falciparum transmission. Malar J. 2008 Apr 25;7:66. doi: 10.1186/1475-2875-7-66.

19. Ley B, Thriemer K. A novel generation of hemozoin based malaria diagnostics show promising performance. EClinicalMedicine 2020;22.

Preguntas de autoevaluación

1. En lo referente a la técnica de LAMP, señale la respuesta verdadera:
   a. Necesita el uso de termocicladores.
   b. Tiene la limitación de que sólo se puede realizar en centros especializados.
   c. Detecta anticuerpos frente al parásito.
   d. Se puede utilizar directamente sobre el terreno en zonas endémicas de malaria.
   e. Necesita la utilización de un espectrofotómetro.

2. ¿Cuál de las siguientes técnicas muestra un LOD más bajo?
   a. Microscopía en gota gruesa.
   b. TDR.
   c. Técnicas moleculares en sangre completa.
   d. Microscopía en extensión fina.
   e. Técnicas moleculares en sangre completa concentrada.

3. ¿Cuál es el principal problema de la microscopía en la práctica para el diagnóstico en los programas de erradicación de la malaria?
   a. Falta de especificidad.
   b. Dificultad técnica y falta de reactivos de calidad y personal entrenado.
   c. Baja sensibilidad en parasitemias bajas.
   d. Tiempo de procesamiento lento.
   e. b y c son correctas.

4. ¿Cuál es el principal problema de las pruebas rápidas en el diagnóstico de *P. falciparum*?
   a. Bajo costo.
   b. Falta de sensibilidad para *P. vivax*.
   c. No detecta *P. falciparum* en zonas con alta prevalencia de deleción PfHRP2/3.
   d. No son fáciles de usar.
   e. Requieren mucho tiempo para obtener resultados.

5. ¿Qué antígenos específicos se utilizan en las pruebas rápidas para la detección de proteínas en la malaria?

    a. Proteínas ricas en histidina 2 y 3 (HRP-2/3).

    b. Enzimas lactato deshidrogenasa (LDH).

    c. Glutamato deshidrogenasa (GDH).

    d. Aldolasa.

    e. Todas las anteriores.

Respuestas correctas:

1. d
2. e
3. e
4. c
5. e

2.1.2. Arbovirus: Dengue, Zika, Chikungunya.

Profesora: Marta Díaz Menéndez

Unidad de Patología Importada y Salud Internacional

Hospital Universitario La Paz-Carlos III, Madrid

Ideas clave

1. Dengue, Zika y chikungunya son arboviriasis que comparten vector transmisor, distribución geográfica y manifestaciones clínicas. Ha habido casos autóctonos en Europa.

2. El diagnóstico específico es importante para prevenir y controlar las complicaciones.

3. En las formas graves de dengue, las medidas de soporte intensivo reducen la mortalidad si se inician precozmente.

4. La infección por virus Zika en embarazadas puede afectar el desarrollo fetal cerebral.

5. La infección por chikungunya puede ocasionar artralgias crónicas.

Introducción

En las últimas décadas, las infecciones por dengue, Zika y chikungunya han experimentado un incremento en número y se han extendido geográficamente más allá de las zonas endémicas tropicales y subtropicales.

1. Dengue

El dengue está causado por un virus ARN miembro de la familia *Flaviviridae*, género Flavivirus. El complejo DENV (virus del dengue) está formado por cuatro virus antigénicamente relacionados pero distintos entre sí (DENV tipos 1 a 4). La infección por uno de los serotipos otorga inmunidad frente a ese serotipo, pero sólo protección parcial y temporal frente al resto de serotipos (1).

El dengue es endémico en más de 100 países tropicales y subtropicales. En la página web DengueMap (www.healthmap.org/dengue/index.php) se puede consultar información actualizada sobre las zonas de transmisión en curso. Desde 2010 ha habido casos autóctonos en Europa, y desde 2018 en España (2).

Mecanismos de transmisión:

- Vectorial: la trasmisión principal es a través de la picadura del mosquito hembra *Aedes*, sobre todo *A. aegypti*, pero también *A. albopictus* en Europa.
- Nosocomial: a través de hemoderivados y accidentes biológicos de laboratorio por exposición mucocutánea.
- Vertical: si la madre se infecta en los 10 días anteriores al parto (incluido el inicio en el día del parto). El embarazo no se asocia a un aumento de su incidencia ni de su gravedad. La lactancia materna es una vía potencial de transmisión del DENV (3).
- Sexual: muy poco frecuente, pero documentada (4).

Presentación clínica:

La mayoría de las infecciones por DENV son asintomáticas. Los casos sintomáticos cursan con un cuadro febril inespecífico leve o moderado; menos del 5 % desarrollan un cuadro grave y potencialmente mortal. Sin embargo, si se reconocen precozmente los signos de gravedad y se inicia rápido una terapia de apoyo intensiva, el riesgo de muerte se reduce a menos del 0,5 %. La infección por dengue cursa en tres fases (Imagen 1) (5).

1. Fase febril: Tras un período de incubación de 5-7 días (rango 3-10 días) aparece fiebre elevada que dura menos de 7 días y puede ser bifásica. Suele asociar cefalea intensa, dolor retroorbitario, artralgias, mialgias, erupción macular o maculopapular y manifestaciones hemorrágicas menores (petequias, equimosis, púrpura, epistaxis, gingivorragia, hematuria o una prueba del torniquete positiva).

2. Fase crítica: Tras la desaparición de la fiebre, pueden aparecer vómitos persistentes, dolor abdominal intenso, extravasación, hemorragia de mucosas, disnea, letargo/inquietud, hipotensión, hepatomegalia y hemoconcentración que deben ponernos en preaviso. Debido a un aumento de la permeabilidad vascular puede haber fuga plasmática (derrame pleural y/o pericárdico o ascitis, hipoproteinemia o hemoconcentración), manifestaciones hemorrágicas graves (hematemesis, hematoquecia, melenas o menorragia) u otras manifestaciones menos comunes (hepatitis, miocarditis, pancreatitis o encefalitis).

La probabilidad de que ocurran complicaciones graves disminuye considerablementesi se instauran medidas de soporte intensivas de manera precoz (6).

3. Fase de recuperación: Desaparecen los síntomas graves, y a veces aparece un segundo exantema. Algunos adultos pueden presentar astenia intensa, incluso semanas después de la recuperación.

La clasificación modificada de la OMS de 2009 se creó para poder identificar pacientes en riesgo de desarrollar dengue grave (Imagen 2) (7). Hay una serie de factores que se asocian a mayor probabilidad de evolución a formas de dengue grave: factores virales (más grave en DENV-2) (8), exposición previa al dengue, debido al fenómeno de amplificación de la infección dependiente de anticuerpos (9); edad (el riesgo disminuye con la edad) y factores genéticos (más grave en raza blanca).

Diagnóstico:

La infección por DENV debe sospecharse en individuos con fiebre y/o exantema, manifestaciones clínicas típicas y exposición epidemiológica relevante.

El diagnóstico microbiológico se establece de manera directa por PCR o indirectamente por serología. La sensibilidad de cada técnica depende del tiempo transcurrido desde el inicio de los síntomas (imagen 3). Los test rápidos (detección de la presencia de la proteína viral NS1) son muy útiles en grandes epidemias y en zonas del mundo con bajos recursos sanitarios (10).

2. Zika

El virus Zika es un flavivirus que en los últimos años ha mostrado una expansión muy importante. El brote de 2015 en centro y sur de América y su presunta relación con malformaciones congénitas (microcefalia y otros) llevó a la Organización Mundial de la Salud a declararlo como una Emergencia de Salud Pública de Interés Internacional (ESPID) (11). En Europa ha habido casos de transmisión autóctona en el sur de Francia (12).

Mecanismos de transmisión:

- Vectorial: ZIKV se transmite principalmente a través de la picadura de *A. aegypti* y *A. albopictus*.
- Vertical: Una gestante infectada puede transmitir el virus a su feto en cualquier momento del embarazo (transmisión vertical) o durante el nacimiento (transmisión perinatal) (13).
- Sexual: Hay descritos casos de transmisión sexual de hombre a mujer, de mujer a hombre y entre hombres (14), y el virus puede permanecer bastante tiempo (meses) en fluidos sexuales.
- Otras vías de transmisión: tras exposición accidental en el laboratorio, y/o a través de transplante de órganos. No se ha conseguido aislar virus viable en saliva, leche materna, orina o lágrimas (15).

Clínica:

El período de incubación es de 2 a 14 días. La mayoría de los casos son asintomáticos; menos del 25 % presentan enfermedad muy leve (fiebre, erupción pruriginosa, artralgias y, de manera característica, conjuntivitis no purulenta). Su tasa de mortalidad es muy baja (16). La gravedad de la infección por ZIKV radica en sus complicaciones, que pueden ser:
- Transmisión vertical con afectación fetal: el riesgo global de anomalía congénita en fetos y neonatos de gestantes infectadas es de un 20-30 % (Imagen 4). El riesgo es mayor si la infección se produce en el primer o segundo trimestres del embarazo. Puede producir alteración del curso del embarazo (pérdida fetal, parto pretérmino), microcefalia, anomalías del sistema nervioso central fetal y anomalías de la posición de las extremidades. Cerca del 9 % de los niños infectados que nacen aparentemente asintomáticos desarrollarán alguna secuela en los primeros años de vida. Tras el parto se pueden identificar los recién nacidos afectos, que pueden presentar, además, alteraciones oculares, pérdida auditiva, anomalías neurológicas y posicionales y defectos cardíacos (17).
- Complicaciones neurológicas: sobre todo Guillain Barré, más frecuente a mayor edad (18).

3. Chikungunya

El virus chikungunya es un alfavirus que ha causado brotes en África y en el Sudeste Asiático. Desde 2014 está presente en centro y sur de América y Caribe, y de manera autóctona en Europa desde 2007 (19).

- Transmisión:
    - Vectorial: es la vía principal. Fundamentalmente por *A. aegypti* y *A. albopictus*.
    - Vertical: es excepcional la transmisión durante el embarazo, pero llega hasta el 50 % si la mujer se infecta durante el período intraparto. La cesárea no protege de la transmisión vertical. No hay evidencia de transmisión a través de la leche materna (20).
    - Otras vías de transmisión: a través de hemoderivados.

Clínica:

Tras un período de incubación entre 3-12 días, la mayoría de las infecciones serán asintomáticas. Cuando hay síntomas, pueden desarrollarse de tres formas:
- Fase aguda (en los primeros 21 días de la infección): aparición súbita de fiebre elevada, poliartralgias de distribución bilateral, simétrica y migratoria, y exantema cutáneo maculopapular pruriginoso tras la fiebre (21,22).
- Fase subaguda (de 3 semanas a 3 meses tras la infección): artralgias, artritis, sinovitis, tenosinovitis, bursitis, entesitis, periostitis, y tendinitis, que pueden cursar de manera continua o intermitente. Es también frecuente la aparición de edemas y síntomas inespecíficos (fatiga crónica, cambios en la pigmentación de la piel, o alopecia).
- Fase crónica (persistencia de los síntomas más allá de los tres meses): artralgias simétricas, bilaterales y migratorias, tenosinovitis, fatiga y neuritis. Se asocian con persistencia de síntomas a largo plazo: una susceptibilidad genética, la edad (mayores de 40 años), el sexo (más probable en mujeres), la intensidad con la que ha transcurrido la fase aguda (presencia de artritis en 6 o más articulaciones, fiebre muy elevada) o viremias altas. La mortalidad es muy baja (23).

Diagnóstico:

La infección por CHIKV debe sospecharse en individuos con fiebre, y/o exantema, manifestaciones clínicas típicas y una exposición epidemiológica relevante.

- RT-PCR en sangre: tiene una elevada sensibilidad y especificidad en los cinco primeros días (100 % y 98 % respectivamente).
- IgM/IgG: las IgM específicas y los anticuerpos neutralizantes son positivos a partir del quinto día del inicio de los síntomas y pueden persistir hasta 60-90 días tras la infección. La IgG aparece a partir de la segunda semana y puede perdurar positiva durante años. Puede existir reacción cruzada con otros alfavirus (24).

Tratamiento de dengue, Zika y chikungunya:

No hay tratamiento específico; se recomienda paracetamol para el control de síntomas.

En la infección por dengue es muy importante identificar a los pacientes que pueden evolucionar a formas graves de la enfermedad, y, en ellos, llevar a cabo una observación estrecha. En estos casos, el adecuado mantenimiento de la volemia puede reducir drásticamente la mortalidad (7). La trasfusión de plaquetas no ha demostrado ser eficaz para prevenir o controlar la hemorragia en el caso de que la hubiera, pero puede administrarse en pacientes con plaquetopenia grave (<10 000/ mm^3) (13).

En chikungunya pueden ser útiles los antiinflamatorios no esteroideos (AINEs) una vez que se haya descartado coinfección con dengue. Si las artralgias son muy invalidantes, se pueden utilizar adyuvantes como amitriptilina. Los corticoides no están indicados en la fase aguda, ni para el control de las artralgias, ni para el control del exantema. Posteriormente sí son útiles asociados a AINEs. El metotrexato y otros fármacos modificadores de enfermedad, así como los tratamientos biológicos pueden ser útiles en caso de persistencia de los síntomas (25,26).

Prevención de dengue, Zika y chikungunya:

- Prevención de la picadura de mosquitos (uso de mosquiteras, repelentes de mosquitos, ropa adecuada).

- Vacunas: Dengvaxia® es una única vacuna aprobada por la OMS frente a dengue para personas de 9 a 45 años residentes en zonas endémicas en las que se pueda demostrar al menos una infección previa por el virus del dengue. Qdenga® no se puede administrar en sujetos seronegativos Está recomendada por la OMS para niños entre 6-16 años que viven en zona endémica y por la agencia Europea del Medicamento a partir de los 4 años e incluye a los viajeros internacionales. Para chikungunya la FDA ha aprobado Ixchiq en sujetos mayores de 18 años en riesgo de exposición

Para la infección por ZIKV, aunque hay varias vacunas en investigación, todas ellas están en fases muy tempranas de su desarrollo.

Diagnóstico diferencial:

Dengue, Zika y chikungunya cursan con clínica muy similar y sus pruebas serológicas pueden producir falsos positivos por reacciones cruzadas, lo que complica enormemente su diferenciación.

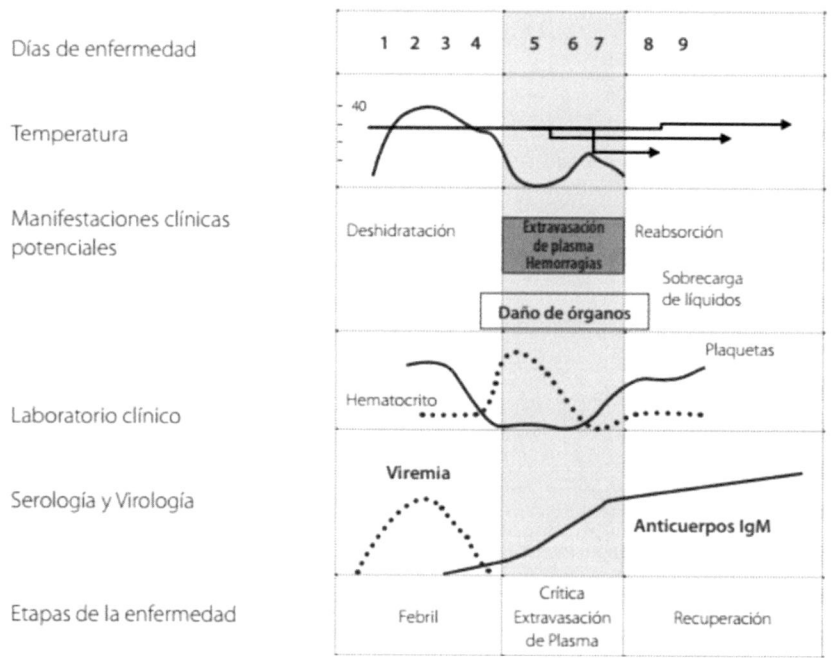

Figura 1. Curso clínico de la enfermedad por DENV. Fuente: Adaptado de Yip, 1980.

En las Tablas 1 y 2 se resumen los síntomas característicos y diferenciadores de estas tres arboviriasis. En la Tabla 3 se resumen otras enfermedades con las que hay que hacer el diagnóstico diferencial.

Por último, en la Figura 5 se muestra el algoritmo de la OMS para el manejo y atención de dengue, Zika y chikungunya (27).

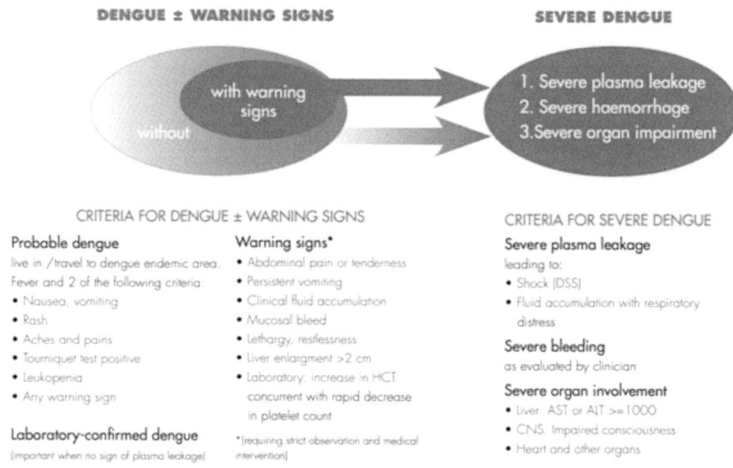

Figura 2. *Clasificación de la OMS de 2009 y niveles de gravedad. Fuente: WHO; 2009.*

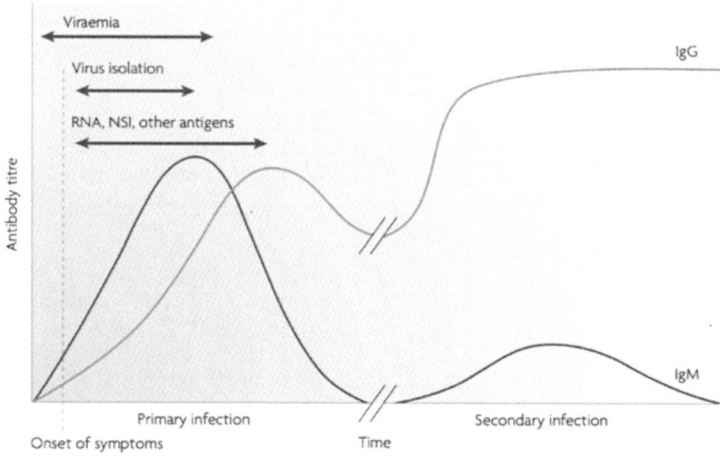

Figura 3. *Respuesta de anticuerpos en infección primaria y secundaria por DENV. Fuente: Peeling RW, 2010*

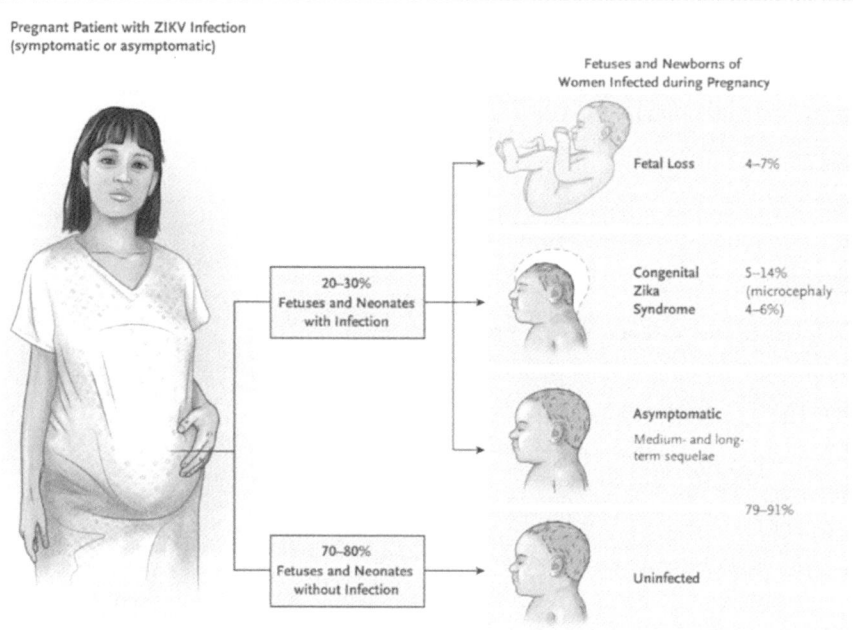

Figura 4. Afectación fetal y neonatal tras infección materna por ZIKV. Fuente: Musso, 2019. N Engl J Med 2019; 381:1444-1457. DOI: 10.1056/ NEJMra1808246.

Tabla 1. Comparación de las características clínicas de Dengue, Zika y Chikungunya. Fuente: PAHO, 2016.

SIGNOS Y SÍNTOMAS	DENGUE	CHIKUNGUNYA	ZIKA
Motivo de consulta más frecuente	Fiebre, mialgia	Dolor articular, fiebre	Exantema o prurito
Fiebre	Moderada Muy frecuente Duración: 5 a 7 días[a]	Intensa Muy frecuente Duración: 3 a 5 días	Leve Muy poco frecuente Duración: 1 a 3 días
Exantema	Aparece del 5.° al 7.° día No característico	Aparece al 2.° o 3.ᵉʳ día No característico	Típicamente desde el día 1 Máculo-papular, céfalo-caudal
Prurito	Leve a intenso	Leve a moderado	Moderado a intenso
Conjuntivitis	Poco frecuente	Muy poco frecuente[b]	Muy frecuente
Manifestaciones neurológicas	Poco frecuente	Poco frecuente (puede ser frecuente y grave en neonatos)	Posible y grave
Cefalea	Intensa y frecuente	Leve a moderada	Leve a moderada
Dolor retroocular	Intenso y frecuente	Poco frecuente	Poco frecuente
Poliartralgias	Ausente	Muy frecuente	Frecuente
Poliartritis	Ausente	Frecuente	Frecuente
Edema de manos y pies	Poco frecuente	Frecuente	Poco frecuente
Evolución a cronicidad	No	Muy frecuente	No descrito
Mialgia	Muy frecuente e intensa	Frecuente Moderada a intensa	Poco frecuente
Hepatomegalia	Signo de alarma	Muy poco frecuente	Muy poco frecuente
Vómitos frecuentes	Signo de alarma	Muy poco frecuente	Muy poco frecuente
Diarrea	Frecuente	Muy poco frecuente	Muy poco frecuente
Dolor abdominal intenso	Signo de alarma	No se presenta	No se presenta
Sangrado de la piel	Frecuente	Muy poco frecuente	Muy poco frecuente
Sangrados de mucosas	Signo de alarma	Muy poco frecuente (cuando se presenta es grave)	Muy poco frecuente
Choque	Es la forma grave más frecuente[c]	Poco frecuente	No se conoce
Leucopenia	Moderada a intensa	Leve a moderada	Leve a moderada
Proteína C reactiva	Normal	Elevada	Elevada
Hematocrito elevado	Es un signo de alarma	Poco frecuente	Poco frecuente
Recuento plaquetario	Normal a muy bajo	Normal a bajo	Normal a bajo
Consideraciones particulares	Riesgo de muerte	Puede evolucionar a artropatía crónica	Riesgo de infección congénita y SGB

Tabla 2. Frecuencia de aparición de síntomas en Dengue, Zika y Chikungunya,
Fuente: https://emergency.cdc.gov/coca/ppt/2016/01_26_16_zika.pdf

Síntoma	Zika	Dengue	Chikungunya
Fiebre	++	+++	+++
Sarpullidos	+++	+	++
Conjuntivitis	++	-	+
Artralgia	++	+	+++
Artritis reumatoide	-	-	+++
Mialgia	+	++	+
Dolor de cabeza	+	++	++
Hemorragias	-	++	-
Shock	-	+	-

Tabla 3. Diagnóstico diferencial de arboviriasis con otras enfermedades.
Fuente PAHO, 2016.

Afección	Diagnóstico diferencial
Enfermedad tipo influenza	Influenza, sarampión, mononucleosis infecciosa, primoinfección por VIH
Enfermedades con erupción cutánea	Rubéola, sarampión, escarlatina, infección meningocócica, parvovirosis, toxicodermia, rickettsiosis, ehrlichiosis
Enfermedades diarreicas	Rotavirus, otras infecciones entéricas
Enfermedades con manifestaciones neurológicas	Meningoencefalitis, convulsiones febriles
Fiebres hemorrágicas	Leptospirosis, fiebre hemorrágica brasileña, fiebre hemorrágica argentina, fiebre hemorrágica boliviana y otras
Otras infecciones	Gastroenteritis aguda, paludismo, leptospirosis, fiebre tifoidea, tifus, hepatitis viral, sepsis grave, choque séptico, infección por hantavirus, leishmaniasis visceral, fiebre amarilla
Neoplasias malignas	Leucemia, linfoma y otras neoplasias
Otros cuadros clínicos	Abdomen agudo (apendicitis, colecistitis), cetoacidosis diabética, acidosis láctica, leucopenia y trombocitopenia con y sin sangrado, trastornos plaquetarios (púrpura), daño renal, dificultad respiratoria y trastornos de acidosis metabólica que ocasionen respiración de Kussmaul, lupus eritematoso sistémico, anemia hemolítica

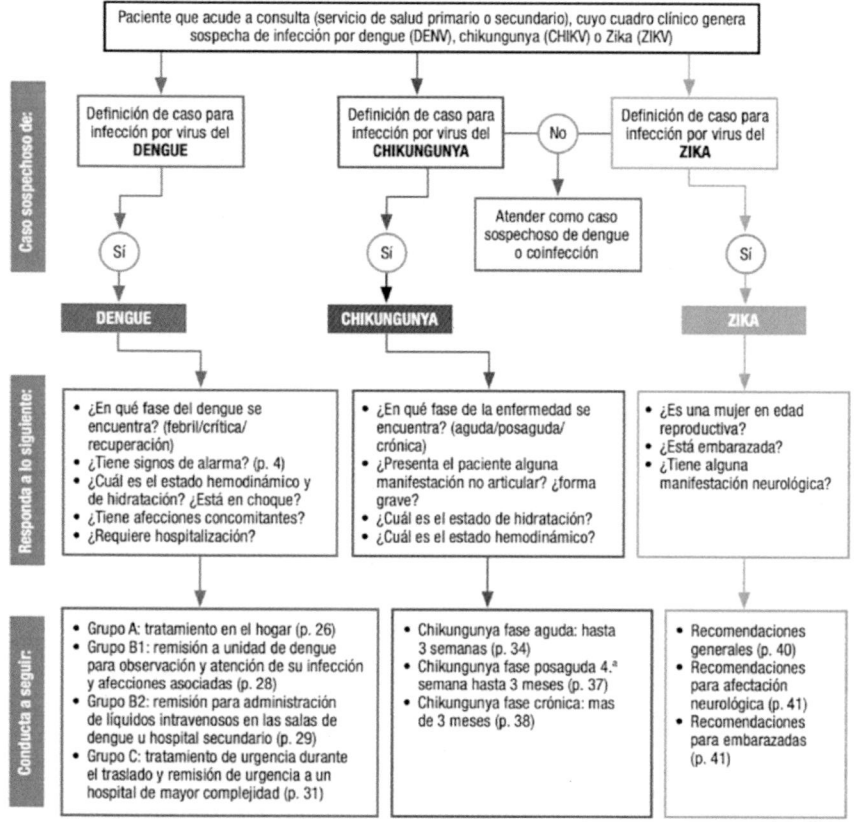

Figura 5. Algoritmo terapéutico en arboviriasis. Fuente PAHO, 2016.

Bibliografía

1. Guzman MG, Halstead SB, Artsob H, Buchy P, Farrar J, Gubler DJ, *et al.* Dengue: a continuing global threat. Nat Rev Microbiol. 2010 Dec;8(12 Suppl):S7-16. doi: 10.1038/nrmicro2460.

2. Autochthonous transmission of dengue virus in mainland EU/EEA, 2010-present [Internet]. [cited 2022 Jul 20]. Available from: https://www.ecdc.europa.eu/en/all-topics-z/dengue/surveillance-and-disease-data/autochthonous-transmission-dengue-virus-eueea.

3. Khamim K, Khamim B, Pengsaa K. Dengue infection in pregnancy. Southeast Asian J Trop Med Public Health. 2015;46 Suppl 1:153-60. PMID: 26506742.

4. Blitvich BJ, Magalhaes T, Laredo-Tiscareño SV, Foy BD. Sexual Transmission of Arboviruses: A Systematic Review. Viruses. 2020 Aug 25;12(9):933. doi: 10.3390/v12090933.

5. Course of dengue illness (Yip WCL, 1980) 6 | Download Scientific Diagram [Internet]. [cited 2022 Jul 20]. Available from: https://www.researchgate.net/figure/Course-of-dengue-illness-Yip-WCL-1980-6_fig1_275217413.

6. Dengue virus infection: Clinical manifestations and diagnosis - UpToDate [Internet]. [cited 2022 Jul 20]. Available from: https://www-uptodate-com.m-hulp.a17.csinet.es/contents/dengue-virus-infection-clinical-manifestations-and-diagnosis?search=dengue&source=search_result&selectedTitle=1~106&usage_type=default&display_rank=1.

7. Dengue guidelines for diagnosis, treatment, prevention and control : new edition [Internet]. [cited 2022 Jul 20]. Available from: https://apps.who.int/iris/handle/10665/44188.

8. Watts DM, Porter KR, Putvatana P, Vasquez B, Calampa C, Hayes CG, et al. Failure of secondary infection with American genotype dengue 2 to cause dengue haemorrhagic fever. Lancet. 1999 Oct 23;354(9188):1431-4. doi: 10.1016/S0140-6736(99)04015-5.

9. Morens DM. Antibody-dependent enhancement of infection and the pathogenesis of viral disease. Clin Infect Dis. 1994 Sep;19(3):500-12. doi: 10.1093/clinids/19.3.500.

10. Peeling RW, Artsob H, Pelegrino JL, Buchy P, Cardosa MJ, Devi S, et al. Evaluation of diagnostic tests: dengue. Nat Rev Microbiol. 2010 Dec;8(12 Suppl):S30-8. doi: 10.1038/nrmicro2459.

11. Baud D, Gubler DJ, Schaub B, Lanteri MC, Musso D. An update on Zika virus infection. Lancet. 2017 Nov 4;390(10107):2099-2109. doi: 10.1016/S0140-6736(17)31450-2. Epub 2017 Jun 21.

12. Brady OJ, Hay SI. The first local cases of Zika virus in Europe. Lancet. 2019 Nov 30;394(10213):1991-1992. doi: 10.1016/S0140-6736(19)32790-4. Epub 2019 Nov 18.

13. Honein MA, Dawson AL, Petersen EE, Jones AM, Lee EH, Yazdy MM, et al. US Zika Pregnancy Registry Collaboration. Birth Defects Among Fetuses and Infants of US Women With Evidence of Possible Zika Virus Infection During Pregnancy. JAMA. 2017 Jan 3;317(1):59-68. doi: 10.1001/jama.2016.19006.

14. Arsuaga M, Bujalance SG, Díaz-Menéndez M, *et al.* Probable sexual transmission of Zika virus from a vasectomised man. Lancet Infect Dis. 2016;16(10).

15. Joguet G, Mansuy JM, Matusali G, *et al.* Effect of acute Zika virus infection on sperm and virus clearance in body fluids: a prospective observational study. Lancet Infect Dis. 2017 Nov;17(11):1200-1208. doi: 10.1016/S1473-3099(17)30444-9. Epub 2017 Aug 23. PMID: 28838639.

16. Brasil P, Calvet GA, Siqueira AM, Wakimoto M, de Sequeira PC, Nobre A, *et al.* Zika Virus Outbreak in Rio de Janeiro, Brazil: Clinical Characterization, Epidemiological and Virological Aspects. PLoS Negl Trop Dis. 2016 Apr 12;10(4):e0004636. doi: 10.1371/journal.pntd.0004636. PMID: 27070912; PMCID: PMC4829157.

17. Musso D, Ko AI, Baud D. Zika Virus Infection - After the Pandemic. N Engl J Med. 2019 Oct 10;381(15):1444-1457. doi: 10.1056/NEJMra1808246.

18. Da Silva IRF, Frontera JA, Bispo de Filippis AM, Nascimento OJMD; RIO-GBS-ZIKV Research Group. Neurologic Complications Associated With the Zika Virus in Brazilian Adults. JAMA Neurol. 2017 Oct 1;74(10):1190-1198. doi: 10.1001/jamaneurol.2017.1703.

19. Autochthonous transmission of chikungunya virus in mainland EU/EEA, 2007 -present [Internet]. [cited 2022 Jul 20]. Available from: https://www.ecdc.europa.eu/en/all-topics-z/chikungunya-virus-disease/surveillance-threats-and-outbreaks/autochthonous.

20. Lenglet Y, Barau G, Robillard PY, Randrianaivo H, Michault A, Bouveret A *et al.* Infection à Chikungunya chez la femme enceinte et risque de transmission materno-foetale [Chikungunya infection in pregnancy: Evidence for intrauterine infection in pregnant women and vertical transmission in the parturient. Survey of the Reunion Island outbreak]. J Gynecol Obstet Biol Reprod (Paris). 2006 Oct;35(6):578-83. French. doi: 10.1016/s0368-2315(06)76447-x. PMID: 17003745.

21. Economopoulou A, Dominguez M, Helynck B, Sissoko D, Wichmann O, Quenel P, *et al.* Atypical Chikungunya virus infections: clinical manifestations, mortality and risk factors for severe disease during the 2005-2006 outbreak on Réunion. Epidemiol Infect. 2009 Apr;137(4):534-41. doi: 10.1017/S0950268808001167.

22. Thiberville SD, Boisson V, Gaudart J, *et al.* Chikungunya fever: a clinical and virological investigation of outpatients on Reunion Island, South-West Indian Ocean. PLoS Negl Trop Dis. 2013;7(1):e2004. doi: 10.1371/journal. pntd.0002004. Epub 2013 Jan 17. PMID: 23350006; PMCID: PMC3547841.

23. Elsinga J, Gerstenbluth I, van der Ploeg S, Halabi Y, Lourents NT, Burgerhof JG, *et al.* Long-term Chikungunya Sequelae in Curaçao: Burden, Determinants, and a Novel Classification Tool. J Infect Dis. 2017 Sep 1;216(5):573-581. doi: 10.1093/infdis/jix312. PMID: 28931219.

24. Diagnostic Testing | Chikungunya virus | CDC [Internet]. [cited 2022 Jul 20]. Available from: https://www.cdc.gov/chikungunya/hc/diagnostic. html. Cunha RVD, Trinta KS.

25. Chikungunya virus: clinical aspects and treatment - A Review. Mem Inst Oswaldo Cruz. 2017 Aug;112(8):523-531. doi: 10.1590/0074-02760170044. PMID: 28767976; PMCID: PMC5530543.

26. Javelle E, Ribera A, Degasne I, *et al.* Specific management of post-chikungunya rheumatic disorders: a retrospective study of 159 cases in Reunion Island from 2006-2012. PLoS Negl Trop Dis 2015 Mar 11;9(3).

27. Organización Panamericana de la Salud Instrumento para el diagnóstico y la atención a pacientes con sospecha de arbovirosis. Washington, D.C.: OPS; 2016. 1. Infecciones por Arbovirus – prevención & control. 2. Virus del Dengue. 3. Fiebre Chikungunya. 4. Infección por el Virus Zika. I. Título. ISBN: 978-92-75-31936-9

Preguntas de autoevaluación

1. Señale la falsa respecto a la infección por dengue:
    a. La recuperación de la infección por DENV otorga inmunidad de por vida contra el serotipo que ha causado la infección.
    b. La recuperación de la infección por DENV otorga inmunidad que decrece con el tiempo, por lo que a la larga puedes volver a reinfectarte con ese serotipo.
    c. La inmunidad cruzada a los otros serotipos tras la recuperación es parcial y temporal.
    d. Todas son falsas.
    e. Todas son verdaderas.

2. La infección por dengue se clasifica en:
    a. Fiebre por dengue y dengue hemorrágico.
    b. Fiebre por dengue, fiebre hemorrágica por dengue y shock séptico por dengue.
    c. Dengue con/sin signos de alarma y dengue grave.
    d. Dengue con/sin signos de alarma, dengue hemorrágico y dengue grave.
    e. Dengue simple, dengue complicado.

3. ¿Cuál de los siguientes factores se asocia con la mayor probabilidad de desarrollar formas de dengue más graves?
    a. Serotipo DENV-3.
    b. Serotipo DENV-1.
    c. Niños entre 6-12 meses.
    d. Ancianos.
    e. Sujetos de raza negra.

4. ¿Cuál de los siguientes es un signo de alarma en dengue?

    a. Exantema.

    b. Vómitos.

    c. Leucopenia.

    d. Hepatomegalia.

    e. Fiebre.

5. Señale la verdadera en relación con la transmisión vertical de Zika:

    a. El riesgo global de anomalía congénita en fetos y bebés de mujeres infectadas durante el embarazo se ha estimado en un 20-30 %.

    b. Cerca del 9 % de los niños infectados que nacen aparentemente asintomáticos desarrollarán alguna secuela en los primeros años de vida.

    c. Se ha asociado a malposición de las extremidades en los fetos de madres infectadas (artrogriposis o pie zambo).

    d. Todas son verdaderas.

    e. Todas son falsas.

Respuestas correctas

1. b
2. c
3. c
4. b
5. d

2.1.3. Fiebre en el viajero retornado del trópico

Autores: Eva García Noeda

Médico Adjunto de Urgencias. Servicio de Urgencias. Hospital de El Bierzo, Ponferrada. León

Beatriz Álvarez Álvarez

Médico Adjunto de la División de Enfermedades Infecciosas. Hospital Universitario Fundación Jiménez Díaz. Madrid

Ideas clave:

1. Todo síndrome febril al regreso de un viaje a un país tropical está producido por malaria hasta que se demuestre lo contrario, independientemente de la presentación clínica. Por tanto, como regla general, debe excluirse en todos los viajeros que presentan fiebre y han visitado los trópicos (1, 2).

2. Un historial de viaje detallado es fundamental para la evaluación del viajero que regresa con fiebre (3), siendo imprescindible el conocimiento de la distribución geográfica de las distintas enfermedades e infecciones, los factores de riesgo para la adquisición, los períodos de incubación, las presentaciones clínicas y las pruebas de laboratorio apropiadas (2).

3. Es prioritario un enfoque basado en el riesgo: en la exploración física se deben descartar signos de gravedad clínica que requieran una actuación de urgencia (centrarse en la identificación de infecciones tratables, transmisibles y potencialmente graves). Si se sospecha malaria grave, y la demora diagnóstica es de más de 3 horas, se debe iniciar tratamiento empírico.

4. La fiebre relacionada con el viaje puede comenzar muchos meses después del regreso del área tropical. Se debe preguntar por antecedentes de viaje a TODOS los enfermos febriles.

5. Los viajes internacionales amplían la lista de enfermedades e infecciones que se han de tener en cuenta en el diagnóstico diferencial, pero no se deben olvidar ni descartar las infecciones cosmopolitas más comunes (3, 4).

Introducción

Cada vez se realizan más viajes intercontinentales por motivos de turismo, negocios, cooperación e inmigración, aumentando significativamente el número de personas con riesgo de padecer una enfermedad importada.

Para ello, han ido surgiendo nuevas herramientas que permiten mantenerse actualizado en el conocimiento de lo que ocurre en este mundo globalizado, las variaciones en la prevalencia e incidencia de enfermedades y los riesgos de adquirirlas. Estas herramientas (*Promed* o *GeoSentinel*, por ejemplo) se alimentan de información obtenida mediante sistemas de vigilancia y de notificación internacional de enfermedades relacionadas con viajes (5).

La fiebre, la diarrea y las lesiones cutáneas son las manifestaciones más frecuentes al regreso de los viajes (6).

La evaluación inicial del paciente con fiebre debe ser la misma que la de cualquier paciente en el que se sospeche una infección: obtener una historia clínica detallada y un examen físico sistemático y completo (con especial atención a los signos de gravedad), determinando los factores de riesgo de adquisición y/o de exposición, los riesgos asociados con áreas geográficas particulares, los períodos de incubación probables y las posibles presentaciones clínicas (2, 3).

Abordaje del paciente con fiebre de origen tropical

La evaluación inicial del paciente procedente del trópico con fiebre debe centrarse en reconocer o descartar aquellas enfermedades con alta morbimortalidad (malaria, fiebre tifoidea, meningitis), así como aquellas que suponen un peligro para la salud pública (fiebres hemorrágicas virales, MERS-CoV, tuberculosis), valorando la necesidad de aislamiento lo antes posible (7).

Se debe realizar una historia clínica detallada, atendiendo a los siguientes aspectos:

1. País y zonas visitadas (destinos y fechas):
   1.1. Localización geográfica (el lugar de adquisición): país/región, área rural/urbana, altitud, estación del año en la que se ha realizado la exposición (las enfermedades transmitidas por mosquitos son más frecuentes durante la estación húmeda, mientras que la enfermedad meningocócica lo es durante la estación seca).

1.2. Itinerario (país de origen y ruta migratoria hasta el país de acogida) y fechas precisas del viaje.

Si desconocemos si el país o el área donde estuvo el viajero es una zona donde hay transmisión de malaria o si hay un brote de una enfermedad en dicho país, podemos consultar *online* la web del CDC con información actualizada sobre la malaria (https://www.cdc.gov/malaria/travelers/country_table/e.html) o la de la Sociedad Internacional de Enfermedades Infecciosas con las alertas epidemiológicas mundiales actualizadas (http://www.promedmail.org).

2. Motivo del viaje: turismo, negocios, cooperación, migración o visita a familiares (también llamados *visiting friends and relatives*, VFR). Es habitual que el VFR no considere la profilaxis antipalúdica al volver a su país natal.

3. Epidemiología de los patrones de enfermedad:
   - Riesgos de exposición: actividades realizadas, alojamientos y comidas (Tabla 1) (7).
   - Vacunas recibidas antes del viaje (las incluidas en calendario vacunal y las específicas para el viaje) y uso de profilaxis antipalúdica (fármaco, dosis, duración, grado de cumplimiento de la pauta y fecha de la última toma).
   - Uso de medidas barrera antiartrópodos (mosquiteras y repelentes).

4. Datos referentes a la sintomatología y a la exploración física: durante la entrevista clínica se deben precisar las fechas en las que se realizó el viaje, el inicio de la fiebre y la evolución de los síntomas acompañantes (Tabla 2 y Tabla 3). Con esta información acotaremos lo máximo posible las probabilidades diagnósticas. La duración y el patrón de la fiebre es poco útil en el diagnóstico.

4.1. Fecha de inicio de los síntomas y períodos de incubación (Tabla 2).

4.2. Signos/síntomas asociados a la fiebre (Tabla 3): para descripciones más detalladas, se deben consultar los capítulos dedicados a cada infección específica. Hay que resaltar, por no encontrarse reflejada en la tabla adjunta, que la presencia de *bradicardia relativa* ha de orientarnos hacia fiebre tifoidea, fiebre amarilla y legionelosis.

Tabla 1. Exposición y actividades realizadas. Tabla adaptada de Jiménez-Morillas F., Gil-Mosquera M., García-Lamberechts E. Fiebre en el viajero retornado del trópico. Med Clin (Barc). 2019; 153 (5): 205-212 (7).

Contacto con agua dulce	Esquistosomiasis, leptospirosis, amebiasis de vida libre.
Contacto directo con tierra (caminar descalzo)	Uncinarias, estrongiloidiasis, larva migrans cutánea, tungiasis.
Contacto con animales	Rabia, turalemia, fiebre Q, carbunco, fiebres hemorrágicas víricas, peste, brucelosis.
Consumo de lácteos	Brucelosis, tuberculosis, shigelosis.
Consumo de agua no tratada	Amebiasis, úlcera, hepatitis A y E, fiebre tifoidea, shigelosis, criptosporidiasis, ciclosporidiasis, giardiasis.
Consumo de alimentos crudos o poco cocinados	Hepatitis A, infecciones bacterianas entéricas, triquinosis, amebiasis, toxoplasmosis, cestodiasis, distomatosis hepáticas.
Contacto sexual de riesgo	VIH, hepatitis A, B y C, herpes, gonorrea, sífilis, virus de Epstein-Barr, CMV.
Cuevas	Histoplasmosis, rabia.
Contacto con enfermos	Tuberculosis, meningitis, gripe, MERS-CoV, FH (Ëbola, Crimea-Congo, Lassa).
Exposición a artrópodos: - Mosquitos - Garrapatas Moscas Pulgas Piojos Ácaros	Malaria, dengue, fiebre amarilla, otras arboviriasis, filariasis. Rickettsiosis, borreliosis, fiebre Q, tularemia, encefalitis, fiebre hemorrágica de Crimea-Congo. Tripanosomiasis africana, leishmaniasis, oncocercosis, bartonelosis. Tifus murino, peste. Tifus exantemático, fiebre recurrente. Fiebre de los matorrales.

Tabla 2 Períodos de incubación Tabla adaptada de Marks M., Johnston V., Brown M. Fever in the Returned Traveler. En: Ryan ET, Hill DR, Solomon T, Aronson N. E., Endy T. P., editores. Hunter´s Tropical Medicine and Emerging Infectious Diseases. 10a ed. Elsevier; 2020. p. 1077-86. (2)

Corto (<10 días)	Medio (10-21 días)	Largo (>21 días)
– Arboviriasis (Dengue, Chikungunya, Zika) – Enteritis bacterianas o víricas – Melioidosis – Meningitis (bacteriana, viral) Fiebre recurrente (*Borrelia* spp) Infección del tracto respiratorio (bacteriana, viral incluyendo H1N1, gripe aviar y MERS) Infección por rickettsias (p. ej. tifus)	Bacteriano Brucelosis Fiebre entérica (tifoidea y paratifoidea) Leptospirosis Melioidosis Fiebre Q (*Coxiella burnetti*) Hongos Coccidioidomicosis Histoplasmosis Protozoario Enfermedad de Chagas (aguda) Malaria (*P. falciparum*) *Trypanosoma rhodesiense* Viral Citomegalovirus (CMV) Virus de Epstein Barr (VEB) VIH (Virus de la inmunodeficiencia humana) Fiebres hemorrágicas virales	Bacteriano Brucelosis Tuberculosis Esquistosomiasis Protozoario Absceso hepático amebiano Malaria (incluyendo P. *falciparum)* *Trypanosoma gambiense* Leishmaniasis visceral Viral VIH Hepatitis viral (A-E)

Se debe realizar una exploración física completa y detallada, observando con especial atención la existencia de lesiones cutáneas, linfoadenopatías, los cambios en la retina y la conjuntiva, la hepato o esplenomegalia, las lesiones genitales y los signos neurológicos (4).

Tabla 3 Hallazgos en la exploración y posibilidad etiológica. Tabla adaptada de Jiménez-Morillas F., Gil-Mosquera M., García-Lamberechts E. Fiebre en el viajero retornado del trópico. Med Clin (Barc). 2019; 153 (5): 205-212. Y de Hentzien M., Pourcher V. Fiebre al regreso de un viaje a un país tropical. EMC - Tratado de medicina 2020;24(3):1-7 [Artículo E - 1-0600] (7, 8).

Signos neurológicos	Meningitis bacterianas; malaria; fiebre tifoidea; leptospirosis; rickettsias; encefalitis virales (centroeuropea, japonesa y transmitida por garrapatas).
Ictericia	Hepatitis víricas; malaria; leptospirosis; fiebre amarilla; rickettsiosis, arbovirosis; VEB, CMV; amebiasis.
Adenopatías	Bartonella; TBC; toxoplasma; tularemia; tripanosomiasis; peste; rickettsiosis; primoinfección VIH.
Conjuntivitis	Zika; leptospira
Hemorragias	Meningococemia; dengue; fiebres hemorrágicas virales; leptospirosis; malaria.
Hepato-esplenomegalia	Malaria; leishmania; sd. mononucleósido; dengue; esquistosoma; absceso amebiano; hepatitis víricas; VIH.
Rash	Dengue, Zika, chikungunya, sarampión, varicela, sífilis; rickettsias, fiebre tifoidea, VIH, fiebre de Katayama.

PRUEBAS COMPLEMENTARIAS

La evaluación analítica inicial en un paciente febril que ha retornado del trópico debe incluir todos o la mayoría de los siguientes estudios (dependiendo de la disponibilidad) (4):

- Hemograma completo con recuento diferencial y cálculo de las plaquetas.
- Enzimas hepáticas.
- Hemocultivos.
- Frotis y gota gruesa de sangre periférica.
- Pruebas de diagnóstico rápido de paludismo y dengue.
- Muestra de sangre para serología.
- Análisis de orina y urocultivo.
- Coprocultivo si diarrea, y análisis coproparasitológico directo.
- Radiografía de tórax.

Conclusiones

- Es indispensable en la valoración de un paciente febril al regreso del trópico una anamnesis detallada de los posibles riesgos de exposición, así como de la epidemiología de las infecciones en el área geográfica visitada.
- En el antecedente reciente de un viaje a un país tropical no ha de hacernos olvidar el tener siempre en cuenta la alta frecuencia de infecciones cosmopolitas.
- Debemos de estar formados y actualizados en las enfermedades tropicales más frecuentes, así como en las advertencias sanitarias internacionales más relevantes, siempre atentos a las posibles enfermedades emergentes en nuestro entorno.

Otros recursos

https://www.fitfortravel.nhs.uk/destinations.
https://healthmap.org/
http://www.fevertravel.ch
https://www.sanidad.gob.es/areas/sanidadExterior/laSaludTambienViaja/consejosSanitarios/libroOMS.htm

Bibliografía

1. Gascón J, Corachán M. Fiebre en el viajero internacional. *Medicina Integral*, 37 (2001), pp. 354-356.
2. Marks M, Johnston V, Brown M. Fever in the Returned Traveler. En: Ryan E. T., Hill D. R., Solomon T, Aronson N. E., Endy T. P., editores. Hunter´s Tropical Medicine and Emerging Infectious Diseases. 10ª ed. Elsevier; 2020. p. 1077-86.
3. Thwaites GE, Day PJ. Approach to Fever in the Returning Traveler. N Engl J Med. 2017;376(6):548-60.
4. Gautret P, Parola P, Wilson ME. Fiebre en los viajeros que han regresado. En: Keystone J. S., Kozarsky P. E., Connor B. A., Nothdurft H. D., Mendelson M., Leder K., editores. Medicina del viajero. 4ª ed; 2020. p. 495-504.

5. Cecilia PP. Infections in international travelers. Revista Médica Clínica Las Condes. Vol. 25. Núm. 3.Tema central: Infectología. páginas 565-568 (Mayo, 2014).

6. Boggild AK, Freedman DO. Infecciones al regreso de viajes. En: Mandell, Douglas y Bennett. Enfermedades infecciosas: principios y práctica. Elsevier; 2020. p. 3828-3839.e2

7. Jiménez-Morillas F, Gil-Mosquera M, García-Lamberechts E. Fiebre en el viajero retornado del trópico. Med Clic (Barc). 2019; 153 (5): 205-212. https://doi.org/10.1016/j.medcli.2019.03.017

8. Hentzien M, Pourcher V. Fiebre al regreso de un viaje a un país tropical. EMC - Tratado de medicina 2020;24(3):1-7 [Artículo E - 1-0600].

Preguntas de autoevaluación

1. ¿En cuál de las siguientes enfermedades no pensaría como una causa común de fiebre a la vuelta de un viaje corto por el trópico?

    a. Malaria.

    b. Primoinfección por VIH.

    c. Infección por *Rickettsia rickettsii*.

    d. Infección por *Entamoeba histolytica*.

    e. Infección por el virus Chikungunya.

2. ¿En qué enfermedad pensaría ante un síndrome febril agudo que se presenta tras 4 semanas de haber estado en un país tropical?

    a. Dengue.

    b. Chikungunya.

    c. Sarampión.

    d. Absceso hepático amebiano.

    e. Meningitis meningocócica.

3. Un paciente tiene un síndrome febril agudo tras 6 días de haber llegado a un país de África subsahariana (Burkina Faso). ¿Qué enfermedad le parece poco probable?

    a. Malaria por *P. knowlesi*.

    b. Dengue.

    c. Hepatitis A.

    d. Leptospirosis.

    e. Malaria por *P. falciparum*.

4. ¿En qué enfermedad NO pensaría ante un síndrome febril agudo de un paciente que ha estado en contacto con el agua dulce (lagos/ríos), en un país tropical?

    a. Oncocercosis.

    b. Leptospirosis.

    c. Esquistosomiasis aguda.

    d. Amebiasis de vida libre.

    e. Síndrome de Katayama.

5. ¿Cuál de las siguientes enfermedades NO consideraría como causa de un síndrome febril adquirido tras la picadura de una garrapata?

a. Rickettsiosis.

b. Borreliosis.

c. Fiebre hemorrágica de Crimea - Congo.

d. Encefalitis centroeuropea.

e. Fiebre de los matorrales (*scrub typhus*).

6. ¿Cuál de las siguientes enfermedades NO se previene por el uso de calzado en zonas tropicales?

a. Uncinariasis.

b. Maduromicosis.

c. Tunga penetrans.

d. Dracunculiasis.

e. Podoconiosis.

7. Señale la enfermedad que NO se transmite por garrapatas:

a. Fiebre de Lassa.

b. Ehrlichiosis.

c. Fiebre botonosa.

d. Encefalitis centroeuropea.

e. Fiebre hemorrágica de Crimea - Congo.

Respuestas correctas

1. c
2. d
3. a
4. a
5. e
6. d
7. a

2.1.4. Enfermedades trasmitidas por garrapatas duras

Autores: José Antonio Revuelta y Aránzazu Portillo Barrio

Centro de Rickettsiosis y Enfermedades Transmitidas por Artrópodos Vectores (CRETAV). Departamento de Enfermedades Infecciosas. Hospital Universitario San Pedro - Centro de Investigación Biomédica de La Rioja

Ideas clave

1. Las enfermedades transmitidas por garrapatas duras (ETG) son un grave y creciente problema de Salud Pública.
2. La falta de antecedente de picadura de garrapatas no excluye una ETG.
3. El espectro clínico de las ETG es muy amplio, abarcando desde manifestaciones clínicas locales en el punto de picadura a manifestaciones focales en órganos y/o manifestaciones sistémicas que ponen en peligro la vida del paciente.
4. Una picadura de garrapata no conlleva necesariamente el desarrollo de una ETG. Sólo un pequeño porcentaje de los pacientes desarrollará infección y aún menos, una ETG.
5. Ante la sospecha de una ETG en un paciente agudamente enfermo, se deben recoger muestras adecuadas e instaurar un tratamiento (ej: doxiciclina) sin esperar al resultado microbiológico.

Introducción

Las garrapatas son artrópodos ectoparásitos, muy cercanos a las arañas, que para vivir y cumplir sus funciones vitales necesitan chupar sangre de un hospedador (hematófagos). Son cosmopolitas, están distribuidas por todo el mundo (desde el ecuador a las áreas circumpolares) y parasitan todo tipo de animales, incluidas aves, reptiles y, accidentalmente, al humano. A esta capacidad parasitaria se une la propiedad de actuar como vectores, hospedadores intermediarios y reservorios de un gran número de agentes infecciosos (virus, bacterias, protozoos y nematodos de gran importancia en Salud Pública y Animal) (1).

En la Tabla 1 se muestra la clasificación taxonómica de las garrapatas. A destacar que hay dos familias con interés sanitario: las garrapatas blandas o Argásidos, de las que se conocen al menos 200 especies y las duras o Ixódidos, de las que hay descritas al menos 700 especies. Existe otra familia de garrapatas que en principio no tienen importancia en Salud Pública y que se encuentran confinadas en Sudáfrica.

Tabla 1: Posición taxonómica de las garrapatas

Filo	ARTHROPODA
Clase	ARACHNIDA
Subclase	ACARI
Orden	PARASITIFORMES
Suborden	IXODIDA
Superfamilia	IXODOIDEA
Familia	***ARGASIDAE***
Familia	***IXODIDAE***
Familia	*NUTTALLIELLIDAE*

En la actualidad, las garrapatas duras (*Ixodidae*) son los artrópodos vectores más importantes y diversos en Europa y los segundos a nivel mundial tras los dípteros (mosquitos y flebótomos). Es difícil cuantificar el número de casos que se producen a nivel mundial, pero, por ejemplo, se estima que sólo en los Estados Unidos de América se producen entre 400 000 y 600 000 casos de borreliosis de Lyme (https://www.cdc.gov/lyme/stats/humancases.html) y alrededor de 200 000 en Europa (2).

No todos los tipos, géneros y especies de garrapatas son capaces de producir enfermedad en los humanos. Aunque con excepciones, existe una especificidad de vector y proceso. Así, para que se produzca una determinada enfermedad en un lugar geográfico se deben dar una serie de condiciones:

1. Debe existir una determinada especie de garrapata (en ocasiones puede existir en la zona más de una especie implicada, aunque no es lo más habitual).

2. La garrapata debe estar infectada por un determinado agente infeccioso.

3. En esa área geográfica debe existir un reservorio de la infección (habitualmente un pequeño roedor o la propia garrapata, como sucede con las rickettsiosis o con la fiebre hemorrágica de Crimea-Congo).

4. La garrapata infectada debe ser competente como vector (no todas las especies de garrapatas infectadas por un determinado agente tienen capacidad vectorial).

5. La persona picada debe ser susceptible a la infección.

Por estos motivos, aunque las picaduras de garrapatas son muy frecuentes, sólo un pequeño porcentaje de los pacientes que sufren la picadura van a desarrollar infección y un porcentaje menor, una enfermedad. La mayoría de las personas picadas por una garrapata sólo desarrollarán una pápula, más o menos pruriginosa, en el punto de inoculación de la garrapata que se autolimitará en días o semanas (Figura 1).

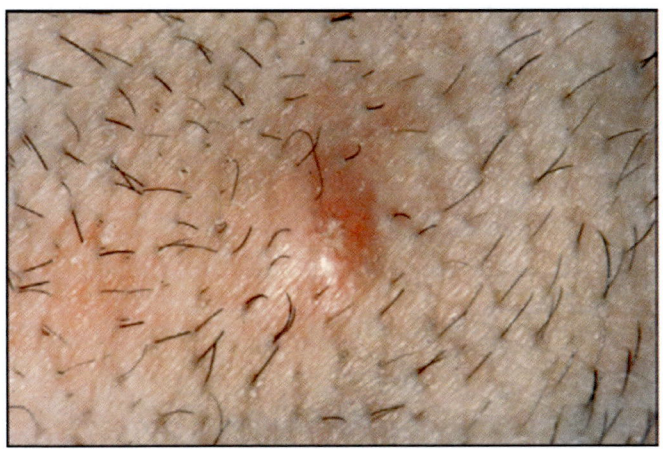

Figura 1: Pápula en el punto de picadura de la garrapata.

Dada la creciente descripción de nuevas enfermedades transmitidas por garrapatas duras y del gran incremento del número de casos, en este capítulo, se abordan, en un sentido práctico, las enfermedades transmitidas por picaduras de garrapatas duras (ETG). El tema es muy amplio, ya que a pesar de que no han pasado mucho más de 125 años desde la primera implicación de las garrapatas como vectores de enfermedades, se están describiendo un gran número de infecciones (endemismos) en todo el mundo (3). Por otro lado, el incremento progresivo de los viajes, el calentamiento, cambio de rutas de las aves migratorias y otros factores que se salen del contenido de esta pequeña revisión, están provocando la presencia de especies invasoras de garrapatas que pueden cambiar la epidemiología de estas infecciones (4-5). Las infecciones transmitidas por garrapatas son frecuentes en viajeros, y algunas de ellas como las rickettsiosis, anaplasmosis y la fiebre hemorrágica de Crimea-Congo, entre muchas otras, están bien documentadas (6-8).

Las garrapatas blandas (*Argasidae*) también tienen gran importancia en Salud Pública y Salud Animal. De hecho, uno de estos géneros (*Ornithodorus* spp.) pertenecen los vectores de la fiebre recurrente endémica, afección ligada fundamentalmente a viviendas pobres, en las que abundan los roedores, provocada por diferentes especies de *Borrelia* del grupo de las fiebres recurrente, distribuidas mundialmente (Tabla 2) (9-10). Se debe recordar, también, que diferentes especies de *Argas* spp. actúan como vectores de la fiebre porcina africana que, si bien no provoca enfermedad en humanos, es causa de grandes pérdidas económicas.

La fiebre recurrente endémica está presente en Europa, África, América y Asia. En España, la mayoría de los casos se diagnostican en Andalucía, Extremadura y Castilla y León. La especie de *Borrelia* implicada es *Borrelia hispanica* y el vector *Ornithodorus erraticus* (9). Por otro lado, no es raro su diagnóstico en inmigrantes procedentes de África, siendo, en estos casos, las especies implicadas *Borrelia crocidurae* y *Borrelia duttoni*. Sus reservorios principales son roedores y el factor de riesgo para contraer la infección, residir en casas viejas de madera o cabañas, donde habitan los vectores. Para mayor detalle de los principales aspectos de esta afección recomendamos leer las revisiones de Talgrand-Reboul y cols. (10) y de López y cols. (11). En los pacientes procedentes de áreas endémicas de paludismo podría confundirse con esta afección. En todo caso, la presencia de fiebre con períodos de remisión y recurrencia de la misma, con o sin signos neurológicos acompañantes en el viajero proveniente de zonas endémicas y con los aspectos epidemiológicos señalados, deben ponernos en alerta.

Tabla 2: Principales especies de Borrelia del grupo de la fiebre recurrente trasmitidas por garrapatas blandas y duras que provocan fiebre recurrente en humanos y su distribución mundial.

Borrelia sp.	Garrapata	Distribución
Borrelia hermsii	*Ornithodoros hermsii*	Oeste de USA y de la Columbia Británica (Canadá)
Borrelia parkeri	*Ornithodoros parkeri*	Oeste de USA
Borrelia turicatae	*Ornithodoros turicata*	Sur de los Estados Unidos, Méjico

Borrelia venezuelensis	Ornithodoros nudis	Panamá, Colombia, Venezuela, Ecuador, Paraguay
Borrelia brasiliensis	Ornithodoros brasiliensis	Brasil
Borrelia persica	Ornithodoros tholozani	Oriente medio, Egipto, Asia Central, India
Borrelia baltazardii	¿?	Irán
Borrelia caucasica	Ornithodoros verrucosus	Azerbadjan, Georgia, Armenia
Borrelia hispanica	Ornithodoros erraticus	Península Ibérica, Grecia, Chipre, Magreb
C. Borrelia algerica	¿?	Argelia
Borrelia crucidurae	Ornithodoros sonrai	Oeste y norte de África
Borrelia duttonii	Ornithodoros moubata	Este, centro y sur de África, Madagascar
'C. Borrelia kalaharica'	¿?	Sur de África
Borrelia microti	Ornithodoros erraticus	Irán
Borrelia miyamotoi	Ixodes spp*	Europa, Norte América, Asia
Borrelia lonestari	Amblyomma americanum*	Norte América

Trasmitidas por garrapatas duras (Ixodidae)

Como se decía en párrafos anteriores, las garrapatas duras están distribuidas por todo el mundo. Viven en hábitats muy diversos, desde el valle a la montaña y también en las costas marítimas, y va a ser el grado de humedad, altitud, latitud y fauna lo que va a condicionar la presencia y diversidad de los diferentes géneros y especies. En nuestras latitudes templadas las garrapatas se suelen encontrar desde la costa hasta los 2000 metros de altitud. Las garrapatas suelen preferir un tipo de animal en el que alimentarse, aunque hay especies que son menos exigentes y se alimentan sobre gran variedad de animales, incluidos los humanos. La parasitación de las aves tiene gran importancia, ya que, junto al comercio del ganado, son una de las causas de dispersión de garrapatas y los agentes que vehiculan (4, 5).

Dado que existe una especificidad de vector-enfermedad, la clasificación e identificación de las garrapatas que pican a las personas resulta de gran utilidad. Además, cuando el paciente aporta el artrópodo, puede orientar hacia el diagnós-

113

tico. Por este motivo, la garrapata es una muestra clínica valiosa, ya que orienta al diagnóstico, y en la misma, se puede proceder a la identificación del agente causal de la infección (12, 13). El problema es que, en ocasiones, no es tarea fácil. Las garrapatas pasan por diferentes fases o estadios (larva, ninfa y adultos) y no existen guías actualizadas de todo el mundo (sobre todo para clasificar estadios inmaduros) ni siempre podemos echar mano de un experto en taxonomía. Por todo ello, se están incorporando técnicas, como la espectrometría de masas, para la identificación de estos artrópodos (14).

Dada la gran cantidad de ETG descritas en el mundo, resulta imposible plasmar en unos pocos folios el conocimiento actual de las más de 35 afecciones transmitidas por garrapatas de origen infeccioso, sin contar con otros procesos como las reacciones alérgicas al alfa-gal y otros, que existen en el mundo. En la Tabla 3 y en orden alfabético, se ofrece una visión rápida de las mismas con su distribución geográfica, vector/es implicados, principales manifestaciones clínicas, métodos diagnósticos y tratamiento. Se incluye, además, al menos, una referencia bibliográfica donde consultar otros detalles relevantes de la afección.

Tabla 3. Enfermedades trasmitidas por garrapatas en el mundo por orden alfabético.

Enfermedad	Agente Etiológico	Distribución Geográfica	Vector y/o factor de riesgo	Características Clínicas	Diagnóstico	Tratamiento
Anaplasmosis humana	*Anaplasma phagocytophilum*	Hemisferio Norte	Garrapatas del complejo Ixodes *ricinus-scapularis*	Fiebre, cefalea, artromialgias con alteraciones de las series sanguíneas (anemia y/o leucopenia y/o trombopenia) con datos bioquímicos de hepatitis leve. En casos graves complicaciones secundarias a la intensa leucopenia. Posibilidad de infección oportunista secundaria.	Cultivo (BSL-3) en líneas celulares (poco sensible). PCR en sangre y/o médula ósea (baja sensibilidad) Visualización en frotis de sangre periférica en los 7 primeros días (visualización de mórulas en citoplasma de granulocitos) altamente sugestiva, aunque poco sensible (≤ 20%). Serología IFI (IgM puede ser sugestiva, pero se precisa seroconversión IgG). Considerar reacciones cruzadas	Doxiciclina 7-14 días
	Anaplasma capra	Norte de China	*Ixodes persulcatus*			
Babesiosis	*Babesia divergens* *Babesia microti*	Europa EE. UU., China.	Garrapatas del complejo Ixodes *ricinus-scapularis*	Síndrome febril autolimitado. En el inmunodeprimido (sobre todo esplenectomizados) síndrome febril malaria-like, con cefalea, artromialgias, ictericia, anemia, leucopenia y/o trombopenia). Posibilidad de sepsis fulminante.	Visualización (Giemsa) de parásitos malaria-like en la extensión de sangre periférica. PCR (gen ARNr 18S) sensible y específica de especie. Serología IFI (*B. microti*) (S 88-96%). Posibilidad de reacción cruzada con *Plasmodium* spp.	Atovacuona + AZT eficaz en casos no graves de *B. microti* 7-10 días. En casos graves Quinina oral + Cl IV en función de la respuesta hasta 6 semanas. Puede ser necesaria la exanguíneo-trasfunsión en algunos casos.
	Babesia venatorum	China				
	Babesia crassa-like y otras especies de *Babesia*	China Casos esporádicos por el mundo	Diferentes especies de garrapatas duras			
Ehrlichiosis (monocíticas y granulocíticas)	*Ehrlichia chaffeensis*	América del norte y central	*Amblyomma americanum*	Fiebre, cefalea, escalofríos, artromialgias, debilidad, náuseas, vómitos, tos, dolor de cabeza. Exantema ocasional.	Cultivo (BSL-2) en líneas celulares de sangre (poco sensible). PCR en sangre (baja sensibilidad).	Doxiciclina 7-14 días

Enfermedad	Agente Etiológico	Distribución Geográfica	Vector y/o factor de riesgo	Características Clínicas	Diagnóstico	Tratamiento
Ehrlichiosis (monocíticas y granulocíticas) (continuación)	Ehrlichia muris-like	Zona oeste alta de EE. UU. (Minnesota y Wisconsin)	Ixodes scapularis	Se debe sospechar en pacientes picados o con posibilidad de haber sido picados por garrapatas con la clínica descrita, elevación de transaminasas y alteraciones de las series sanguíneas (leucopenia o trombopenia fundamentalmente). Se han descrito casos de infección oportunista secundaria a intensa leucopenia.	Visualización de mórulas en sangre periférica teñida con Giemsa o Wright (baja sensibilidad y especificidad). Serología no disponible para todas las especies (IgM puede ser sugestiva, pero se precisa seroconversión. Falta especificidad de especie	
	Ehrlichia canis	Posiblemente mundial, aunque solo descrita en Centro-América América del norte y central.	Rhipicephalus sanguineus Amblyomma americanum			
	Ehrlichia ewingii	Descrita en Eslovenia, Holanda y Suecia.	Ixodes scapularis y Rhipicephalus sanguineous. ¿Ixodes ricinus en Europa?			
Enfermedad del bosque (selva) de Kyasanur o enfermedad de los monos	Virus de la enfermedad de la selva de Kyasanur	Sur de India	Haemaphysalis spinigera	Fiebre, cefalea, mialgias, dolor abdominal, diarrea... con posibilidad de evolución a un síndrome de fiebre hemorrágica.	Cultivo (BSL-4) RT-PCR en sangre (sensible)	Sintomático y de soporte
Enfermedad de Lyme (borreliosis)	Diferentes genoespecies de Borrelia burgdorferi sensu lato	Hemisferio norte	Complejo Ixodes ricinus-scapularis, Amblyomma americanum	La lesión inicial y característica es la aparición de una placa celulítica de aspecto anular que crece por los bordes conocida como eritema migratorio. En esta fase (precoz localizada) también pueden aparecer linfocitomas. En la fase precoz diseminada, lo más frecuente es la clínica neurológica con afectación meníngea (meningitis linfocitaria) y/o encefálica y de pares craneales (sobre todo facial con posibilidad de afectación bilateral). Frecuente radiculitis, plexitis. En esta fase,	Cultivo (BSL-2) en medio BSK-2 en LCR o líquido articular o en biopsias cutáneas en lesiones cutáneas) PCR sensible en biopsias cutáneas de eritema migratorio y en otras lesiones cutáneas. Nula sensibilidad en sangre y mediana sensibilidad en LCR o líquido articular. Serología: ELISA o IFI (sensible y poco específico)	Doxiciclina o β-lactámicos según gravedad, órgano afecto y edad

Enfermedad	Agente Etiológico	Distribución Geográfica	Vector y/o factor de riesgo	Características Clínicas	Diagnóstico	Tratamiento
Enfermedad de Lyme (borreliosis) (continuación)				también son frecuentes los bloqueos de conducción auriculoventricular, carditis y en ocasiones artritis. En la fase tardía, posibilidad de artritis de evolución crónica en grandes articulaciones; afectación cutánea en forma de acrodermatitis crónica atrófica y existe también la posibilidad de manifestaciones neurológicas en forma de polineuropatías, encefalopatía, síndrome esclerosis múltiple-like.	con confirmación con Western-Blot (aumenta la sensibilidad). Falsos positivos con sífilis y otras espiroquetosis y con enfermedades inmunológicas	
Enfermedad por virus Bourbon	Virus Bourbon	Medio oeste, noreste y sur de EE. UU.	*Amblyomma americanum*	Fiebre, cefalea, artralgias, mialgias, exantema papular, diarrea... Posibilidad de evolución a síndrome de fiebre hemorrágica.	Cultivo (BSL-2), RT- PCR y serología	Sintomático y de soporte
Fiebre por garrapatas del Colorado	Virus de garrapatas del Colorado	Oeste de EE. UU. y Canadá	*Dermacentor andersoni*	Fiebre malestar, cansancio. Suele presentarse en curso bifásico. Posibilidad de evolución a síndrome de fiebre hemorrágica y de meningoencefalitis.	Cultivo (BSL-2) sangre, RT- PCR en sangre y serología (ELISA IgM en suero)	Sintomático y de soporte
Enfermedad por virus Heartland	Virus Heartland	Medio oeste, noreste y sur de EE. UU.	*Amblyomma americanum*	Fiebre, malestar, artromialgias, náuseas, diarrea. Posibilidad desarrollo de fiebre hemorrágica. La clínica y datos de laboratorio pueden superponerse a ehrlichiosis /anaplasmosis que son transmitidos por la misma garrapata. Casos considerados SFTS-*like*	Cultivo (BSL-4) en sangre, RT- PCR en sangre y serología ELISA	Tratamiento sintomático y de soporte
Enfermedad por virus de Powassan	Virus de Powassan	Noreste y región de los grandes lagos de EE. UU., Canadá y Rusia	*Ixodes scapularis* y otras	Fiebre, malestar, diarrea, cansancio. En algunos casos evoluciona a meningitis - encefalitis	Cultivo (BSL-3), RT-PCR (suero y/o LCR) y serología ELISA IgM (suero y/o LCR).	Sintomático y de soporte

Enfermedad	Agente Etiológico	Distribución Geográfica	Vector y/o factor de riesgo	Características Clínicas	Diagnóstico	Tratamiento
Fiebre hemorrágica de Crimea-Congo	Virus Crimea-Congo	Área mediterránea de Europa, Rusia, Turquía, Medio Oriente, Pakistán, África Oriental y Occidental	Picadura garrapata (*Hyalomma* spp.), contacto con sangre o tejidos de animales infectados. Transmisión de persona a persona puede ocurrir por contacto cercano con fluidos corporales de personas infectadas.	Fiebre, cefalea, mialgias, mareos, dolor y rigidez de nuca, fotofobia, náuseas, vómitos, diarrea, dolor abdominal y dolor de garganta. Puede evolucionar a síndrome de fiebre hemorrágica	Cultivo (BSL-4) de sangre, RT-PCR (sangre y otros fluidos) y serología (ELISA) en sangre	Sintomático y de soporte Ribavirina
Fiebre hemorrágica de Omsk	Virus Omsk (complejo)	Oeste de la Siberia Rusa, República de Kazakstán.	*Dermacentor reticulatus*, *Dermacentor marginatus*, *Ixodes persulcatus*. Cazadores y tramperos de ratas de agua (muskrats)	Fiebre, cefalea, dolor muscular severo, tos, náuseas, vómitos, exantema petequial y sangrados. 1/3 de los pacientes desarrollan neumonía, nefrosis, meningitis-encefalitis o una combinación de estas complicaciones. Puede evolucionar a síndrome de fiebre hemorrágica.	Cultivo (BSL-4) sangre y RT-PCR (sangre o en LCR)	Sintomático y de soporte
Fiebre recurrente epidémica transmitida por garrapatas (blandas)	Diferentes especies de *Borrelia* del grupo de las fiebres recurrentes	Mundial	Dormir en casas pobres en zonas rurales en las que hay abundancia de roedores y garrapatas blandas	Episodios febriles con tiritonas, cefalea, fotofobia, artromialgias, acompañadas frecuentemente de dolor abdominal y estado de confusión mental, de alrededor de 3 días de duración con episodios de remisión de 7 días. Posible exantema maculo-papular-petequial. Las recidivas suelen ser menos intensas. En ocasiones hemorragias nasales, hemoptisis... Posible complicación con meningitis-encefalitis, meningoradiculitis, neumonía, otitis media asociada, miocarditis, hemorragia cerebral, fallo hepático	Cultivo en medio específico de sangre o LCR (BSK) muy poco sensible. Visualización de espiroquetas en sangre periférica teñida por Wright, Giemsa o Naranja de Acridina o durante una onda febril (S: 70%). También en microscopio de campo oscuro. PCR en sangre durante una onda febril Serología poco específica por reacciones cruzadas (no recomendada)	Doxiciclina 7-10 días

Enfermedad	Agente Etiológico	Distribución Geográfica	Vector y/o factor de riesgo	Características Clínicas	Diagnóstico	Tratamiento
Enfermedad / Infección por *Borrelia miyamotoi*	*Borrelia miyamotoi*	Rusia, EE.UU., Japón, China, Europa	*Ixodes persulcatus, Ixodes ricinus, Ixodes scapularis, ¿Ixodes pacificus?*	Desde fiebre (o episodios febriles) con síntomas similares a los de una gripe (cefalea, escalofríos, artromialgias, fatiga...) hasta enfermedad grave con afectación neurológica, incluida la meningoencefalitis. Trombocitopenia o leucopenia con elevación de enzimas hepáticas o monocitosis en algunos casos. Posibilidad de coinfecciones con *Borrelia burgdorferi, Babesia, Anaplasma phagocytophilum*...	No existen pruebas validadas. Cultivo en los medios BSK-R o MFP-F (en laboratorios de referencia). Tinción de Giemsa o Wright para visualización de espiroquetas en LCR. PCR (en sangre y/o LCR). Serología: ELISA-C6 o WB para detección de IgM con posibilidad de reacciones cruzadas. Detección de IgG frente a proteínas recombinantes (GlpQ, BmaA)	Doxiciclina durante 7-14 días
RICKETTSIOSIS	Diferentes especies de *Rickettsia* de los grupos de las fiebres manchadas (GFM) y grupo tifus (GT) y *Orientia tsutsugamushi*	Mundial en función de la presencia del artrópodo vector y especie de *Rickettsia*	Pulgas, piojos corporales o de la ropa, garrapatas duras, trombicúlidos, otros ácaros.	Habitualmente comienzo súbito con fiebre, artromialgias y desarrollo de exantema maculo-papular (afectación de palmas y plantas en las provocadas por GFM) que puede hacerse purpúrico. En algunos pacientes afectos de rickettsiosis provocadas por GFM se puede observar una escara incluso antes del comienzo de la fiebre que es altamente sugestiva de rickettsiosis. También se observa escara en las infecciones por *O. tsutsugamushi* Posibilidad de múltiples complicaciones como gangrenas distales de miembros, alteraciones graves de la coagulación, meningoencefalitis, neumonitis, pleuropericarditis, miocarditis...	Cultivo en líneas celulares (BSL-3) PCR frente a diferentes dianas en sangre o muestras cutáneas. En el caso de escara, el hisopado y procesamiento para PCR es sensible, específico y no invasivo. La garrapata es una muestra clínica que puede apoyar el diagnóstico. Serología: presencia de IgM en suero (IFI) altamente sugestiva pero no permite llegar a especie y tiene numerosos falsos positivos. La seroconversión de IgG permite el diagnóstico de rickettsiosis en >90% pero no es específico de especie ya que éstas cruzan entre sí.	

Enfermedad	Agente Etiológico	Distribución Geográfica	Vector y/o factor de riesgo	Características Clínicas	Diagnóstico	Tratamiento
Rickettsiosis transmitidas por garrapatas o fiebres manchadas por garrapatas	Diferentes especies de *Rickettsia*	Mundial	Paseos por zonas herbosas en las que hay garrapatas (presencia de animales)	Fiebre, cefalea, artromialgias, exantema que afecta a palmas y plantas (maculo-papular o petequial o vesicular). Posibilidad de una o más escaras. Posibilidad de linfangitis. Posibilidad de complicaciones tipo meningoencefalitis, miocarditis, shock séptico....	Cultivo en líneas celulares (BSL-3) en sangre, hisopado de escaras y/o biopsias de lesiones cutáneas. PCR frente a diferentes dianas en sangre o muestras cutáneas. En el caso de escara el hisopado y procesamiento para PCR es sensible, específico y no invasivo. Serología: presencia de IgM en suero (IFI) altamente sugestiva pero no permite llegar a especie y tiene numerosos falsos positivos. La seroconversión de IgG permite el diagnóstico de rickettsiosis en >90% pero no es específico de especie ya que éstas que cruzan entre sí.	Doxiciclina durante 2 a 14 días (en función de la respuesta y cuadro clínico) La alternativa puede ser un macrólido tipo azitromicina o cloranfenicol
Debonel/Tibola	*Rickettsia slovaca, Candidatus* Rickettsia rioja, *Rickettsia raoultii*	Europa, Rusia	*Dermacentor marginatus, Dermacentor reticulatus*	Febrícula y raramente fiebre, cefalea, escara de predominio en cuero cabelludo y prácticamente en el 100% de los casos en la mitad superior del cuerpo (incluidos brazos), rodeado de eritema. Linfadenopatía satélite dolorosa. Posibilidad de miocarditis	Cultivo (BSL-3) PCR Serología	Doxiciclina

Enfermedad	Agente Etiológico	Distribución Geográfica	Vector y/o factor de riesgo	Características Clínicas	Diagnóstico	Tratamiento
Fiebre africana por garrapatas	*Rickettsia africae*	África Sub-Sahariana	*Amblyomma* spp.	Fiebre, cefalea, artromialgias, exantema (pocos elementos vesiculares). Posibilidad de más de una escara. Posibilidad de linfangitis	Cultivo (BSL-3) PCR Serología	Doxiciclina
Fiebre botonosa o exantemática mediterránea	*Rickettsia conorii* y subespecies de *R. conorii*	Área mediterránea de Europa, Rusia (subespecie *Astrakhan*), países bañados por el Mar Negro, África, India (subespecie *indica*)	*Rhipicephalus sanguineus* y otros *Rhipicephalus* spp.	Fiebre, cefalea, artromialgias, exantema máculo-papular y/o purpúrico. Hallazgo frecuente de escara	Cultivo (BSL-3) PCR Serología	Doxiciclina
Fiebre botonosa americana	*Rickettsia parkeri*	USA, Perú, Brasil, Colombia, Argentina, Bolivia, Uruguay, Méjico	*Ixodes scapularis, Amblyomma maculatum, A. triste, A. ovale, A. tigrinum*	Fiebre, cefalea, artromialgias, exantema maculo-papular. Posibilidad de escara	Cultivo (BSL-3) PCR Serología	Doxiciclina
Fiebre manchada de Japón	*Rickettsia japonica*	Japón, Tailandia, Nepal	*Haemaphysalis hystrics, Haemaphysalis longicornis*	Fiebre, cefalea, artromialgias, exantema maculo-papular. Posibilidad de escara. Formas severas con gangrenas distales de miembros	Cultivo (BSL-3) PCR Serología	Doxiciclina
Fiebre manchada del lejano este	*Rickettsia heilongjiangensis*	China y este de Siberia, Japón	*Haemaphysalis* spp. y *Dermacentor* spp.	Fiebre, cefalea, artromialgias, exantema maculo-papular. Posibilidad de escara y linfangitis	Cultivo (BSL-3) PCR Serología	Doxiciclina

Enfermedad	Agente Etiológico	Distribución Geográfica	Vector y/o factor de riesgo	Características Clínicas	Diagnóstico	Tratamiento
Fiebre de las Islas Flinders	*Rickettsia honei*	Islas Flinders, este de Australia, Tailandia, Nepal, EE.UU.	*Bothriocroton hydrosauri, Ixodes tasmani, Haemaphysalis novaeguineae. Ixodes granulatus, Rhipicephalus haemaphysaloides*	Fiebre, cefalea, artromialgias, exantema maculo-papular y/o purpúrico. Posibilidad de escara	Cultivo (BSL-3) PCR Serología	Doxiciclina
Fiebre manchada de las Montañas Rocosas	*Rickettsia rickettsii*	Norte América, Centro América y posiblemente la mayor parte de Sudamérica	*Dermacentor andersoni, Dermacentor variabilis, Rh. sanguineus, Amblyomma americanum, Amblyomma cajennense* (s.l.)	Fiebre, cefalea, artromialgias, exantema maculo-papular y/o purpúrico. Presencia de escara excepcional Forma más severa de las rickettsiosis transmitidas por garrapatas con posibilidad de múltiples complicaciones, coagulopatía, gangrenas distales de extremidades	Cultivo (BSL-3) PCR Serología	Doxiciclina
Infección por *Rickettsia aeschlimannii*	*Rickettsia aeschlimannii*	Área mediterránea, África, China	*Hyalomma* spp. *Rhipicephalus* spp.	Fiebre, cefalea, artromialgias, exantema máculo-paular. Posibilidad de escara. Descritas placas celulíticas similares al eritema migratorio de la b. de Lyme	Cultivo (BSL-3) PCR Serología	Doxiciclina
Infección por *Rickettsia helvetica*	*Rickettsia helvetica*	Europa	*Ixodes ricinus*	Fiebre, cefalea, con o sin exantema maculopapular. Posibilidad de meningitis.	Cultivo (BSL-3) PCR Serología	Doxiciclina
Infección por *Rickettsia massiliae*	*Rickettsia massiliae*	USA, Argentina (posiblemente toda Sudamérica), área mediterránea	*Rhipicephalus sanguineus* sensu lato	Fiebre, cefalea, exantema máculo-papular o purpúrico. Posibilidad de escara	Cultivo (BSL-3) PCR Serología	Doxiciclina

Enfermedad	Agente Etiológico	Distribución Geográfica	Vector y/o factor de riesgo	Características Clínicas	Diagnóstico	Tratamiento
Infección por *Rickettsa sibirica mongolitimonae* o LAR (lymphangitis associated rickettsiosis)	*Rickettsia sibirica mongolitimonae*	Área mediterránea, Sur África, Egipto. (Posiblemente en toda África)	*Hyalomma* spp. *Rhipicephalus pusillus*	Fiebre, cefalea, con o sin exantema maculopapular. Posibilidad de escara. En 1/3 linfangitis. Posibilidad de miocarditis y sepsis	Cultivo (BSL-3) PCR Serología	Doxiciclina
Tifus por garrapatas de Queensland	*Rickettsia australis*	Oceanía	*Ixodes* spp.	Fiebre, cefalea, artromialgias, exantema máculo-paular, vesicular	Cultivo (BSL-3) PCR Serología	Doxiciclina
Tifus por garrapatas del norte de Asia o Tifus por garrapatas de Siberia	*Rickettsia sibirica sibirica*	Rusia, Siberia	*Haemaphysalis concinna*, *Dermacentor nuttalli*	Fiebre, cefalea, artromialgias, exantema máculo-paular. Posibilidad de escara	Cultivo (BSL-3) PCR Serología	Doxiciclina
Fiebre por garrapatas de la costa del Pacífico	*Rickettsia philipi* cepa 364D	Norte de California (USA)	¿*Dermacentor occidentalis*?	Escara (una o múltiple), eritema, fiebre y dolor de cabeza. Más de la mitad de los casos, en niños.	Cultivo (BSL-3) PCR Serología	Doxiciclina
Infección por *Candidatus* Neoehrlichia mikurensis	"*Candidatus* Neoehrlichia mikurensis"	Europa, China	*Ixodes ricinus* *Ixodes persulcatus*	Fiebre, posible exantema tipo erisipela o eritema nodoso, mialgias, artralgias y eventos vasculares / tromboembólicos (trombosis venosa profunda, embolia pulmonar). Mayoritariamente, en pacientes con tratamiento inmunosupresor por neoplasias hematológicas, enfermedades reumatológicas, autoinmunes o desórdenes neurológicos o en esplenectomizados. En ocasiones, en asintomáticos o en inmunocompetentes con fiebre, dolor de cabeza, cansancio, náuseas, vómitos, mialgias, rigidez de cuello	Cultivo PCR en sangre o en médula ósea No existen pruebas serológicas	Doxiciclina

Enfermedad	Agente Etiológico	Distribución Geográfica	Vector y/o factor de riesgo	Características Clínicas	Diagnóstico	Tratamiento
Tularemia	*Francisella tularensis*	Europa, Norte América	*Dermacentor variabilis, D. andersoni* y *Amblyomma americanum* y moscas del venado (*Chrysops* spp.) en USA. *Dermacentor reticulatus, Haemaphysalis concinna* e *Ixodes ricinus*, mosquitos (*Aedes cinereus*) y moscas del venado en Europa Cazar o despellejar liebres/conejos o roedores infectados, mordedura de hámsters (mascotas), comer carne de animales infectados poco cocinada, beber agua contaminada (forma orofaríngea), inhalar polvo o aerosoles contaminados (neumonía)	Úlcera-escara en el lugar de picadura y adenomegalia satélite que puede fistulizar	Cultivo (BSL-3) PCR (sensible y específica) Serología (dos muestras separadas al menos 2 semanas)	Ciprofloxacino, Doxiciclina o Aminoglucósidos (estreptomicina o gentamicina)
Síndrome de trombocitopenia febril grave	Virus del síndrome de trombocitopenia febril grave (SFTSV)	China, Corea del Sur, Japón. Posiblemente en otras áreas del este asiático (Vietnam, Pakistán, Taiwan...)	*Haemaphysalis longicornis,* y probablemente *Amblyomma testudinarium, Ixodes nipponensis,* y *Rhipicephalus microplus.* Contacto con pacientes con formas severas (trabajadores sanitarios y familiares). ¿Animales de compañía infectados (gatos, perros o hurones)?¿Transmisión sexual?	Fiebre elevada, diarrea, náuseas, vómitos que pueden evolucionar rápidamente a fallo multiorgánico. Signos analíticos de fiebre hemorrágica	Cultivo (BSL-3) RT-PCR (saliva, sangre) Serología (IFI, ELISA) (baja sensibilidad)	Sintomático y de soporte ¿Favipiravir? ¿Anticuerpos monoclonales?

124

Algunas enfermedades presentan signos muy típicos, como es el caso de las rickettsiosis. De hecho, en algunos casos, en las rickettsiosis transmitidas por garrapatas, puede aparecer una escara en el punto de la picadura (Figura 2), incluso antes de que aparezca la fiebre y el típico exantema maculopapular, que afecta típicamente las extremidades (en la evolución también el tronco) incluidas palmas y plantas (Figura 3). En función de la procedencia del viajero o lugar de picadura y la presencia de estos signos, puede ser fácil presumir la etiología (6). Otras afecciones, en su fase aguda, sólo presentan signos locales, como es el caso de la fase precoz de la borreliosis de Lyme, siendo el típico eritema migratorio el que nos ponga en aviso (Figura 4). En todo caso, se debe recordar que el antecedente de picadura de garrapata puede no estar presente en un elevado porcentaje de los pacientes (>50 %), por lo que se debe mantener un elevado grado de sospecha en los pacientes con signos cutáneos y/o febriles. En este caso, la instauración de un tratamiento empírico adecuado puede salvar la vida al paciente y no se debe esperar a la confirmación microbiológica para su inicio. La rápida progresión de las manifestaciones clínicas del paciente y/o el deterioro de los parámetros del hemograma (trombopenia), elevación de transaminasas o el deterioro de la función renal son signos de alerta, que deben hacernos sospechar una posible fiebre hemorrágica asociada a la picadura de garrapatas o al curso grave de otras afecciones, como sucede en ocasiones con las rickettsiosis, anaplasmosis o ehrlichiosis.

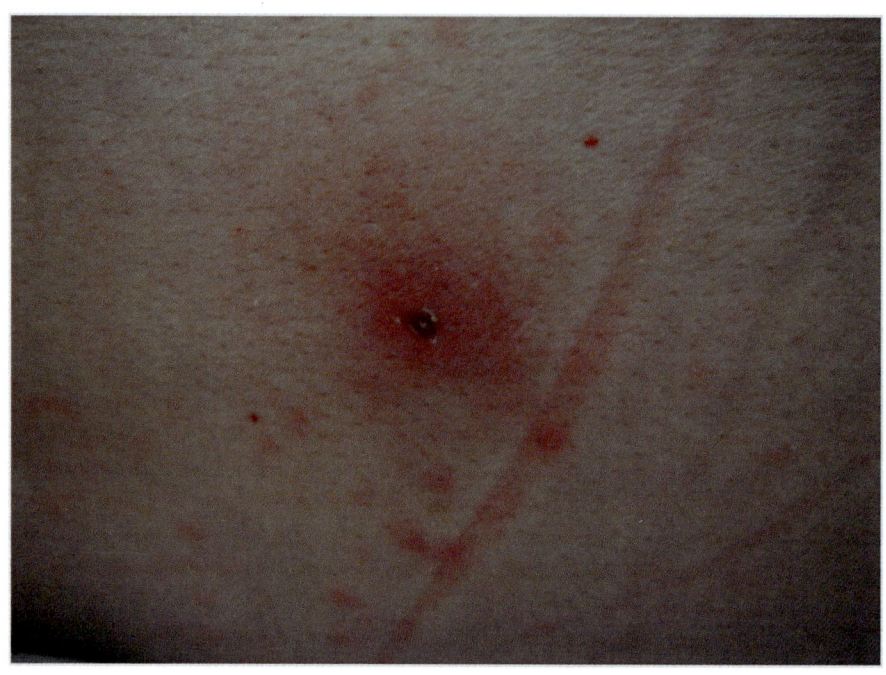

Figura 2: Detalle de escara en rickettsiosis (fiebre botonosa).

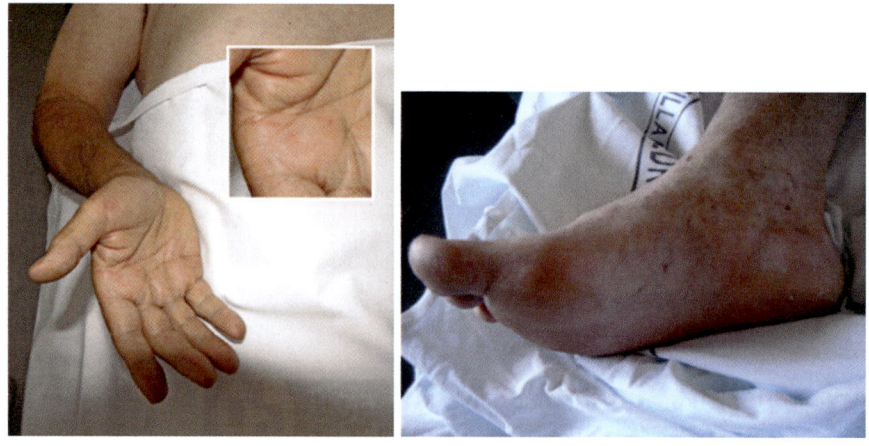

Figura 3A y 3B: Elementos maculares (purpúricos) afectando a palmas y plantas altamente sugestivos de rickettsiosis trasmitida por garrapatas.

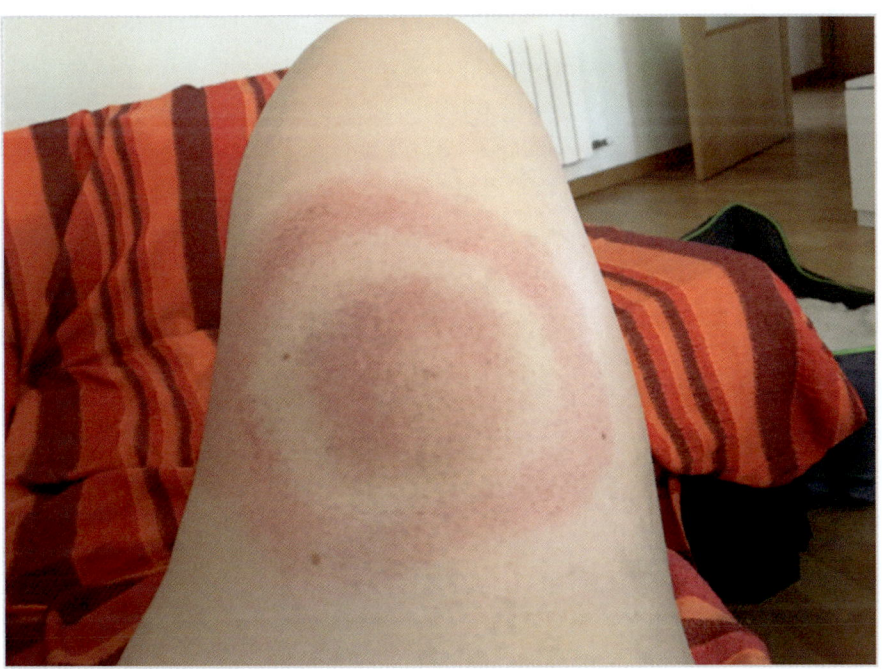

Figura 4: Eritema migratorio. Fase precoz localizada de la borreliosis de Lyme.

Bibliografía

1. Portillo A, Ruiz-Arrondo I, Oteo JA. Arthropods as vectors of transmissible diseases in Spain. Med Clin (Barc) 2018; 151:450-459.

2. Nagarajan A, Skufca J, Vyse A, Pilz A, Begier E, Riera-Montes M, et al. The Landscape of Lyme Borreliosis Surveillance in Europe. Vector Borne Zoonotic Dis 2023; 23:142-155.

3. Oteo-Revuelta JA. Ticks: a hundred years as a vector. Rev Clin Esp 1995; 195:1-2.

4. Palomar AM, Santibáñez P, Mazuelas D, Roncero L, Santibáñez S, Portillo A, et al. Role of birds in dispersal of etiologic agents of tick-borne zoonoses, Spain, 2009. Emerg Infect Dis 2012;18:1188-1189.

5. Palomar AM, Portillo A, Santibáñez P, Mazuelas D, Arizaga J, Crespo A, et al. Crimean-Congo hemorrhagic fever virus in ticks from migratory birds, Morocco. Emerg Infect Dis 2013; 19:260-263.

6. Faccini-Martínez ÁA, García-Álvarez L, Hidalgo M, Oteo JA. Syndromic classification of rickettsioses: an approach for clinical practice. Int J Infect Dis. 2014 Nov;28:126-39. doi: 10.1016/j.ijid.2014.05.025.

7. Camprubí-Ferrer D, Portillo A, Santibáñez S, Almuedo-Riera A, Rodriguez-Valero N, Subirà C, et al. Incidence of human granulocytic anaplasmosis in returning travellers with fever. J Travel Med. 2021 Jun 1;28(4):taab056. doi: 10.1093/jtm/taab056.

8. Portillo A, Palomar AM, Santibáñez P, Oteo JA. Epidemiological Aspects of Crimean-Congo Hemorrhagic Fever in Western Europe: What about the Future? Microorganisms 2021; 21; 9(3):649. doi: 10.3390/microorganisms9030649.

9. Domínguez MC, Vergara S, Gómez MC, Roldan ME. Epidemiology of Tick-borne relapsing fever in endemic area, Spain. Emerg Infect Dis 2022; 26.

10. Talagrand-Reboul E, Boyer PH, Bergström S, Vial L, Boulanger N Relapsing Fevers: Neglected Tick-Borne Diseases. Front Cell Infect Microbiol 2018; 8:98.

11. López J, Hovius JW, Bergström S. Pathogenesis of Relapsing Fever. Curr Issues Mol Biol 2021; 42:519-550.

12. Brouqui P, Bacellar F, Baranton G, Birtles RJ, Bjoërsdorff A, Blanco JR, et al.. ESCMID Study Group on Coxiella, Anaplasma, Rickettsia and Bartonella; European Network for Surveillance of Tick-Borne Diseases. Guidelines for the diagnosis of tick-borne bacterial diseases in Europe. Clin Microbiol Infect 2004; 10(12):1108-32. doi: 10.1111/j.1469-0691.2004.01019.x.

13. Portillo A, de Sousa R, Santibáñez S, Duarte A, Edouard S, Fonseca IP, et al. Guidelines for the Detection of Rickettsia spp. Vector Borne Zoonotic Dis. 2017 Jan;17(1):23-32. doi: 10.1089/vbz.2016.1966.

14. Beltran A, Palomar AM, Ercibengoa M, Goñi P, Benito R, López B, et al. MALDI-TOF MS as a tick identification tool in a tertiary hospital in Spain. Acta Trop 2023; 242:106868. doi: 10.1016/j.actatropica.2023.106868.

Referencias recomendadas por enfermedad para los lectores

ANAPLASMOSIS HUMANA

- MacQueen D, Centellas F. Human Granulocytic Anaplasmosis. Infect Dis Clin North Am. 2022; 36(3):639-654. doi: 10.1016/j.idc.2022.02.008.

- Bakken JS, Dumler JS. Human granulocytic anaplasmosis. Infect Dis Clin North Am. 2015; 29:341-55. doi: 10.1016/j.idc.2015.02.007.
- Silaghi C, Santos AS, Gomes J, Christova I, Matei IA, Walder G, Domingos A, Bell-Sakyi L, Sprong H, von Loewenich FD, Oteo JA, de la Fuente J, Dumler JS. Guidelines for the Direct Detection of Anaplasma spp. in Diagnosis and Epidemiological Studies. Vector Borne Zoonotic Dis. 2017; 17:12-22. doi: 10.1089/vbz.2016.1960.

ANAPLASMA CAPRA

- Li H, Zheng YC, Ma L, Jia N, Jiang BG, Jiang RR, Huo QB, Wang YW, Liu HB, Chu YL, Song YD, Yao NN, Sun T, Zeng FY, Dumler JS, Jiang JF, Cao WC. Human infection with a novel tick-borne Anaplasma species in China: a surveillance study. Lancet Infect Dis. 2015; 15:663-70. doi: 10.1016/S1473-3099(15)70051-4.

BABESIOSIS

- Montero E, Gray J, Lobo CA, González LM. *Babesia* and Human Babesiosis. Pathogens. 2022; 11:399. doi: 10.3390/pathogens11040399.

EHRLICHIOSIS

- Ismail N, Bloch KC, McBride JW. Human ehrlichiosis and anaplasmosis. Clin Lab Med. 2010; 30:261-92. doi: 10.1016/j.cll.2009.10.004.
- Johnson DK, Schiffman EK, Davis JP, Neitzel DF, Sloan LM, Nicholson WL, Fritsche TR, Steward CR, Ray JA, Miller TK, Feist MA, Uphoff TS, Franson JJ, Livermore AL, Deedon AK, Theel ES, Pritt BS. Human Infection with Ehrlichia muris-like Pathogen, United States, 2007-2013(1). Emerg Infect Dis. 2015; 21:1794-9. doi: 10.3201/eid2110.150143.
- Ewing SA, Johnson EM, Kocan KM. Human infection with Ehrlichia canis. N Engl J Med. 1987; 317:899-900. doi: 10.1056/NEJM198710013171412.
- Thomas RJ, Dumler JS, Carlyon JA. Current management of human granulocytic anaplasmosis, human monocytic ehrlichiosis and Ehrlichia ewingii ehrlichiosis. Expert Rev Anti Infect Ther. 2009; 7(6):709-22. doi: 10.1586/eri.09.44.

ENFERMEDAD DEL VIRUS DEL BOSQUE KYASANUR

- Munivenkatappa A, Sahay RR, Yadav PD, Viswanathan R, Mourya DT. Clinical & epidemiological significance of Kyasanur forest disease. Indian J Med Res. 2018; 148:145-150. doi: 10.4103/ijmr.IJMR_688_17.

BORRELIOSIS DE LYME

- Stanek G, Wormser GP, Gray J, Strle F. Lyme borreliosis. Lancet. 2012; 379:461-73. doi: 10.1016/S0140-6736(11)60103-7.
- Oteo JA, Corominas H, Escudero R, Fariñas-Guerrero F, García-Moncó JC, Goenaga MA, Guillén S, Mascaró JM, Portillo A. Executive summary of the consensus statement of the Spanish Society of Infectious Diseases and Clinical Microbiology (SEIMC), Spanish Society of Neurology (SEN), Spanish Society of Immunology (SEI), Spanish Society of Pediatric Infectology (SEIP), Spanish Society of Rheumatology (SER), and Spanish Academy of Dermatology and Venereology (AEDV), on the diagnosis, treatment and prevention of Lyme borreliosis. Enferm Infecc Microbiol Clin (Engl Ed). 2023; 41:40-45. doi: 10.1016/j.eimce.2022.11.011.

ENFERMEDAD POR VIRUS BOURBON

- Roe MK, Huffman ER, Batista YS, Papadeas GG, Kastelitz SR, Restivo AM, Stobart CC. Comprehensive Review of Emergence and Virology of Tickborne Bourbon Virus in the United States. Emerg Infect Dis. 2023; 29:1-7. doi: 10.3201/eid2901.212295.

ENFERMEDAD DEL VIRUS DEL COLORADO (fiebre por garrapatas del Colorado)

- Klasco R. Colorado tick fever. Med Clin North Am. 2002; 86(2):435-40, ix. doi: 10.1016/s0025-7125(03)00096-8.

ENFERMEDAD DEL VIRUS HEARTLAND

- Tuten HC, Burkhalter KL, Noel KR, Hernandez EJ, Yates S, Wojnowski K, Hartleb J, Debosik S, Holmes A, Stone CM. Heartland Virus in Humans and Ticks, Illinois, USA, 2018-2019. Emerg Infect Dis. 2020; 26:1548-1552. doi: 10.3201/eid2607.200110.
- Staples JE, Pastula DM, Panella AJ, Rabe IB, Kosoy OI, Walker WL, Velez JO, Lambert AJ, Fischer M. Investigation of Heartland Virus Disease Throughout the United States, 2013-2017. Open Forum Infect Dis. 2020; 7:ofaa125. doi: 10.1093/ofid/ofaa125.

ENFERMEDAD POR VIRUS DE POWASSAN

- Corrin T, Greig J, Harding S, Young I, Mascarenhas M, Waddell LA. Powassan virus, a scoping review of the global evidence. Zoonoses Public Health. 2018; 65:595-624. doi: 10.1111/zph.12485.

FIEBRE HEMORRAGICA DE CRIMEA-CONGO

- Ergönül O. Crimean-Congo haemorrhagic fever. Lancet Infect Dis. 2006; 6(4):203-14. doi: 10.1016/S1473-3099(06)70435-2.
- Ergönül O. Crimean-Congo hemorrhagic fever virus: new outbreaks, new discoveries. Curr Opin Virol. 2012; 2(2):215-20. doi: 10.1016/j.coviro.2012.03.001.

FIEBRE HEMORRRÁGICA DE OMSK

- Růžek D, Yakimenko VV, Karan LS, Tkachev SE. Omsk haemorrhagic fever. Lancet. 2010 Dec 18;376(9758):2104-13. doi: 10.1016/S0140-6736(10)61120-8.

ENFERMEDAD POR *Borrelia miyamotoi*

- Kubiak K, Szczotko M, Dmitryjuk M. *Borrelia miyamotoi*-An Emerging Human Tick-Borne Pathogen in Europe. Microorganisms. 2021; 9:154. doi: 10.3390/microorganisms9010154.

RICKETTSIOSIS

- Portillo A, Santibáñez S, García-Álvarez L, Palomar AM, Oteo JA. Rickettsioses in Europe. Microbes Infect. 2015; 17:834-8. doi: 10.1016/j.micinf.2015.09.009.
- Portillo A, Oteo JA. Rickettsiosis as threath for the traveller. In: Current Topics in Tropical Medicine. Rodriguez-Morales AJ, Ed. InTech; 2012. Disponible en: http://dx.doi.org/10.5772/25893
- Faccini-Martínez ÁA, García-Álvarez L, Hidalgo M, Oteo JA. Syndromic classification of rickettsioses: an approach for clinical practice. Int J Infect Dis. 2014; 28:126-39. doi: 10.1016/j.ijid.2014.05.025.
- Abdad MY, Abou Abdallah R, Fournier PE, Stenos J, Vasoo S. A Concise Review of the Epidemiology and Diagnostics of Rickettsioses: *Rickettsia* and *Orientia* spp. J Clin Microbiol. 2018; 56:e01728-17. doi: 10.1128/JCM.01728-17.

RICKETTSIOSIS TRANSMITIDAS POR GARRAPATAS

- Parola P, Paddock CD, Socolovschi C, Labruna MB, Mediannikov O, Kernif T, Abdad MY, Stenos J, Bitam I, Fournier PE, Raoult D. Update on tick-borne rickettsioses around the world: a geographic approach. Clin Microbiol Rev. 2013; 26:657-702. doi: 10.1128/CMR.00032-13. Erratum in: Clin Microbiol Rev. 2014; 27:166.
- Oteo JA, Portillo A. Tick-borne rickettsioses in Europe. Ticks Tick Borne Dis. 2012; 3:271-8. doi: 10.1016/j.ttbdis.2012.10.035.

DEBONEL

- Santibáñez S, Portillo A, Ibarra V, Santibáñez P, Metola L, García-García C, Palomar AM, Cervera-Acedo C, Alba J, Blanco JR, Oteo JA. Epidemiological, Clinical, and Microbiological Characteristics in a Large Series of Patients Affected by *Dermacentor*-Borne-Necrosis-Erythema-Lymphadenopathy from a Unique Centre from Spain. Pathogens. 2022; 11:528. doi: 10.3390/pathogens11050528. *R. africae*

- Silva-Ramos CR, Faccini-Martínez ÁA. Clinical, epidemiological, and laboratory features of *Rickettsia africae* infection, African tick-bite fever: A systematic review. Infez Med. 2021; 29(3):366-377. doi: 10.53854/liim-2903-7.

FIEBRE BOTONOSA

- Rovery C, Raoult D. Mediterranean spotted fever. Infect Dis Clin North Am. 2008; 22:515-30, ix. doi: 10.1016/j.idc.2008.03.003.

FIEBRE BOTONOSA AMERICANA (*R. parkeri*)

- Silva-Ramos CR, Hidalgo M, Faccini-Martínez ÁA. Clinical, epidemiological, and laboratory features of *Rickettsia parkeri* rickettsiosis: A systematic review. Ticks Tick Borne Dis. 2021; 12:101734. doi: 10.1016/j.ttbdis.2021.101734.

FIEBRE MANCHADA DE JAPÓN

- Mahara F. Japanese spotted fever: report of 31 cases and review of the literature. Emerg Infect Dis. 1997; 3:105-11. doi: 10.3201/eid0302.970203.

FIEBRE MANCHADA DEL LEJANO ORIENTE (*R. heilongjiangensis*)

- Mediannikov OY, Sidelnikov Y, Ivanov L, Mokretsova E, Fournier PE, Tarasevich I, Raoult D. Acute tick-borne rickettsiosis caused by Rickettsia heilongjiangensis in Russian Far East. Emerg Infect Dis. 2004; 10:810-7. doi: 10.3201/eid1005.030437.

FIEBRE DE LAS ISLAS FLINDERS

- Graves S, Stenos J. Rickettsia honei: a spotted fever group Rickettsia on three continents. Ann N Y Acad Sci. 2003; 990:62-6. doi: 10.1111/j.1749-6632.2003.tb07338.x.

FIEBRE MANCHADA DE LAS MONTAÑAS ROCOSAS

- Jay R, Armstrong PA. Clinical characteristics of Rocky Mountain spotted fever in the United States: A literature review. J Vector Borne Dis. 2020; 57:114-120. doi: 10.4103/0972-9062.310863.

INFECCIÓN POR *Rickettsia aeschlimannii*

- Mokrani N, Parola P, Tebbal S, Dalichaouche M, Aouati A, Raoult D. Rickettsia aeschlimannii infection, Algeria. Emerg Infect Dis. 2008; 14:1814-5. doi: 10.3201/eid1411.071221.

INFECCIÓN POR *Rickettsia helvetica*

- Nilsson K, Elfving K, Pahlson C. Rickettsia helvetica in patient with meningitis, Sweden, 2006. Emerg Infect Dis. 2010; 16:490-2. doi: 10.3201/eid1603.090184.

INFECCIÓN POR *Rickettsia massiliae*

- Eldin C, Virgili G, Attard L, Edouard S, Viale P, Raoult D, Parola P. Rickettsia massiliae infection after a tick bite on the eyelid. Travel Med Infect Dis. 2018; 26:66-68. doi: 10.1016/j.tmaid.2018.08.002.

INFECCIÓN POR *Rickettsia monacensis*

- Portillo et al., 2015
- Kim YS, Choi YJ, Lee KM, Ahn KJ, Kim HC, Klein T, Jiang J, Richards A, Park KH, Jang WJ. First isolation of *Rickettsia monacensis* from a patient in South Korea. Microbiol Immunol. 2017; 61:258-263. doi: 10.1111/1348-0421.12496.

INFECCIÓN POR *Rickettsia sibirica mongolitimonae* (LAR)

- Nouchi A, Monsel G, Jaspard M, Jannic A, Angelakis E, Caumes E. *Rickettsia sibirica mongolitimonae* infection in a woman travelling from Cameroon: a case report and review of the literature. J Travel Med. 2018; 25. doi: 10.1093/jtm/tax074.

TIFUS POR GARRAPATAS DE QUEENSLAND

- Stewart A, Armstrong M, Graves S, Hajkowicz K. *Rickettsia australis* and Queensland Tick Typhus: A Rickettsial Spotted Fever Group Infection in Australia. Am J Trop Med Hyg. 2017; 97:24-29. doi: 10.4269/ajtmh.16-0915.

TIFUS POR GARRAPATAS DEL NORTE DE ASIA (O DE SIBERIA)

- Granitov V, Shpynov S, Beshlebova O, Arsenjeva I, Dedkov V, Safonova M, Stukolova O, Pantjukhina A, Tarasevich I. New evidence on tick-borne rickettsioses in the Altai region of Russia using primary lesions, serum and blood clots of molecular and serological study. Microbes Infect. 2015; 17:862-5. doi: 10.1016/j.micinf.2015.08.011.

TIFUS POR GARRAPATAS DE LA COSTA DEL PACÍFICO

- Padgett KA, Bonilla D, Eremeeva ME, Glaser C, Lane RS, Porse CC, Castro MB, Messenger S, Espinosa A, Hacker J, Kjemtrup A, Ryan B, Scott JJ, Hu R, Yoshimizu MH, Dasch GA, Kramer V. The Eco-epidemiology of Pacific Coast Tick Fever in California. PLoS Negl Trop Dis. 2016; 10:e0005020. doi: 10.1371/journal.pntd.0005020.

INFECCIÓN POR "*Candidatus* Neoehrlichia mikurensis" O NEOEHRLICHIOSIS

- Li H, Jiang JF, Liu W, Zheng YC, Huo QB, Tang K, Zuo SY, Liu K, Jiang BG, Yang H, Cao WC. Human infection with *Candidatus* Neoehrlichia mikurensis, China. Emerg Infect Dis. 2012; 18:1636-9. doi: 10.3201/eid1810.120594.
- Portillo A, Santibáñez P, Palomar AM, Santibáñez S, Oteo JA. 'Candidatus Neoehrlichia mikurensis› in Europe. New Microbes New Infect. 2018; 22:30-36. doi: 10.1016/j.nmni.2017.12.011.

TULAREMIA

- Markowicz M, Schötta AM, Penatzer F, Matscheko C, Stanek G, Stockinger H, Riedler J. Isolation of *Francisella tularensis* from Skin Ulcer after a Tick Bite, Austria, 2020. Microorganisms. 2021; 9:1407. doi: 10.3390/microorganisms9071407.

SÍNDROME DE TROMPOCITOPENIA FEBRIL GRAVE

- Seo JW, Kim D, Yun N, Kim DM. Clinical Update of Severe Fever with Thrombocytopenia Syndrome. Viruses. 2021; 13:1213. doi: 10.3390/v13071213.

Preguntas de autoevaluación

1. Señale la pregunta falsa en relación a las garrapatas:
   a. Son insectos con muy poca importancia en el mundo industrializado.
   b. Únicamente transmiten enfermedades de carácter infeccioso.
   c. Pueden actuar en algunos casos como vectores y reservorios de agentes infecciosos.
   d. Siempre producen enfermedad al picar a las personas.
   e. Son ácaros hematófagos que se clasifican en una única familia.

2. Señala la respuesta correcta:
   a. La distribución de garrapatas en un área depende exclusivamente de dos factores: globalización y viajes.
   b. Ante un paciente con fiebre recurrente en un contexto epidemiológico adecuado, hay que valorar la posibilidad de que haya sido picado por garrapatas duras y padezca una enfermedad por *Borrelia miyamotoi*.
   c. La fiebre porcina africana se transmite por picadura de ixódidos.
   d. En un paciente con sospecha de rickettsiosis hay que esperar los resultados de las pruebas microbiológicas y nunca iniciar tratamiento antimicrobiano de forma empírica.
   e. Hasta la fecha no se han notificado casos de anaplasmosis humana en Europa.

3. Señala la respuesta incorrecta:
   a. La infección por *Rickettsia helvetica* es una rickettsiosis que cursa con linfangitis en un porcentaje alto de casos.
   b. Una garrapata retirada de paciente se considera una muestra clínica que puede servir de apoyo al diagnóstico.
   c. La fiebre hemorrágica de Crimea-Congo es una enfermedad que puede transmitirse por picadura de garrapatas y tiene potencial pandémico.
   d. Más de la mitad de los pacientes que sufren una borreliosis de Lyme no son conscientes de haber sido picados por una garrapata.

e. Al revés de lo que ocurre con otras enfermedades transmitidas por garrapatas, el DEBONEL es más frecuente en mujeres y niños que en hombres.

4. Señala la respuesta incorrecta:
   a. *Ixodes ricinus* es capaz de transmitir a los humanos bacterias, virus y protozoos.
   b. En Europa las garrapatas blandas de los géneros *Ixodes, Rhipicephalus, Dermacentor* y *Hyalomma* son las que mayoritariamente pican a las personas.
   c. Los casos de fiebre recurrente endémica en España están causados por *Borrelia hispanica* y transmitidos por *Ornithodorus erraticus*.
   d. Por el momento, el diagnóstico de infecciones por *Candidatus* Neoehrlichia mikurensis se basa en pruebas de biología molecular y no existen pruebas serológicas.
   e. Ante sospecha de rickettsiosis, el hisopado de escara tiene buena rentabilidad para el apoyo al diagnóstico.

Respuestas correctas

1. c
2. b
3. a
4. b

2.1.5. Leishmaniasis visceral

Profesores: Miguel Górgolas Hernández-Mora
División de Enfermedades Infecciosas
Hospital Universitario Fundación Jiménez Díaz
Universidad Autónoma de Madrid
José R. Fortes Alén
Departamento de Anatomía Patológica
Hospital Universitario Fundación Jiménez Díaz
Universidad Autónoma de Madrid

Ideas clave

1. Es una enfermedad protozoaria transmitida por la mosca de la arena y que produce un síndrome febril prolongado, con pancitopenia y organomegalias.

2. Está distribuida por amplias zonas del mundo, principalmente Brasil, la cuenca mediterránea, África oriental y el subcontinente indio.

3. Cursa de forma endémica, con brotes epidémicos ocasionales con gran morbimortalidad.

4. El diagnóstico se realiza, principalmente, con la visualización del parásito en aspirados de médula ósea, bazo o ganglios.

5. El tratamiento de elección es la anfotericina liposomal en monoterapia o combinada con otros fármacos como miltefosina, paromomicina, antimoniales, etcétera.

Introducción

La leishmaniasis visceral es una enfermedad extremadamente grave producida por protozoos del género *Leishmania*. En más del 90 % de las ocasiones se manifiesta como un síndrome febril subagudo, con fiebre elevada por encima de los 39 ºC y, sin tratamiento, conduce a una malnutrición grave, trastornos de la coagulación y muerte, en la mayoría de los pacientes no tratados (1-4).

Epidemiología

Se estima que anualmente hay entre 50 y 90 mil casos en todo el mundo. Es posible que esta cifra esté infraestimada. La enfermedad ocurre en amplias zonas geográficas incluyendo partes de Sudamérica, la cuenca mediterránea, África, Oriente Medio, el subcontinente indio, China y el sudeste asiático (Figura 1).

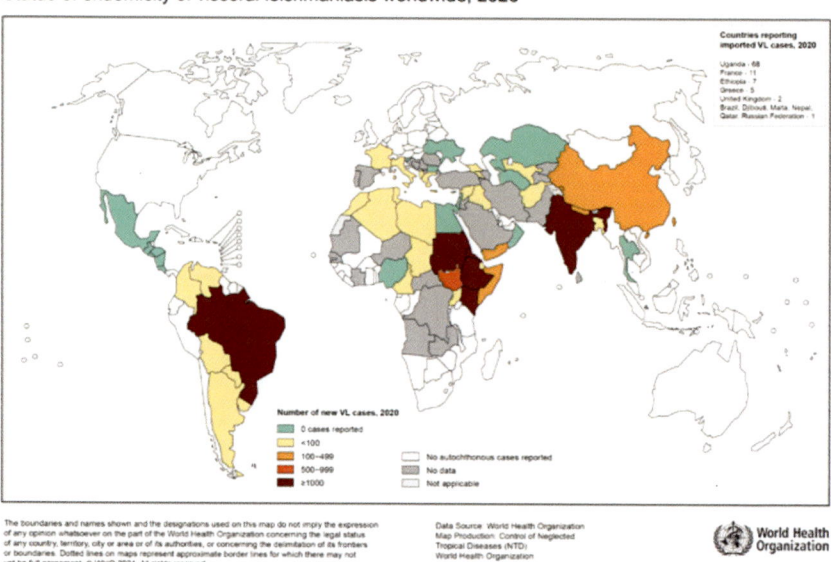

Figura 1. Mapa de distribución mundial de LV. World Health Organization (WHO)

Si bien la distribución es amplia, la enfermedad mantiene una endemicidad constante con ocasionales brotes epidémicos bien localizados, principalmente en zonas de Brasil, India y el cuerno de África.

Los parásitos responsables de la LV pertenecen al complejo *Leishmania donovani* (2, 3) En cada una de las zonas endémicas hay una especie predominante, así como un vector y reservorio principal. Así, en Sudamérica la especie implicada es *L. d. chagasi*, los vectores son mosquitos del género *Phlebotomus o Lutzomyia* y el reservorio suelen ser los cánidos; en la cuenca mediterránea es *L. d. infan-*

tum, el vector es *Phlebotomus* y el reservorio son perros, conejos y liebres; en el cuerno de África es *L.d. aethiopica* y *L.d.donovani*, el vector es *Phlebotomus* y el reservorio son roedores; y en el subcontinente indio es *L.d.donovani*, el vector es *Phlebotomus* y el reservorio suelen ser los humanos.

El vector es la denominada «mosca de la arena» (*sandfly* en inglés), que está ampliamente distribuido en la naturaleza. Se caracteriza por tener un dorso peludo, un rango de vuelo corto y de escasa altura. Las especies de los géneros *Phlebotomus*, *Lutzomyia* y *Psychodopygus* son capaces de transmitir la infección.

Ciclo biológico

La mosca de la arena infectada pica al humano y le inocula los promastigotes infectivos. Éstos son ingeridos por los macrófagos y posteriormente distribuidos por vía hematógena. Los promastigotes, una vez en el interior de los macrófagos, se transforman en amastigotes, que es la forma intracelular que se observa en los sujetos infectados. Dentro de los macrófagos se multiplican por división binaria y se localizan en los diferentes órganos y tejidos del sistema reticuloendotelial, principalmente el hígado, bazo, ganglios linfáticos y médula ósea. En personas muy inmunocomprometidas (enfermos con VIH avanzado, malnutridos, ancianos, etcétera) la distribución de los parásitos puede ser universal, afectando a cualquier órgano o tejido.

El ciclo biológico se completa cuando una mosca de la arena pica y obtiene sangre con macrófagos cargados de amastigotes de un sujeto infectado. Posteriormente el parásito sufre una serie de cambios en el interior del tubo digestivo de la mosca pasando a promastigotes y emigrando posteriormente a las glándulas salivales (Figura 2).

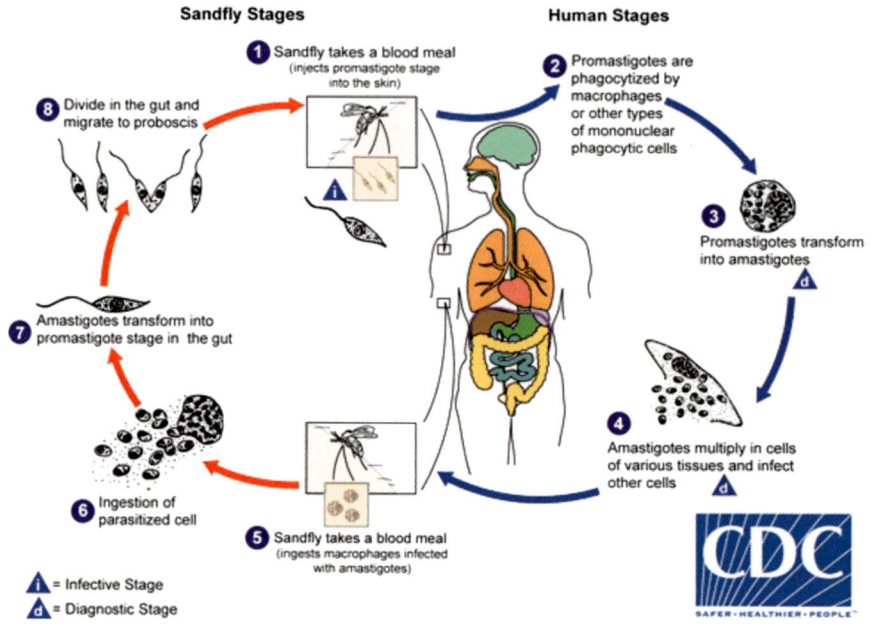

Figura 2. Ciclo biológico de la leishmania. (https://www.cdc.gov/dpdx/leishmaniasis/index.html).

Patogenia

La leishmaniasis es una infección parasitaria intracelular, de tal manera que los amastigotes sobreviven y se multiplican en el interior de los macrófagos y otras células del sistema reticuloendotelial. Tiene la capacidad de evadir los potentes mecanismos defensivos del organismo humano y mantenerse viva durante muchos años o décadas. Las personas con un déficit inmunológico, particularmente aquéllos con un deterioro de la inmunidad celular, son incapaces de controlar la multiplicación del parásito y es en ellos donde se establece la enfermedad. Los amastigotes se multiplican dando lugar a fenómenos inflamatorios que desencadenan un síndrome febril persistente, así como la ocupación de los órganos y tejidos afectos (médula ósea, hígado, bazo, ganglios, tubo digestivo, piel, etcétera), ocasionando la formación de granulomas y una alteración de su función (2, 3).

Clínica

La enfermedad se caracteriza por un síndrome febril prolongado, con intensa sudoración, malestar general, decaimiento, pérdida de apetito y peso, y síntomas gastrointestinales como náuseas, vómitos o diarrea. Posteriormente, los pacientes pueden desarrollar cuadros hemorrágicos cutáneos o digestivos, infecciones de las vías respiratorias altas y bajas y, finalmente, sin un tratamiento adecuado suelen fallecer en semanas.

En la exploración física, lo más llamativo es la presencia de hepatoesplenomegalia, que puede llegar a ser masiva —hasta la fosa iliaca—, linfadenopatías, palidez cutánea, lesiones petequiales y, en ocasiones, un tinte oscuro de la piel (de ahí el nombre *kala-azar*, literalmente «fiebre negra» en hindi), más marcado en los pliegues cutáneos.

En los pacientes con infección por VIH la enfermedad cursa de una forma similar, con brotes febriles persistentes, pero con mayor frecuencia se pueden observar manifestaciones clínicas afectando a otros órganos, como la piel, mucosas, faringe, tubo digestivo, etcétera. La LV es criterio diagnóstico de SIDA.

En zonas endémicas debe plantearse el diagnóstico diferencial con otras enfermedades como la malaria, la fiebre tifoidea, la leptospirosis, la brucelosis, la meliodosis, los tifus, o con síndromes linfoproliferativos o hematológicos.

Diagnóstico

El diagnóstico de certeza se basa en la observación del parásito, en su forma de amastigote, en los tejidos del sujeto infectado. Para ello se puede hacer una aspiración del bazo, de la médula ósea, de un ganglio linfático, del hígado, o una biopsia de cualquier otro tejido que se sospeche afectado. De todos ellos, el bazo es el tejido donde se pueden encontrar con mayor facilidad; sin embargo, esta técnica tan sólo la deben realizar médicos con experiencia, dado el riesgo de laceración esplénica. Habitualmente es suficiente un aspirado o biopsia de médula ósea teñida con Giemsa o hematoxilina, para poder observar los amastigotes intra y extracelulares (Figura 3).

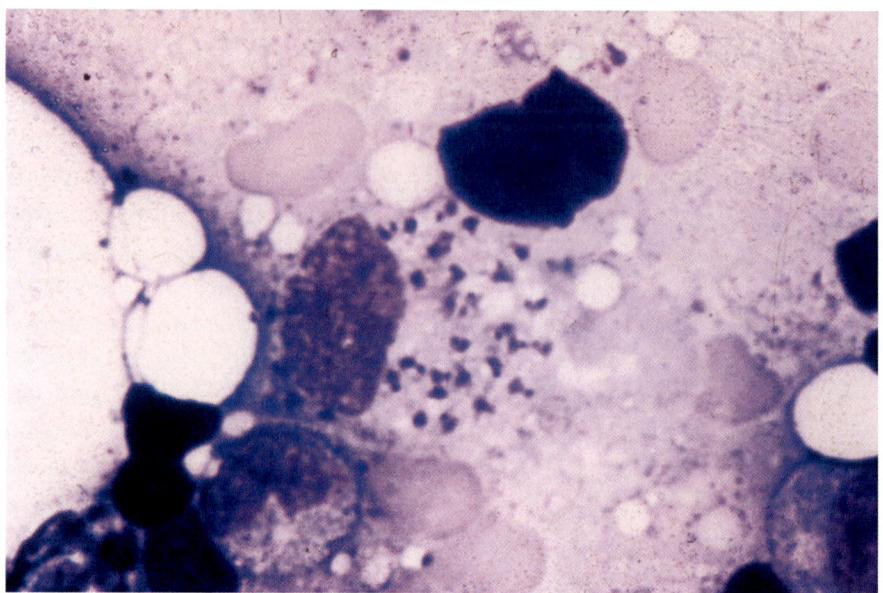

Figura 3. Amastigotes en médula ósea.

En centros de referencia es posible realizar una técnica de biología molecular (PCR) para la detección del material genético del parásito, en cualquiera de las muestras obtenidas. Es una técnica sensible y específica, pero de escasa disponibilidad en zonas endémicas.

Existe además una prueba antigénica (rK39) que, mediante una técnica de inmunocromatografía en una muestra de sangre, permite detectar la presencia de la enfermedad. Sin embargo, no es útil en las zonas endémicas por su baja sensibilidad.

Las pruebas serológicas permiten determinar la presencia de anticuerpos frente a *Leishmania* spp en plasma. Su utilidad en zonas endémicas es limitada para establecer el diagnóstico de la infección, pero sirven, en muchas ocasiones, para descartarla.

Finalmente, existe una prueba cutánea (reacción de Montenegro), similar a la prueba de Mantoux para la tuberculosis, que permite saber si un paciente ha tenido contacto previo o no con el parásito. Tiene interés para estudios epidemiológicos, pero no para un diagnóstico de enfermedad.

Por otro lado, los pacientes suelen tener pancitopenia -particularmente trombopenia-, alteraciones de los parámetros hepáticos, de la coagulación y una hipergammaglobulinemia policlonal (4).

Tratamiento

La anfotericina B liposomal es el tratamiento de elección para la mayoría de las zonas endémicas (4). Dosis acumuladas de 5-30 mg/kg de peso distribuidos en 3 a 10 días y administrados por vía intravenosa, suelen ser suficientes para curar la infección. La anfotericina B deoxicolato tiene una eficacia similar; sin embargo, debido a su toxicidad sobre la función renal y trastornos hidroelectrolíticos, ha quedado en desuso.

Los antimoniales pentavalentes (estibogluconato sódico y antimoniato de meglumina) son eficaces, pero se han desarrollado resistencias a los mismos (en India y en la cuenca mediterránea); además, causan un riesgo excesivo de toxicidad (arritmias, pancreatitis, hipoglucemia, etc.).

La miltefosina es eficaz para la LV en India y otras zonas endémicas. Se administra por vía oral (2-2,5 mg/kg/día) durante 28 días.

El sulfato de paromomicina parenteral se ha empleado con éxito también en India.

Actualmente se administran tratamientos combinados con anfotericina B liposomal y miltefosina o paromomicina, con el objetivo de evitar el desarrollo de resistencias y acortar la duración de los tratamientos.

El tratamiento de LV en los pacientes con VIH es similar; sin embargo, son muy frecuentes las recaídas en los primeros 6 a 12 meses, a no ser que se inicie de forma simultánea o secuencial un tratamiento antirretroviral eficaz. Aquellos sujetos que son capaces de mantener la carga viral del VIH suprimida y restaurar un sistema inmunitario competente pueden sobrevivir a la LV, sin nuevas recurrencias.

Los pacientes inmunocomprometidos se pueden beneficiar de una profilaxis secundaria con anfotericina B liposomal administrada mensualmente.

Bbliografía

Reithinger R, Dujardin JC, Louzir H, *et al.* Cutaneous Leishmaniasis. Lancet Infect Dis 2007; 7: 581-96.

De Gorgolas Hernández-Mora M. Leishmaniasis. Medicine 1997; 25: 32-38.

Dedet JP, Pratlong F. Leishmaniasis. Manson´s Tropical Diseases. Twenty Second Edition. Chapter 77: 1341-1367.

Burza S, Croft SL, Boelaert M. Leishmaniasis. Lancet. 2018 Sep 15;392(10151):951-970. doi: 10.1016/S0140-6736(18)31204-2.

Preguntas de autoevaluación

1. ¿Cuál de las siguientes situaciones le parece más compatible con un diagnóstico de kala-azar (leishmaniasis visceral)?
   a. Cuadro de diarrea crónica con pérdida de peso y anemia hemolítica.
   b. Cuadro de fiebre prolongada con pancitopenia e hipergammaglobulinemia.
   c. Cuadro de lesiones cutáneas ulcerativas con trombopenia y sangrado.
   d. Cuadro meníngeo, con intensa cefalea, vómitos en escopetazo y diplopía.

2. ¿Cuál sería el procedimiento diagnóstico más adecuado para una leishmaniasis visceral?
   a. Detección de amastigotes en sangre periférica.
   b. Detección de amastigotes en médula ósea.
   c. Detección de anticuerpos frente a los promastigotes en sangre periférica.
   d. Cualquiera de los anteriores, ya que todos tienen la misma sensibilidad y especificidad diagnóstica.

3. ¿Qué tratamiento recomendaría a un paciente con infección por VIH y una leishmaniasis visceral, ambas infecciones de reciente diagnóstico?
   a. Inicio del tratamiento antirretroviral y trimetoprim/sulfametoxazol a dosis plenas.
   b. Inicio del tratamiento antirretroviral y fluconazol intravenoso.
   c. Inicio del tratamiento antirretroviral y anfotericina intravenosa.
   d. Cualquiera de los anteriores puede ser adecuado.

4. ¿Cuál de las siguientes afirmaciones NO es correcta, en relación con la leishmaniasis en las personas con infección por VIH?
   a. La leishmaniasis visceral suele comportarse como una infección oportunista y aparecer en las fases más avanzadas de inmunodepresión.
   b. Las recaídas son raras si se administra un tratamiento anti-leishmania adecuado, incluso sin tratamiento antirretroviral.

c. Es habitual la presencia de afectación en otros órganos o tejidos, más allá de la médula ósea o el sistema reticuloendotelial.

d. La visualización de los amastigotes en médula ósea permite establecer un diagnóstico de certeza.

5. ¿Cuál de las siguientes relaciones NO es correcta?
    a. India-Leishmaniasis visceral.
    b. Irak-Leishmaniasis cutánea.
    c. Francia-Leishmaniasis mucocutánea.
    d. Todas son correctas.

Respuestas correctas

1. b
2. b
3. c
4. b
5. c

2.1.6. Leptospirosis

Autores:

1. Patricia Martínez Martín.
    Unidad de Enfermedades Infecciosas. Servicio de Medicina Interna. Hospital Universitario la Paz, IdIPaz, CIBERINFEC.
2. Alejandro de Gea Grela. Servicio de Medicina Interna. Hospital Universitario la Paz.
3. Marta Mora Rillo. Unidad de Aislamiento de Alto Nivel. Unidad de Enfermedades Infecciosas. Servicio de Medicina Interna. Hospital Universitario la Paz, IdIPaz, CIBERINFEC.

Ideas clave:

1. La leptospirosis es una enfermedad zoonótica de distribución mundial, siendo más frecuente en países con clima tropical.
2. Los reservorios más habituales son las ratas y los animales domésticos que contaminan aguas y suelos, produciendo la transmisión al ser humano mediante contacto con mucosas y/o abrasiones en la piel.
3. La forma de presentación bifásica es típica, con una primera fase aguda que varía desde síntomas leves hasta formas graves, que se sigue por una fase inmune en la que la meningitis aséptica es característica.
4. La llamada enfermedad de Weil es la forma más grave de la leptospirosis, formada por la tríada de insuficiencia renal, ictericia y diátesis hemorrágica, con una alta mortalidad.
5. El tratamiento de soporte es fundamental en las formas graves, donde la penicilina intravenosa continúa siendo el tratamiento de elección y la doxiciclina el tratamiento indicado para formas más leves.

Introducción:

La leptospirosis es una enfermedad zoonótica multisistémica causada por una espiroqueta del género *Leptospira*. Aunque clásicamente se ha asociado a climas tropicales, desde hace años se ha observado una tendencia al alza en climas templados, como es el caso de España(1). Varias revisiones la sitúan como una de las principales enfermedades emergentes y ampliamente distribuida en animales y humanos por todo el mundo (2).

El cuadro clínico causado por *Leptospira* fue inicialmente descrita por Adolf Weil a finales del siglo XIX, pero no fue hasta inicios de la década del 1920 que se identificó esta espiroqueta como agente etiológico. Curiosamente, se mantiene el nombre de Weil para describir la forma más grave (3, 4).

Epidemiología:

La leptospirosis es una enfermedad zoonótica de distribución mundial, endémica en países con climas tropicales. Se encuentra en aproximadamente 160 animales salvajes y domésticos, siendo estos su reservorio, donde se reproduce y se acumula en los túbulos renales. En suelos y aguas contaminados con orina de animales infectados permanece viable durante semanas y puede pasar desde esta fuente al ser humano(7).

La leptospirosis se considera una enfermedad infradiagnosticada y de las llamadas *emergentes*, en la cual el cambio climático y la globalización son dos factores fundamentales que explican el aumento de brotes y la expansión a climas más templados. Son típicos los brotes tras inundaciones o terremotos en países en vías de desarrollo (6, 8). Se calcula que hay aproximadamente un millón de infecciones al año y que fallecen anualmente 60 000 personas de forma directa por esta causa (9, 10).

La situación epidemiológica en España sigue una tendencia similar a la reportada por otros países, evidenciando un aumento en el número de casos. En 2017 se notificaron 25 casos, y esta cifra se elevó a 67 en 2018. Este incremento podría estar influido por la inclusión de la leptospirosis en los protocolos de vigilancia de las Comunidades Autónomas, según se detalla en el último informe de la Red Nacional de Vigilancia Epidemiológica (RENAVE). (11).

Microbiología

Leptospira spp es una bacteria que pertenece al orden de las *Spirochaetales*, familia *Leptospiraceae*, y género *Leptospira*. Al contrario que otras espiroquetas, son aerobias obligadas y móviles gracias a la presencia de flagelos endógenos (insertados en ambos extremos que se dirigen hacia la región central); ambas cualidades permiten su larga supervivencia en ambientes húmedos, lo que explica su principal forma de adquisición (1, 3). A pesar de tener una estructura similar a la de las bacterias gram negativas, al ser microorganismos con una pared fina, se tiñen débilmente con la tinción de gram, lo que dificulta su visualización por microscopía óptica en fresco, siendo la microscopía óptica en campo oscuro una de las principales técnicas de visualización (3).

Tradicionalmente *Leptospira* se clasificaba en especies patógenas (del grupo *interrogans*) y no patógenas (grupo *biflexa*); y según el antígeno de superficie se diferenciaban distintos *serovares*, agrupados en *serogrupos* según presentasen antígenos en común (12). Actualmente la diferenciación se basa en características genéticas y se agrupan en especies patógenas, saprofitas y de patogenicidad intermedia (13). Hasta la actualidad, hay descritas 64 especies, de las cuales 16 son patogénicas en animales y en humanos (1, 14) (Tabla 1).

Tabla 1. Especies patógenas, intermedias y saprofitas. Adaptado de Mandell et al. Levett PN, Haake DA. Leptospira species (leptospirosis). In: Principles and Practice of Infectious Diseases. Edited by: Mandell GL, Bennett JE, Dolin R. 7 ed. Philadelphia, Churchill Livingstone: Elsevier; 2010.

Patógenas	Intermedias	Saprofitas
L. interrogans	L. inadai	L. biflexa
L. kirschneri	L. fainei	L. vanthielii
L. borgpetersenii	L. broomii	L. meyeri
L. mayottensis	L. wolffii	L. terpstrae
L. santarosai	L. licerasiae	L. yanagawae
L. noguchii	L. venezuelensis	L. idonii
L. weilii		L. wolbachii
L. alexanderi		
L. alstonii		
L. kmetyi		

Transmisión

La vía de transmisión indirecta es la más frecuente, a través de aguas o suelos contaminados con la orina de animales portadores de *Leptospira* spp, siendo anecdótica la trasmisión directa. En áreas urbanas las ratas son los principales reservorios, mientras que en zonas rurales los animales de carga y domésticos son los portadores; éstos adquieren las bacterias por vía digestiva y pueden mantener las bacterias durante meses en los túbulos renales, excretando hasta 10^7 leptospiras/litro en su orina (15). La transmisión a los seres humanos se lleva a cabo principalmente a través de la piel mediante abrasiones y las mucosas. En circunstancias excepcionales, también puede ocurrir mediante la ingestión o la transmisión entre personas, aunque esta última es poco común.

La forma de transmisión explica que, en países en vías de desarrollo, se trate de una enfermedad ocupacional en ganaderos, pescadores y trabajadores del arroz, mientras que en nuestro medio está relacionada con actividades acuáticas que los viajeros hayan realizado en países endémicos.

Clínica

La leptospirosis se inicia, generalmente, con síntomas larvados y un cuadro subclínico que normalmente precede a una infección sistémica autolimitada. Sin embargo, hasta en un 10 % de los casos, desemboca en una forma grave y potencialmente mortal, constituida por la tríada de insuficiencia renal, ictericia y diátesis hemorrágica, también denominada enfermedad de Weil (5).

El período de incubación oscila entre 4 y 14 días, con una media de aparición de síntomas de unos 10 días.

Clásicamente presenta un curso bifásico. Hasta el 15 % de los pacientes presentan síntomas leves; de los que desarrollan una enfermedad sintomática, hasta en el 90 % la forma clínica es anictérica con un curso clínico autolimitado (1).

Las dos fases bien diferenciadas, además de interés para conocer el curso evolutivo, tienen importancia para su diagnóstico:

- **Fase aguda o leptospirémica.** Dura de 5 a 7 días, y se caracteriza por fiebre elevada, mialgias generalizadas (muy frecuente la lumbalgia y, típicamente, el dolor en pantorrillas) y conjuntivitis bilateral pericorneal y a veces hemorrágica que, aunque muy característica, sólo se describe en un tercio de los enfermos (5). Esta etapa se puede acompañar de un abanico de signos y síntomas que varían desde náuseas, vómitos y dolor abdominal (pudiendo confundirse con un abdomen agudo), hasta tos y faringitis; en la exploración podemos encontrar hepatoesplenomegalia y linfadenopatías. En este período, las leptospiras se aíslan en sangre y en líquido cefalorraquídeo (LCR), y ocasionalmente en orina, aunque esta última es más habitual en la segunda fase de la enfermedad. La mortalidad es baja en esta fase (3, 7).

- **Fase inmune o leptospirúrica.** Tras una breve convalecencia, comienza el período inmunitario de la enfermedad, que puede extenderse hasta 30 días. Aquí nos encontramos síntomas ya presentes en la fase aguda, pero de intensidad mucho más leve, y además alguna manifestación característica, como la llamada *fiebre pretibial*, que se caracteriza por lesiones eritematosas en esta región. Cabe destacar en esta etapa la meningitis aséptica, descrita hasta en el 80 % de los pacientes, y que se caracteriza por cefalea pulsátil bilateral de predominio frontal, con un recuento celular en LCR de predominio linfocítico y con proteínas levemente elevadas. Se piensa que hasta el 15 % de las meningitis asépticas en áreas endémicas se deben a infección por *Leptospira* spp (3, 5, 7). En esta fase, la desaparición de las leptospiras en sangre y LCR coinciden con la aparición de anticuerpos de tipo IgM. En este momento es posible aislar el microorganismo en prácticamente todos los tejidos, e incluso en la orina, durante períodos prolongados de tiempo, en función de la gravedad de la enfermedad.

Por último, como ya se ha mencionado anteriormente, un porcentaje no despreciable de pacientes tras la fase aguda tienen una evolución fulminante hacia la llamada **enfermedad de Weil**. Ésta comprende una tríada compuesta por insuficiencia renal aguda, fenómenos hemorrágicos e insuficiencia hepática. La tasa de mortalidad en estos pacientes alcanza el 40 %. Se ha observado que los portadores del alelo HLA DQ6 tienen más probabilidad de presentación grave y muerte (16).

La insuficiencia renal se caracteriza por ser no oligúrica y con predominio de hipopotasemia por alteración en la reabsorción de sodio, que parece deberse a pérdida del canal de sodio en el túbulo proximal. En ocasiones, la insuficiencia renal se puede acompañar de trombopenia, sin que ésta sea secundaria a coagulación intravascular diseminada.

La hemorragia alveolar se considera una manifestación frecuente en la leptospirosis grave, y se manifiesta en muchas ocasiones como un síndrome de distrés respiratorio del adulto.

La ictericia es a expensas de bilirrubina directa; es habitual que la bilirrubina esté elevada de forma desproporcionada con respecto a las transaminasas, que no suelen elevarse más allá de cinco veces su valor normal, lo que permite diferenciarla de otras hepatitis de origen infeccioso. La mortalidad es baja en los casos que se manifiestan con ictericia si no hay insuficiencia renal asociada.

La evolución temporal de la enfermedad, así como los tiempos de detección de leptospiras y seroconversión, se resumen en la Figura 1.

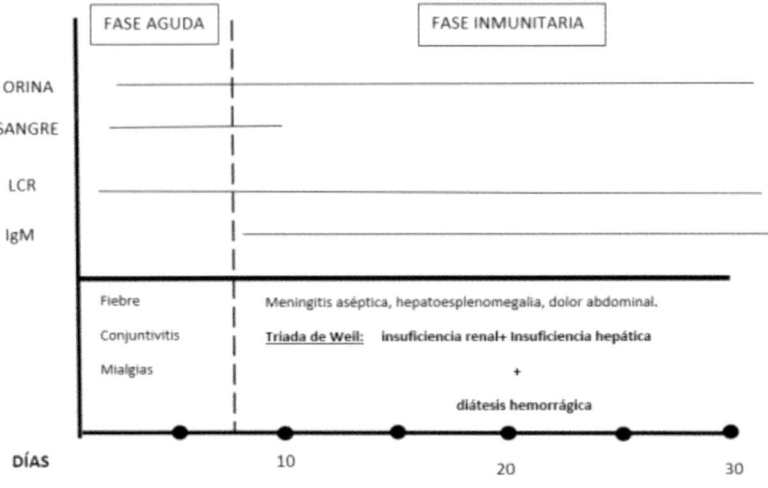

Figura 1. Evolución bifásica de la leptospirosis. Muestras de elección para el diagnóstico. LCR: líquido cefalorraquídeo. IgM: anticuerpos de tipo IgM.

Diagnóstico

Como se ha detallado anteriormente, la presentación clínica de la leptospirosis se caracteriza por su gran variabilidad, por lo que con frecuencia el diagnóstico es difícil, hecho que hace pensar que es una enfermedad infradiagnosticada.

Para facilitarlo, en nuestro entorno, la Red Nacional de Vigilancia Epidemiología (RENAVE) establece la definición de caso según se detalla en la Tabla 2 (17).

Tabla 2. Definición de caso según la Red Nacional de Vigilancia Epidemiología (RENAVE).

Criterio clínico: una persona con fiebre y al menos dos de los siguientes síntomas:
Escalofríos Cefalea Mialgias Erupción cutánea Conjuntivitis Hemorragias en piel y mucosas Ictericia Miocarditis Meningitis Insuficiencia renal Síntomas respiratorios: disnea, hemoptisis
Criterio de laboratorio: al menos uno de los siguientes
Aislamiento de *Leptospira* sp en una muestra clínica PCR positiva en una muestra Demostración por inmunofluorescencia
Criterio epidemiológico
Exposición a una fuente común contaminada ***Caso sospechoso: no procede*** ***Caso probable: criterio clínico y epidemiología compatible*** ***Caso confirmado: cumple los criterios clínicos y de laboratorio***

Para el diagnóstico microbiológico disponemos de técnicas serológicas y métodos de visualización directa y cultivo en diversas muestras, que seleccionaremos según la fase en la que se encuentre la enfermedad. (Figura 1). En la fase inicial o etapa de leptospiremia, es posible realizar el diagnóstico mediante métodos directos en el LCF y en la sangre periférica. No obstante, durante la fase inmune, la muestra de elección para la detección de leptospiras será la orina.. Entre los métodos directos, la visualización en campo oscuro y el cultivo en medios de enriquecimiento en ácidos grasos de cadena larga (medio de Ellinghausen-McCullough-Johnson-Harris) han sido las técnicas más usadas, pero éstas tienen una sensibilidad que no supera el 30 % y requieren un tiempo largo de incubación. Por ello el diagnóstico habitualmente se hace por técnicas de reacción en cadena de la polimerasa (PCR). Para visualizar los microorganismos directamente en los tejidos, se puede realizar la tinción de plata de Warthin-Starry o mediante técnicas de inmunohistoquímica.

El *gold* estándar del diagnóstico serológico es la aglutinación microscópica con lectura en campo oscuro (MAT), técnica específica de serogrupo que por su complejidad de realización está limitada a los centros de referencia, por lo que la serología normalmente se hace mediante técnicas de ELISA. (3,5).

Tratamiento

El tratamiento de la leptospirosis se basa en tratamiento sintomático y tratamiento antimicrobiano dirigido. En la mayoría de los pacientes, la enfermedad es asintomática o paucisintomática y cursa de forma autolimitada sin necesidad de tratamiento antimicrobiano. No obstante, si los síntomas son acusados y se llega de forma precoz al diagnóstico, está indicado el tratamiento antimicrobiano dirigido que consigue acortar la duración del cuadro, aunque en casos leves, los efectos del tratamiento sobre la disminución de la morbilidad y mortalidad son controvertidos (18).

El tratamiento antimicrobiano dirigido depende de la gravedad. En pacientes con **enfermedad leve** el tratamiento de primera elección es la doxiciclina, siendo esta indicación controvertida en las fases tardías de la enfermedad. El tratamiento de segunda línea lo constituye la azitromicina.

En pacientes con **enfermedad grave** y/o que requieren ingreso hospitalario el tratamiento recomendado es la penicilina intravenosa, siendo la doxiciclina, la ceftriaxona y la cefotaxima alternativas razonables. La duración del tratamiento intravenoso dependerá de la evolución de la enfermedad, aunque no debe ser inferior a siete días. Si hay dudas diagnósticas sobre si se trata de una rickettsiosis es preferible el tratamiento con doxiciclina, ya que la penicilina y las cefalosporinas carecen de actividad frente a estos microorganismos (19).

Es interesante destacar que, al igual que en otras espiroquetosis, están descritas reacciones de Jarisch- Herxheimer en pacientes tratados con penicilina (20).

En cuanto al tratamiento de soporte, éste es fundamental en los pacientes que precisan ingreso hospitalario. En pacientes con insuficiencia renal se debe iniciar reposición de volumen y de potasio de manera precoz para evitar la necrosis tubular aguda. Si, a pesar de medidas de soporte, se progresa a insuficiencia renal oligúrica es posible que los pacientes requieran hemodiálisis (7).

El papel de los corticoides y la plasmaféresis es dudoso en pacientes con leptospirosis grave y tiene su fundamento en la forma vasculítica que se describe en la enfermedad grave (21).

El tratamiento en población especial y los distintos esquemas de tratamiento, así como las dosis correspondientes, se resumen en la **Tabla 3** (22).

Tabla 3. Tratamiento de la leptospirosis.

	Primera línea de tratamiento	**Alternativas**
Enfermedad leve en el adulto	Doxiciclina 100 mg cada 12 horas durante 7 días	Azitromicina, 1 g dosis de carga (primer día); 500 mg hasta completar 3 días Amoxicilina 500 mg cada 6 horas durante 7 días
Enfermedad leve en población pediátrica	Doxiciclina 2 mg/kg dividido en dos dosis (no superar los 200 mg al día)	Azitromicina 10 mg/kg en dosis única (día 1) seguido de 5 mg/kg dosis única (días 2 y 3)
Embarazadas	Azitromicina, 1 g dosis de carga (primer día) 500 mg hasta completar 3 días	Amoxicilina 500 mg cada 6 horas durante 7 días
Enfermedad grave/ingreso en el adulto	Penicilina G sódica 1,5 MU cada 6 horas durante al menos 7 días	Doxiciclina 100 mg cada 12 h Ceftriaxona 1-2 g cada 24 h al menos 7 días
Enfermedad grave en población pediátrica	Penicilina G sódica 250 000 a 400 000 unidades/kg IV por día en cuatro a seis dosis Doxiciclina 4 mg/kg dividido en dos dosis (no superar los 200 mg al día)	Azitromicina 10 mg/kg en dosis única (día 1) seguido de 5 mg/kg dosis única (días 2 y 3) Ceftriaxona 100 mg/kg IV una vez al día
Sospecha de rickettsiosis	Doxiciclina 100 mg cada 12 h	Evitar cefalosporinas o Penicilina G

Vigilancia epidemiológica y profilaxis

La leptospirosis es una enfermedad de declaración obligatoria y debe ser notificada de forma individualizada por cada comunidad autónoma al centro nacional de epidemiología a través de la RENAVE. Dado que es una enfermedad profesional, se debe incidir en las medidas de prevención individual y en la educación sobre los medios de transmisión entre los trabajadores. En los laboratorios se deben manejar las muestras con un nivel de bioseguridad 2 (17).

Existe controversia del beneficio de la profilaxis en ocupaciones de alto riesgo. Se ha utilizado la doxiciclina en trabajadores expuestos, en dosis de 200 mg semanales por vía oral durante los períodos de exposición elevada. Las vacunas en animales (preferentemente en perros y en ganado) no están extendidas en todos los países, pero sí en zonas de alto riesgo, aunque no parece que impidan la transmisión si el animal ya está infectado (23).

Para finalizar, cabe destacar que tras la introducción del concepto «*One Health*» por parte de la Organización Mundial de la Salud se ha priorizado una estrategia multidisciplinar: Sanitario, animal y medioambiental. En el caso concreto de la leptospirosis, es fundamental una coordinación entre el ámbito veterinario, gubernamental y sanitario para asegurar un correcto abordaje que suponga una mejora en la salud pública e individual (24).

Bibliografía

1. Karpagam KB, Ganesh B. Leptospirosis: a neglected tropical zoonotic infection of public health importance-an updated review. Eur J Clin Microbiol Infect Dis. 2020 May;39(5):835-46.

2. Wasiński B, Dutkiewicz J. Leptospirosis - current risk factors connected with human activity and the environment. Ann Agric Environ Med. 2013;20(2):6.

3. Levett P. N. Leptospira. In: Versalovic J, ed. Manual of Clinical Microbiology. Washington, DC: American Society for Microbiology Press; 2011:916923.

4. Human leptospirosis: guidance for diagnosis, surveillance and control. Rev Inst Med Trop São Paulo. 2003 Oct;45(5):292-292.

5. Rajapakse S. Leptospirosis: clinical aspects. Clin Med (Lond). 2022 Jan;22(1):14-17. doi: 10.7861/clinmed.2021-0784. PMID: 35078790; PMCID: PMC8813018.

6. Bharti AR, Nally JE, Ricaldi JN, Matthias MA, Diaz MM, Lovett MA, et al. Leptospirosis: a zoonotic disease of global importance. Lancet Infect Dis. 2003 Dec;3(12):757-71. doi: 10.1016/s1473-3099(03)00830-2. PMID: 14652202.

7. Shieh WJ, Edwards C, Levett PN, Zaki SR. Leptospirosis. En: Guerrant R. L, Walker D. H, Wellwe P. F. editors. *Tropical Infectious Diseases: Principles, Pathogens and Practice.* 3rd ed. New York: Saunders, Elsevier; 2011. p. 3037.

8. Goarant C. Leptospirosis: risk factors and management challenges in developing countries. Res Rep Trop Med. 2016 Sep;Volume 7:49-62.

9. Costa F, Hagan JE, Calcagno J, Kane M, Torgerson P, Martinez-Silveira MS, et al. Global Morbidity and Mortality of Leptospirosis: A Systematic Review. PLoS Negl Trop Dis. 2015 Sep 17;9(9):e0003898. doi: 10.1371/journal.pntd.0003898.

10. Lau CL, Townell N, Stephenson E, van den Berg D, Craig SB. Leptospirosis: An important zoonosis acquired through work, play and travel. Aust J Gen Pract. 2018 Mar 1;47(3):105-10.

11. Sugerida C. Resultados de la Vigilancia Epidemiológica de las enfermedades transmisibles. Informe anual. Años 2017-2018:191.

12. Picardeau M. Diagnosis and epidemiology of leptospirosis. Médecine et Maladies Infectieuses. 2013 Jan 1;43(1):1-9.

13. Musso D, La Scola B. Laboratory diagnosis of leptospirosis: A challenge. Journal of Microbiology, Immunology, and Infection. 2013 Aug 1;46(4):245-52.

14. Vincent AT, Schiettekatte O, Goarant C, Neela VK, Bernet E, Thibeaux R, et al. Revisiting the taxonomy and evolution of pathogenicity of the genus Leptospira through the prism of genomics. PLoS Negl Trop Dis. 2019 May 23;13(5):e0007270. doi: 10.1371/journal.pntd.0007270.

15. Witchell TD, Eshghi A, Nally JE, Hof R, Boulanger MJ, Wunder EA Jr, et al. Post-translational modification of LipL32 during Leptospira interrogans infection. PLoS Negl Trop Dis. 2014 Oct 30;8(10):e3280. doi: 10.1371/journal.pntd.0003280.

16. Bharti AR, Nally JE, Ricaldi JN, Matthias MA, Diaz MM, Lovett MA, et al. Leptospirosis: a zoonotic disease of global importance. Lancet Infect Dis. 2003 Dec;3(12):757-71. doi: 10.1016/s1473-3099(03)00830-2. PMID: 14652202.

17. Centro Nacional de Epidemiología. Instituto de Salud Carlos III. Red Nacional de Vigilancia Epidemiológica. Protocolos de la Red Nacional

de Vigilancia Epidemiológica. Madrid, 2013. Protocolo de vigilancia de leptospirosis:10.

18. McClain JBL, Ballou WR, Harrison SM, Steinweg DL. Doxycycline Therapy for Leptospirosis. Ann Intern Med. 1984 May;100(5):696-8.

19. Cross R, Ling C, Day NPJ, McGready R, Paris DH. Revisiting doxycycline in pregnancy and early childhood - time to rebuild its reputation? Expert Opin Drug Saf. 2016 Mar 3;15(3):367-82.

20. Guerrier G, Lefèvre P, Chouvin C, D'Ortenzio E. Jarisch-Herxheimer Reaction Among Patients with Leptospirosis: Incidence and Risk Factors. Am J Trop Med Hyg. 2017 Jan 23;16-0457.

21. Kularatne SA, Budagoda BD, de Alwis VK, Wickramasinghe WM, Bandara JM, Pathirage LP, et al. High efficacy of bolus methylprednisolone in severe leptospirosis: a descriptive study in Sri Lanka. Postgrad Med J. 2011 Jan;87(1023):13-7. doi: 10.1136/pgmj.2009.092734.

22. Brett-Major DM, Coldren R. Antibiotics for leptospirosis. Cochrane Database Syst Rev. 2012 Feb 15;(2):CD008264. doi: 10.1002/14651858. CD008264.pub2. PMID: 22336839.

23. Costa F, Hagan JE, Calcagno J, Kane M, Torgerson P, Martinez-Silveira MS, et al. Global Morbidity and Mortality of Leptospirosis: A Systematic Review. PLoS Negl Trop Dis. 2015 Sep 17;9(9):e0003898. doi: 10.1371/journal.pntd.0003898. PMID: 26379143; PMCID: PMC4574773.

24. Sykes JE, Haake DA, Gamage CD, Mills WZ, Nally JE. A global one health perspective on leptospirosis in humans and animals. J Am Vet Med Assoc. 2022 Jul 25;1(aop):1-8.

Preguntas de autoevaluación

1. Señale la respuesta falsa entre estas afirmaciones:
    a. La leptospirosis es una enfermedad zoonótica típica de climas tropicales que precisa de un reservorio para transmitir la enfermedad al ser humano.
    b. En España el número de casos descritos está aumentando en los últimos años.
    c. El cambio climático es un claro factor precipitante de nuevos casos en zonas de climas templados.
    d. La leptospira puede sobrevivir durante períodos prolongados en ambientes húmedos y con pH ácido.
    e. Los brotes de la enfermedad son frecuentes en inundaciones y terremotos.

2. ¿Cuál de estas aseveraciones le parece más correcta?
    a. La mayoría de las leptospirosis evolucionan a formas graves, por lo que es necesario el tratamiento de soporte desde el inicio de la enfermedad.
    b. La llamada tríada de Weil está constituida por insuficiencia renal, ictericia y conjuntivitis bilateral.
    c. En la fase inmunológica de la enfermedad es característica la meningitis aséptica.
    d. La insuficiencia renal se caracteriza por ser no oligúrica y con hiperpotasemia.
    e. La trombopenia es poco frecuente y nos debe hacer pensar en otros diagnósticos más probables.

3. ¿Cuál de los siguientes le parece un riesgo para padecer leptospirosis?
    a. Realizar deportes acuáticos.
    b. Tomar leche sin pasteurizar.
    c. No utilizar mosquiteras.
    d. Comer marisco crudo o poco cocinado.
    e. Mordedura por una rata.

4. Con respecto al diagnóstico de la leptospirosis, es correcto:

    a. La microscopía óptica en fresco es poco útil para el diagnóstico de la leptospirosis.

    b. Las técnicas serológicas no son útiles en la fase aguda de la enfermedad.

    c. El cultivo enriquecido en ácidos grasos de cadena larga es una técnica poco sensible para el diagnóstico de leptospirosis.

    d. A y B son correctas.

    e. Todas las previas son correctas.

5. ¿Cuál sería la técnica diagnóstica más útil para la fase aguda de la enfermedad?

    a. Determinación de anticuerpos IgM frente a la leptospira.

    b. Cultivo de orina.

    c. Realizar una reacción en cadena de la polimerasa (PCR) en suero y orina.

    d. Extraer hemocultivos de sangre periférica.

    e. Cultivo del líquido cefalorraquídeo (LCR).

6. En cuanto al tratamiento de la leptospirosis, es falso:

    a. La penicilina intravenosa es el tratamiento de elección en las formas graves de la enfermedad.

    b. La reacción de Jarisch-Herxheimer es frecuente en la sífilis, pero no hay casos descritos en el tratamiento de la leptospirosis.

    c. El tratamiento de soporte es fundamental en formas graves de la enfermedad, sobre todo si hay insuficiencia renal.

    d. La doxiciclina es el tratamiento más adecuado en formas leves.

    e. Se recomienda la profilaxis con doxiciclina en trabajadores de alto riesgo de regiones endémicas.

7. Señale la respuesta falsa:

    a. El período de incubación de la leptospirosis es variable, con un tiempo medio de 8 a 12 días tras la infección.

    b. El dolor abdominal es característico de la fase aguda de la enfermedad y puede confundirse con un abdomen agudo.

c. En la enfermedad de Weil, la bilirrubina se eleva de forma paralela a las transaminasas, al igual que en las hepatitis víricas.

d. La neuritis óptica y el síndrome de Guillain-Barré son dos complicaciones tardías infrecuentes, pero descritas en la leptospirosis.

e. La fase de convalecencia no está presente siempre y su ausencia no debe hacernos descartar el diagnóstico.

Respuestas correctas

1. d
2. c
3. a
4. e
5. c
6. b
7. c

2.1.7. Brucelosis

Autores:

Alejandro de Gea Grela. Servicio de Medicina Interna. Hospital Universitario la Paz.

Patricia Martínez Martín. Unidad de Enfermedades Infecciosas. Servicio de Medicina Interna. Hospital Universitario la Paz, IdIPaz, CIBERINFEC.

Marta Mora Rillo. Unidad de Aislamiento de Alto Nivel. Unidad de Enfermedades Infecciosas. Servicio de Medicina Interna. Hospital Universitario la Paz, IdIPaz, CIBERINFEC.

Ideas clave:

1. La brucelosis es una zoonosis con distribución geográfica universal transmitida por el contacto directo o el consumo de alimentos derivados de animales enfermos, fundamentalmente ganado bovino y caprino.

2. Sus manifestaciones clínicas son variables, desde cuadros prolongados de fiebre sin focalidad, hasta formas focales complicadas y potencialmente mortales por afectación de diferentes órganos y sistemas.

3. El diagnóstico es complejo y recae fundamentalmente en pruebas serológicas que deben ser interpretadas según el contexto clínico. El cultivo es el *gold standard*, pero es difícil y requiere medidas de bioseguridad especiales.

4. El tratamiento se basa en combinaciones prolongadas de antibióticos, con pocos ensayos clínicos que las avalen, y tasas variables de fracasos terapéuticos.

5. El control veterinario y de los productos alimentarios derivados de animales son las mejores medidas de prevención de la enfermedad.

Historia

Hay datos de la enfermedad desde la Edad del Bronce (1) pero la descripción clínica data de mediados del siglo XIX (2). Sir David Bruce aísla el microorganismo en 1886, cuando había una alarmante tasa de infecciones en marineros británicos en la isla de Malta (2, 3). En 1905 se determinó que la transmisión ocurría por la leche de cabra y los casos descendieron drásticamente al limitar su consumo (4). Se estima que actualmente hay cerca de medio millón de casos anuales, en zonas pobres sin control sanitario adecuado (5). No obstante, sigue siendo una enfermedad importada de relevancia (6).

Distribución geográfica

La distribución real de la enfermedad no es bien conocida debido a la importante infranotificación (7,8) La información sobre la brucelosis animal, registrada en la *World Animal Health Information Database Interface* (WAHIS), permite hacer una estimación geográfica en la que destacan como principales focos Argentina, China y Turquía (9).. En la UE la incidencia es menor, con focos en el sur de Italia, Portugal y Grecia.

En humanos, las zonas de mayor incidencia son: el Mediterráneo oriental (Irán, Turquía, Líbano, Arabia Saudí o Siria) con más de 1000 casos anuales por millón de habitantes (8, 9, 11); Asia central (Kazajistán, Kirguistán y Mongolia); India y la República Popular China (7, 8); América, siendo Brasil, Argentina y México los países donde se registran un mayor número de casos (7, 8); en África sólo se notifican casos en países del Magreb (Marruecos, Argelia y Egipto), Kenia y Sudáfrica (7, 12); en Europa y, particularmente en España, la incidencia es muy baja (10, 13-15).

Microbiología, etiopatogenia y transmisión

Las bacterias del género *Brucella spp* son cocobacilos gram negativos, inmóviles, no capsulados y muy exigentes desde el punto de vista nutricional (3). Hasta el momento se han descrito ocho especies de *Brucella spp*; cuatro de ellas son patógenos humanos conocidos, pero no existen diferencias clínicas que permitan distinguir la infección por estas especies, siendo *B. melitensis* responsable de la mayoría de los casos de brucelosis humana (Tabla 1).

Tabla 1: *Especies patógenas de Brucella spp en el ser humano. Adaptada de (6).*

Especie	Hospedador animal	Virulencia
B.melitensis	Ganado ovino y camélidos	Ambas especies son las más virulentas en el ser humano
B.abortus	Ganado bovino, búfalos	
B.suis	Cerdos, renos, liebres, roedores	Menor virulencia en el ser humano
B.canis	Caninos	
B.pinnipedialis	Mamíferos marinos	Casos muy ocasionales

El principal mecanismo de transmisión es el consumo de alimentos de origen animal contaminados (principalmente derivados lácteos, queso, leche cruda y carne) (6, 16). Las bacterias pueden permanecer viables hasta dos días en leche cruda, tres semanas en carne congelada y tres meses en queso de cabra (16). Además, se puede transmitir a través del contacto directo de mucosas o lesiones cutáneas con órganos o secreciones de animales infectados (placenta, heces, cadáveres...) y también por vía respiratoria mediante la inhalación de partículas infectivas en el contexto ocupacional (ganaderos, trabajadores de laboratorios que empleen cultivos celulares...) (5, 6). Por último, existen casos infrecuentes de transmisión directa entre humanos a través de la lactancia materna, vía transplacentaria, transfusiones sanguíneas y, de manera excepcional, transmisión nosocomial asociada a la exposición a sangre y fómites descrito en una paciente embarazada (17, 18).

Una vez las bacterias entran en contacto con el ser humano, la respuesta inmunológica adaptativa tiene un papel principal. Gracias a mecanismos complejos y diversos factores de virulencia (entre los que destaca el lipopolisacárido de la pared celular), las bacterias sobreviven en los macrófagos y alcanzan órganos del sistema reticuloendotelial. La inmunidad celular y la vía del complemento juegan un papel limitado en el control de la infección, siendo la producción de interferón la principal línea de defensa frente a la infección, promoviendo la activación de los macrófagos (3, 6).

Clínica

El período de incubación varía entre 2 y 4 semanas, siendo lo más habitual 3 semanas. La fiebre es la manifestación principal de la brucelosis. Suele ir acompañada de debilidad, astenia, artralgias y sudoración nocturna, con un característico olor que recuerda al heno y que se considera como un signo patognomónico. En la exploración física se pueden encontrar linfadenopatías y hepatoesplenomegalia, y, en el análisis sistemático de sangre, la leucopenia, trombopenia e hipertransaminasemia son los hallazgos más frecuentes (3, 6, 19, 20). Hasta un tercio de los pacientes van a presentar complicaciones con afectación focal de diferentes órganos o sistemas (21).

La afectación osteoarticular es la complicación más frecuente de la brucelosis, en forma de espondilitis lumbar, sacroileítis o artritis periférica no erosiva de rodillas o cadera (más en la fase aguda) (6, 20, 22, 23). Un 10 % de los casos tienen lesiones genitourinarias (orquiepididimitis, pielonefritis, glomerulonefritis, abscesos renales o tubo-ováricos, prostatitis o abortos (6, 19, 24).

La neurobrucelosis ocurre en el 5 % de los casos (2). La clínica es variada y puede simular estadios iniciales de enfermedades desmielinizantes o cerebrovasculares así como cursar como cuadros de meningoencefalitis o afectación de pares craneales (6). La sordera neurosensorial es un signo típico (25, 26).

La endocarditis, aunque rara, es grave. Suele afectar a la válvula aórtica y requiere recambio valvular. Se han descrito casos de endarteritis, miocarditis y aneurismas micóticos (6, 19, 27).

Otras manifestaciones clínicas, infrecuentes, son la uveítis, queratoconjuntivitis, abscesos hepáticos, derrame pleural o la neumonía. Se debe considerar el diagnóstico de brucelosis crónica en aquellos casos en los que persisten manifestaciones clínicas transcurrido un año desde el diagnóstico. Las recaídas suelen ocurrir en los seis primeros meses tras el tratamiento, lo que dificulta la diferenciación con una nueva infección (3, 6, 21).

Diagnóstico

Se establece un diagnóstico definitivo o presuntivo de brucelosis según criterios de laboratorio (28) (Tabla 2).

Tabla 2: Criterios diagnósticos de brucelosis. Cumplir alguno de estos criterios clasifica el caso como diagnóstico definitivo o presuntivo (28).

Diagnóstico definitivo	Identificación de *Brucella spp* en cultivo de muestras clínicas.
	Aumento en 4 títulos de niveles de anticuerpos entre la fase aguda y convaleciente, con una diferencia de al menos 2 semanas.
Diagnóstico presuntivo	Títulos de anticuerpos de al menos 1:160 en prueba de seroaglutinación en tubo (SAT).
	Detección de material genético de *Brucella* por PCR.

El *gold standard* para el diagnóstico es el aislamiento de *Brucella* spp en cultivos de cualquier muestra clínica: sangre, aspirado medular (la muestra más rentable), líquido articular, pus, orina, líquido cefalorraquídeo, biopsia hepática... (19). Aunque los hemocultivos constituyen la muestra más accesible, la rentabilidad de los mismos disminuye tras la fase aguda, por lo que su sensibilidad ronda entre el 10-90 %. El cultivo requiere además medidas especiales de bioseguridad y largos períodos de incubación, si bien con los medios automatizados actuales (como BACTECTM 9240), el crecimiento tiene lugar habitualmente en los primeros cinco días de incubación (19, 29).

Se puede establecer un diagnóstico definitivo de brucelosis (en ausencia de cultivo positivo) si se registra, en cualquier test serológico cuantitativo, un aumento de al menos cuatro veces los títulos de anticuerpos en dos semanas (28, 30).

La seroaglutinación en tubo (SAT) y su derivado, la microaglutinación, son los más empleados. Éstos detectan anticuerpos aglutinantes dirigidos hacia el lipopolisacárido de la pared bacteriana. Su principal utilidad es definir un diagnóstico presuntivo de brucelosis si se alcanzan títulos en una toma aislada de al menos 1:160, y de 1:320 en zonas endémicas (3, 28, 30, 31). Esta técnica presenta falsos negativos debido al efecto prozona (negativización del resultado como consecuencia de las altas concentraciones de anticuerpos) y no es válida para detectar *B. canis*. Además, su interpretación en casos de infecciones crónicas o recaídas es muy compleja, dado que en estos casos predominan los anticuerpos IgG no aglutinantes, que no se detectan correctamente por esta técnica (28, 30).

La prueba de rosa de Bengala también se basa en la detección, mediante aglutinación, de anticuerpos específicos frente a *Brucella* spp. Es una prueba cualitativa (no proporciona títulos de anticuerpos), pero muy rápida y sencilla, y cuenta con buenas tasas de sensibilidad y especificidad incluso en fases avanzadas de la enfermedad, por lo que se emplea como prueba de cribado antes de otras pruebas serológicas como la SAT (29). Otras técnicas serológicas menos empleadas en nuestro medio incluyen la prueba del 2-mercaptoetanol, útil para la monitorización del tratamiento; el Coombs indirecto y la prueba de inmunocaptura (BrucellaCapt® test, Vircell, Granada, España), ambos útiles para el diagnóstico de recaídas e infecciones crónicas; o ELISA, de elección en el estudio de neurobrucelosis y ante la sospecha de infección por *B. canis* (2, 29).

Recientemente se están diseñando técnicas moleculares para detección de DNA de *Brucella* spp (19, 29, 32).

Si se sospecha clínicamente, el estudio diagnóstico inicial debería incluir la toma de muestras para el cultivo (al menos un kit de hemocultivos, junto con otras muestras dirigidas según la sintomatología inicial), ya que en caso de positividad se confirmaría el diagnóstico. Dada la escasa rentabilidad y el retraso diagnóstico que conllevaría esperar al resultado, el abordaje inicial debe incluir además una prueba de rosa de Bengala, cuya negatividad descartaría la enfermedad. En caso de resultar positivo, se deberá ampliar el estudio con técnicas serológicas (SAT si existe sospecha de enfermedad aguda, ELISA o BrucellaCapt® en crónicas) y moleculares si estuviesen disponibles (29). Combinando estas técnicas serológicas y moleculares podremos establecer un diagnóstico de brucelosis aun en ausencia de crecimiento del microorganismo en cultivo (Tabla 2).

Existen datos de laboratorio o histología que pueden apoyar el diagnóstico, como la piuria en caso de afectación genitourinaria, la pleocitosis linfocitaria en la neurobrucelosis, el predominio linfocitario en el líquido sinovial o el hallazgo de granulomas no caseificantes en la biopsia.

Tratamiento

Las pautas de tratamiento son prologadas y combinan varios fármacos, de los que la doxiciclina es el pilar fundamental (6, 33). Las combinaciones antibióticas de elección incluyen doxiciclina durante 6 semanas, acompañada de un aminoglucósido por vía parenteral en los primeros días (6, 34, 35) (Tabla 3), que asocian una menor tasa de recaídas y fracasos terapéuticos que otros regímenes (36). Si bien las pautas que contienen gentamicina en lugar de estreptomicina están menos estudiadas, parece que estas primeras tienen una menor tasa de efectos adversos, mientras que no se han detectado diferencias en cuanto a su efectividad (36, 37). En cualquier caso, la administración de aminoglucósidos por vía parenteral y los efectos adversos asociados a su uso hacen que cada vez sea más frecuente la elección de pautas de antibióticos administrados únicamente por vía oral, especialmente en entornos de bajos recursos (34) donde el uso de vía parenteral y el control de las toxicidades supone un reto no siempre abordable .

Tabla 3: Esquemas de tratamiento de la brucelosis no focal, espondilitis, neurobrucelosis y endocarditis (33). bid: dos veces al día. TMP-SMX: trimetoprim/sulfametoxazol.

Brucelosis sin afectación focal en adultos	Doxiciclina 100 mg *bid* durante 6 semanas + Gentamicina 5 mg/kg/día durante 7-10 días. Doxiciclina 100 mg *bid* durante 6 semanas + Estreptomicina 1 gr/día durante 14-21 días. Doxiciclina 100 mg *bid* + Rifampicina 600 mg/día durante 6 semanas.
Brucelosis sin afectación focal en niños ≥ 8 años	Mismos regímenes que en adultos, pero con dosis de doxiciclina de 4,4 mg/kg/día.
Brucelosis sin afectación focal en < 8 años	TMP-SMX (10 mg/kg día de TMP) + Rifampicina (15-20 mg/kg/día) durante 6 semanas.
Embarazo	- TMP-SMX (160 mg de TMP/800 mg SMX) + Rifampicina (600 mg/día) durante 6 semanas.
Espondilitis	Doxiciclina 100 mg *bid* + Rifampicina 600 mg/día durante al menos 12 semanas + Gentamicina (5 mg/kg/día) o Estreptomicina (1 gr/día) durante 14 días.

Neurobrucelosis	Doxiciclina 100 mg *bid* + Rifampicina 600 mg/día durante al menos 12 semanas + Ceftriaxona (2 g *bid* durante 4-6 semanas).
Endocarditis	Doxiciclina 100 mg *bid* + Rifampicina 600 mg/día durante al menos 12 semanas + Gentamicina (5 mg/kg/día) o Estreptomicina (1 gr/día) durante 4 semanas.

Los esquemas basados en la combinación de doxiciclina y rifampicina durante seis semanas tienen peores tasas de respuesta cuando se comparan con doxiciclina y aminoglucósidos combinados (36-38); el motivo parece que se debe principalmente a la interacción de rifampicina con doxiciclina, disminuyendo las tasas plasmáticas de ésta. En algunos estudios, esta pauta se asocia hasta con un 20 % de recaídas (36), y además preocupa que pueda favorecer el desarrollo de resistencias de *M. tuberculosis* a rifampicina (34).

Otros esquemas alternativos incluyen la combinación de rifampicina con quinolonas, con tasas de recaída similares a la combinación de doxiciclina y rifampicina (33, 37). Las monoterapias con ceftriaxona, ciprofloxacino o trimetoprim/sulfametoxazol (TMP-SMX) han mostrado tasas alarmantemente elevadas de recaídas, y su utilización no se recomienda en la actualidad (33, 34, 37). Existe controversia acerca de la eficacia de la combinación triple de doxiciclina, rifampicina y un aminoglucósido en brucelosis sin otras formas de afectación focal que no sean la ósea o articular (33, 35-37, 39).

Las combinaciones con TMP-SMX son útiles en los casos en los que la doxiciclina está contraindicada (embarazo e infancia). Las formas focales como la espondilitis, endocarditis o la neurobrucelosis requieren esquemas largos de antibioterapia a dosis elevadas —en este último caso se priorizan fármacos con adecuada penetración en sistema nervioso central como la ceftriaxona—. El tratamiento de la brucelosis genitourinaria no está sistematizado (24, 34). Por último, existen datos que apoyan el empleo de hidroxicloroquina como coadyuvante ya que reduciría el tiempo de curación y las recaídas (40).

Una vez iniciado el tratamiento antibiótico, el seguimiento serológico es difícil de interpretar, por lo que la evolución se debe evaluar clínicamente. Las recaídas se deben fundamentalmente a regímenes subóptimos, y no se ha descrito desarrollo de resistencias antibióticas, por lo que los esquemas de tratamiento en estos casos son similares a los tratamientos previos (33, 35).

Prevención

El cribado del ganado en contacto con animales enfermos y el aislamiento de estos últimos son medidas fundamentales. Aunque se desarrollaron varias vacunas animales que han permitido disminuir la transmisión de la enfermedad, los efectos adversos y el potencial de patogenicidad en humanos han limitado su uso, especialmente en países con alto nivel socioeconómico (20, 41, 42). En España, los programas de control veterinario tanto en ganado bovino como ovino han dado sus frutos, convirtiendo a nuestro país inicialmente como libre de vacunación (13) y alcanzando en 2022 el estatus de libre de *Brucella* animal (10). Las medidas de control de alimentos, como la pasteurización de productos lácteos, han contribuido también de manera decisiva al descenso en la transmisión a humanos (10, 43). En los casos de profesionales sanitarios se recomiendan medidas de protección estándar, al igual que en personal veterinario con potencial riesgo de exposición (29), si bien el manejo de muestras biológicas se debe realizar idealmente en laboratorios con nivel de seguridad BSL3 (44).

En los casos de contacto accidental profesional de alto riesgo estaría indicado el tratamiento postexposición con la combinación de doxiciclina y rifampicina y seguimiento serológico posterior (45). Cabe recordar además que la brucelosis se considera potencial agente de bioterrorismo dada la baja dosis infectiva, la viabilidad del microorganismo en el medio ambiente y la posibilidad de la aerosolización de partículas infectivas (6, 46).

Bibliografía

1. D'Anastasio R., Staniscia T, Milia M. L, Manzoli L, Capasso L. Origin, evolution and paleoepidemiology of brucellosis. Epidemiol Infect. 2011;139(1):149-56.
2. Shakir R. Brucellosis. J Neurol Sci. 2021 Jan 15;420.
3. Gul HC., Erdem H. 226 - Brucelosis (especies de Brucella). In: Mandell, Douglas y Bennett Enfermedades infecciosas Principios y práctica. 2021. p. 2753–8.
4. Vassallo DJ. The corps disease: brucellosis and its historical association with the Royal Army Medical Corps. J R Army Med Corps. 1992;138(3):140–50.

5. Norman FF, Monge-Maillo B, Chamorro-Tojeiro S, Pérez-Molina JA, López-Vélez R. Imported brucellosis: A case series and literature review. Travel Med Infect Dis. 2016 May 1;14(3):182–99.

6. Pappas G, Akritidis N, Bosilkovski M, Tsianos E. Brucellosis. N Engl J Med. 2005;Jun 2(352):2325-36.

7. Pappas G, Papadimitriou P, Akritidis N, Christou L, Tsianos EV. The new global map of human brucellosis. Lancet Infect Dis. 2006;6(2):91-9.

8. Dean AS, Crump L, Greter H, Schelling E, Zinsstag J. Global Burden of Human Brucellosis: A Systematic Review of Disease Frequency. PLoS Negl Trop Dis. 2012;6(10).

9. Hull NC, Schumaker BA. Comparisons of brucellosis between human and veterinary medicine. Infect Ecol Epidemiol. 2018;8(1).

10. EFSA and ECDC (European Food Safety Authority and European Centre for Disease Prevention and Control), 2021. The European Union One Health 2020 Zoonoses Report. EFSA J. 2021;19(12):6971.

11. Nejad RB, Krecek RC, Khalaf OH., Hailat N, Arenas-Gamboa AM. Brucellosis in the middle east: Current situation and a pathway forward. PLoS Negl Trop Dis. 2020;14(5):1–17.

12. Ducrotoy MJ, Ammary K, Ait Lbacha H, Zouagui Z, Mick V, Prevost L, et al. Narrative overview of animal and human brucellosis in Morocco: intensification of livestock production as a driver for emergence? Infect Dis Poverty. 2015 Dec 22;4:57. doi: 10.1186/s40249-015-0086-5. PMID: 26690090; PMCID: PMC4687311.

13. La Unión Europea declara a España indemne de brucelosis bovina y al País Vasco de tuberculosis bovina. Nota de prensa del Ministerio de Agricultura, Pesca y Alimentación. 18 de febrero 2022. Accedido 30 agosto 2022. Available from: https://www.mapa.gob.es/en/prensa/ultimas-noticias/La-Unión-Europea-declara-a-España-indemne-de-brucelosis-bovina-y-al-País-Vasco-de-tuberculosis-bovina/tcm:38-608975.

14. Commission Implementing Regulation (EU) 2022/214 of 17 February 2022 amending certain Annexes to Implementing Regulation (EU) 2021/620 as regards the approval or withdrawal of the disease-free status

of certain Member States. Available from: http://data.europa.eu/eli/reg_impl/2022/214/oj.

15. Programa Nacional De Vigilancia Y Control De La Brucelosis Ovina Y Caprina 2022. Ministerio de agricultura, pesca y alimentación. Accedido 30 agosto 2022 [Internet]. Available from:https://www.mapa.gob.es/ca/ganaderia/temas/sanidad-animal-higiene-ganadera/programavigilanciaboc2022_tcm34-5839.

16. Doganay M, Aygen B. Human brucellosis : an overview. Int J Infect Dis. 2003;7(3):173-82.

17. Mesner O, Riesenberg K, Biliar N, Borstein E, Bouhnik L, Peled N, et al. The many faces of human-to-human transmission of brucellosis: congenital infection and outbreak of nosocomial disease related to an unrecognized clinical case. Clin Infect Dis. 2007 Dec 15;45(12):e135-40. doi: 10.1086/523726. PMID: 18190307.

18. Tuon F, Gondolfo R, Cerchiari N. Human-to-human transmission of Brucella - a systematic review. Trop Med Int Heal. 2017;22(5):539-46.

19. Franco MP, Mulder M, Gilman RH, Smits HL. Human brucellosis. Vol. 7, Lancet Infectious Diseases. 2007. p. 775-86.

20. Beeching NJ, Madkour MM. Brucellosis. In: Manson's Tropical Diseases: Twenty-Third Edition. Elsevier Ltd; 2013. p. 371-8.

21. Bosilkovski AM. Brucellosis : Epidemiology , microbiology , clinical manifestations , and diagnosis. In: In: UpToDate, Shefner J. M. (Ed), UpToDate, Waltham, M. A. (Accessed on August 09, 2022). 2022.

22. Esmaeilnejad-Ganji SM, Esmaeilnejad-Ganji SMR. Osteoarticular manifestations of human brucellosis: A review. World J Orthop. 2019;10(2):54-62.

23. Adetunji SA, Ramírez G, Foster MJ, Arenas-Gamboa AM. A systematic review and meta-analysis of the prevalence of osteoarticular brucellosis. PLoS Negl Trop Dis. 2019;13(1):1-21.

24. Erdem H, Elaldi N, Ak O, Gulsun S, Tekin R, Ulug M, et al. Genitourinary brucellosis: results of a multicentric study. Clin Microbiol Infect. 2014 Nov;20(11):O847-53. doi: 10.1111/1469-0691.12680.

25. Guven T, Ugurlu K, Ergonul O, Celikbas AK, Gok SE, Comoglu S, et al. Neurobrucellosis: clinical and diagnostic features. Clin Infect Dis. 2013

May;56(10):1407-12. doi: 10.1093/cid/cit072. Epub 2013 Feb 27. PMID: 23446629.

26. Kesav P, Vishnu VY, Khurana D. Is neurobrucellosis the Pandora's box of modern medicine? Clin Infect Dis. 2013;57(7):1056-7.

27. Herrick JA, Lederman RJ, Sullivan B, Powers JH, Palmore TN. Brucella arteritis: Clinical manifestations, treatment, and prognosis. Lancet Infect Dis. 2014;14(6):520-6.

28. CDC. Brucellosis Reference Guide: Exposures, Testing, and Prevention, Centres for Disease Control and Prevention, Atlanta, USA, 2017. Accedido 02 agosto 2022. Available from: http://www.selectagents.gov/.

29. Di Bonaventura G, Angeletti S, Ianni A, Petitti T, Gherardi G. Microbiological laboratory diagnosis of human brucellosis: An overview. Vol. 10, Pathogens. MDPI; 2021.

30. Yagupsky P, Morat P, Colmenero JD. Laboratory diagnosis of human brucellosis. Clin Microbiol Rev. 2020 Jan 1;33(1).

31. Shemesh AA, Yagupsky P. Limitations of the standard agglutination test for detecting patients with brucella melitensis bacteremia. Vector-Borne Zoonotic Dis. 2011 Dec 1;11(12):1599-601.

32. Dal T, Kara SS, Cikman A, Balkan CE, Acıkgoz ZC, Zeybek H, et al. Comparison of multiplex real-time polymerase chain reaction with serological tests and culture for diagnosing human brucellosis. J Infect Public Health. 2019 May-Jun;12(3):337-342. doi: 10.1016/j.jiph.2018.11.008. Epub 2018 Dec 13. PMID: 30553722.

33. Bosilkovski M, Keramat F, Arapović J. The current therapeutical strategies in human brucellosis. Infection. 2021 Oct;49(5):823-832. doi: 10.1007/s15010-021-01586-w. Epub 2021 Mar 1. PMID: 33650077.

34. Ariza J, Bosilkovski M, Cascio A, Colmenero JD, Corbel MJ, Falagas ME, et al. Perspectives for the treatment of brucellosis in the 21st century: the Ioannina recommendations. PLoS Med. 2007 Dec;4(12):e317. doi: 10.1371/journal.pmed.0040317.

35. Pappas G. Treatment of brucellosis. BMJ. 2008 Mar 29;336(7646):678-9. doi: 10.1136/bmj.39497.431528.80.

36. Solís García del Pozo J, Solera J. Systematic review and meta-analysis of randomized clinical trials in the treatment of human brucellosis. PLoS One. 2012;7(2):e32090. doi: 10.1371/journal.pone.0032090.

37. Skalsky K, Yahav D, Bishara J, Pitlik S, Leibovici L, Paul M. Treatment of human brucellosis: systematic review and meta-analysis of randomised controlled trials. BMJ. 2008 Mar 29;336(7646):701-4. doi: 10.1136/bmj.39497.500903.25. Epub 2008 Mar 5.

38. Meng F, Pan X, Tong W. Rifampicin versus streptomycin for brucellosis treatment in humans: A meta-analysis of randomized controlled trials. PLoS One. 2018 Feb 20;13(2):e0191993. doi: 10.1371/journal.pone.0191993.

39. Vrioni G, Bourdakis A, Pappas G, Pitiriga V, Mavrouli M, Pournaras S, et al. Administration of a triple versus a standard double antimicrobial regimen for human brucellosis more efficiently eliminates bacterial DNA load. Antimicrob Agents Chemother. 2014 Dec;58(12):7541-4. doi: 10.1128/AAC.03841-14.

40. Majzoobi MM, Hashemi SH, Mamani M, Keramat F, Poorolajal J, Ghasemi Basir HR. Effect of hydroxychloroquine on treatment and recurrence of acute brucellosis: a single-blind, randomized clinical trial. Int J Antimicrob Agents. 2018 Mar;51(3):365-369. doi: 10.1016/j.ijantimicag.2017.08.009.

41. Mantur BG, Amarnath SK, Shinde RS. Review of clinical and laboratory features of human brucellosis. Indian J Med Microbiol. 2007 Jul;25(3):188-202. doi: 10.4103/0255-0857.34758.

42. Ashford DA, di Pietra J, Lingappa J, Woods C, Noll H, Neville B, et al. Adverse events in humans associated with accidental exposure to the livestock brucellosis vaccine RB51. Vaccine. 2004 Sep 3;22(25-26):3435-9. doi: 10.1016/j.vaccine.2004.02.041.

43. Dadar M, Shahali Y, Whatmore AM. Human brucellosis caused by raw dairy products: A review on the occurrence, major risk factors and prevention. Int J Food Microbiol. 2019 Mar 2;292:39-47. doi: 10.1016/j.ijfoodmicro.2018.12.009.

44. Biosafety in Microbiological and Biomedical Laboratories. U.S. Department of Health and Human Sevices Centers for Disease Control National Institutes of Health. Accedido 10 sept 2022 [Internet]. 2020. Available from: https://www.cdc.gov/labs/BMBL.html.

45. Traxler RM, Guerra MA, Morrow MG, Haupt T, Morrison J, Saah JR, et al. Review of brucellosis cases from laboratory exposures in the United States in 2008 to 2011 and improved strategies for disease prevention. J Clin Microbiol. 2013 Sep;51(9):3132-6. doi: 10.1128/JCM.00813-13.

46. Jansen HJ, Breeveld FJ, Stijnis C, Grobusch MP. Biological warfare, bioterrorism, and biocrime. Clin Microbiol Infect. 2014 Jun;20(6):488-96. doi: 10.1111/1469-0691.12699.

Preguntas de autoevaluación

1. ¿Cuál de los siguientes no conlleva riesgo de transmisión de la brucelosis?

   a. Consumo de carne cruda de cerdos o cabras infectadas.

   b. Manipulación de cadáveres de animales infectados.

   c. Consumo de leche fresca de cabras o camellos infectados.

   d. Contacto con secreciones respiratorias de personas infectadas.

   e. Inhalación de partículas infectivas al manipular muestras biológicas.

2. Acerca de la distribución geográfica mundial de la brucelosis, es falso que:

   a. Presenta un claro predominio por áreas de climas húmedos en regiones subtropicales o tropicales.

   b. La información disponible suele ser incompleta y sesgada debido a la infranotificación de casos.

   c. La península Arábiga y las repúblicas exsoviéticas de Asia central son importantes focos.

   d. El número de casos autóctonos notificados en los últimos años en España es inferior a 100 casos/año.

   e. Los países de la UE cuentan con programas de vigilancia y control de la brucelosis bien diseñados.

3. En relación con la clínica de la brucelosis, es falso que:

   a. Las manifestaciones clínicas principales (fiebre, astenia...) suelen ser inespecíficas.

   b. No existen datos analíticos característicos de la brucelosis que orienten hacia el diagnóstico.

   c. La neurobrucelosis, que es la complicación más frecuente de la brucelosis, puede cursar como un cuadro de meningoencefalitis.

   d. La endocarditis es una complicación que condiciona una importante mortalidad.

   e. La espondilitis, que muy frecuentemente afecta al territorio lumbar, puede deparar importantes secuelas.

4. Podemos considerar el diagnóstico de brucelosis como definitivo si:

   a. Obtenemos títulos de anticuerpos frente a *Brucella* de 1:320 en un área endémica.

   b. Obtenemos dos pruebas de rosa de Bengala positivas analizadas con dos semanas de diferencia.

   c. Si detectamos material genético de *Brucella* por amplificación de ácidos nucleicos.

   d. Si se aísla *Brucella spp* en un cultivo de aspirado de médula ósea.

   e. Ninguna de las anteriores es criterio diagnóstico de brucelosis.

5. Para el tratamiento de la brucelosis humana, es importante tener en cuenta que:

   a. Añadir un aminoglucósido en la fase inicial permite reducir la duración del tratamiento a tres semanas.

   b. La rifampicina no está indicada en la neurobrucelosis por su falta de eficacia en SNC.

   c. La pauta de rifampicina y doxiciclina tiene mayor tasa de recaídas que doxiciclina + gentamicina.

   d. Los esquemas antibióticos están bien sistematizados gracias a consensos internacionales.

   e. Los casos de recaídas deben tratarse con al menos cuatro antibióticos activos frente al microorganismo.

Respuestas correctas

1. d
2. a
3. c
4. d
5. c

2.1.8. Fiebre tifoidea

Autores: Juan R Castillo[1], Eduardo Malmierca Corral[1, 2]
[1]Servicio de Medicina Interna y Enfermedades Infecciosas
Hospital Universitario Infanta Sofía
[2]Facultad de Ciencias Biomédicas. Universidad Europea de Madrid

Ideas clave:

1. La fiebre tifoidea está causada por la bacteria *Salmonella* entérica serotipo *typhi*.
2. Se transmite principalmente a través de la ingesta de alimentos o agua contaminados con las   heces de personas infectadas.
3. La falta de acceso a agua potable y saneamiento básico son factores de riesgo para la transmisión.
4. El diagnóstico se basa en el aislamiento de la bacteria en sangre o heces del paciente.
5. El tratamiento con antibióticos sigue siendo la estrategia principal para el control y erradicación de la enfermedad.
6. La vacunación y la mejora de las condiciones sanitarias y de agua potable son cruciales para prevenir la enfermedad.

Introducción:

La fiebre tifoidea es una enfermedad infecciosa que se transmite por la ingesta de alimentos o agua contaminados con heces de personas infectadas por la bacteria *Salmonella typhi* (1, 2). Se estima que cada año se producen alrededor de 11-20 millones de casos de fiebre tifoidea en todo el mundo, con una mortalidad aproximada del 1-2 %. La enfermedad se presenta principalmente en países en vías de desarrollo, donde las condiciones sanitarias son deficientes y el acceso a agua potable es limitado.

Epidemiología (1-5):

La fiebre tifoidea es una enfermedad endémica en muchos países en vías de desarrollo, sobre todo en África y Asia. Las cifras son especialmente elevadas en las zonas más cálidas de Extremo Oriente como subcontinente indio, Pakistán y Bangladesh. En varios países de América Latina se ha notificado un descenso significativo de FT en los últimos años.

La fiebre tifoidea es más frecuente en niños entre los 2-4 años y en los adultos jóvenes, presentando un pico bimodal. Se cree que en los niños menores de 2 años la incidencia es menor, debido al paso transplacentario de anticuerpos maternos y a la menor exposición a alimentos y agua contaminados debido a la alimentación con lactancia materna.

La transmisión se produce principalmente por la ingesta de alimentos o agua contaminados con las heces de personas infectadas, aunque también es posible la transmisión directa de persona a persona. Los brotes pueden ocurrir cuando las condiciones sanitarias son deficientes, como en campos de refugiados y áreas con desastres naturales.

Representa un alto riesgo infeccioso para las personas que viajan a países endémicos. Por lo que actualmente se considera que muchos de los casos diagnosticados en países desarrollados son importados.

El período de incubación de la fiebre tifoidea es de 7-14 días aproximadamente, aunque puede variar de 3 a 60 días. El reservorio es el ser humano. El período de transmisión se extiende hasta 3 meses después de la infección.

Se estima que menos del 5 % de los pacientes infectados se convertirán en portadores crónicos asintomáticos; sobre todo mujeres y personas con enfermedades biliares (colelitiasis, carcinoma) debido a que la bilis es considerada el principal reservorio.

Manifestaciones clínicas:

Primeramente, la bacteria prolifera en el tejido linfoide asociado a mucosas (tejido MALT). En esta fase la fiebre tifoidea se presenta con síntomas similares a los de otras enfermedades febriles. Los síntomas incluyen fiebre prolongada con escalofríos, cefalea y dolor abdominal, diarrea o estreñimiento, debilidad generalizada; se ha descrito también tendencia al sueño y bradipsiquia. En la exploración física durante esta fase, los hallazgos no son muy específicos, si bien se pueden encontrar signos más característicos, aunque no patognomónicos. Entre ellos destaca la roséola tífica (exantema maculopapular tenue al final de la primera semana que desaparece en 2-5 días), la lengua «tostada» y la bradicardia relativa (ausencia de taquicardia a pesar de tener fiebre); además se puede encontrar hepatomegalia y esplenomegalia.

Desde el tejido MALT la bacteria puede diseminarse por vía hematógena a cualquier órgano produciendo abscesos tíficos. De todas las localizaciones, es más frecuente la afectación del colon (secundaria a bacteriemia y no por afectación primaria de MALT). Por eso, es a partir de la 3ª o 4ª semana cuando los casos no tratados pueden presentar complicaciones graves como: hemorragia digestiva baja o perforación intestinal de úlceras localizadas en íleon (placas de Peyer) y en colon. Estos pacientes pueden desarrollar peritonitis, shock séptico y, si no reciben tratamiento oportuno, la muerte. Además, puede haber abscesos tíficos pulmonares, hepáticos óseos, cerebrales, endocarditis...

Diagnóstico:

El diagnóstico se basa en la presencia de síntomas típicos y en la confirmación bacteriológica de *Salmonella typhi*.

En el hemograma se puede observar leucopenia con neutropenia en un 15-20 % de los casos. El aislamiento del microorganismo en hemocultivos es del 90 % durante la primera semana de síntomas, pero sólo del 50 % en la tercera semana. También se puede aislar en coprocultivo (a partir de la tercera semana) y/o mielocultivo (alto rendimiento, incluso si han recibido antibioterapia) e identificación del serogrupo por medio de la espectrometría de masas (ionización láser por matriz por tiempo de vuelo «MALDI-TOF»), la detección sérica de anticuerpos específicos IgA/IgM o IgG, y la ampliación de ácido nucleico mediante reacción en cadena de la polimerasa (PCR). Las técnicas serológicas rápidas como la reacción de Widal tienen una baja especificidad con un valor predictivo positivo demasiado bajo. No se recomienda utilizarlas (a pesar de que su uso está muy extendido en países de baja renta).

Tratamiento (3-5):

El tratamiento de la FT se basa en la administración de antibióticos. Históricamente se utilizaba el ciprofloxacino y sigue siendo el fármaco de elección en la fiebre tifoidea no complicada en la mayoría de los países, excepto en el sudeste asiático. Debido a las altas tasas de resistencia a fluorquinolonas reportadas en casos procedentes del sudeste asiático se sugiere administrar **ceftriaxona** 2 g/día por vía intravenosa durante 10-14 días (si la evolución es favorable se puede completar el tratamiento por vía oral con cefixima 400 mg/8-12 h); o **azitromicina** 1 g/día v.o. por 5 días o 500 mg/día v.o. por 7 días. También es de elección la ceftriaxona para tratamiento de la fiebre tifoidea complicada de cualquier origen geográfico. En algunos entornos se sigue utilizando como tratamiento cloranfenicol.

El tratamiento debe ser individualizado según la edad del paciente, antecedente de viaje reciente a países endémicos, la gravedad de la enfermedad y la resistencia antibiótica local. Si en el antibiograma se confirma la sensibilidad a fluorquinolonas se puede emplear ciprofloxacino 500 mg/12 h v.o. o 400 mg c/12 h i.v. por 7 días.

En los portadores crónicos se recomienda ciprofloxacino 750 mg/12 h por 4 semanas (otras alternativas son: amoxicilina 100 mg/kg/día dividido en 4-6 dosis o cotrimoxazol 160/800 mg 2 comprimidos/12 horas durante 3 meses). Si el paciente presenta colelitiasis se realizará colecistectomía ya que la bilis es el principal reservorio.

Medidas preventivas (3-5):

Las medidas preventivas incluyen la vacunación contra la fiebre tifoidea, el acceso a agua potable y saneamiento adecuado, la educación en higiene personal y la mejora de las condiciones sanitarias en comunidades endémicas. También se recomienda evitar el consumo de alimentos crudos o poco cocidos e higiene de manos.

Actualmente, hay dos tipos de vacunas contra la fiebre tifoidea: la vacuna inactivada inyectable de polisacáridos y la vacuna oral de células vivas atenuadas. Ambas vacunas son eficaces y seguras, pero tienen diferentes características.

La vacuna inyectable de polisacárido es eficaz en un corto plazo y proporciona protección de dos a tres años. Sin embargo, su efectividad en niños menores de dos años es limitada. Por otro lado, la vacuna oral de células vivas atenuadas es eficaz en un plazo más prolongado, proporcionando protección de hasta cinco años. Es segura y puede ser administrada a niños mayores de seis años, pero requiere tres dosis y revacunación cada 1-2 años. Además, se ha demostrado que también puede prevenir la enfermedad en portadores asintomáticos.

En 2018 la organización mundial de la salud (OMS) aprueba y recomienda la vacunación de niños mayores de 6 meses en los países endémicos con la vacuna conjugada inyectable (TCV). Sin embargo, esta vacuna no se encuentra comercializada en España.

Bibliografía

1. Crump JA. Progress in Typhoid Fever Epidemiology. Clin Infect Dis. 2019 Feb 15;68(Suppl 1):S4-S9. doi: 10.1093/cid/ciy846.
2. Manesh A, Meltzer E, Jin C, Britto C, Deodhar D, Radha S, et al. Typhoid and paratyphoid fever: a clinical seminar. J Travel Med. 2021 Apr 14;28(3): taab012. doi: 10.1093/jtm/taab012. PMID: 33550411.
3. Masuet-Aumatell C, Atouguia J. Typhoid fever infection - Antibiotic resistance and vaccination strategies: A narrative review. Travel Med Infect Dis. 2021 Mar-Apr;40:101946. doi: 10.1016/j.tmaid.2020.101946.
4. Carey ME, McCann NS, Gibani MM. Typhoid fever control in the 21st century: where are we now? Curr Opin Infect Dis. 2022 Oct 1;35(5):424-430. doi: 10.1097/QCO.0000000000000879.
5. Mensa J. Guía de terapéutica antimicrobiana 2022. 32a ed. Barcelona, España: Antares; 2022. 1012 p.

Preguntas de autoevaluación

1. ¿Cuál es el tiempo de incubación típico de la fiebre tifoidea?
   a. De 1 a 3 días.
   b. De 3 a 7 días.
   c. De 7 a 14 días.
   d. De 14 a 21 días.
   e. De 3 a 14 horas.

2. ¿Cuáles son los factores de riesgo para adquirir fiebre tifoidea?
   a. Viajar a países en desarrollo con mala higiene y saneamiento.
   b. Consumir alimentos y agua contaminados con la bacteria.
   c. Trabajar en la industria alimentaria o en servicios sanitarios.
   d. Todas las anteriores.
   e. a y b son correctas.

3. ¿Qué factores influyen en el aumento de la resistencia antibiótica en la fiebre tifoidea?
   a. Escasa inversión en investigación y desarrollo de nuevos antibióticos.
   b. Baja cobertura de vacunación contra la fiebre tifoidea.
   c. Uso inapropiado e irracional de antibióticos.
   d. Consumo excesivo de bebidas alcohólicas fermentadas (cerveza).
   e. Consumo de alimentos procesados semicurados y agua del grifo.

4. ¿Cuál es la principal complicación de la fiebre tifoidea?
   a. Neumonía.
   b. Perforación intestinal.
   c. Meningitis.
   d. Insuficiencia renal.
   e. Endocarditis.

Respuestas correctas

1. c
2. d
3. c
4. b

2.1.9. Melioidosis

Profesor: Gerardo Rojo Marcos
Servicio de Medicina Interna
Hospital Universitario Príncipe de Asturias
Alcalá de Henares

Ideas clave

1. La melioidosis es la enfermedad producida por el bacilo gram negativo *Burkholderia pseudomallei*, que vive en el suelo y el agua en zonas tropicales o subtropicales.
2. Se transmite principalmente por inhalación y a través de la piel. Produce melioidosis en pacientes con factores de riesgo, especialmente en aquéllos con diabetes mellitus.
3. La mayoría cursa como un cuadro séptico agudo con bacteriemia, neumonía o abscesos en múltiples órganos y tiene una alta mortalidad.
4. La identificación microbiológica exige técnicas avanzadas como MALDI-TOF o PCR.
5. El tratamiento antibiótico intensivo inicial debe ser parenteral seguido de un tratamiento oral prolongado para evitar recidivas.

Caso clínico:

Un varón de 29 años, natural de Gambia y residente en España durante los últimos seis años, consultó por la aparición de masas dolorosas y edema en ambos miembros inferiores, sensación febril y tos escasamente productiva de 3-4 semanas de evolución.

El paciente recibió tratamiento esteroideo por una hepatitis autoinmune, y había desarrollado una diabetes mellitus que precisaba insulina. Como antecedente epidemiológico reseñable, el paciente había viajado a su país de origen, Gambia, durante cinco meses, sin haber realizado una consulta médica antes del viaje, no había recibido quimioprofilaxis de malaria y refería que durante el viaje caminó descalzo en el distrito de Janjanbureh.

En la exploración física, se encontraba febril, con disminución del murmullo vesicular en el tercio inferior del hemitórax izquierdo, y presentaba edema bilateral con fóvea hasta rodillas. Además, en miembros inferiores eran evidentes varias tumoraciones de gran tamaño, dolorosas, de consistencia firme, con aumento de la temperatura local; algunas se encontraban adheridas a planos profundos, sobre todo en las zonas pretibial y gemelar. No había solución de continuidad en la piel, ulceraciones, hematoma ni crepitación a la palpación. Los análisis mostraban: leucocitos 16 300/μL (93 % neutrófilos); Hb 10,4 g/dL; plaquetas 300 000/μL; glucosa 340 mg/dL; Na^+ 126 mmol/L; albúmina 2,5 g/dl; VSG 87 mm/h y PCR 8,7 mg/dl, con el resto de la bioquímica, coagulación y orina dentro de límites normales. El mantoux, auramina en esputo, hemocultivos, coprocultivo, parásitos en heces, antígeno de malaria, gota gruesa y serología de VIH fueron negativos. El ecocardiograma transtorácico no mostró vegetaciones ni signos de endocarditis. Una ecografía y RMN de ambas piernas revelaron varios abscesos de 10-15 cm que afectaban a la musculatura posterior (gemelos y sóleo) de ambas piernas y también a la parte anterior del miembro inferior derecho. En el TAC tóraco-abdómino-pélvico se objetivaron dos nódulos pulmonares compatibles con émbolos sépticos, además de un infiltrado alveolar en lóbulo inferior izquierdo con derrame pleural loculado y varias lesiones esplénicas también sugestivas radiológicamente de corresponder a émbolos sépticos.

Se drenaron los abscesos quirúrgicamente, y se cultivó el material obtenido; en él se aislaron bacilos gram negativos que fueron identificados como *Burkholderia* spp, que también creció en esputo. Finalmente, se pudo identificar la especie como *Burkholderia pseudomallei* con técnicas moleculares más avanzadas. Se inició ceftazidima, vancomicina y ciprofloxacino iv empíricamente. Tras la identificación definitiva, se mantuvo el tratamiento con ceftazidima y se añadió cotrimoxazol durante cuatro semanas; posteriormente completó cotrimoxazol y doxiciclina durante tres meses, con buena evolución clínica y radiológica.

Epidemiología

Burkholderia pseudomallei es un bacilo gram negativo de difícil identificación que vive en el suelo y el agua. La melioidosis es endémica en más de 48 países, la mayoría tropicales o subtropicales, de Asia, América, África y Oceanía, aunque se sospecha que existe en otros 34 países. La zona de mayor incidencia es el sudeste asiático, especialmente Tailandia, donde es una de las causas principales de neumonía grave. Se estiman unos 165 000 casos anuales y 89 000 muertos a nivel mundial con una gran carga económica, ya que a menudo requiere tratamientos prolongados e ingreso en UCI. Es más frecuente en zonas rurales, en épocas lluviosas o tras tormentas y tifones por aerosolización. Se transmite por inoculación a través de pequeñas heridas de la piel, por inhalación o más raramente por ingesta. No suele ser contagiosa entre personas.

Factores de riesgo

En inmunocompetentes la mayoría de las infecciones son asintomáticas. Cuando produce enfermedad, la mayoría ocurre en pacientes con factores de riesgo, sobre todo diabetes mellitus; otros factores de riesgo son el alcoholismo, la enfermedad renal y pulmonar crónicas, la insuficiencia cardiaca, tratamientos inmunosupresores o pacientes que reciben quimioterapia. Se podría considerar una auténtica infección oportunista.

Clínica

El 88 % son cuadros agudos, con un período medio de incubación de 4 días (1-21 días). Produce un cuadro febril con bacteriemia (55 %) y shock séptico (20 %) en casos graves. Cursa principalmente con neumonía y/o abscesos por diseminación en múltiples órganos (próstata, bazo, riñones, hígado, adrenales, músculos, mediastino, ganglios linfáticos, piel...) como en el caso descrito. También puede producir osteomielitis, artritis séptica y afectación del SNC. Tiene una mortalidad entre el 5-40 %, según la posibilidad de establecer un diagnóstico y tratamiento precoces, incluido el soporte en unidades de cuidados intensivos y el acceso a antibióticos adecuados. Otro 9 % cursa como cuadros crónicos de más de dos meses de duración, con fiebre prolongada, síndrome constitucional y afectación pulmonar que puede ser similar a la de la tuberculosis. El 3 % restante son reactivaciones de infecciones antiguas.

Diagnóstico

Burkholderia pseudomallei crece bien en los medios de cultivos habituales (hemocultivos, secreciones respiratorias, pus de abscesos), pero precisa técnicas bioquímicas avanzadas, MALDI-TOF o diagnóstico molecular, para su correcta identificación. En zonas rurales de países de baja renta no es posible hacer un diagnóstico y tratamiento adecuados. La serología es poco útil en el diagnóstico porque puede tardar en positivizar en cuadros agudos, y, además, en zonas endémicas hay una alta seropositividad en la población general, por lo que puede dar lugar a resultados falsos positivos.

Tratamiento

La antibioterapia consta de dos fases. Inicialmente se administra ceftazidima o meropenem i.v. durante 2-8 semanas, según la localización de la infección, añadiendo cotrimoxazol i.v. en los casos más graves, o con afectación de SNC y en los abscesos no pulmonares. También se puede añadir GM-CSF en caso de shock séptico. A continuación, se pasa a la fase de erradicación, administrando cotrimoxazol por vía oral durante 3-6 meses, también según localización, para evitar recidivas.

Prevención

En áreas endémicas, las personas con factores de riesgo deben evitar la exposición de la piel a suelos y aguas superficiales y protegerse en caso de tormentas intensas o inundaciones.

En caso de exposición de alto riesgo durante la asistencia sanitaria (p.ej. pinchazo con material contaminado), en el laboratorio o por bioterrorismo, se recomienda profilaxis con cotrimoxazol v.o. durante 21 días. Actualmente se están desarrollando varias vacunas, pero todavía no están disponibles.

Bibliografía

1. Birnie E, Biemond JJ, Wiersinga WJ. Drivers of melioidosis endemicity: epidemiological transition, zoonosis, and climate change. Curr Opin Infect Dis. 2022;35(3):196-204.

2. Chowdhury S, Barai L, Afroze SR, Ghosh PK, Afroz F, Rahman H, *et al.* The Epidemiology of Melioidosis and Its Association with Diabetes Mellitus: A Systematic Review and Meta-Analysis. Pathogens. 2022 Jan 25;11(2):149. doi: 10.3390/pathogens11020149.

3. Currie BJ. Melioidosis and Burkholderia pseudomallei: progress in epidemiology, diagnosis, treatment and vaccination. Curr Opin Infect Dis. 2022;35(6):517-23.

4. Sullivan R.P, Marshall CS, Anstey NM, Ward L, Currie BJ. 2020 Review and revision of the 2015 Darwin melioidosis treatment guideline; paradigm drift not shift. PLoS Negl Trop Dis. 2020;14(9):e0008659.

5. Virk HS, Mukhopadhyay C, Wiersinga WJ. Melioidosis: A Neglected Cause of Community-Acquired Pneumonia. Semin Respir Crit Care Med. 2020;41(4):496-508.

6. Birnie E, Virk HS, Savelkoel J, Spijker R, Bertherat E, Dance DAB, *et al.* Global burden of melioidosis in 2015: a systematic review and data synthesis. Lancet Infect Dis. 2019 Aug;19(8):892-902. doi: 10.1016/S1473-3099(19)30157-4. Epub 2019 Jul 5.

7. Wiersinga WJ, Virk HS, Torres AG, Currie BJ, Peacock SJ, Dance DAB, *et al.* Melioidosis. Nat Rev Dis Primers. 2018 Feb 1;4:17107. doi: 10.1038/nrdp.2017.107.

8. Dan M. Melioidosis in Travelers: Review of the Literature. J Travel Med. 2015;22(6):410-4.

9. Limmathurotsakul D, Golding N, Dance DA, Messina JP, Pigott DM, Moyes CL, *et al.* Predicted global distribution of Burkholderia pseudomallei and burden of melioidosis. Nat Microbiol. 2016 Jan 11;1:15008. doi: 10.1038/nmicrobiol.2015.8. PMID: 27571754.

Preguntas de autoevaluación

1. Sobre la transmisión y epidemiología de *Burkholderia pseudomallei*, NO es cierto que:
    a. Aumenta su incidencia tras tormentas e inundaciones.
    b. Los principales mecanismos son la inhalación y a través de la piel.
    c. La pobreza aumenta el riesgo de enfermedad grave y muerte.
    d. La transmisión persona-persona también es frecuente.
    e. Los casos descritos en Europa son importados.

2. ¿Qué órganos puede afectar la melioidosis?
    a. Pulmón.
    b. Próstata.
    c. Bazo.
    d. Cerebro.
    e. Todos son ciertos.

3. ¿Cuál es el método diagnóstico menos rentable para la melioidosis en zonas endémicas?
    a. Cultivo de esputo.
    b. Serología.
    c. Hemocultivo.
    d. Cultivo de absceso.
    e. MALDI-TOF.

4. En el tratamiento de la melioidosis:
    a. Siempre debe durar más de 4 meses para evitar recidivas.
    b. Todo el tratamiento debe realizarse con antibióticos parenterales.
    c. La duración del tratamiento depende de la localización de la infección.
    d. En inmunocompetentes no es necesario el tratamiento porque es una enfermedad autolimitada.
    e. Con tratamiento adecuado la mortalidad puede llegar al 40 %.

5. En el caso clínico de melioidosis referido:
   a. No hubo bacteriemia porque los hemocultivos fueron negativos.
   b. El paciente debió permanecer en aislamiento de contacto y gotas en el hospital.
   c. La diabetes mellitus no aumentó el riesgo de melioidosis.
   d. Los émbolos sépticos de bazo y pulmón se produjeron por contigüidad.
   e. La puerta de entrada más probable fue a través de la piel de los pies descalzos.

Respuestas correctas

1. d
2. e
3. b
4. c
5. e

2.1.10. Peste

Profesora: Laura Prieto Pérez

División de Enfermedades Infecciosas.

Hospital Universitario Fundación Jiménez Díaz. Madrid.

Ideas clave

1. La peste está causada por *Yersinia pestis*, una bacteria gram negativa, que es transportada por un vector, generalmente la pulga.

2. No está erradicada y con cierta frecuencia causa brotes locales en África, Asia, sudeste de EE.UU. y Sudamérica.

3. Clínicamente puede manifestarse con adenopatías dolorosas (peste bubónica); en forma generalizada (septicémica); o neumónica. La peste neumónica puede ser primaria, por inhalación de la bacteria; o secundaria, por diseminación hematógena en la forma septicémica.

4. La mejor medida para prevenirla es evitar el contacto con roedores vivos o muertos.

5. El tratamiento de elección son los antibióticos aminoglucósidos y las fluoroquinolonas.

Introducción

La peste es una enfermedad infecciosa que a lo largo de la Historia ha causado varias pandemias en Europa y Asia, epidemias locales en Asia, África, Sudamérica y sudeste de Norteamérica. Es responsable de unos doscientos millones de muertos en todo el mundo. Está producida por *Yersinia pestis,* un cocobacilo aerobio de la familia de las enterobacterias, y transportada por un vector, generalmente la pulga, que previamente ha picado a un animal infectado, habitualmente roedores u otros animales (1). El reservorio natural del vector suelen ser ratas y ratones peridomésticos o salvajes con contacto ocasional con el hombre (ardillas, hámsteres, jerbos, perros de las praderas, puercoespines, castores, lirones, marmotas, etcétera).

Las pulgas son insectos hematófagos sifonápteros (sin alas y con boca capaz de perforar la piel del animal para succionar e inocular) portadores de la bacteria en su tubo digestivo, que pueden saltar desde esos reservorios para picar directamente al hombre o a mascotas domésticas, y desde éstas al hombre. Asimismo, se han producido casos en personal de laboratorio al manipular los cadáveres de animales infectados; también se valora la posibilidad de bioterrorismo mediante manipulación genética de la bacteria y transmisión por aerosoles.

La peste es una zoonosis murina, y el ser humano es un hospedador incidental.

Su agente causal, *Yersinia pestis*, fue identificado casi simultáneamente por los bacteriólogos Alexander Yersin y Shibasaburo Kitasato en ganglios inflamados de enfermos afectados por peste bubónica (del griego βουβών 'bubón': tumor en la ingle) en la epidemia que asoló Hong Kong en 1894 (2).

La *Yersinia pestis* procede de la enterobacteria *Yersinia pseudotuberculosa* presente en Eurasia desde hace unos 6000 años; su capacidad patógena se debe a la adquisición de tres plásmidos (pMT1, pPCP1 y pCD1) relacionados con su virulencia. Ésta radica en: proteínas presentes en la capa externa de su membrana; una proteasa activadora del plasminógeno; sistemas de captación de hierro; y patrones moleculares de respuesta asociados a patógenos, vías por las que es capaz de alterar el sistema inmune del paciente permitiendo su replicación descontrolada en ganglios linfáticos y pulmones (3).

La peste no está erradicada, y reaparece esporádicamente con decenas o centenares de casos en varias zonas geográficas: el 90 % en África (Uganda, Zambia, R.D. del Congo y, recientemente, Madagascar); Asia (China, India, Vietnam), Sudamérica (Perú, Brasil) y Estados del suroeste de Norteamérica (Arizona y Nuevo Méjico), por lo que sigue representando un problema de salud pública (4).

Clínica

Tras un período de incubación de dos a ocho días, la peste se manifiesta como uno de los tres síndromes fundamentales:

1. ganglionar, o peste bubónica, el 80-90 % de los casos.
2. septicémica (10-15 %).
3. pulmonar o neumónica, poco frecuente pero no excepcional.

En la forma bubónica, tras la picadura de la pulga, la lesión cutánea puede pasar inadvertida o, por el contrario, manifestarse con pústulas o úlceras necróticas. Los síntomas iniciales son cefalea, fiebre alta y escalofríos; además, si la picadura se produjo en una extremidad —como es frecuente—, puede existir eritema local junto con inflamación aguda, muy dolorosa y con poca o nula fluctuación, de los ganglios regionales (ingle, axila, cuello). Excepcionalmente aparece púrpura secundaria a coagulación intravascular diseminada.

La forma septicémica se produce si el paciente no es tratado precozmente y debuta con mal estado general, hipotensión, afectación pulmonar (neumonía secundaria), faringoamigdalar (si la bacteria fue ingerida), meníngea (con aumento de proteínas, glucosa baja y pleocitosis neutrofílica en el LCR), coagulopatía, deterioro de la función renal, shock séptico y fracaso multiorgánico.

La peste neumónica o pulmonar se puede producir por inhalación directa (primaria) de la *Yersinia pestis* presente en secreciones respiratorias de personas o animales infectados o, con más frecuencia, secundariamente por diseminación hematógena desde ganglios u otros tejidos infectados (4,5). Además, cabe la posibilidad de transmisión directa por proximidad estrecha entre personas, y se han dado casos en personal sanitario por exposición directa en el laboratorio. El período de incubación de la peste pulmonar primaria es mucho más corto (desde unas horas a dos o tres días) que en la forma diseminada; se manifiesta con disnea de instauración brusca y rápidamente progresiva, fiebre alta, tos y hemoptisis; y, salvo que el paciente reciba tratamiento de manera inmediata, conduce a la muerte en uno o dos días.

Diagnóstico

El grado de sospecha clínica es fundamental para establecer un diagnóstico precoz y tratamiento a tiempo. En todo paciente con un cuadro agudo de fiebre, adenopatías dolorosas y mal estado general que resida en áreas endémicas o haya viajado a ellas, ha de incluirse la peste en el diagnóstico diferencial; más aún si ha podido tener contacto con animales infectados en los diez días previos al inicio del cuadro (3, 6). Igualmente, se debe considerar siempre la posibilidad de coinfección con malaria y es obligado descartarla. Al mismo tiempo, debemos valorar firmemente este diagnóstico en aquellos pacientes con fiebre, hemoptisis y en el que se observen bacilos gram negativos en el esputo.

Yersinia crece bien en los medios habituales de cultivo. El examen directo de la extensión de sangre periférica con Wright-Giemsa muestra pequeños cocobacilos gram negativos en casi la mitad de los casos, y tanto el examen del aspirado ganglionar como los hemocultivos son positivos hasta en el 80 % de los pacientes, dependiendo de la forma clínica. El aspirado ganglionar (del bubón) es de especial interés por su accesibilidad, si bien precisa, por su firmeza, inyectar suero salino antes de realizarlo. Con la tinción de Wayson (fucsina y azul de metileno) en sangre o en el esputo *Yersinia pestis* aparece de color púrpura con un aspecto característico de imperdible, con una vacuola central.

Como método de confirmación, se puede utilizar la PCR o bien la serología (la tasa de anticuerpos frente al antígeno F-1 de *Y. pestis* debe cuadruplicarse en una semana). Por último, está comercializada una prueba rápida (F1RDT) capaz de detectar ese antígeno por inmunocromatografía en menos de 15 minutos en aspirado bubónico, orina o en el esputo del paciente (6).

Tratamiento

El retraso en el inicio del tratamiento antibiótico se asocia con una mayor mortalidad.

El tratamiento de elección son los aminoglucósidos: gentamicina (2 mg/kg de peso i.v/12 horas) o amikacina (5 mg/kg de peso i.v/8 horas) durante dos semanas, y siempre se deben administrar sin demora. Las fluoroquinolonas (ciprofloxacino, 500-750 mg/12 h), levofloxacino (500-750 mg/12 h) o moxifloxacino (400 mg/día), constituyen una buena alternativa para la forma bubónica, la septicémica o la neumónica tanto primaria como secundaria. La doxiciclina es útil en la peste bubónica, pero menos en las otras formas.

Como alternativas, se pueden utilizar el cotrimoxazol y el cloranfenicol.

A pesar del tratamiento adecuado, la mortalidad puede superar el 15 %, sobre todo en las formas septicémicas y pulmonares (7, 8).

En los contactos con pacientes o con sospecha de peste neumónica se deben administrar fluoroquinolonas o doxiciclina como profilaxis postexposición.

Hasta la fecha no se dispone de ninguna vacuna con eficacia contrastada (9).

Bibliografía

1. Barbieri R, Signoli M, Chevé D, Costedoat C, Tzortzis S, Aboudharam G, *et al.* Yersinia pestis: the natural history of plague. Clin Microbiol Rev. 2021; 34: 1- 44

2. Bibel J y Chen TH. Diagnosis of plague: an analysis of the Yersin-Kitasato controversy. Bacteriol Rev. 1976; 40: 633-51.

3. Demeure CE, Dussurget O, Mas Fiol G, Le Guern AS, Savin C, Pizarro-Cerdá J. *Yersinia pestis* and plague: an updated view on evolution, virulence determinants, immune subversion, vaccination, and diagnostics. Genes & Immunity 2019; 20: 357-70.

4. Yang R. Plague: recognition, treatment, and prevention. J. Clin Microbiol. 2018; 56: 1-6

5. Pechous RD, Sivaramian V, Stasulli NM, Goldman WE. The pneumonic plague: the darker side of *Yersinia pestis*. Trends Microbiol. 2016; 24: 190-7.

6. Chanteau S, Rahalison L, Ralafiarisoa L, Foulon J, Ratsitorahina M, Ratsifasoamanana L, *et al.* Development and testing of a rapid diagnostic test for bubonic and pneumonic plaque. Lancet 2003; 361:211-6.

7. Nelson CA, Fleck-Derderian S, Cooley KM, Meaney-Delman D, Becksted HA, Russell Z, *et al.* Antimicrobial treatment of human plague: A systematic review of the literature on individual cases, 1937-2019. Cin Infect Dis. 2020; 70: 1-27.

8. Kugeler KJ, Mead PS, Campbell SB, Nelson CA. Antimicrobial treatment patterns and illness outcome among United States patients with plague, 1942-2018. Clin Infect Dis. 2020; 70: 20-6.

9. Demeure CE, Derbise A, Carniel E. Oral vaccination against plague using *Yersinia pseudotuberculosis*. Chem Biol Interact. 2017; 267 : 89-95.

Preguntas de autoevaluación

1. La *Yersinia pestis* es una bacteria:
    a. Anaerobia y gram positiva.
    b. Anaerobia y ácido alcohol resistente.
    c. Aerobia y gram negativa.
    d. Anaerobia facultativa.
    e. Aerobia y gram positiva.

2. La forma clínica más frecuente de la peste es la:
    a. Septicémica.
    b. Meníngea.
    c. Intestinal.
    d. Ganglionar.
    e. Pulmonar o neumónica.

3. En el diagnóstico de peste, señale la cierta:
    a. El diagnóstico y tratamiento precoces disminuyen radicalmente la mortalidad.
    b. Al paciente con fiebre y adenopatías dolorosas se le debe preguntar acerca de viajes a áreas endémicas.
    c. Los hemocultivos pueden ser positivos hasta en el 90 % de los casos.
    d. El aspirado de los bubones se debe realizar previa inyección de suero salino.
    e. Todas son ciertas.

4. El tratamiento de elección para la peste es:
    a. Penicilina más tetraciclinas.
    b. Tetraciclinas más anfotericina B.
    c. Ampicilina más un carbapenémico.
    d. Cloxacilina.
    e. Gentamicina o una fluoroquinolona.

Respuestas correctas

1. c
2. d
3. e
4. e

2.1.11. Infecciones causadas por *Borrelia* spp

Autores: Beatriz Pérez-Monte[1], Eduardo Malmierca[1, 2]

[1] Servicio de Medicina Interna y Enfermedades Infecciosas. Hospital Universitario Infanta Sofía.

[2] Facultad de Ciencias Biomédicas. Universidad Europea de Madrid.

Ideas clave:

1. Las infecciones por *Borrelia* tienen dos presentaciones clínicas, una es la enfermedad de Lyme y otra la fiebre recurrente.
2. Se trata de infecciones transmitidas por vectores: garrapatas duras (*Ixodidae*), garrapatas blandas (*Argasidae*) y piojos (*Pediculi*).
3. De distribución preferente en zonas templadas del planeta, la enfermedad de Lyme tiene heterogeneidad de formas clínicas según los diferentes estadios clínicos.
4. Hay dos tipos de fiebres recurrentes, la epidémica transmitida por el piojo (causada por *Borrelia recurrentis*) y la endémica transmitida por garrapatas (causada por *Borrelia* spp).
5. El diagnóstico con frecuencia implica un importante grado de sospecha previa.

Introducción (1-6)

Las bacterias del género *Borrelia* pertenecen al orden de las espiroquetas y, dentro de las mismas, a la familia de las *Spirochaetaceae*; éstas son organismos gram negativos, filamentosos y con una característica forma en espiral. Las especies del género *Borrelia* se transmiten por medio de un vector artrópodo y son causantes de dos cuadros clínicos: la enfermedad de Lyme o borreliosis de Lyme, transmitida por garrapatas duras de la familia *Ixodidae* y la fiebre recurrente que se transmite por garrapatas blandas de la familia *Argasidae*, existiendo una forma epidémica de esta enfermedad, trasmitida por el piojo del cuerpo (*Pediculus humanus corporis*) y, posiblemente, aunque en menor medida, por el piojo de la cabeza (*P. humanus capitis*).

Enfermedad de Lyme (1, 3, 5)

La borreliosis de Lyme es la enfermedad transmitida por garrapatas más frecuente en Estados Unidos, Canadá y Europa, y está causada por seis especies distintas de la familia de espiroquetas *Borreliaceae*, término genérico que sustituye al término clásico de *Borrelia burgdorferi sensu lato* (que se utilizaba para referirse al grupo de especies relacionadas con *B. burgdorferi*, la primera especie descrita como agente causal de la enfermedad a principios de los años ochenta). Las seis especies causales, con distinta distribución geográfica y prevalencia, son: *B. burgdorferi, B. mayonii, B. afzelii, B. garinii, B. spielmanii* y *B. bavariensis*.

Como ya se ha mencionado anteriormente, se transmite por la mordedura de las garrapatas duras del género *Ixodes;* la infección comienza en el lugar de mordedura de la garrapata, donde se produce una lesión característica con morfología de diana denominada eritema migratorio. Desde ahí, las espiroquetas pueden diseminarse por vía hematógena hacia otros tejidos y órganos, siendo las manifestaciones más típicas la afectación articular, cardiaca y neurológica. Dentro de la afectación neurológica, es frecuente que se produzcan cuadros de meningitis con afectación de pares craneales de forma asimétrica; de ellos, el más frecuente es el VII par craneal que se presenta en forma de parálisis facial periférica.

También está descrita una polirradiculopatía sensitiva expresada como dolor neuropático (síndrome de Bannwarth). Se denominan «formas crónicas» a las que persisten después de seis meses desde la infección e incluyen manifestaciones como la artritis crónica de rodilla, la acrodermatitis crónica atrófica y el síndrome de fatiga crónica con deterioro cognitivo.

Fiebre recurrente (2, 4, 6)

La fiebre recurrente tiene dos formas principales:

1. La forma endémica transmitida por garrapatas (FRTG), cuyo vector son las garrapatas blandas del género *Ornithodoros*, pertenecientes a la familia de las *Argasidae*.
2. La forma epidémica, transmitida por los piojos (FRTP).

Existen múltiples especies causantes de fiebre recurrente, cuya prevalencia está ligada a la presencia en el área geográfica del vector correspondiente. La FRTG, sin embargo, tiene únicamente un agente causal, *B. recurrentis*. La fiebre recurrente se encuentra distribuida mundialmente con excepción de algunas zonas del sudeste del Pacífico; donde, en concreto, la FRTP se presenta en forma de brotes epidémicos en zonas con condiciones de pobreza, guerras o catástrofes naturales, lo cual favorece la infestación por piojos.

Históricamente se cree que se han producido brotes de esta enfermedad desde la época de Hipócrates, siendo común en Norteamérica y Europa hasta el siglo xix. Actualmente, la enfermedad está localizada en zonas de Etiopía y zonas adyacentes del cuerno de África, con aparición de casos esporádicos en países desarrollados debido a los flujos migratorios.

Clínica

Las manifestaciones clínicas de la FRTG y la FRTP son similares. El período de incubación es de 4 a 18 días (media habitual de 7 días) comenzando la clínica de forma brusca con picos febriles de hasta 40° que suele durar de 4 a 5 días, con un período de apirexia posterior cercano a una semana. Los síntomas acompañantes incluyen cefalea, mareo, mialgias y artralgias, náuseas, vómitos y diarrea.

Los pacientes con FRTP presentan con frecuencia hepatoesplenomegalia e ictericia en hasta el 70 % de los casos. También son frecuentes las manifestaciones cutáneas en forma de exantema de tipo petequial o equimótico, así como hemorragia subconjuntival y epistaxis. También, aunque menos habitualmente, se han descrito manifestaciones hemorrágicas en otras localizaciones (hemoptisis, gastrointestinales, retinianas). Hasta el 40 % de los pacientes presentan afectación neurológica. Generalmente, la enfermedad es más grave que la ocasionada por la FRTG.

En la FRTG, inicialmente, los períodos febriles aparecen de forma similar a la forma epidémica transmitida por piojos; sin embargo, la erupción cutánea es más frecuente y, en ocasiones, pueden aparecer hepatoesplenomegalia e ictericia, aunque con menor frecuencia que en la FRTP. Además, puede haber afectación del sistema nervioso central. El número de recidivas febriles en general es mayor que en la FRTP.

Diagnóstico

El diagnóstico es diferente en las dos entidades. En el caso de la enfermedad de Lyme, excepto en aquellos casos en los que se presenta la manifestación cutánea típica (eritema migratorio), se requiere confirmación mediante métodos microbiológicos. La realización de PCR no se recomienda por baja sensibilidad, y los cultivos son poco accesibles en la mayoría de los laboratorios (además de tener apenas un 30 % de sensibilidad), por lo que el diagnóstico se basa en la serología: se recomienda realizar en primer lugar una prueba de inmunoensayo, más sensible, como ELISA, y, si ésta es positiva, confirmar mediante Western-Blot. El título de anticuerpos suele disminuir gradualmente tras un tratamiento antibiótico correcto, pero en muchas ocasiones, los títulos persisten positivos durante años.

El diagnóstico de la fiebre recurrente se basa en la visualización directa de las espiroquetas en sangre periférica mediante gota gruesa. La sangre debe extraerse durante los picos febriles y utilizarse tinciones de Giemsa-Wright, o bien visualizarse con microscopía de campo oscuro. En ocasiones, los microgametos exflagelados de *Plasmodium vivax* pueden confundirse con espiroquetas (pseudoborreliosis). En estos casos la serología no es útil puesto que la sensibilidad es baja.

Tratamiento

Con respecto al tratamiento, para la borreliosis de Lyme los antibióticos empleados con más frecuencia son la doxiciclina (primera elección) y amoxicilina (para niños y embarazadas) durante 14-21 días en las manifestaciones precoces localizadas, o durante 1 o 2 meses en la artritis. Si existen manifestaciones neurológicas o bloqueo auriculoventricular de alto grado se prefiere la vía parenteral con ceftriaxona o penicilina de 2 a 4 semanas.

El tratamiento más adecuado de las FRTG es la doxiciclina, 100 mg cada 12 h (o tetraciclina 0,5 g cada 6 h) durante 5-10 días y en el caso de las FRTP se prefiere la utilización de una sola dosis oral de tetraciclina o eritromicina 500 mg. La penicilina es otra opción; no obstante, puede no prevenir nuevos brotes, por lo que no se recomienda como primera opción.

Si el paciente vomita, el tratamiento se administra por vía intravenosa, aunque el riesgo de reacción de Jarisch-Herxheimer (R J-H) es mayor. Esta reacción está descrita en todas las infecciones producidas por espiroquetas y se manifiesta por fiebre, leucopenia, taquicardia, taquipnea e hipotensión coincidiendo con la antibioterapia, motivo por el cual se recomienda en el caso de las fiebres recurrentes mantener al paciente en observación dos horas después de iniciado el tratamiento. Los preparados de acción prolongada, al disminuir el número de espiroquetas de forma más lenta, pueden disminuir la proporción de R J-H, por lo que algunos clínicos experimentados prefieren utilizar de inicio dosis bajas de penicilina parenteral en infecciones graves y embarazadas por una menor tasa de R J-H.

Bibliografía

1. Kowalski TJ, Tata S, Berth W, Kowalski TJ, Tata S, Berth W. Mathiason M. A., Agger W. A. Antibiotic Treatment Duration and Long-Term Outcomes of Patients with Early Lyme Disease from a Lyme Disease-Hyperendemic Area. Clin Infect Dis. 15 de febrero de 2010;50(4):512-20.

2. Barbour A. G. Características clínicas, diagnóstico y tratamiento de la fiebre recurrente.

3. Escudero-Nieto R., Guerrero-Espejo A. Enfermedades producidas por Borrelia. Enfermedades Infecciosas y Microbiología Clínica. abril de 2005;23(4):232-40.

4. Warrell D. A. Louse-borne relapsing fever (*Borrelia recurrentis* infection). Epidemiol Infect. 2019;147: e106.

5. Nau R., Christen H. J., Eiffert H. Lyme Disease. Deutsches Ärzteblatt international [Internet]. 30 de enero de 2009. Disponible en: https://www.aerzteblatt.de/10.3238/arztebl.2009.0072.

6. López J, Hovius JW, Bergström S. Pathogenesis of Relapsing Fever. Current Issues in Molecular Biology. 2022;519-50.

Preguntas de autoevaluación

1. ¿Cuál de estas asociaciones es correcta?

   a. Pediculus humanus- *Borrelia hispánica*.

   b. Ixodidae- *Borrelia recurrentis*.

   c. Pediculus humanus- *Borrelia recurrentes*.

   d. Ornithodorus- *Borrelia recurrentis*.

   e. Argasidae- *Borrelia burgdorferi*.

2. ¿Cuál es el medio de diagnóstico de elección para la Fiebre Recurrente epidémica?

   a. Serología.

   b. Cultivo.

   c. Extensión de sangre periférica.

   d. Realización de pruebas reagínicas y treponémicas.

   e. Inoculación de sangre del paciente en roedores para xenodiagnóstico.

3. ¿En cuál de estas enfermedades son más frecuentes los fenómenos hemorrágicos?

   a. Enfermedad de Lyme.

   b. Fiebre recurrente epidémica.

   c. Fiebre recurrente endémica.

   d. Fiebre recurrente epidémica transmitida por *Ixodidae*.

   e. Fiebre recurrente endémica transmitida por *Pediculus*.

4. ¿Cuál es el tratamiento de elección para el *Eritema migrans*?

   a. No es necesario tratamiento antibiótico, suele cursar de forma autolimitada.

   b. Eritromicina.

   c. Ceftriaxona en dosis única.

   d. Cotrimoxazol.

   e. Doxiciclina.

Respuestas correctas

1. c
2. c
3. b
4. e

2.1.12. Infección por *Bartonella bacilliformis*

Profesor: Juan María Herrero Martínez, MD, PhD, MSc.

Médico Adjunto. Servicio de Medicina Interna. Hospital Universitario 12 de Octubre

Profesor Asociado en Ciencias de la Salud. Facultad de Medicina. Universidad Complutense de Madrid

Ideas clave

* La enfermedad de Carrión es una enfermedad producida por la infección de la bacteria *Bartonella bacilliformis*.
* Se trasmite principalmente por vía vectorial, a través del flebotomo *Lutzomyia verrucarum*, si bien puede también adquirirse vía materno-fetal o por transfusión de hemoderivados.
* Puede cursar como una enfermedad bifásica: una forma aguda o fiebre de La Oroya, con una alta mortalidad; y una forma crónica, la verruga peruana.
* La sospecha diagnóstica debe ser alta si ha habido posible exposición en área endémica: principalmente en áreas rurales andinas de Perú y, en menor medida, Ecuador o Colombia.
* El tratamiento dependerá de la gravedad y la fase de la enfermedad. En adultos no gestantes, son de elección ciprofloxacino ± ceftriaxona en la fase aguda, y azitromicina en la fase crónica

Introducción

La enfermedad de Carrión es una enfermedad restringida a algunas áreas rurales andinas de Perú, y en menor medida, Ecuador y Colombia. Es producida por la infección de la bacteria *Bartonella bacilliformis* y se transmite principalmente por flebotomos, pero también por vía materno-fetal o por transfusión sanguínea. El diagnóstico precoz en su fase aguda, la fiebre de La Oroya, es importante dada la elevada tasa de mortalidad sin un tratamiento apropiado. En su fase crónica puede dar lugar a lesiones cutáneas vascularizadas, la denominada verruga peruana.

Epidemiología. Microbiología. Mecanismos de transmisión

La enfermedad de Carrión es endémica en áreas andinas de Perú, Ecuador y Colombia. Perú es el país más afectado, con los departamentos de Cuzco, Lima, Cajamarca, Piura, La Libertad, Ancash o Amazonas, entre los de mayor endemicidad (1). Influenciado por factores tanto climáticos —como el cambio climático global y el fenómeno del Niño—, como socioeconómicos y de salud pública, se han descrito nuevas áreas emergentes. Se han notificado asimismo casos esporádicos en otros países latinoamericanos, como Bolivia, Chile y Guatemala (2-5). Fuera de áreas endémicas, se han descrito casos infrecuentes tanto en viajeros como en migrantes (6).

Bartonella bacilliformis es una bacteria Gram negativa pleomórfica aeróbica intracelular perteneciente al subgrupo alfa-2 de las alfaproteobacterias. Más recientemente se han descrito como agentes etiológicos de cuadros similares otras especies como *B. rochalimae* o *B. ancashensis*.

Bartonella bacilliformis produce factores de virulencia que le permiten la entrada en los eritrocitos (y su ulterior hemólisis) y en las células endoteliales, así como IL-10, inmunomodulando la respuesta del huésped y facilitando tanto la persistencia de la infección, como una eventual sobreinfección o reactivación de otros microorganismos (7). En la fase crónica de la infección, la verruga peruana, se induce a nivel local la proliferación de células endoteliales y angiogénesis con la formación de lesiones ricamente vascularizadas (8).

El hombre es el único reservorio conocido por el momento. La transmisión es principalmente por vía vectorial, siendo el flebotomo o mosca de las arenas *Lutzomyia verrucarum* la más importante. Igualmente se ha descrito transmisión de madre a hijo y a través de transfusión sanguínea. Se ha evidenciado que las personas infectadas pueden permanecer como portadoras asintomáticas durante largos períodos de tiempo (2) y el microorganismo puede sobrevivir igualmente en sangre almacenada a 4 °C (9).

Clínica

La infección por *Bartonella bacilliformis* presenta un espectro muy amplio de manifestaciones clínicas, desde una infección asintomática hasta formas graves con riesgo vital. Por ello, es importante la sospecha clínica en aquellos pacientes con antecedente epidemiológico apropiado.

Típicamente la infección cursa como una enfermedad bifásica, con una fase aguda caracterizada por fiebre, anemia hemolítica y un estado de inmunodepresión parcial; y una fase crónica con lesiones cutáneas angioproliferativas. Un porcentaje de los pacientes infectados permanecerán, sin embargo, asintomáticos.

1. Fiebre de La Oroya

Tras la picadura de una hembra de *Lutzomyia* spp. el período de incubación hasta la aparición de los primeros síntomas es de aproximadamente dos meses (entre 10 y 210 días) (1). El cuadro suele cursar con una sintomatología inicialmente inespecífica, de instauración progresiva, con fiebre asociada a malestar general, anorexia, cefalea, mialgias y debilidad. Puede acompañarse de dolor abdominal, adenopatías y hepatoesplenomegalia (10). La enfermedad es a veces clínicamente indistinguible de otras con las que se debe realizar el diagnóstico diferencial, tales como la malaria, el dengue, las hepatitis virales o infecciones bacterianas como la fiebre tifoidea o incluso la tuberculosis. Durante el cuadro, entre 2 y 4 semanas, puede desarrollarse anemia hemolítica grave.

La instauración de tratamiento apropiado es fundamental, reduciendo la mortalidad de un 40-90 % sin tratamiento, a menos de un 10 % (1, 6).

Las complicaciones en esta fase son muy frecuentes (11,12). Entre las no infecciosas destacan las cardiovasculares (13), como la insuficiencia cardíaca, el derrame pericárdico, taponamiento cardiaco o miocarditis, el distrés respiratorio o un estado de anasarca. Pueden producirse también complicaciones neurológicas (confusión, crisis comiciales o coma), oftalmológicas o hematológicas (como el síndrome hemofagocítico o el desarrollo de una anemia hemolítica autoinmune). La mortalidad por complicaciones infecciosas es elevada. Debido a la inmunosupresión secundaria a la propia infección, es posible que se desarrollen con mayor frecuencia infecciones por *Salmonella* spp., y otros enterobacterales, o por *S. aureus*, pero también coinfecciones por parásitos como la malaria. Están descritas también reactivaciones de infecciones por *Pneumocystis jirovecii* o *Toxoplasma*, así como histoplasmosis diseminada (10, 14).

Las mujeres gestantes tienen riesgo de enfermedad grave, así como de complicaciones del embarazo, incluyendo la muerte fetal.

2. Verruga peruana

La fase crónica eruptiva de la enfermedad se produce habitualmente entre dos semanas y dos meses después de la fase inicial. Sin embargo, un alto porcentaje de los pacientes que se diagnostican en esta fase no recuerdan síntomas previos compatibles con la fase aguda de la enfermedad. Esta situación se da más frecuentemente en pacientes nativos del área endémica, posiblemente por una inmunidad parcial ante exposiciones previas. Se producen lesiones dérmicas crónicas que, en ocasiones, son similares tanto clínica como histológicamente a las de la angiomatosis bacilar o recordar a las del sarcoma de Kaposi. Pueden variar en número y tamaño, desde lesiones milimétricas múltiples en el caso de las formas miliares (<3 mm, las más habituales) (15), a las de mayor tamaño mulares o nodulares. Con frecuencia, los pacientes aquejan pequeños sangrados locales. Su localización más habitual es en las extremidades y en la cara, y pueden persistir durante meses sin tratamiento antibiótico específico. Tienden a autolimitarse, curando sin dejar cicatriz residual, excepto en el caso de sobreinfección (16). Hasta en el 50 % de los pacientes hay bacteriemia (1). Aunque puede acompañarse de sintomatología sistémica, incluyendo dolores osteoarticulares, la mortalidad en muy baja en esta fase de la enfermedad.

Los portadores asintomáticos funcionan como reservorio de la enfermedad.

Diagnóstico

El método diagnóstico microbiológico más habitualmente empleado para la confirmación en la fase aguda de la enfermedad en área endémica es la extensión o frotis de sangre periférica con tinción de Giemsa. El frotis sanguíneo es dependiente del observador, pudiendo alcanzar alta especificidad, pero con una baja sensibilidad, en torno al 30 % (6, 17).

En cuanto a los hemocultivos, se recomienda contactar con el laboratorio de Microbiología dado que se debe realizar una incubación prolongada y suelen ser útiles medios de cultivos enriquecidos como el agar Columbia. A diferencia de otras especies de *Bartonella*, *B. bacilliformis* crece mejor a 25-28 °C, pero puede tardar entre 1 a 6 semanas, y la sensibilidad es igualmente baja (1). Otras pruebas útiles si están disponibles son las técnicas de biología molecular, como la reacción en cadena de la polimerasa o PCR, así como estudios serológicos como las técnicas de ELISA o la inmunofluorescencia indirecta (IFA) y el inmunoblot. Es importante valorar la posibilidad de bacteriemia secundaria, así como la reactivación por otros microorganismos en el contexto clínico (1).

En la fase crónica, el diagnóstico es principalmente clínico y epidemiológico, si bien se pueden emplear técnicas de cultivo, tinción de Warthin-Starry de la biopsia cutánea en caso de realizarse, PCR e inmunoblot. La sensibilidad de la microscopía es inferior al 10 %, más baja incluso que en el caso de la fase aguda (1).

Tratamiento

El tratamiento de elección depende tanto de la fase de la enfermedad como de la gravedad (Tabla 1) (14, 18, 19).

Tabla 1. Tratamiento de la bartonelosis por Bartonella bacilliformis o enfermedad de Carrión.

Fase de enfermedad	Tratamiento de elección en adultos	Alternativa	Embarazadas (no complicado/ grave)	Niños (no complicado/ grave)
Fiebre de La Oroya	Ciprofloxacino 500 mg/12 h v.o. 14 días combinado con ceftriaxona 1-2 g/24 h 10-14 días si cuadro grave.	Cloranfenicol	Amoxicilina-clavulánico 1 g/12 h 14 días.	Amoxicilina-clavulánico 40 mg/kg al día dividido en 3 dosis 14 días (máx. 2 g/día).
Verruga peruana	Azitromicina 500 mg/24 h 7 días.	Rifampicina 600 mg/día 14-21 días. Ciprofloxacino 7-10 días.	Azitromicina 500 mg/24 h 7 días.	Azitromicina 10 mg/kg al día 7 días (máx. 500 mg/día).

Modificado de (14, 18)

Basado en estudios observacionales y opinión de expertos, en la fiebre de La Oroya se recomienda ciprofloxacino como fármaco de elección, o amoxicilina-clavulánico en cuadros no complicados en mujeres gestantes y niños. Sin embargo, *B. bacilliformis* es intrínsecamente resistente a ácido nalidíxico (20), y se han descrito resistencias a fluoroquinolonas que pueden llegar a alcanzar hasta el 25 % de los aislamientos (21). Se recomienda, por lo tanto, tratamiento combinado con ciprofloxacino y ceftriaxona en infecciones graves en adultos no gestantes. Puede ser igualmente necesaria la transfusión sanguínea (19).

El tratamiento de elección de la verruga peruana es la azitromicina. Rifampicina (con la posibilidad del desarrollo de resistencias en monoterapia y fracaso terapéutico) y ciprofloxacino (con menor experiencia) se consideran en la actualidad una alternativa de tratamiento (14, 19).

En cuanto a la prevención de la infección, no existe en la actualidad ninguna vacuna disponible, debiendo emplearse las medidas de salud pública y a nivel individual para la protección del vector.

Bibliografía

1. Gomes C, Ruiz J. Carrion's Disease: the Sound of Silence. Clin Microbiol Rev. 2018;31(1).

2. Lydy SL, Eremeeva ME, Asnis D, Paddock CD, Nicholson WL, Silverman DJ. et al. Isolation and characterization of Bartonella bacilliformis from an expatriate Ecuadorian. J Clin Microbiol. 2008;46(2):627-37.

3. Lydy SL, Lascano MS, García-Pérez JE, Williams-Newkirk AJ, Grijalva MJ. Seroprevalence and risk factors for infection with Bartonella bacilliformis in Loja province, Ecuador. Emerg Microbes Infect. 2018;7(1):115.

4. Urrutia LC, Patiño-Barbosa AM, Arroyave-Valencia F, Sabogal-Román JA., Cardona-Ospina JA, Rodríguez-Morales AJ. Oroya Fever, Verruga Peruana, and Other Bartonelloses Incidence Rates in Colombia (2009-2013). Cureus. 2018;10(10):e3528.

5. Sanchez Clemente N, Ugarte-Gil CA, Solórzano N, Maguiña C, Pachas P, Blazes D, et al. Bartonella bacilliformis: a systematic review of the literature to guide the research agenda for elimination. PLoS Negl Trop Dis. 2012;6(10):e1819.

6. Ruiz J. Bartonella bacilliformis: a forgotten killer. J Med Microbiol. 2022;71(12).

7. Huarcaya E, Best I, Rodríguez-Tafur J, Maguiña C, Solórzano N, Menacho J, et al. Cytokines and T-Lymphocute count in patients in the acute and chronic

phases of Bartonella bacilliformis infection in an endemic area in peru: a pilot study. Rev Inst Med Trop Sao Paulo. 2011;53(3):149-54.

8. Hicks LD, Minnick MF. Human vascular endothelial cells express epithelial growth factor in response to infection by Bartonella bacilliformis. PLoS Negl Trop Dis. 2020;14(4):e0008236.

9. Ruiz J, Silva W, Pons MJ, Del Valle LJ, Tinco CR, Casabona VD, *et al.* Long time survival of Bartonella bacilliformis in blood stored at 4 °C. A risk for blood transfusions. Blood Transfus. 2012;10(4):563-4.

10. Maguina C, García PJ, Gotuzzo E, Cordero L, Spach DH. Bartonellosis (Carrión's disease) in the modern era. Clin Infect Dis. 2001;33(6):772-9.

11. Cruz-Vílchez J, Vargas-Cruz M. Bartonelosis aguda complicada. Presentación de 44 casos. Huancabamba, Piura. Rev Soc Per Med Inter 2003; 16:5-9.

12. Maguiña VC, Peña CR, Ponce AM, *et al.* Manifestaciones clínicas y complicaciones de la fase aguda de bartonelosis o Fiebre de la Oroya en pacientes atendidos en el Hospital Nacional Cayetano Heredia. Rev Med Hered 2008; 19:87.

13. Maguiña VC, Ordaya EE, Ugarte-Gil C, *et al.* Compromiso cardiovascular en la fase aguda de la enfermedad de Carrión o bartonelosis humana: 20 años de experiencia en Hospital Nacional Cayetano Heredia. Acta Med Perú 2008; 25:30.

14. Spach DH, Maguiña CP, Ordaya EE. South American bartonellosis: Oroya fever and verruga peruana. In: UpToDate, Post, TW (Ed), UpToDate, Waltham, MA, 2023.

15. Maguiña C, Cok J, Gilman R, Osores F, Tello A. Estudio prospectivo de la verruga peruana recurrente. Dermatol Per 2003; 13:189 -94.

16. Lins KA, Drummond MR, Velho PE NF. Cutaneous manifestations of bartonellosis. An Bras Dermatol. 2019;94(5):594-602.

17. Silva-Díaz H, Iglesias-Osores SA, Failoc-Rojas VE. [Diagnosis of Bartonella bacilliformis with peripheral blood smear: Usefulness in countries with low resources]. Rev Chilena Infectol. 2019;36(1):115-6.

18. Ministerio de Salud de Perú. Norma técnica de salud para la atención de la Bartonelosis o enfermedad de Carrión en el Perú. Lima: MINSA; 2011. Disponible en: https://www.gob.pe/institucion/minsa/informes-publicaciones/280811-norma-tecnca-de-salud-para-la-atencion-de-la-bartonelosis-o-enfermedad-de-carrion-en-el-peru. [Acceso 04/08/2023].

19. Tarazona A, Maguiña C, de Guimaraes D, LM, Pachas P. Terapia antibiótica para el manejo de la Bartonellosis o enfermedad de Carrión en el Perú. Rev Perú Med Exp Salud Pública 2006; 23:188.

20. del Valle LJ, Flores L, Vargas M, García-de-la-Guarda R, Quispe RL, Ibáñez ZB, *et al.* Bartonella bacilliformis, endemic pathogen of the Andean region, is intrinsically resistant to quinolones. Int J Infect Dis. 2010;14(6):e506-10.

21. Mendoza-Mujica G, Flores-León D. [Antimicrobial resistance of Bartonella bacilliformis strains from regions endemic to bartonellosis in Peru]. Rev Peru Med Exp Salud Publica. 2015;32(4):659-66.

Preguntas de autoevaluación

1. La fiebre de Oroya está causada por el microorganismo (señale la correcta):
   a. Virus de Bourbon.
   b. Virus de la fiebre hemorrágica andina.
   c. *Bartonella bacilliformis.*
   d. *Plasmodium vivax.*
   e. *Bartonella quintana.*

2. La fase aguda de la enfermedad de Carrión, se conoce como:
   a. Fiebre de Carrión.
   b. Fiebre peruana.
   c. Fiebre *bacilliformis.*
   d. Verruga peruana.
   e. Fiebre de La Oroya

3. Con respecto a la enfermedad de Carrión, señale el enunciado incorrecto:
   a. La verruga peruana es la fase crónica o eruptiva de la enfermedad.
   b. La verruga peruana no se produce en ausencia de fase aguda febril previa.
   c. Hay personas infectadas que permanecen como reservorios asintomáticos.
   d. El reservorio claramente establecido hasta la fecha es el hombre.
   e. Debe su nombre a un estudiante de medicina peruano, Daniel Alcides Carrión.

4. En cuanto a la patogenia de la enfermedad de Carrión, señale la respuesta incorrecta:
   a. Se produce una invasión de los eritrocitos.
   b. Se produce una proliferación de las células endoteliales.
   c. Se liberan factores estimulantes de la proliferación vascular.
   d. Existe una disminución de la producción de IL-10, que conlleva un estado de inmunosenescencia.
   e. Existen todavía muchas áreas de conocimiento sin resolver.

5. El principal mecanismo de transmisión de la infección por *Bartonella bacilliformis* es:
   a. Materno-fetal.
   b. Accidente de laboratorio.
   c. Transfusión sanguínea en área endémica
   d. Vectorial por *Lutzomyia* spp.
   e. Vectorial por *Culex pipiens.*

6. El tratamiento de elección en adultos no gestantes de un caso grave en la fase aguda de la infección por *Bartonella bacilliformis* es:
   a. Azitromicina.
   b. Ciprofloxacino y ceftriaxona.
   c. Cloranfenicol.
   d. Doxiciclina.
   e. Rifampicina.

7. El tratamiento de elección de la verruga peruana o fase crónica de la infección por *Bartonella bacilliformis* es:
   a. Azitromicina.
   b. Ciprofloxacino.
   c. Cloranfenicol.
   d. Doxiciclina.
   e. Rifampicina.

Respuestas correctas

1. c
2. e
3. b
4. d
5. d
6. b
7. a

2.2. Digestivo

2.2.1. Disentería en el trópico

Profesora: Mar Lombera García-Corona

Medicina de Aparato Digestivo

Hospital Universitario Severo Ochoa. Leganés. Madrid

Ideas clave

1. La disentería es una forma grave de diarrea con gran impacto en la morbi-mortalidad en países de baja renta, especialmente en niños menores de 5 años.

2. El diagnóstico precoz y tratamiento empírico son claves para acortar el tiempo de clínica y evitar su propagación local.

3. Es fundamental el desarrollo de estrategias de prevención basadas en la higiene y un acceso a agua y alimentos no contaminados, junto con la educación poblacional y profesional.

4. El diagnóstico y la valoración se basan en la clínica y exploración física, teniendo en cuenta el contexto epidemiológico y las pocas pruebas complementarias disponibles.

5. Las pruebas diagnósticas no son imprescindibles, aunque son útiles para confirmar o ajustar un diagnóstico y el tratamiento elegido empíricamente, y requieren una formación básica para su puesta en práctica.

Introducción

Casi tres cuartas partes de las muertes infantiles por diarrea se producen en tan sólo 15 países (>80 % de las muertes infantiles por diarrea ocurren en África y sur de Asia). Las enfermedades diarreicas constituyen la segunda causa de muerte en menores de 5 años (1). Aunque la mortalidad global ha descendido, la incidencia tiende a mantenerse en unos 3-4 episodios de diarrea por niño y año (en adultos, se estima en 1-2 episodios al año).

La mayoría de las diarreas agudas se controlan; sin embargo, un porcentaje variable (3-20 %) se vuelven persistentes, incrementando la mortalidad. Además, las diarreas persistentes-crónicas provocan malnutrición, potenciando aún más su morbimortalidad.

Cuando hablamos de «diarrea», nos referimos a un aumento del número de deposiciones (por consenso, se considera >3 deposiciones al día), con reducción de su consistencia (fluidas/acuosas). La OMS da más importancia a la disminución de la consistencia de las heces que a su frecuencia, y establece el concepto de «contenedor» para definir de forma popular esa idea de pérdida de la consistencia (si las heces adoptan la forma de un cubo o recipiente que las contenga, es que tienen la suficiente poca consistencia para considerarlas como diarrea) (1).

Podemos clasificar las diarreas en función de su duración, como un trastorno agudo (menos de 14 días), persistente (>14 días) o crónico (>28 días); también, según su gravedad, en leves y moderadas-graves (si hay presencia de sangre, intensidad del dolor asociado, si es diurna/nocturna, tenesmo, fiebre, balance hídrico...).

Aproximación diagnóstica

En entornos donde los medios diagnósticos escasean, hay que basarse aún más en la historia clínica y la exploración física en busca de signos y síntomas que supongan pistas para tratar de afinar en la sospecha diagnóstica.

Se debe observar o preguntar por las características de las deposiciones, que pueden orientar la etiología:

- la presencia de sangre: puede alertar sobre una neoplasia o un proceso inflamatorio;
- las heces malolientes, grasientas, amarillentas: pueden apuntar a fenómenos de malabsorción;
- la presencia de mucosidad: es un signo muy inespecífico; puede representar un proceso inflamatorio, neoplásico o presencia de adenomas vellosos, enteropatía pierde-proteínas...
- las deposiciones frecuentes, con poco volumen y sin urgencia deposicional asociada: apuntarán a una afectación más proximal o de intestino delgado;
- las deposiciones de mayor volumen, menos frecuentes y con urgencia defecatoria: apuntan a un posible origen más distal, en colon.

También es importante el antecedente del tipo de ingestas previas a la aparición de la diarrea, el tipo de dieta habitual, el consumo etílico, el uso de drogas, fármacos, etcétera.

Se debe conocer el contexto epidemiológico: el lugar y el tipo de trabajo, el tipo de vivienda donde habita para valorar la exposición a determinados tóxicos, la propia comorbilidad del paciente.

El lugar donde nos encontremos puede ser más propenso a determinadas causas: en un viaje itinerante con medidas de higiene no totalmente aseguradas, puede aparecer la «diarrea del viajero». Si es un campo de refugiados, una cárcel o una institución cerrada, debemos considerar el riesgo de aparición de una epidemia (cólera, *Shigella* spp...), ya que algunos pocos casos pueden suponer su inicio. En caso de que el paciente se encuentre hospitalizado o si ha estado ingresado recientemente, apunta a un origen nosocomial.

El tiempo de incubación también ayuda a orientarnos hacia el tipo de patógeno: un período muy corto, inferior a 24 horas, puede deberse a la presencia de toxinas o químicos en la comida, o a un virus. Con más tiempo de incubación, entre 12-72 h, se deben considerar una gran diversidad de bacterias; con una semana de incubación podríamos encontrar el *Campylobacter* spp, y con períodos más prolongados *Giardia*, amebas y *Strongyloides stercoralis*.

Las causas más frecuentes de diarrea aguda de forma global son:
- Las infecciosas en primer lugar. Son responsables de en torno al 80 % de las diarreas agudas. De los agentes infecciosos, los más frecuentes son los virus, seguidos de las bacterias, las cuales son las que con más frecuencia provocan diarreas agudas graves. También encontramos parásitos y hongos.
- Intoxicación alimentaria: químicos ambientales, metales pesados (arsénico en raticidas), insecticidas y toxinas naturales presentes en hongos, pescado o mariscos.
- Fármacos: antibióticos, antihipertensivos, IECAs, antiH2, IBPs, procinéticos, laxantes, fluoxetina, litio, L-dopa, ácido valproico, hipolipemiantes, sulfasalazina, antineoplásicos, broncodilatadores, etcétera.
- Alcohol.
- Isquemia intestinal.
- Colitis pseudomembranosa.
- Impactación fecal (diarrea por rebosamiento).

Las causas más frecuentes de diarrea persistente-crónica difieren según consideremos los países de alta o baja renta. En los países de rentas bajas, la etiología infecciosa sigue siendo la causa más frecuente. En los países de rentas altas, el protagonismo se encuentra en la patología funcional, con el síndrome de intestino irritable (SII), seguido de la enfermedad inflamatoria intestinal (EII) y los síndromes malabsortivos. En países de rentas medias, hay múltiples causas que pueden justificar la perpetuación de la diarrea: alergias/intolerancias alimentarias, consumo de alcohol, distintos tipos de tumores (linfomas, adenocarcinomas de colon, adenomas productores de hormonas, cirugías intestinales con síndrome de intestino corto secundario, insuficiencia pancreática exocrina, impactaciones fecales de repetición, radioterapia previa, fármacos, isquemia intestinal, la diarrea como síntoma de otras enfermedades sistémicas como diabetes, hipertiroidismo, hipoparatiroidismo, amiloidosis, esclerodermia, enfermedad de Addison, colitis microscópica, etcétera). Cabe destacar que en los países llamados tradicionalmente «tropicales», la diarrea puede ser un síntoma de otras enfermedades sistémicas infecciosas de gran importancia y repercusión, como son la malaria, la tuberculosis, la neumonía y la fiebre entérica o tifoidea. Además, siempre tendremos en cuenta la malnutrición como causa y consecuencia de la diarrea.

¿Qué mecanismos hacen que una diarrea aguda evolucione a persistente-crónica?

Puede ocurrir un evento secundario, como una intolerancia alimentaria (ej. lactosa) o un sobrecrecimiento bacteriano, por ejemplo. Por las características del patógeno es posible que la infección continúe, por no lograr su eliminación. Por el huésped, si no tiene una buena situación inmune, que repercutirá en una capacidad mermada de regeneración intestinal. Puede que se concatenen infecciones por distintos patógenos que hagan que el paciente se encuentre la mayor parte del tiempo con diarrea.

El concepto de síndrome de diarrea persistente consiste en esa perpetuación de la diarrea —generalmente originada por una infección entérica—, que produce una lesión prolongada de la mucosa intestinal junto con una reparación ineficaz de la misma, lo que conduce a una enteropatía crónica. En ella, la permeabilidad intestinal está afectada, junto a una alteración de la microbiota, causando malabsorción y diarrea. Esto tiene como consecuencia una malnutrición calórico-proteica y pérdida de micronutrientes (p. ej. zinc, vitamina A).

Disentería

La palabra disentería proviene del griego: *dis-* (dificultad, anomalía), *entereon* (intestino) y designa a las enfermedades infecciosas que presentan diarrea sanguinolenta. La presencia de sangre o moco en las heces implica que se ha producido un daño en la pared intestinal.

Distinguimos dos tipos de disentería: la amebiana y la bacilar (Tabla 1). La primera es causada por *Entamoeba histolytica* y la segunda por bacterias como *Shigella* spp, *Salmonella* spp, *Campylobacter jejuni*, *Escherichia* coli EI (enteroinvasivo) y EH (enterohemor*rágico), Yersinia enter*ocolitica (2-6).

Disentería amebiana

El término «amebiasis» se emplea para toda infección causada por *E. histolytica*, independientemente de la clínica asociada. Es una parasitosis protozoaria de distribución mundial con elevada, pero variable, prevalencia; depende del clima (predomina en climas húmedos y calurosos), de las condiciones higiénicas, de la calidad del agua, del nivel de pobreza, etcétera. Es endémica en muchos países africanos y de América central y del sur. Su incidencia está aumentando en Asia. La incidencia puede estar sobreestimada (por ser confundida con especies de amebas no patógenas) (4, 6).

El comienzo agudo, asociado a fiebre, y la observación de leucocitos fecales llevan a sospechar una disentería bacteriana; pero, a veces, los leucocitos se pueden confundir morfológicamente con los trofozoítos amebianos, con el consecuente sobrediagnóstico de falsa amebiasis.

Son especialmente vulnerables los viajeros de larga estancia (>6 meses), los inmigrantes recientes o refugiados procedentes de áreas endémicas. Se consideran grupos de riesgo las personas con VIH, el grupo de HSH (hombres que tienen sexo con hombres). Tienen mayor riesgo de enfermedad grave las mujeres embarazadas, los inmunodeprimidos por cualquier causa, los pacientes diabéticos y los consumidores de alcohol en grandes cantidades.

Espectro clínico de *Entamoeba histolytica*:
* La mayoría (hasta el 90 %) pueden ser asintomáticas, lo que tiene especial repercusión en la transmisibilidad.

- Amebiasis intestinal crónica. La forma clínica sintomática más frecuente. Se caracteriza por presentar dolor abdominal, meteorismo, alternancia del ritmo intestinal y pérdida de peso.
- Amebiasis intestinal aguda. Se presenta con dolor abdominal y tenesmo. Las deposiciones pueden tener características de diarrea simple o disentérica (con productos patológicos). No suele cursar con fiebre.
- Colon tóxico amebiano. Se produce por haber una invasión y perforación de la pared colónica. Puede iniciarse como un megacolon progresivo y producir una colitis necrotizante y peritonitis grave.
- El ameboma intestinal es una forma de presentación poco frecuente, secundaria a una reacción granulomatosa. Hay que establecer el diagnóstico diferencial con el cáncer de colon, tuberculosis, EII, etcétera.
- La amebiasis diseminada por vía sanguínea o por contigüidad, puede formar abscesos amebianos. Su localización más frecuente es el hígado. Puede detectarse incluso años después de la infección, en el seno de una inmunosupresión.

El período de incubación generalmente oscila entre 2-4 semanas, pero puede prolongarse a varios meses e incluso años.

Conocemos cuatro especies de Entamoeba morfológicamente iguales:
- *E. histolytica*: es la única patogénica reconocida.
- *E. dispar*: no es patógena: es una especie comensal y la más prevalente.
- *E. moshkovskii*: fundamentalmente es no patogénica, pero no se descarta totalmente que pueda tener cierto efecto patogénico en algunos casos.
- *E. bangladeshi*: la última en descubrirse. De momento su capacidad patogénica es desconocida.

En zonas con alta prevalencia de amebiasis, la mayoría de los individuos parasitados son portadores asintomáticos de *E. histolytica* y *dispar*.

El reservorio son los humanos portadores sanos (asintomáticos) o con amebiasis intestinal crónica, que eliminan quistes en las heces. Los infectados y con clínica de disentería amebiana eliminan en las deposiciones más trofozoítos que quistes, por lo que tienen un menor peso «transmisor».

La transmisión es vía fecal-oral, con los quistes que quedan en los alimentos, agua, manos, tierra, fómites con materia fecal infectada, y en menor medida, sexual, por contacto anal-oral. El período de transmisibilidad puede durar años (al ser los quistes la forma infectiva capaz de resistir en el medio externo) y de nuevo hay que subrayar la importancia que tienen los portadores asintomáticos.

En relación con el ciclo biológico: la forma infectante es la forma quística, resistente al medio externo y al jugo gástrico. Los quistes se ingieren con el agua/comida contaminada (fecal-oral) y una vez en el tubo digestivo se «desenquistan» a su forma de trofozoíto activo. Éstos se multiplican y se fijan a la mucosa, colonizan la pared intestinal, pasan a los vasos sanguíneos desde donde llegan al hígado, a los pulmones, piel, cerebro... pudiendo formar abscesos. Los trofozoítos se alimentan de la microbiota y del alimento parcialmente digerido por el huésped. La mayoría progresan (no se fijan a la pared) y vuelven a enquistarse a nivel intestinal distal, para ser expulsados con las heces (y resisten semanas-meses) (Figura 1).

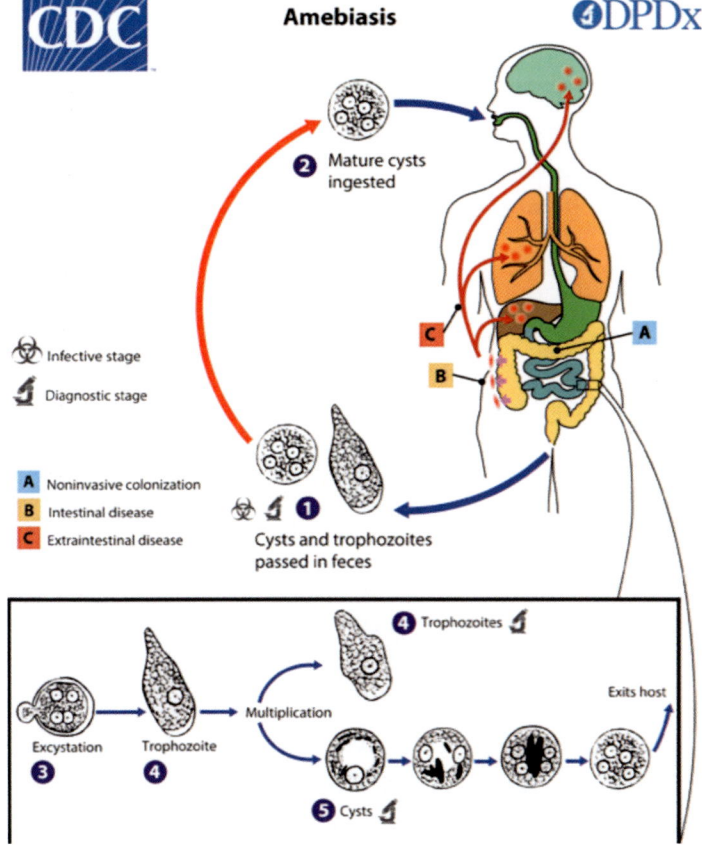

Figura 1. Ciclo biológico de Entamoeba histolytica. Tomado del CDC (2).

La invasión intestinal y tisular puede ocurrir días o años después de la infección inicial, y manifestarse como un dolor abdominal con diarrea sanguinolenta (disentería).

Las técnicas de identificación de las distintas especies varían en disponibilidad, precio, sensibilidad y especificidad. Podemos distinguir:

- Técnicas de visualización directa de quistes en heces (más fácil que identificar trofozoítos) y de identificación de trofozoítos en el tejido colónico (mediante el estudio de biopsias endoscópicas del colon).
- Las técnicas indirectas, moleculares, son útiles para poder distinguir las especies. Éstas tienen una sensibilidad y especificidad altas. Se usan técnicas de hemaglutinación con anticuerpos específicos, serologías, inmunofluorescencia, ELISA, detección de antígenos en heces y amplificación del material genético con PCR-rt en muestras de heces y de abscesos. El gran problema es su escasa disponibilidad en países con bajos recursos.

Mediante imagen con ecografía y TAC se pueden identificar las complicaciones intestinales y extraintestinales tales como los abscesos en distintas localizaciones.

De todas las pruebas complementarias, la más frecuentemente empleada y la más disponible es la microscopía sobre muestras de heces, en la que se realiza la búsqueda de quistes y/o trofozoítos. Es la más económica, pero requiere formación. Para ello se precisan 3 muestras de heces obtenidas en 3 días distintos (para favorecer la probabilidad de visualización de quistes, pues su expulsión puede ser intermitente). Éstas se estudian en fresco, se concentran o se fijan y tiñen. En el propio proceso de fijación y coloración existe riesgo de destrucción de los trofozoítos, dando lugar a posibles falsos negativos. A veces, cuando la enfermedad está diseminada, puede que no se expulsen quistes y no aparezcan en las muestras. Esta técnica no distingue entre especies, salvo en caso de encontrar trofozoítos con hematíes fagocitados en su interior (que traduce una probable amebiasis invasora), al resultar casi patognomónico de disentería amebiana por *E. histolytica*.

Las técnicas serológicas de detección de anticuerpos específicos son útiles en países no endémicos, ya que las IgG suelen permanecer positivas tras infecciones previas, estando presentes en la mayoría de la población de los países endémicos. Las de tipo IgM sí indicarían infección aguda. Tienen una alta sensibilidad y especificidad, y además son útiles cuando la enfermedad es extraintestinal, como por ejemplo ante la presencia de abscesos; en estos casos, ayudan en el diagnóstico diferencial, ya que suelen correlacionarse con títulos altos de anticuerpos.

Las técnicas de ELISA (inmunoanálisis para la detección de enzimas específicas como la galactosa adhesina, de la *E. histolytica*), es rápida y fácil, pero no siempre está disponible.

Otra opción es la detección de antígenos de *E. histolytica* en heces. Es un método rápido, sensible y ampliamente utilizado, que busca detectar antígenos específicos con el uso de anticuerpos mono o policlonales. Ayuda a confirmar el diagnóstico cuando el examen en fresco es negativo o cuando la serología no distingue entre infección activa o pasada. Existen equipos que se usan con muestras de sangre y aspirados de abscesos, aunque algunos de ellos no distinguen entre *E. histolytica* o *dispar*.

En resumen, podemos plantearnos el diagnóstico según haya o no:

- Afectación intestinal: tratando de analizar las heces con examen microscópico buscando, sobre todo, quistes, y con menor frecuencia, trofozoítos, mejor si encontramos trofozoítos hematófagos; también se pueden aplicar los kits de detección de antígenos en heces; por supuesto, coprocultivos para descartar etiología bacteriana, presencia de toxinas en heces...: optar por las técnicas moleculares (ELISA, PCR rt...) si están disponibles; o mediante su detección tisular tras la obtención de biopsias de úlceras en una colonoscopia, en caso de estar disponible.
- Afectación extraintestinal (abscesos...): podemos ayudarnos de técnicas de imagen como la ecografía, TAC...; así como el estudio por microscopía de muestras de abscesos obtenidas por punción-aspiración, buscando trofozoítos, antígenos, en el líquido obtenido de color rojizo/marronáceo —como «pasta de anchoas»—, junto con la detección serológica de anticuerpos en títulos altos.

En el diagnóstico diferencial con otras causas de disentería se debe considerar:

- Disentería bacteriana/bacilar (*Salmonella* spp, *Shigella* spp, *M. tuberculosis*).
- Disentería por otros parásitos (*Schistosoma mansoni, Balantidium coli*).
- Disenterías no infecciosas (EII, carcinomas, colitis isquémica, diverticulitis).

En el diagnóstico diferencial con otras causas de abscesos hepáticos, como pueden ser los bacterianos, ayuda saber que los de etiología amebiana tienden a ser abscesos únicos, de localización subcapsular y con tendencia a localizarse con más frecuencia en el lóbulo hepático derecho, aunque no siempre ocurre así. Ayuda el estudio serológico y la obtención de muestras del absceso mediante punción-aspiración. Clínicamente, podríamos sospechar la presencia de un absceso ante cuadros sintomáticos sugerentes de neumonía, con dolor pleurítico, tos y disnea.

En relación con el tratamiento de la disentería amebiana, la OMS recomienda intentar identificar *E. histolytica* y tratar todos los casos, independientemente de la forma de presentación clínica.

Los casos asintomáticos pueden llegar a desarrollar manifestaciones clínicas al cabo del tiempo (un 4-10 % de ellos lo harán en un año), y además asocian un alto riesgo de transmisión.

En países con pocos recursos, se aconseja tratar a todos los pacientes sintomáticos en cuyo examen de heces aparezcan quistes y trofozoítos, sin esperar a identificar la especie. Esto conduce a un sobretratamiento y una posible generación de resistencias. En individuos sintomáticos, siempre debemos plantear el diagnóstico diferencial con una posible disentería bacilar (colitis bacteriana).

En el caso de los pacientes asintomáticos en países con pocos recursos, la OMS recomienda demorar su tratamiento cuando sólo se tenga disponible el estudio morfológico de las heces, salvo que exista otra sospecha de que sea *E. histolytica*. En ningún caso indica la profilaxis de *E. histolytica* con amebicidas.

Para el tratamiento nos basaremos en la expresión clínica:

- En pacientes asintomáticos se recomiendan amebicidas luminales (paromomicina, iodoquinol, furoato diloxanida): ej. Paromomicina 30 mg/kg/día x10 días en 3 tomas, y al finalizar el tratamiento realizar examen de heces para asegurarse que queda limpio de quistes.
- En pacientes con clínica intestinal y extraintestinal se recomienda:
- Primero administrar amebicidas tisulares (contra los trofozoítos, no quistes): 5- nitroimidazoles (metronidazol o tinidazol) 750 mg, 3 tomas diarias x 5 (mayoría)-10 (casos graves) días.
- Seguidos de amebicida luminal (contra los quistes) para erradicar reservorios intestinales potenciales.

- Una alternativa puede ser la nitazoxanida durante 3 días, pues es eficaz en la luz intestinal y en tejidos. Ayuda a eliminar otros parásitos, como helmintos.
- En ocasiones, es útil administrar antibioterapia empírica en los casos graves, para evitar situaciones de sepsis por traslocación bacteriana.
- La última opción será la cirugía, en casos de perforación, abscesos complicados, obstrucción, estenosis, megacolon tóxico.

- Los casos con abscesos amebianos, se abordan:
  - Primero, tratamiento médico con metronidazol durante 5-10 días, junto con un amebicida luminal.
  - El drenaje percutáneo o quirúrgico sólo en casos de ruptura espontánea, sobreinfección bacteriana o ante la ausencia de respuesta al tratamiento médico.
  - El seguimiento de la respuesta se realiza generalmente con ecografía. Se espera una respuesta con regresión lenta, en el transcurso de 3-12 meses.

Disentería bacilar (3, 5)

El concepto de «disentería bacilar» se considera con frecuencia como sinónimo de infección por el género *Shigella*; pero el término «disentería» como tal (=diarrea sanguinolenta), puede ser producida también por otros géneros de bacterias como: *Campylobacter*, *Salmonella* (GEA y fiebre tifoidea), *E. coli* enterotoxigénico y enteroinvasivo, y *Yersinia enterocolitica*.

La disentería por *Salmonella* spp:
- Produce una gastroenteritis aguda y fiebre tifoidea. El espectro clínico incluye náuseas, vómitos, dolor abdominal-muscular, fiebre, diarrea intensa, cefalea, etcétera.
- La infección se produce al ingerir alimentos contaminados (procedentes de aves de corral, ternera, cerdo, huevos, leche y mariscos), o agua contaminada, por estar en contacto con animales infectados.

La disentería por *Campylobacter* spp:
- Se produce también por el consumo de productos de origen animal y agua contaminados, en contacto con animales o personas infectadas (vía fecal-oral).

- El cuadro clínico cursa con fiebre, vómitos, cefalea, dolor abdominal, diarrea acuosa o con sangre durante una media de 6 días.
- Hay varias especies que pueden causar la enfermedad en humanos, las más frecuentes *C. jejuni* o *C. coli*.

La disentería por *Shigella* spp:
- Son bacilos gram negativos anaerobios facultativos - al igual que los anteriores-, de los que se conocen 4 especies (*S. dysenteriae, flexneri, boydii* y *sonnei*) y en cada una, distintos serotipos.
- El género *Shigella*, al igual que *Escherichia*, pertenece a la familia *Enterobacteriaceae*. Están muy relacionadas filogenéticamente, aunque el comportamiento bioquímico es distinto, pues *Escherichia* es menos activo.
- La diferenciación entre *Shigella* y *Escherichia coli* enteroinvasiva (ECEI) es difícil. Ambas comparten el mismo método de invasión.
- Las 4 especies son patógenas. Pueden invadir la pared intestinal y alcanzar la submucosa colónica, aunque sólo producen bacteriemias en pocos casos. Tienen gran capacidad infectiva, pues se necesita un escaso inóculo (entre 10-100 UFC) para producir una infección clínicamente relevante, esto es, una diarrea grave con sangre y moco (por formación de microabscesos).
- Su distribución es mundial, pero con predominio en climas tropicales y templados. *S. sonnei* es más frecuente en países desarrollados mientras que *S. flexneri* es más frecuente en países en desarrollo. *S. boydii* es poco prevalente fuera de la India y *S. dysenteriae* es cada vez más infrecuente. El único reservorio es el ser humano (aunque hay algunos casos descritos en primates).
- El tiempo de incubación es variable, oscilando de 1 a 4 días, pero hay casos de una semana de incubación (en *S. dysenteriae* serotipo 1). La duración de la enfermedad también es variable, pudiendo autolimitarse a 7-10 días.
- Las especies *S. sonnei* y *S. boydii* causan una enfermedad más moderada que *S. dysenteriae* y *S. flexneri*, responsables de producir una enfermedad más grave (pueden asociarse a SHU —síndrome hemolítico urémico—, sepsis, prolapso rectal, artralgias, perforación, megacolon tóxico, alteraciones hidroelectrolíticas, reacciones leucemoides, etcétera). Las bacterias penetran en las células epiteliales colónicas por endocitosis, las destruyen

e infectan a células adyacentes. El daño colónico se puede ver incrementado por la producción de toxina Shiga por *S. dysenteriae*; esta toxina posee capacidad citotóxica, enterotóxica y neurotóxica y produce una diarrea acuosa previa a la disentería. También puede asociarse al SHU. *E. coli* enterohemorrágico (ECEH) produce una toxina muy similar a la toxina Shiga.

- La transmisión también es fecal-oral, de forma directa o indirecta, por alimentos contaminados. Afecta fundamentalmente al intestino grueso y al delgado distal, provocando una diarrea más acuosa inicialmente, seguida de una diarrea disentérica, junto con fiebre, vómitos, dolor cólico y tenesmo. Aun así, las bacteriemias no son frecuentes. En niños pequeños puede llegar a producir convulsiones. También se ven casos leves y asintomáticos, aunque con menos frecuencia.

- La gravedad de la enfermedad va a depender de varios factores: los propios del huésped (edad, estado nutricional, situación inmune...) y de la especie de *Shigella* (serovar): la *S. dysenteriae* tipo 1 puede provocar cuadros más graves como megacolon tóxico, SHU, etcétera, mediante la producción de toxina Shiga. En cambio, *S. sonnei* es menos letal y produce enfermedad menos grave. Algunos serotipos de *S. flexnerii* causan artropatía reactiva (síndrome de Reiter) en huéspedes predispuestos genéticamente.

El diagnóstico se realiza mediante distintas técnicas:
- Examen en fresco de heces, con tinciones de azul de metileno, Gram..., buscando la presencia de leucocitos en las heces, que nos lleva a sospecharla. Es importante que las muestras de heces se procesen en las dos primeras horas tras su obtención.
- Coprocultivo.
- Serología.
- Técnicas de PCR de un gen común a *Shigella* spp y *E. coli* enteroinvasora.
- Siempre que sea posible, se debe hacer un antibiograma por la alta tasa de resistencias.
- Aunque *Shigella* spp y *Escherichia coli* son enterobacterias filogenéticamente relacionadas, se mantienen como entidades separadas sobre la base de sus características bioquímicas y su relevancia tanto epidemiológica como clínica.

Tratamiento

- La shigelosis puede autolimitarse en 7-10 días, pero la decisión de iniciar antibióticos es clínica, por la gravedad que esté demostrando la enfermedad que haga temer potenciales complicaciones (encefalopatía...), según la edad del paciente y de la facilidad que exista para su transmisión. Por ello se suele recomendar tratamiento, con el fin de evitar esas complicaciones, reducir el tiempo de duración de la diarrea (pueden mejorar en unas 48-72 horas) y su impacto sobre la hidratación y nutrición del huésped. Consecuentemente, se reduce el tiempo de contaminación y diseminación por parte de los pacientes asintomáticos, lo que supone un asunto importante de salud pública.

- La OMS estableció unas guías de tratamiento en 2005 que revisó en 2013 sin cambios:
  - Como primera línea de tratamiento, son de elección las fluorquinolonas (ciprofloxacino 15 mg/kg/día en 2 tomas x 3 días oral o parenteral).
  - En segunda línea, ante bacterias resistentes, se encuentra la ceftriaxona parenteral o pivmecilinam oral 4 veces al día (un profármaco de mecilinam, una penicilina de espectro extendido). Su principal inconveniente es el factor económico y, además, la ceftriaxona es de administración parenteral, por lo que en países con pocos recursos puede resultar poco práctico o directamente no estar disponible. Como alternativa proponen la azitromicina oral (6-20 mg/kg/día 1 vez al día, de 1 a 5 días para adultos; en niños no hay ensayos comparativos). Además, se pueden emplear cefalosporinas orales de 3ª generación como la cefixima (8 mg/kg/día en 2 dosis x 2-5 días), no tan cara como las cefalosporinas parenterales, y puede conservarse sin frío; pero se precisan estudios más actuales que avalen su uso.

- Un problema importante son las resistencias bacterianas. Son conocidas a las sulfonamidas, tetraciclinas, estreptomicina, cloranfenicol, ampicilina y cotrimoxazol. Además, en el sur de Asia es creciente la resistencia a ciprofloxacino, y cada vez aparecen más resistencias a la azitromicina. También existen resistencias a las cefalosporinas de 3ª generación (ceftriaxona, ceftazidima, cefotaxima), especialmente en África y Asia, donde ya se presentaba resistencia a ciprofloxacino. Las cepas multirresistentes, MDR (*Multi*

Drug Resistant), se van expandiendo por el mundo, y son especialmente peligrosas en los grupos de riesgo: edades extremas de la vida (ancianos y menores de 5 años), malnutridos, inmunodeprimidos por cualquier causa (VIH, quimioterapia, fármacos biológicos), hombres que tienen sexo con hombres, etcétera.

- Actualmente se está investigando en el desarrollo de una vacuna tetravalente (de *S. sonnei* y *S. flexneri*) para administrar en lugares endémicos.

Tabla 1. Diferencias entre disentería amebiana y bacilar.

AMEBIANA	BACILAR
Parasitaria, protozoo. Fecal-oral. Agua y alimentos contaminados. Sexual (oral-anal). Tiempo incubación: **10-20 días,** semanas, meses o años! **Clínica variable: asintomático**, intestinal (diarrea) de leve a grave, extraintestinal (abscesos). Pujo y tenesmo rectal. Hepatomegalia frecuente. Heces **semiformadas**, con **sangre y moco.** Dx: Estudio de heces. Serología. Técnicas moleculares. Pruebas de imagen (abscesos). Tto: **metronidazol + paromomicina.** Prevención: agua, higiene manos, comida, animales.	**Bacteriana.** Fecal-oral. Agua y alimentos contaminados. Tiempo incubación más corto: a **24-72 h** de ingesta. Clínica: **fiebre, MEG**, cefalea, diarrea importante, deshidratación moderada. Hiporexia. Pérdida de peso. No tan frec hepatomegalia. Complicaciones: hidroelectrolíticas, SHU, convulsiones. Heces **líquidas**, acuosas o con **sangre y moco.** Dx: Estudio de heces fresco (presencia **leucocitos fecales**). Serología + clínica compatible (comienzo agudo, fiebre, afectación por diarrea). Tto: **ciprofloxacino, azitromicina, cefalosporinas.** Prevención: igual.

Anexo: apuntes sobre el tratamiento general de las diarreas

Es fundamental poder realizar un diagnóstico y tratamientos precoces en el episodio de diarrea aguda, enfocándonos en la rehidratación (oral lo primero, si es posible) y en el mantenimiento de la nutrición (continuar en la medida de lo posible la alimentación, con especial atención en la lactancia), junto con el abordaje de las complicaciones que puedan estar presentes (infecciones...).

Cuando los mecanismos de invasión son enterotóxicos, se debe reponer agua y electrolitos (fórmulas isotónicas o hipoosmolares), mediante líquidos como caldos, zumos o la denominada «limonada alcalina» (un litro de agua hervida o mineral, el zumo de dos limones, media cucharadita de postre de bicarbonato sódico, ¾ partes de cucharadita de postre de sal común y 4 cucharadas soperas rasas de azúcar), que viene a ser la traducción de la composición descrita por la OMS para la solución de: 20 g de glucosa; 3,3 g de cloruro sódico; 1,5 g de cloruro potásico y 2,5 g de bicarbonato potásico en 1 litro de agua. Cuando el mecanismo es enteroinvasivo, además, hay que reponer proteínas.

En general, es mejor optar por rehidratar de forma oral antes que parenteral, si es posible (por medio de líquidos, SRO —soluciones de rehidratación oral—, compuestos de cereales, etc.). Se debe favorecer la alimentación, asegurando una buena nutrición, cuidando la dieta, así como evitar los inhibidores de la motilidad intestinal, relegando el uso de los antidiarreicos a situaciones en las que estemos seguros de que no hay un mecanismo infeccioso implicado (opiáceos, loperamida). En relación con los suplementos necesarios, hay estudios muy claros a favor de los de zinc y vitamina A, que han demostrado acortar el tiempo de diarrea y contribuyen a reducir las recidivas, aunque no siempre están disponibles en toda la geografía (se aconsejan de zinc: 20 mg en niños >6 m y 10 mg en niños <6 m x 10-14 días por vía oral; y de vitamina A: 10 000-200 000 UI/6 meses (=30 – 60 mg de retinol) por vía oral. Otros suplementos, como los de vitamina D, selenio, multivitaminas... requieren más estudios y mayor evidencia antes de recomendar su uso generalizado.

Un factor importante es el uso de la antibioterapia empírica, que sólo se recomienda en casos graves en pacientes más vulnerables —como niños y ancianos—, aquéllos con comorbilidad y grupos de riesgo. En la medida de lo posible se recomienda la recogida de muestras para coprocultivo y, si nos encontramos ante estos casos de riesgo, antes de disponer del resultado, comenzar con el tratamiento antibiótico empírico. En líneas generales, se suele optar por las quinolonas (ej. ciprofloxacino 500 mg/12 h x 3 días en diarrea del viajero, *Shigella, Salmonella, Campylobacter* spp...); teniendo como alternativas: azitromicina (500 mg/d x3 d), eritromicina (500 mg/12 h x5 d), rifaximina 400 mg/8 h x 7 d, pudiendo asociar metronidazol (500 mg/12 h x 5 días) si pensamos en posibilidad de *Entamoeba histolytica, Giardia duodenalis* o *Clostridioides (Tabla 2)*.

Tabla 2. Tratamiento antimicrobiano específico según agente microbiológico.

Microorganismo	Antibioterapia de primera elección	Antibioterapia alternativa
Salmonella spp. *Escherichia coli* enteropatógena y enteroinvasiva *Shigella* spp. *Yersinia enterocolítica* *Vibrio parahemoliticus* *Aeromonas* spp.	Ciprofloxacino	Cotrimoxazol Ceftriaxona Doxiciclina
Campylobacter jejuni	Eritromicina o azitromicina	
Vibrio cholerae	Doxiciclina o tetraciclinas	
Clostridioides difficile	Fidoxamicina	Metronidazol o vancomicina
Giardia duodenalis	Metronidazol o tinidazol	
Isospora belli *Cyclospora*	Cotrimoxazol	
Cryptosporidium	Nitazoxanida	
Microsporidium	Albendazol	
Entamoeba histolytica	Metronidazol + yodoquinol	Paraneomicina
Citomegalovirus	Ganciclovir o vangaciclovir	

Los factores de riesgo para la aparición de diarrea-disentería y cualquier enfermedad adquirida por el agua son:

- Mala nutrición, mala higiene y mal saneamiento.
- Edades extremas de la vida —especialmente los menores de 1 año.
- Inmunodeficiencia de cualquier causa.
- Bebés a los que se les interrumpe de forma precoz la lactancia materna.
- Individuos que han padecido infecciones previas con diarreas recurrentes, tratadas de forma deficiente, lo que favorece la multiplicación de enteropatógenos de distinto tipo, con mayores resistencias y la escalada del círculo vicioso de la malnutrición-enteropatía y conllevando una mayor morbimortalidad.

La prevención de las diarreas se basa en el fomento de fuentes de agua potable seguras y accesibles para toda la población, junto con una promoción exhaustiva de la higiene personal y doméstica. Es imprescindible promocionar una buena educación sanitaria y nutricional, así como facilitar la lactancia materna junto a una nutrición complementaria adecuada (suplementos de zinc, vitamina A, etc.) y optimizar la detección precoz y el tratamiento de los episodios de diarrea aguda. En este aspecto, tiene un gran impacto la vacuna de rotavirus, especialmente en África y Asia.

Bibliografía

1. Organización Mundial de la Salud: http://www.who.int/en.
2. Centres for Disease Control and Prevention: http://www.cdc.gov.
3. León Ramírez S. Shigelosis (disentería bacilar). Salud en Tabasco [Internet]. 2001;7(3):0. Recuperado de: https://www.redalyc.org/articulo.oa?id=48770306.
4. Ayed B, Sabbahi S. (2017). Entamoeba histolytica. In: J.B. Rose and B. Jiménez-Cisneros, (eds) Global Water Pathogen Project. http://www.waterpathogens.org (R. Fayer and W. Jakubowski, (eds) Part 3 Protists) www.waterpathogens.org/book/entamoeba-histolytica Michigan State University, E. Lansing, MI, UNESCO. https://doi.org/10.14321/waterpathogens.
5. Perales M, Camiña M, Quiñones C. Campylobacter y Shigella en menores de dos años con diarrea acuosa. Rev Peru Med Exp Salud Publica 2002; 19 (4).
6. Pritt B, Clark G. Amebiasis. Mayo Clin Proc. 2008;83(10):1154-1160.

Preguntas de autoevaluación

1. Un varón de 51 años, español, consulta en España por diarrea de 3 meses de evolución, con rectorragia ocasional, sin pérdida de peso y sin viajes al extranjero recientes.

    a. Al ser joven y sin factores de riesgo, doy recomendaciones de alimentación y le citamos en 1 mes a ver evolución.

    b. Aunque no tenga un cuadro constitucional, deberíamos insistir en la anamnesis y la exploración física, así como pedir pruebas complementarias (analítica, colonoscopia, entre otras).

    c. Si la analítica no demuestra anemia y el tacto rectal es normal, tranquilizamos al paciente y le recomendamos antidiarreicos y medidas de alimentación.

    d. Probablemente la causa sea una infección gastroenteral para la que se beneficiaría de antibioterapia.

    e. Nos preocupa la duración de la diarrea, por lo que lo primero será ingresar al paciente para realizar un estudio completo.

2. Una mujer de 26 años de Uganda, residente con sus hijos en un campo de refugiados, consulta porque ella y dos de sus 4 hijos —menores de 5 años— tienen diarrea.

    a. Si llevan menos de 2 semanas de diarrea le aconsejaría tener paciencia, seguramente han bebido agua sucia del río en el que se bañan, pero la mayoría de las diarreas agudas se autolimitan.

    b. Les pautamos antidiarreicos, ya que es importante cortar esa diarrea cuanto antes para que no se desnutran más de lo que están.

    c. Es imprescindible una valoración global de los niños y de la madre. Si es posible, insistir en mantener la lactancia en el más pequeño y dar pautas de nutrición e hidratación junto con suplementos de zinc y vitamina A.

    d. Aunque no constatemos fiebre ni signos de deshidratación, habría que ingresarlos para aislarlos del resto del campamento para evitar una posible propagación de la enfermedad.

3. En relación con el tratamiento de la disentería en un medio tropical, señale la respuesta correcta:

  a. Dado que la mayoría de las diarreas son leves, autolimitadas y de etiología funcional, los antibióticos deben restringirse siempre, ya que contribuyen a generar bacterias multirresistentes en los casos de causa infecciosa.

  b. Debemos disponer de al menos un coprocultivo para poder ajustar el antibiótico para evitar generar resistencias.

  c. Un paciente con coprocultivo positivo no se debe tratar con antibióticos si está asintomático.

  d. Hay que tener en cuenta las resistencias a antibióticos del medio en que estamos para proponer la antibioterapia empírica según la clínica del paciente.

Respuestas correctas

1. b
2. c
3. d

2.2.1.b. Patología digestiva tropical en niños

Profesor: Agustín Clavijo Pendón
Servicio de Pediatría. Hospital Marina Baixa. Villajoyosa, Alicante

Ideas clave

1. La diarrea supone la segunda causa de mortalidad infantil a partir del primer mes de vida. Paradójicamente, la mayoría de los casos pueden resolverse con un tratamiento sencillo evitando la deshidratación.
2. Una correcta valoración mediante la historia clínica y una exploración básica permite orientar la etiología y gravedad. Los episodios se pueden clasificar como diarrea acuosa, disentería o diarrea persistente, y se debe determinar el grado de deshidratación para facilitar su manejo.
3. La OMS recomienda tres planes diferentes de actuación frente a la diarrea dependiendo de que el grado de deshidratación sea grave, moderada o no haya deshidratación.
4. Los tres pilares esenciales del tratamiento de la diarrea son la rehidratación, la suplementación de zinc y el favorecer una alimentación continuada.
5. Las parasitosis intestinales tienen un impacto devastador en los países de baja renta, afectando de forma particular a la población infantil, con secuelas graves en su desarrollo físico y neurológico.

Diarrea

Se estima que un 85 % de la mortalidad infantil sucede en los primeros cinco años de vida. Algo más de la mitad de estos fallecimientos se producen en la región del África subsahariana, alcanzando más del 80 % de los decesos en ese rango de edad si sumamos la región del Sudeste Asiático.

En estos entornos, la diarrea es la segunda causa más importante de muerte en niños menores de cinco años según la OMS[1], suponiendo aproximadamente entre 1,5 y 2 millones de muertes al año en menores de cinco años.

Conceptos básicos

La diarrea se define como el aumento en el número de deposiciones (al menos tres/día) junto con una disminución de su consistencia. La deshidratación por pérdida de agua y electrolitos en las heces puede complicarse y multiplicar sus efectos en un niño malnutrido (2). No es excepcional que los niños en los primeros años de vida presenten episodios frecuentes de diarrea; sin embargo, en países de baja renta, estos episodios repetidos pueden perpetuar un círculo vicioso de malnutrición, afectación de la inmunidad y reaparición de nuevas infecciones intestinales. La deficiencia de micronutrientes, especialmente de zinc, facilita el desarrollo de infecciones gastrointestinales que pueden causar a su vez diarrea.

Etiología

La causa principal de la diarrea es la gastroenteritis de origen infeccioso. Pero la diarrea es también una manifestación inespecífica de múltiples cuadros infecciosos sistémicos: VIH, gripe, malaria, COVID-19, dengue y diferentes infecciones bacterianas (neumonía, meningitis, sepsis, infección del tracto urinario, etcétera). Además, puede aparecer como un síntoma asociado a abdomen agudo (apendicitis aguda, invaginación intestinal) y a otras enfermedades no infecciosas muy diversas, que en algunos casos debutan en la etapa infantil: inmunodeficiencias, enfermedad inflamatoria intestinal, celiaquía, hipertiroidismo, etcétera.

En la diarrea por gastroenteritis de causa infecciosa, las principales etiologías son las siguientes:

a. Virus: especialmente el rotavirus, máximo responsable de diarrea en menores de dos años, norovirus, adenovirus, astrovirus y otros.

b. Bacterias: *Shigella* spp, más común entre los 2 y 5 años, *Campylobacter* spp, *V. cholerae*, *Escherichia coli* enterotóxico y enteropatogénico, *Clostridioides difficile*, *Salmonella* spp, etcétera.

c. Parásitos: protozoos (criptosporidiosis, giardiasis, amebiasis), helmintos, etcétera.

Manejo de la diarrea: anamnesis, exploración, clasificación y tratamiento (3-5)

Siguiendo las recomendaciones de la OMS, se deben hacer preguntas sencillas y una exploración básica (*ask, look and feel*), que permiten identificar los principales signos de alarma, establecer la gravedad del cuadro y orientar su manejo clínico.

Anamnesis. No debemos olvidar algunas preguntas clave como el tiempo de evolución, productos patológicos en heces (sangre, moco o pus), la frecuencia y el número de deposiciones, si asocia fiebre o vómitos, la tolerancia oral, la disminución de la diuresis, si presenta episodios de llanto agudo, palidez o dolor abdominal, otros síntomas sistémicos, pérdida de peso, tratamiento antibiótico reciente y el contexto epidemiológico (e.g., epidemia de cólera).

Las dos primeras preguntas permiten establecer si la diarrea es aguda o crónica (>14 días), o bien si se trata de una diarrea acuosa o disentérica. Por otro lado, es necesario considerar otras causas asociadas: diarrea con malnutrición grave, diarrea relacionada con el uso de antibióticos, otras enfermedades infecciosas, quirúrgicas y patologías diversas como se ha mencionado anteriormente.

Exploración física. Siempre debemos observar si hay signos de deshidratación y evaluar el estado general del niño (irritabilidad, letargia, disminución del nivel de conciencia, ojos hundidos, ojeras marcadas, signo del pliegue, retraso del relleno capilar, ausencia de lágrima, mucosas secas, sed o rechazo de la ingesta), signos de malnutrición grave, masa abdominal, distensión abdominal, hipotensión arterial o pulsos periféricos débiles.

Clasificación. Según estos síntomas y signos se distinguen diferentes grados de deshidratación:

- Leve o ausencia de deshidratación.
- Moderada: niño irritable, sediento, con los ojos hundidos y signo del pliegue alargado durante menos de dos segundos.
- Grave: niño letárgico, incapaz de beber, con los ojos hundidos, y signo del pliegue mayor de dos segundos de duración.

Tratamiento. Una correcta orientación, por medio de la clasificación de la diarrea y atendiendo al grado de deshidratación, permitirá un enfoque clínico adecuado. Los tres pilares del manejo de la diarrea en niños en este contexto son:

1. Rehidratación. Es el pilar principal del tratamiento; iniciada a tiempo evita complicaciones. Se realiza por vía oral siempre que sea posible, y por vía intravenosa/intraósea en los casos graves.

2. Suplementos de zinc. Favorece una recuperación más rápida, disminuye la gravedad e intensidad del episodio y el número de episodios en los meses siguientes.

3. Alimentación continua, bien sea con lactancia materna o dieta habitual en niños mayores. Se debe asegurar una correcta alimentación durante el episodio.

Manejo específico según el grado de deshidratación.

Recordamos de nuevo que la deshidratación secundaria a diarrea es una de las principales causas de muerte infantil. La OMS establece tres planes iniciales para el manejo de la diarrea en función del grado de deshidratación:

1. Plan C (en los casos de deshidratación grave): se trata de una urgencia médica, el niño se encuentra grave, con o sin shock hipovolémico asociado. Se debe iniciar rehidratación intravenosa o intraósea inmediatamente con suero ringer lactato con 5 % de glucosa, a 100 ml/kg entre 3 y 6 horas según la edad (más lento en <1 año). Si los fluidos i.v. no se encuentran disponibles, se debe rehidratar por sonda orogástrica con suero de rehidratación oral (SRO) a 20 ml/kg/h, durante 6 horas.

    Precisa reevaluación frecuente y monitorización continua. Se debe introducir la rehidratación oral tan pronto como sea posible (normalmente tras 3-4 horas en lactantes o 1-2 horas en niños); además, hay que considerar asociar antibioterapia efectiva si hubiera un brote de cólera en el área. Debemos reevaluar entre las 3 y 6 horas tras iniciar el tratamiento, reclasificar la deshidratación y establecer plan apropiado (A, B o C) para continuar el tratamiento y los cuidados pertinentes.

2. Plan B (deshidratación moderada): se rehidrata por vía oral (SRO) a 75 ml/kg repartidos en las primeras 4 horas. Se debe enseñar a los familiares cómo administrar SRO, e iniciar suplementos de zinc. Es esencial insistir en una alimentación continua y favorecer la lactancia materna durante el episodio de diarrea.

Al igual que en el plan anterior es preciso una reevaluación continua, vigilar si aparecen complicaciones y valorar un cambio de plan en función de la evolución clínica.

3. Plan A (no deshidratación): en este caso se continúa el tratamiento preventivo de la deshidratación en domicilio. El objetivo es mantener al niño bien hidratado durante el episodio. Se deben explicar las cuatro reglas esenciales del tratamiento en casa: ofrecer líquidos extras (asegurar que la familia tenga SRO para 2 o 3 días, y mostrar a la familia cómo preparar y administrar SRO), dar suplementos de zinc, continuar la alimentación habitual o favorecer la lactancia materna según el caso, y advertir los signos de alarma para volver (vómitos persistentes, rechazo de la alimentación, empeoramiento del estado general, aparición de sangre en heces, disminución de diuresis u otros signos de deshidratación).

Manejo específico según la clasificación de la diarrea.

En términos generales, lo más importante es establecer el grado de deshidratación y tratar en consecuencia, siguiendo los planes explicados arriba. Detallamos a continuación algunas consideraciones específicas según se haya clasificado la diarrea:

1. Diarrea acuosa: En general no es necesario identificar la causa. No precisa el uso de antibióticos excepto en el cólera, la sepsis o en niños inmunodeprimidos. No se recomienda el uso de antidiarreicos.

   Recordamos que las causas principales de este tipo de diarreas son: virus (rotavirus, adenovirus, norovirus, astrovirus), bacterias (*Vibrio cholerae*, *Clostridioides difficile*, enterotoxinas de *S. aureus*, *E. coli* enterotoxigénico, enteropatógeno y enteroagregativo, *Salmonella* spp, *Campylobacter* spp), parásitos (giardiasis, criptosporidiosis, *Cyclospora cayetanensis*, estrongiloidiasis), toxinas alimentarias e infecciones sistémicas (sepsis, malaria, COVID-19).

2. Diarrea con sangre o disentería: son gastroenteritis enteroinvasoras. Es importante identificar el agente infeccioso. La causa principal es bacteriana: *Shigella* (disentería bacilar), que abarca hasta el 50 % de los casos de disentería y es altamente contagiosa. Frecuentemente asocia otros síntomas como

dolor abdominal, fiebre, convulsiones, letargia y prolapso rectal. Algunas de las complicaciones principales son la perforación intestinal, megacolon tóxico, síndrome hemolítico-urémico y enteropatías pierde-proteínas. El tratamiento es domiciliario excepto en menores de dos meses, niños graves o que presentan signos de alarma asociados (malnutrición grave, convulsiones, abdomen agudo). Precisa antibioterapia que se debe iniciar empíricamente según los mapas de sensibilidad locales si estuvieran disponibles. Si no es el caso, la OMS propone un tratamiento empírico con ciprofloxacino 15 mg/kg/día, repartidos cada 12 horas durante tres días. Como segunda línea de tratamiento y en enfermos graves se propone ceftriaxona por vía i.v. o i.m. en dosis de 50-80 mg/kg/día durante tres días.

Otras causas de disentería distintas de *Shigella* son las producidas por bacterias (*E. coli* enterohemorrágica, *Campylobacter* spp, *Salmonella* spp, *Yersinia* spp), parásitos (disentería amebiana, *Balantidium coli* infestación por *Trichuris* spp, *Schistosoma mansoni* o *S. japonicum*) y virus (citomegalovirus en inmunodeprimidos).

3. Diarrea persistente (se define como aquella diarrea que se prolonga más de 14 días, con o sin sangre): si se observa cualquier grado de deshidratación (moderada o grave) se clasifica como diarrea persistente grave, o si, por el contrario, no hay signos de deshidratación, se considera «no grave». En muchos casos sucede como consecuencia de infecciones recurrentes asociadas a un retraso de la resolución de los episodios, por deficiencia de nutrientes. En entornos menos favorecidos, la diarrea persistente en niños se traduce en malnutrición y aumento de la mortalidad. Recordemos que una diarrea persistente en un niño malnutrido grave requiere un tratamiento específico diferente. Por otro lado, en áreas de alta prevalencia de VIH, es esencial descartarlo mediante serología.

Las causas principales de diarrea persistente son:
- Infección intestinal continuada (estrongiloidiasis, criptosporidiosis, giardiasis, trematodos intestinales, esquistosomiasis crónica intestinal, microsporidiosis, *E. coli* enteropatógena).
- Otras infecciones sistémicas (tuberculosis, VIH).

- Retraso en la recuperación (malnutrición, déficit de zinc, infecciones sucesivas).
- Otras patologías no infecciosas (intolerancia a la lactosa, celiaquía, enfermedad inflamatoria intestinal).

Las principales claves del tratamiento son la rehidratación, corrección del déficit de micronutrientes, asegurar una alimentación adecuada, el tratamiento de infecciones concomitantes y de la propia disentería. En función del tipo de diarrea persistente, grave o no grave, se establece un tratamiento específico distinto:

3.1. Diarrea persistente grave: cuando se observa cualquier grado de deshidratación (moderada o grave). Requiere hospitalización y se iniciará plan B o C según la gravedad. Además de rehidratar, es preciso administrar suplementos de vitaminas y minerales (ácido fólico, zinc, vitamina A, hierro, cobre y magnesio) durante dos semanas. Recordemos la importancia de establecer un diagnóstico diferencial con otras infecciones sistémicas de origen no intestinal.

Por otro lado, se debe considerar iniciar un tratamiento antimicrobiano empírico según la sospecha o los resultados de las pruebas complementarias:

- En infección sistémica no intestinal (infección del tracto urinario, neumonía, etcétera).
- En diarreas con sangre (tratamiento antibiótico efectivo para *Shigella*).
- Si se observan hematíes en el interior de trofozoítos de *Entamoeba histolytica*, o bien trofozoítos o quistes de *Giardia*, y si se han administrado dos antibióticos diferentes y sensibles para *Shigella* (tratamiento con metronidazol 10 mg/kg).
- En diarrea persistente de más de un mes, cuando no es posible realizar examen de heces.

Desde el punto de vista nutricional, hay que favorecer la lactancia materna, que es exclusiva de los primeros seis meses de vida. En el hospital se debe mantener una dieta mínima de 110 calorías/kg hasta que la diarrea comience a resolverse o que el niño empiece a ganar peso. La ganancia ponderal es el criterio de recuperación más importante.

3.2. Diarrea persistente no grave: con una duración superior a 14 días, sin signos de deshidratación. Permite su estudio, seguimiento y tratamiento ambulatorios. El tratamiento para prevenir la deshidratación no cambia: se debe iniciar suplementación de vitaminas y minerales, y favorecer una alimentación continua y adecuada.

Parasitosis intestinales

Caso clínico (6):

Un niño de dos años ingresa por malnutrición grave. Durante la hospitalización, y habiendo ya iniciado la fase 2 del protocolo de la OMS, presenta a través del orificio anal una masa excrecente rosada, de importante tamaño, no dolorosa, compatible con prolapso rectal.

En el diagnóstico diferencial se debe considerar la presencia de un pólipo rectal, hemorroides o la invaginación intestinal. El prolapso rectal en niños puede estar provocado por diversas causas (estreñimiento, malnutrición, fibrosis quística, enfermedad inflamatoria intestinal, síndrome de Ehler-Danlos). En áreas endémicas, como es el caso, puede presentarse como complicación de la infestación por *Trichuris trichura*, un nematodo intestinal.

Caso clínico[6]:

1. Un niño de siete años, residente en Madrid, se despierta por las noches desde hace dos meses con dificultad para conciliar de nuevo el sueño. Afebril, no presenta diarrea, tampoco dolor abdominal ni otra sintomatología asociada. No ha viajado al extranjero. La exploración física no muestra ningún hallazgo, y el estudio coproparasitoscópico directo es negativo.

2. Una niña saharaui de cinco años, que vive en los campos de refugiados de Tinduf, está pasando el verano con una familia de acogida en Alicante. Presenta prurito en área genital por la noche. La exploración física es normal.

¿Qué parásito debemos sospechar en ambos casos?

La infestación por oxiuros, o *Enterobius vermicularis*, es un helminto cosmopolita que provoca una infestación muy común en niños, y que se manifiesta principalmente con prurito intenso nocturno, insomnio, disminución de apetito y pérdida de peso.

Las parasitosis intestinales son las infecciones más comunes; alcanzan a un cuarto de la población mundial y suponen un gran impacto a nivel económico y social en áreas de alta prevalencia; estas son normalmente comunidades más pobres y vulnerables, asociadas en muchos casos a falta de saneamiento básico y sin acceso a agua potable. Son más frecuentes en niños, embarazadas e inmunodeprimidos. En la población infantil las complicaciones principales son: malabsorción intestinal, pérdida de nutrientes, obstrucción intestinal, pérdida crónica de sangre y anemia. Además, estas complicaciones pueden tener consecuencias graves para el niño, como son el deterioro físico, nutricional y cognitivo, afectando a su desarrollo pondoestatural y neurodesarrollo. En embarazadas aumenta la mortalidad y puede afectar al peso del recién nacido, incrementado la mortalidad perinatal.

Las causas principales son:

- Protozoos: amebiasis, *Entamoeba histolytica* (va a producir colitis amebiana disentérica, forma crónica no disentérica, amebiasis hepática); giardiasis, *Giardia duodenalis* (con dolor abdominal y diarrea acuosa, malabsorción intestinal).

- Geohelmintos: las uncinarias, *Necator americanus* y *Ancylostoma duodenale,* son helmintos hematófagos (que van a ser causa de anemia y déficit proteico); *Ascaris lumbricoides* puede causar el síndrome de Löeffler, así como síntomas digestivos incluyendo vómitos, dolor abdominal cólico, obstrucción intestinal, colecistitis, pancreatitis y peritonitis; *Trichuris trichiura* puede producir disentería y prolapso rectal; *Toxocara canis* y *T. cati* causan la denominada *larva migrans* visceral, con fiebre, hepatoesplenomegalia, broncoespasmo y afectación ocular; *Strongyloides stercoralis* es más frecuentemente asintomático, pero también puede ocasionar síntomas gastrointestinales inespecíficos, malabsorción, fallo de medro, síntomas respiratorios, *larva currens*, y cuadros graves de hiperinfestación en pacientes inmunodeprimidos; *Schistosoma japonicum* y *S. mansoni* —también llamada bilharziasis intestinal—, cursa con dolor abdominal, diarrea y pseudopoliposis colónica; la bilharziasis hepática es causa de visceromegalias e hipertensión portal.

La OMS (7, 8, 9) ha desarrollado en las últimas décadas programas de prevención mediante tratamiento con quimioprofilaxis para helmintos en niños escolarizados (2002, 2006, 2011, 2017), ampliando a otras poblaciones de riesgo, como estrategias de intervención de salud pública en áreas endémicas, de bajo costo y efectivas, para disminuir el impacto producido por estas infecciones en los países de baja renta. Estos planes no están exentos de controversia por el potencial desarrollo de resistencias.

Hepatitis

Los virus hepatotropos de transmisión fecal-oral son comunes en la población infantil de estos territorios.

- Hepatitis A: es un virus ARN, de la familia *Picornaviridae*. Se transmite por la vía orofecal por ingesta de agua y alimentos contaminados. La clínica es generalmente autolimitada y varía desde una forma asintomática, especialmente en mayores de seis años, hasta cuadros con una hepatitis aguda con fiebre, malestar general, ictericia, anorexia, náuseas, vómitos, coluria, acolia, hepatomegalia y dolor abdominal. Se han descrito cuadros fulminantes de forma excepcional, con necrosis y fallo hepático, que suelen suceder en niños con una hepatopatía subyacente. El diagnóstico es eminentemente clínico. Hay vacuna disponible.
- Hepatitis E: virus RNA, que se transmite también por la misma vía; la transmisión entre personas es menos frecuente que en el VHA. La clínica varía entre enfermedad subclínica y hepatitis aguda con clínica similar a la hepatitis A. El diagnóstico también es clínico, si bien se puede confirmar con serología o métodos de biología molecular.

Fiebre tifoidea

Caso clínico (10): una niña de 14 años, residente en un área urbana de Malawi, acude a Urgencias de un hospital por fiebre, diarrea, dolor abdominal generalizado y cefalea frontal desde hace 8 días. Vive con sus padres y sus tres hermanos en un barrio periférico muy poblado; el agua la obtienen de un grifo comunitario. En la exploración física se encuentra febril, bien nutrida, con deshidratación de mucosas, signo del pliegue negativo y un exantema macular inespecífico. El abdomen es discretamente doloroso a la palpación, sin signos de irritación peritoneal; tiene una esplenomegalia palpable de 2 cm, sin hepatomegalia. Las conjuntivas se encuentran levemente ictéricas. La tensión es de 110/60 mmHg y la FC de 65 lpm. En las pruebas complementarias se detecta malaria con baja parasitemia, pero no se pueden hacer análisis por no estar disponibles.

En el diagnóstico diferencial se debe contemplar la malaria —aunque en áreas endémicas un bajo grado de parasitemia es común y normalmente subclínico—, así como toda patología que asocia ictericia (hepatitis A, colangitis, colecistitis o hemólisis); además, en VIH, hay que considerar la bacteriemia por *Salmonella no typhi* y la fiebre tifoidea.

La paciente se trató con arteméter/lumefantrina por vía oral y, tras cursar hemocultivos, se inició tratamiento antibiótico empírico de amplio espectro con ceftriaxona i.v. La prueba de VIH fue negativa. En los hemocultivos se aisló *Salmonella typhi*, que motivó el cambio de ceftriaxona a ciprofloxacino, y se administró una dosis aislada de praziquantel ante una eventual coinfección por esquistosomiasis. Debemos recordar que *Schistosoma* spp parece facilitar el ser portador crónico de *Salmonella typhi*, y Malawi es un país endémico para esquistosomiasis.

Comentario (11, 12, 13): *Salmonella typhi* es un bacilo gram-negativo, de distribución mundial pero más frecuente en Asia centro-meridional y sudoriental, África y Sudamérica. Su reservorio es exclusivamente humano, y la transmisión es fecal-oral, especialmente por contaminación de agua y alimentos. Produce una sintomatología inespecífica, y en niños se debe considerar este diagnóstico ante un cuadro de fiebre asociada a algunos de los siguientes síntomas: estreñimiento, vómitos, dolor abdominal, cefalea, tos, exantema maculopapular (roseola tífica), particularmente si la fiebre persiste más de una semana y ya se ha descartado malaria (2). Algunas de las complicaciones más frecuentes son la perforación intestinal, el absceso hepático, la pericarditis, la encefalopatía tífica, las convulsiones y la neumonía. El tratamiento de elección es el ciprofloxacino por vía oral. Si no hay una respuesta clínica tras 48 horas de haber iniciado el tratamiento se debe valorar una posible resistencia, e iniciar una segunda línea de tratamiento con ceftriaxona intravenosa. Cuado se cuente con guías nacionales de sensibilidad, se debe ajustar el tratamiento empírico según dichos patrones.

Abdomen agudo

Caso clínico (6): un niño de 11 años, natural de una zona rural de Etiopía, acude por un cuadro de malestar general y dolor abdominal intenso, asociado a náuseas y vómitos. Presentó fiebre alta y diarrea unos 10 días antes. En la exploración física destaca hipotensión arterial, mal estado general con sudoración profusa, abdomen doloroso, con defensa y disminución de ruidos hidroaéreos. El tacto rectal es normal con presencia de heces en la ampolla rectal. En la radiografía de abdomen realizada en bipedestación se observan niveles hidroaéreos. El paciente se intervino quirúrgicamente detectándose varias perforaciones intestinales.

En este caso se trataba de un abdomen agudo debido a perforación intestinal por fiebre tifoidea. La perforación intestinal y el sangrado digestivo son complicaciones graves, que pueden surgir una vez superado el cuadro febril; son secundarios a la inflamación y necrosis de las placas de Peyer si el paciente no ha recibido tratamiento. Se precisa resección quirúrgica del área perforada.

Caso clínico: una niña de 12 meses de edad es llevada a un hospital local por diarrea desde hace 1-2 días. Los padres refieren que «parece que le duele la tripa». La paciente presenta episodios bruscos de llanto agudo, sudoración y palidez. No ha tenido fiebre; sí vómitos aislados. En el hospital se observa una deposición líquida con sangre y moco.

En la ecografía abdominal se confirma la sospecha clínica de intususcepción intestinal, observándose una imagen de intestino invaginado. La invaginación intestinal es una de las causas más frecuentes de obstrucción intestinal entre los 3 meses y los 3 años de edad. Se produce como consecuencia de la introducción de un segmento del intestino en la luz de la porción adyacente. Provoca episodios recurrentes de dolor abdominal, diarrea sanguinolenta y vómitos, que, en ocasiones, pueden confundirse con una gastroenteritis. Requiere tratamiento urgente para prevenir isquemia intestinal y eventual perforación, mediante enema de suero fisiológico, insuflación de aire o cirugía.

Bibliografía

1. United Nations Inter-agency Group for Child Mortality Estimation (UN IGME). Levels & Trends in Child Mortality: Report 2019. Estimates developed by the United Nations Inter-agency Group for Child Mortality Estiation. United Nations Children's Fund, New York, 2019.

2. Pocket book of Hospital care for children. Guidelines for the management of common childhood illnesses. Chapter 5: Diarrhoea. En: World Health Organization (WHO), 2º Edition, 2013.
    *Davidson R. *et al.* Manual de Oxford de Medicina Tropical. 4ª edición. Madrid, 2016.

3. Pocket book of primary health care for children and adolescents: guidelines for health promotion, disease prevention and management from the newborn period to adolescence. Copenhagen: WHO Regional Office for Europe; 2022.

4. Sick child aged 2 months to 5 years. Integrated Management of Childhood Illness (IMCI), Chart Booklet. WHO, 2014.

5. Sick young infant aged up to 2 months. Integrated Management of Childhood Illness (IMCI), Chart Booklet. WHO, 2014.

6. Górgolas M., Ramos JM. Más de 101 casos de Medicina Tropical. Independently published 2018.

7. Preventive chemotherapy in human helminthiasis. World Health Organization 2006.

8. Helminth control in school-age children, a guide for managers of control programmes. 2º edition, World Health Organization 2011.

9. Guideline: Preventive chemotherapy to control soil-transmitted helminth infections in at-risk population groups. World Health Organization 20017.

10. Rothe C. Clinical cases in Tropical Medicine. 2ª edición Elsevier. 2020.

11. Davidson R. et al. Oxford Handbook of Tropical Medicine. 5th edition. Oxford. 2021.

12. Guerro-Fernández J. et al. Manual de Diagnóstico y Terapéutica en Pediatría. 6ª edición. Ed. Médica Panamericana. 2018.

13. Centres for Disease Control and Prevention: http://www.cdc.gov.

Preguntas de autoevaluación

1. ¿Qué signo o síntoma no se corresponde clínicamente con deshidratación grave?

    a. Letargia, hiporreactividad.

    b. Ojos hundidos.

    c. Signo del pliegue positivo >2 segundos.

    d. Bebe con ansiedad.

    e. Taquicardia e hipotensión.

2. ¿Cuáles son los pilares en el tratamiento de la diarrea en niños según la OMS?

    a. Rehidratación, tratamiento antiparasitario y suplementos de zinc.

    b. Rehidratación, tratamiento antibiótico y suplementos de zinc.

    c. Suplementos de zinc y alimentación continua.

    d. Rehidratación, suplementos de zinc y alimentación continua.

    e. Tratamiento antibiótico, antiparasitario y rehidratación.

3. Para un correcto manejo de la diarrea en niños, según la OMS, es esencial valorar:

    a. Tipo de diarrea, grado de deshidratación, estado nutricional, otras enfermedades asociadas.

    b. Causa de la diarrea, grado de deshidratación, otras enfermedades asociadas.

    c. Tipo de diarrea, grado deshidratación y días de evolución.

    d. Causa de la diarrea y grado de deshidratación.

    e. Tipo de diarrea, pérdida de peso, días de evolución.

4. En un niño con diarrea acuosa de 7 días de evolución que está irritable, tiene los ojos hundidos, signo del pliegue algo retardado y con sed, ¿qué esquema inicial de tratamiento elegiría?:

    a. Continuar tratamiento en domicilio con suero de rehidratación oral, ofrecer abundantes líquidos, mantener buena hidratación y advertir a la madre de los signos de alarma para volver.

b. Iniciar fluidos IV 30 ml/kg en 1 hora, 70 ml/kg en las siguientes 5 horas, y reiniciar rehidratación oral tan pronto como lo permita.

c. Suero de rehidratación oral 75 ml/kg en las primeras 4 horas, revaluación continua.

d. Iniciar suero de rehidratación oral 75 ml/kg en las primeras 4 horas, tratamiento empírico y revaluación continua.

e. Iniciar fluidos IV 100 ml/kg en las primeras 4-6 h, y tratamiento antibiótico empírico.

5. ¿Cuál no sería una causa de diarrea en niños?

a. SIDA.

b. Invaginación intestinal.

c. Malaria.

d. Criptosporidiosis.

e. Todas las anteriores son potenciales causas de diarrea en niños.

6. ¿Cuál de las siguientes no es una consecuencia de parasitosis intestinal en niños?:

a. Anemia microcítica e hipocrómica.

b. Afectación del neurodesarrollo.

c. Obstrucción intestinal.

d. Otitis de repetición.

e. Prolapso rectal.

7. Un niño etíope de cinco años es llevado a un hospital rural por malestar general, dolor abdominal y vómitos; la historia y la exploración física sugieren un abdomen agudo ¿Cuál de las siguientes patologías no sería causa de este síndrome clínico?:

a. Invaginación intestinal.

b. Fiebre tifoidea.

c. Malaria.

d. Apendicitis aguda.

e. Todas son posibles causas.

Respuestas correctas

1. d
2. d
3. a
4. c
5. e
6. d
7. e

2.2.2. Cólera

Profesores: Dra. Beatriz Álvarez Álvarez

Médico adjunto División de Enfermedades Infecciosas. Hospital Universitario Fundación Jiménez Díaz. UAM (Madrid)

Dr. Javier Arcos Campillo

Director Médico, Hospital Universitario Fundación Jiménez Díaz. UAM (Madrid)

Coordinador de equipos de acción humanitaria en diferentes emergencias epidémicas y catástrofes naturales. Médicos del Mundo (2005-2015)

Ideas clave

1. El cólera supone una amenaza mundial debido a su elevada morbilidad y mortalidad en poblaciones vulnerables sin sistemas básicos de higiene y saneamiento. El suministro de agua potable y el saneamiento son fundamentales para prevenir y controlar la transmisión del cólera.

2. El cólera es una infección intestinal aguda de origen bacteriano causada por *Vibrio cholerae*. En 1 de cada 10 afectados puede provocar un cuadro de diarrea acuosa intensa, deshidratación y, si no se trata, puede ser mortal en cuestión de horas.

3. Se transmite por vía feco-oral, principalmente a través del consumo de agua o alimentos contaminados con heces humanas infectadas. También puede propagarse de persona a persona en condiciones de higiene deficiente.

4. La mayoría de los infectados son asintomáticos o presentan síntomas leves y responden adecuadamente a la rehidratación oral. Los casos graves necesitan ser tratados de forma inmediata con líquidos intravenosos y antibióticos.

5. Disponemos de vacunas orales eficaces contra el cólera. Las campañas de vacunación son una medida básica para el control de brotes y la prevención de la enfermedad en zonas de alto riesgo.

Introducción

El cólera es una infección intestinal causada por la ingestión de agua y alimentos contaminados por el *Vibrio cholerae* y que provoca una diarrea secretora profusa, causando deshidratación y muerte en pocas horas (1). Desde las primeras constataciones documentadas de epidemias en el subcontinente indio en el siglo XVI, y pasando por la primera pandemia en el siglo XIX, en la actualidad el cólera sigue siendo una amenaza mundial con efectos devastadores y un verdadero desafío para la salud pública globalmente (2).

Epidemiología

Se calcula que anualmente el cólera provoca 2,9 millones de episodios y 95 000 muertes en el mundo; sin embargo, la magnitud real de la carga global de la enfermedad es incierta debido al considerable número de casos que no se notifican. La fragilidad o ausencia de sistemas de vigilancia en muchos de los países afectados y el temor a repercusiones sobre el turismo o el comercio exterior son los principales responsables del pobre registro de datos (3).

La enfermedad es endémica en 47 países y engloba principalmente territorios de Asia, África (desde 1971), América del Sur (desde 1991) y Caribe (Haití en 2010). El cólera es un indicador de desigualdad, que afecta de manera desproporcionada a regiones con mayor vulnerabilidad sociosanitaria, con deficientes medidas de higiene y sistemas de saneamiento, y acceso insuficiente a agua Potable (4).

Desde 2021, el mundo se enfrenta a una reemergencia de la séptima pandemia de cólera en la que nos encontramos inmersos desde 1961. Este repunte se caracteriza por un incremento en el número e intensidad de brotes, expansión geográfica a zonas del mundo libres de enfermedad y tasas de mortalidad más elevadas. En 2022, de los 29 países que notificaron nuevos casos o brotes de cólera, 13 no habían registrado ningún caso en 2021, y en algunos de ellos la enfermedad no era endémica aún (Líbano y Siria) o llevaban más de 3 años sin notificar casos (Haití y República Dominicana). La tasa de mortalidad global fue del 1,9 % (en África del 2,9 %), por encima del objetivo marcado en las epidemias de < 1 % (3).

La progresión de la enfermedad se ve impulsada por: (1) inundaciones y sequías generalizadas más frecuentes e intensas debido al cambio climático, que provocan un acceso a agua salubre cada vez más limitado; (2) crisis humanitarias derivadas de conflictos políticos y/o religiosos que generan movimientos poblacionales, hambrunas y hacinamiento en regiones con ausencia de sistemas básicos de higiene y saneamiento, junto con sistemas de salud muy frágiles, limitados para reaccionar. Además, la capacidad de respuesta se ve obstaculizada por la convivencia con otras epidemias que pone más de manifiesto la falta de recursos generales, de suministro de la vacuna anticolérica, sobrecarga del escaso personal sanitario y el fracaso de los sistemas de vigilancia, ya de por sí deficientes (3).

En todo el mundo, 844 millones de personas aún carecen de acceso a agua potable, más de 2000 millones beben agua de fuentes contaminadas con heces y 2400 millones carecen de instalaciones básicas de saneamiento, lo que las expone a la transmisión del cólera si la bacteria estuviera presente o si se introduce en su entorno (4).

En resumen, las reemergencias de cólera se suelen dar en paralelo al aumento de población en situación de vulnerabilidad sociosanitaria (2, 5), y actualmente se ha convertido en un creciente problema de salud pública que debe tenerse en cuenta.

Microbiología

El *Vibrio cholerae* es una bacteria gram-negativa, anaerobia facultativa y móvil, que distintivamente tiene forma de coma. Su diversidad antigénica ha llevado a clasificarlo en más de 200 serogrupos, de los cuales sólo *Vibrio cholerae* O1 y O139 son patógenos humanos. Si bien se han descrito cuadros clínicos compatibles con el cólera desde tiempos remotos, su descubrimiento guarda relación con la identificación del agente causal. Desde su origen en el delta del río Ganges en 1817, cuando se registró la primera pandemia de cólera, la enfermedad se ha propagado más allá de Asia en siete ocasiones. La estructura bioquímica de *Vibrio cholerae* O1 lo subdivide en dos biotipos: clásico y El Tor. Y cada biotipo, además, se diferencia en tres serotipos: Ogawa, Inaba e Hikojima. *Vibrio cholerae* O1 biotipo clásico fue el agente etiológico de las primeras seis pandemias, mientras que el linaje *Vibrio cholerae* O1 El Tor (7PET) es el biotipo predominante de la actual séptima pandemia (6).

En 1854, durante el brote de cólera de Londres, el médico inglés John Snow (1813-1858) descubrió el mecanismo de propagación de la enfermedad al demostrar que una bomba de agua pública ubicada cerca del río Támesis, era la fuente de infección de cólera de las personas que de ella consumían, lo que supuso un hito histórico en salud pública (2, 7). Hoy sabemos que el *Vibrio cholerae* tiene su hábitat natural en aguas marinas y estuarios con ambiente cálido, pues prospera idealmente en agua a 30 °C con una salinidad del 15 % y un pH de 8,5. La capacidad para infectar a los humanos guarda relación con su capacidad de sobrevivir y multiplicarse en el ambiente acuático y transmitirse a través de agua y alimentos contaminados (6).

Las personas infectadas con cólera excretan *Vibrio cholerae* en sus heces (8). El *Vibrio cholerae* se desarrolla principalmente en aguas estancadas y tiene capacidad de adherirse a plantas acuáticas y crustáceos formando biopelículas; estos factores facilitan el contacto con el ser humano no sólo mediante el uso o consumo de agua contaminada insuficientemente tratada, sino además por la ingesta de mariscos poco cocinados (6).

La dosis infecciosa requerida para causar cólera es relativamente alta; generalmente, un inóculo $\geq 10^8$ resulta en una infección grave (9). El período de excreción varía según la condición de la persona infectada. En contactos infectados asintomáticos, puede ser tan breve como un día, mientras que en individuos sintomáticos la bacteria puede encontrarse en las heces horas antes del inicio de los síntomas y hasta 1 o 2 semanas después. El *Vibrio cholerae,* recién excretado por las heces, se puede mantener en un estado hiperinfeccioso transitorio durante las 24 horas siguientes a su liberación al medio ambiente, lo cual impulsa su rápida propagación, especialmente en áreas de alta densidad de población (9). Las temperaturas cálidas y estaciones lluviosas son las condiciones ambientales más favorables para la propagación de un brote (10).

Patogenia

El principal reservorio del *Vibrio cholerae* es el ser humano. Se transmite por vía feco-oral, a través de agua y alimentos contaminados o por contacto directo entre personas (8).

Tras su ingestión, el *Vibrio cholerae* primero debe sobrevivir al ambiente ácido del estómago. Por quimiotaxis llega al intestino delgado, que coloniza adhiriéndose a su superficie y creando colonias de bacterias en forma de biopelículas que le confieren mayor resistencia a las sales biliares y reducción de O_2. Los microorganismos adheridos secretan una potente toxina que penetra en las células intestinales y activa la adenilato-ciclasa, lo que provoca un aumento neto de AMP-cíclico intracelular. Este incremento de AMP-cíclico activa la apertura de canales de cloro, promoviendo la secreción de cloro desde las células de las criptas de Lieberkühn, al tiempo que disminuye la absorción de sodio por las células de las vellosidades. Como resultado, se produce una secreción masiva de agua desde las células epiteliales hacia la luz intestinal para mantener la osmolaridad, superando la capacidad de reabsorción del intestino grueso. Esto conduce a una diarrea acuosa grave con grandes pérdidas de agua y altas concentraciones de sodio, cloruro, bicarbonato y potasio (8, 11).

Clínica

La infección por cólera presenta un amplio espectro de manifestaciones, que abarcan desde la colonización intestinal sin síntomas hasta un cuadro clínico grave de diarrea acuosa aguda y shock hipovolémico. La probabilidad de desarrollar la enfermedad tras la exposición a *Vibrio cholerae* depende de (8):

1. La vía de exposición.
2. El tamaño del inóculo.
3. La cepa infectante.
4. La falta de inmunidad adquirida por exposición previa a la infección, vacunación o lactancia materna.
5. Factores de riesgo propios del huésped, como, por ejemplo, el grupo sanguíneo O (asociado con cuadros más graves) o hipoclorhidria (reduce la dosis infecciosa necesaria para causar la infección) (12, 13).
6. El período de incubación es generalmente corto, entre 12 horas y 5 días. Tras este tiempo se presenta de forma repentina un cuadro clínico en el que predomina la diarrea como síntoma principal. La diarrea no suele cursar con dolor abdominal, y se caracteriza por un aspecto en «agua de arroz» y con olor a pescado (10) (Figura 1).

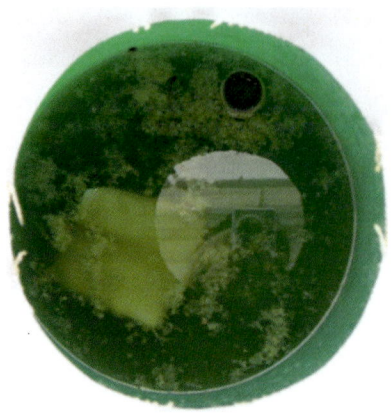

Figura 1. Heces en agua de arroz, característica de la diarrea por cólera. Esta apariencia se debe a la presencia de productos de descamación, restos celulares y fragmentos de fibrina. Autor. © Dr. Javier Arcos.

De los pacientes con síntomas, aproximadamente entre el 25 y el 30 % desarrollan la forma grave de la enfermedad (14). En estos casos, la pérdida de líquidos y electrolitos es tan súbita y acentuada que la convierten en una entidad muy fácilmente reconocible y característica desde el punto de vista clínico. El «cólera grave» puede provocar shock hipovolémico y muerte por deshidratación en pocas horas (8). Durante el curso de la enfermedad se puede perder hasta el 10 % del peso corporal (15) o unos 20 litros de líquidos (11). Además, se pueden manifestar otros síntomas gastrointestinales como, por ejemplo: vómitos acuosos, que dificultan la rehidratación por intolerancia oral; o la sensación de calambres abdominales, que lo diferencia del dolor abdominal asociado a la disentería. Los síntomas sistémicos como la fiebre son inusuales (8).

Las manifestaciones clínicas reflejan el grado de deshidratación e hipovolemia. A medida que aumenta la gravedad, los pacientes van mostrando progresivamente signos clínicos como: ojos hundidos (Figura 2), mucosas secas, piel fría y húmeda, disminución de la turgencia de la piel (signo del pliegue) (Figura 3), deterioro del nivel de conciencia (apatía, letargia), oligoanuria, y/o respiración de Kussmaul por acidosis metabólica. El pulso periférico inicialmente es rápido y filiforme, y a medida que desciende la tensión arterial se vuelve difícil de palpar. En los niños, donde las reservas de glucógeno son limitadas y la gluconeogénesis inadecuada, se observa deterioro del nivel de conciencia o crisis comiciales secundarias a hipoglucemia.

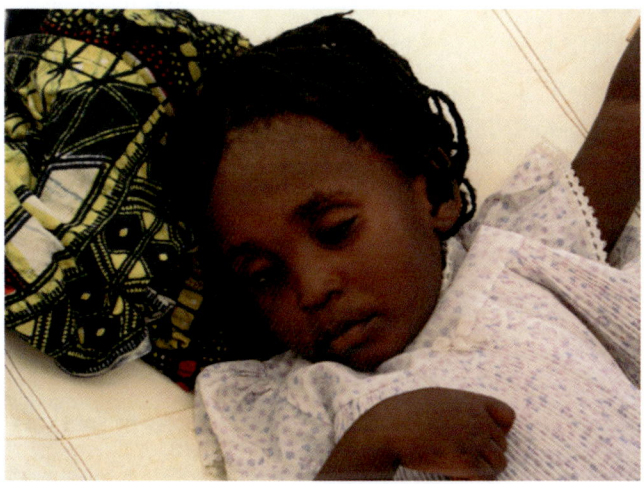

Figura 2. Deshidratación grave en paciente con cólera donde se aprecian signos clínicos como los ojos hundidos y estupor. Autor. © Dr. Javier Arcos. Fotografía autorizada por los tutores de la paciente.

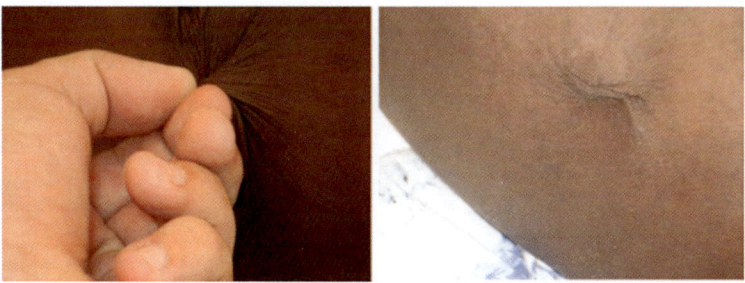

Figura 3. Signo del pliegue positivo, si el pliegue persiste más de 2 segundos tras un pellizco de la piel. Es un indicador importante para identificar deshidratación grave. Autor. © Dr. Javier Arcos.

Las heces en el cólera contienen grandes cantidades de agua, potasio, sodio y bicarbonato, por lo que los síntomas derivados del desequilibrio electrolítico son frecuentes. La pérdida de potasio y calcio puede producir debilidad, calambres musculares, espasmos y tetania. De la misma forma se puede desarrollar íleo paralítico y/o arritmias cardíacas que suelen preceder a la muerte (8, 10, 11, 16).

El *cólera sicca* es una variante rara y grave, en la que el paciente presenta colapso circulatorio —e incluso puede llegar a fallecer— en ausencia de diarrea, por el acúmulo de líquido en la luz intestinal debido a un íleo paralítico (10).

Las manifestaciones clínicas del cólera causado por las cepas O1 y O139 del *V. cholerae* son indistinguibles (11).

Se han descrito complicaciones asociadas al cólera, como neumonía por aspiración, provocadas por vómitos y bajo nivel de conciencia. Es importante tener en cuenta que una reposición excesiva de líquidos puede desencadenar edema pulmonar en pacientes ancianos con comorbilidades. En niños menores de 5 años, el cólera, al igual que en otros casos de diarrea infantil, puede contribuir al desarrollo de enteropatía crónica y desnutrición. Las mujeres embarazadas gravemente enfermas corren el riesgo de sufrir abortos espontáneos, partos prematuros y/o muerte fetal intrauterina, por isquemia placentaria (8, 10, 11, 14).

Diagnóstico

El diagnóstico de cólera es eminentemente clínico[17]. Las pruebas de laboratorio son útiles para confirmar la presencia de *Vibrio cholerae* como patógeno responsable, identificar la cepa y determinar su sensibilidad a los antibióticos, ante la sospecha de que se haya declarado un brote epidémico. Una vez que se han confirmado bacteriológicamente los primeros casos sospechosos de diarrea por *Vibrio cholerae*, el uso sistemático de las pruebas de detección microbiológica no se considera útil. Para el diagnóstico de los casos posteriores en un entorno epidémico, o en una región endémica, es suficiente la evaluación clínica apoyándonos en la definición de caso establecida (14, 18).

Se define por la OMS como **caso sospechoso de cólera** a cualquier persona de 2 años o más (5 años en un entorno epidémico) que presente diarrea acuosa aguda y deshidratación grave o muerte por diarrea acuosa aguda. Y se define **diarrea acuosa aguda** como una enfermedad caracterizada por tres o más deposiciones líquidas, sin moco ni sangre, en 24 horas (18).

Las pruebas de confirmación microbiológica disponibles son (10, 14):

- Cultivo de heces: es el método de identificación estándar que nos permite el aislamiento del *Vibrio cholerae* y determinar su perfil de susceptibilidad a los antibióticos. Una vez cultivado, las técnicas de seroaglutinación se utilizan para identificar el serogrupo y el serotipo.

- PDR de antígeno mediante inmunocromatografía: son de utilidad para identificar al *Vibrio cholerae* O1 u O139 como agente causal. Pueden proporcionar una alerta temprana ante el estallido de un brote de cólera, especialmente en entornos donde la dispersión geográfica es una limitación diagnóstica y el tiempo se convierte en un valor fundamental.

- Las pruebas de PCR también son factibles para la identificación del agente causante, aunque su uso se ha limitado a la investigación y vigilancia epidemiológica pues precisa laboratorios especializados y entrenados con la técnica.

Otros exámenes de laboratorio nos pueden aportar información adicional para el manejo, aunque no son imprescindibles. Se pueden objetivar alteraciones secundarias a la pérdida de volumen: aumento del hematocrito, proteínas y osmolaridad sérica, así como alteraciones hidroelectrolíticas como hipopotasemia, hiponatremia o hipernatremia (aunque el cólera se asocia más a menudo con deshidratación isonatrémica), hipocalcemia y acidosis metabólica (10, 11, 14). Además puede desarrollarse insuficiencia renal por necrosis tubular aguda.

Tratamiento

En ausencia de intervención, la letalidad puede superar el 50 %; sin embargo, con un tratamiento rápido y apropiado, la tasa de mortalidad debe ser inferior al 1 % (10).

Los tres pilares del tratamiento del cólera son (14, 19):

1. Rehidratación: el objetivo prioritario del tratamiento es corregir o evitar la deshidratación. Así pues, la reposición agresiva de los líquidos y electrolitos perdidos a través de la diarrea es la piedra angular en el manejo de la infección.

2. Tratamiento complementario como antibióticos o sulfato de zinc: son útiles para reducir la duración y gravedad de la diarrea, pero en ningún caso sustituyen a la fluidoterapia, que es indispensable.

3. Soporte nutricional: generalmente el estado nutricional de los enfermos suele estar deteriorado por la intolerancia oral, hiporexia y malabsorción

generada por la infección. Estas medidas son particularmente importantes en niños.

La reposición de líquidos debe llevarse a cabo de forma precoz y preferiblemente por vía oral, siempre que sea posible. Se emplean sueros de rehidratación oral (SRO), que son soluciones de baja osmolaridad con una concentración óptima de glucosa y electrolitos deficitarios (1, 8). En situaciones donde no sea posible su uso, las soluciones a base de arroz pueden ser también eficaces (8). La cantidad de SRO a administrar es de 75 ml/kg durante un período de 4 horas, y posteriormente se deben seguir compensando las pérdidas por diarrea continua (14, 18, 19). En pacientes adultos con deshidratación moderada se puede necesitar hasta 6 litros de SRO durante el primer día (1).

En presencia de signos clínicos de deshidratación grave o shock (bajo nivel de conciencia, pulso débil o ausente, distrés respiratorio, ojos hundidos, signo del pliegue positivo y/o incapacidad para beber), es preciso tratar de forma emergente con fluidoterapia intravenosa. Se recomienda que la reposición se lleve a cabo con solución Ringer lactato, por su contenido en bicarbonato de sodio y potasio (19), en una cantidad correspondiente al 10 % del peso corporal (100 ml/kg) durante un período de tres horas (5 horas para los lactantes). Un tercio del volumen (30 ml/kg) se administra en los primeros 30 minutos, con el objetivo de restaurar un volumen circulante suficiente para corregir la hipoperfusión tisular; y los dos tercios restantes (70 ml/kg) se administran más lentamente durante las 3 horas siguientes (14, 19). Para una adecuada rehidratación también es importante tener en cuenta las pérdidas de líquidos. Las camillas para el cólera son útiles para estimar la depleción de volumen en las heces (Figuras 4 y 5). Asimismo, se puede estimar la pérdida en 10-20 ml/kg de peso corporal por cada deposición o episodio de vómito. Se debe reintroducir la rehidratación oral tan pronto como sea posible y continuar hasta que cese la diarrea.

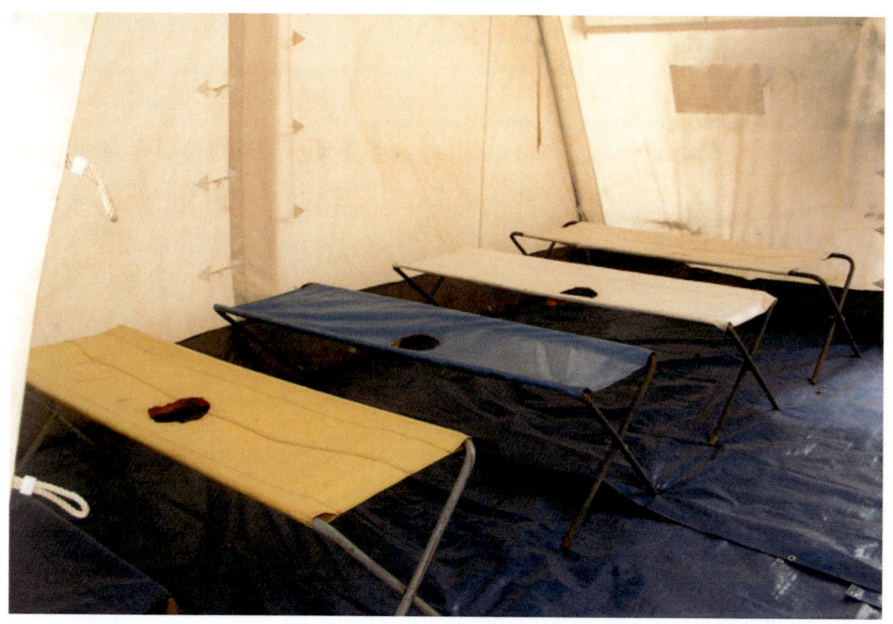

Figura 4. Camillas para pacientes de cólera. Las camas con agujero facilitan la higiene y el manejo de los pacientes afectados, permitiendo que las deposiciones y el vómito se recojan en cubos ubicados debajo de la cama. Estas camas son impermeables, lavables y fáciles de desinfectar. Autor: © *Dr. Javier Arcos.*

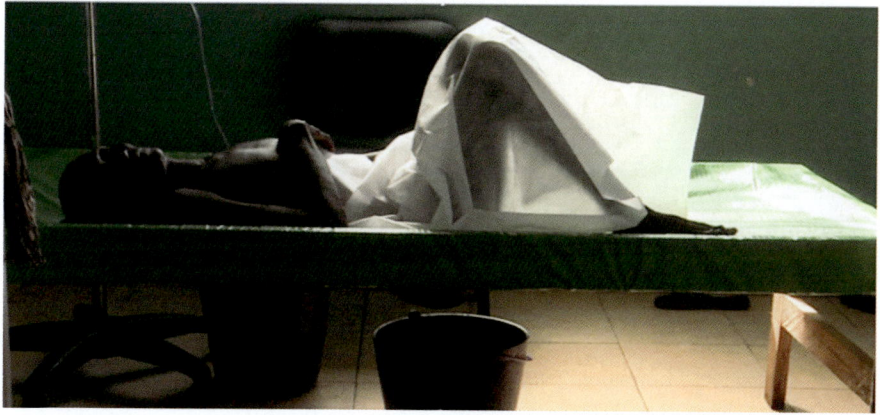

Figura 5. Paciente de cólera con deshidratación grave en tratamiento con fluidoterapia parenteral. Para un tratamiento exitoso es importante calcular el ingreso de líquidos y las pérdidas. Autor: © *Dr. Javier Arcos. Fotografía autorizada por el paciente.*

El uso de antibióticos acorta la duración de la diarrea, reduce el volumen de heces hasta en un 50 % y disminuye el período de excreción de *Vibrio*. Están indicados en casos graves. También se recomienda en mujeres embarazadas y pacientes con desnutrición o comorbilidades, independientemente del grado de deshidratación (1, 10, 14). Se deben administrar tan pronto como el paciente tolere medicación oral. La elección de antibióticos debe basarse en los patrones de susceptibilidad local. Como tratamiento de primera línea, se recomienda en adultos la administración de doxiciclina 300 mg en una dosis única oral (incluidas las mujeres embarazadas); y de 2 a 4 mg/kg para niños. Si se documentara resistencia a doxiciclina, se aconsejan otras opciones, como azitromicina 20 mg/kg (máximo 1 g) o ciprofloxacino 20 mg/kg (máximo 1 g) para niños menores de 12 años (10, 18, 20).

En niños menores de 5 años, la diarrea provoca una pérdida importante de zinc que debe ser reemplazado. En niños entre 6 meses y 5 años, en casos de diarrea acuosa aguda de cualquier causa, se recomienda administrar suplementos de zinc a una dosis de 20 mg diarios durante 10 días, con el objetivo de reducir la mortalidad secundaria y nuevos episodios de diarrea (8, 10, 14, 20).

La rehidratación se debe acompañar de la reanudación de la alimentación normal sin restricciones lo antes posible, para mantener un equilibrio energético adecuado. La desnutrición infantil, condición especialmente prevalente en regiones afectadas por cólera, conduce a cuadros clínicos más graves y a un aumento de la mortalidad. Debe promoverse la lactancia materna, o no ser suspendida, durante la fase de rehidratación (1). Los niños pueden incluso beneficiarse adicionalmente de la suplementación con ciertos micronutrientes.

Medidas de control y prevención de enfermedad

Con el propósito de eliminar el cólera como problema de salud pública, las medidas de control deben siempre abordar las causas fundamentales de la enfermedad y fortalecer los sistemas de salud (4).

Por tanto, las medidas clave para lograr este objetivo son:
1. Vigilancia, detección y respuesta temprana ante un brote con el fortalecimiento de los sistemas de vigilancia epidemiológica. Esto implica mejorar la

capacidad de diagnóstico, los mecanismos de notificación de casos y capacidad de respuesta rápida (4).

2. Intervenciones de WaSH esenciales para el control de los brotes de cólera, reducir la transmisión y proteger la salud de la población afectada. Implica garantizar el suministro de agua segura y suficiente para el consumo humano, establecer instalaciones para un saneamiento adecuado, promoción de prácticas de higiene, desarrollo de sistemas de tratamiento y desinfección del agua, y gestión de residuos (4).

3. Vacunación estratégica: se deben establecer estrategias de vacunación dirigidas a áreas de alto riesgo de propagación de la infección y grupos poblacionales más vulnerables (4). Varios estudios han demostrado que la introducción temprana de vacunas durante un brote ofrece una protección del 79 % frente al cólera, e incluso una única dosis de la vacuna reduce significativamente el riesgo. En áreas donde el cólera es endémico, la OMS recomienda incluir la vacunación como parte del programa nacional (10).

4. Comunicación y participación comunitaria para promover la educación y concienciación sobre prácticas higiénicas, así como la capacitación para la respuesta rápida ante los brotes (4).

5. Colaboración global entre gobiernos, organizaciones internacionales y sociedad civil para abordar el cólera de manera integral, promoviendo el intercambio de conocimientos, recursos y mejores prácticas (4).

Bibliografía

1. Cólera [Internet]. Who.int. Disponible en: https://www.who.int/es/newsroom/fact-sheets/detail/cholera (acceso el 30 de junio de 2023).

2. Jarillo J, Arcos J. Cólera, la enfermedad social. Cortometraje documental [Internet]. Spain: Synechia Films; 2009. Disponible en: https://www.youtube.com/watch?v=jTZEVZTC1kc

3. Cholera-global situation [Internet]. Who.int. Disponible en: https://www.who.int/emergencies/disease-outbreak-news/item/2022-DON426 (acceso el 30 de junio de 2023).

4. World Health Organization. Global Task Force on Cholera Control., Bill & Melinda Gates Foundation. Centers for Disease Control and Prevention

(U.S.), Global Health Visions., Global Alliance for Vaccines and Immunization., International Federation of the Red Cross. *et al.* Ending cholera: a global roadmap to 2030 [Internet]. 2017 sep. Disponible en: https://stacks. cdc.gov/view/cdc/58349 (acceso el 30 de junio de 2023).

5. Jarillo J, Arcos J Shame in the time of cholera. Documentary [Internet]. Spain: Synechia Films; 2010. Disponible en: http://coleradoc.blogspot.com/

6. Høiby N. Pandemics: past, present, future: That is like choosing between cholera and plague: That is like choosing between cholera and plague. APMIS [Internet]. 2021;129(7):352-71. Disponible en: http://dx.doi.org/10.1111/ apm.13098

7. Johnson S. The Ghost Map: A Street, an Epidemic, and the Hidden Power of Urban Networks. New York, NY: Riverhead Books; 2006.

8. Kanungo S, Azman AS, Ramamurthy T, Deen J, Dutta S. Cholera. Lancet [Internet]. 2022;399(10333):1429-40. Disponible en: http://dx.doi. org/10.1016/s0140-6736(22)00330-0

9. Deen J, Mengel MA, Clemens JD. Epidemiology of cholera. Vaccine [Internet]. 2020;38 Suppl 1:A31-40. Disponible en: http://dx.doi.org/10.1016/j. vaccine.2019.07.078

10. Chowdhury F, Ross AG, Islam MT, McMillan NAJ, Qadri F. Diagnosis, management, and future control of cholera. Clin Microbiol Rev [Internet]. 2022;35(3):e0021121. Disponible en: http://dx.doi.org/10.1128/ cmr.00211-21

11. Waldor MK, Ryan ET. Vibrio cholerae. Bennett J. E., Dolin R., Blaser M. J. Mandell, Douglas and Bennett´s Principles and Practice of Infectious Diseases. 9th ed. Philadelphia: Elsevier Saunders; 2019. 214 p. 2636-2644.

12. Glass RI, Holmgren J, Haley CE, Khan MR, Svennerholm AM, Stoll BJ, *et al.* Predisposition for cholera of individuals with O blood group. Possible evolutionary significance. Am J Epidemiol 1985; 121:791.

13. Bavishi C, Dupont HL. Systematic review: the use of proton pump inhibitors and increased susceptibility to enteric infection. Aliment Pharmacol Ther 2011; 34:1269.

14. Grouzard DOJ-FF. Management of a cholera epidemic. Practical guide for doctors, nurses, laboratory technicians, medical auxiliaries, water and sanitation specialists and logisticians [Internet]. Médecins Sans Frontières;

2018. Disponible en: https://medicalguidelines.msf.org/en/viewport/
CHOL/english/management-of-a-cholera-epidemic-23444438.html
(acceso el 30 de junio de 2023)

15. Hirschhorn N, Kinzie JL, Sachar DB, Northrup RS, Taylor JO, Ahmad SZ, Phillips RA. Decrease in net stool output in cholera during intestinal perfusion with glucose-containing solutions. N Engl J Med 1968; 279:176.

16. Ryan ET, Dhar U, Khan WA, Salam MA, Faruque AS, Fuchs GJ, *et al*. Mortality, morbidity, and microbiology of endemic cholera among hospitalized patients in Dhaka, Bangladesh. Am J Trop Med Hyg 2000; 63:12.

17. Davidson R, Brent A, Seale A, editores. Oxford Handbook of Tropical Medicine. 4th ed. Oxford, UK: Oxford University Press; 2014.

18. Global Task Force on Cholera Control. Cholera outbreak response field manual [Internet]. 2020 oct. Disponible en: https://www.gtfcc.org/wp-content/uploads/2020/05/gtfcc-cholera-outbreak-response-field-manual.pdf (acceso el 30 de junio de 2023).

19. World Health Organization. The treatment of diarrhoea, a manual for physicians and other senior health workers. 4th revision. WHO/FCH/CAH/05.1. Geneva: World Health Organization, 2005. https://apps.who.int/iris/handle/10665/43209 (acceso el 30 de Junio de 2023).

20. Hsueh BY, Waters CM. Combating cholera. F1000Res [Internet]. 2019;8:589. Disponible en: http://dx.doi.org/10.12688/f1000research.18093.1

Preguntas de autoevaluación

1. Indique la respuesta falsa respecto a la epidemiología del cólera:
    a. Desde 1961 nos encontramos en la séptima pandemia de cólera.
    b. La enfermedad es endémica en todo el mundo.
    c. Se estima una elevada incidencia, aunque no se conoce la magnitud real por infranotificación de casos.
    d. El cambio climático o las crisis humanitarias favorecen la propagación de epidemias.
    e. El cólera supone un problema de salud pública.

2. En relación con el cólera grave, es correcto que:
    a. Es un cuadro clínico que se produce en aproximadamente el 50 % de los infectados.
    b. Para el diagnóstico es fundamental realizar pruebas serológicas.
    c. En los casos asintomáticos está indicado el uso de suplementos de zinc para evitar la progresión a formas graves.
    d. La hipoclorhidria o el grupo sanguíneo O es un factor de riesgo para el desarrollo de formas graves.
    e. El inicio rápido de antibióticos es la medida más importante en el manejo de la infección.

3. En el diagnóstico de cólera es falso que:
    a. Las pruebas de laboratorio son útiles para confirmar la presencia del germen responsable.
    b. Es muy importante realizar una PDR a todos los casos sospechosos.
    c. Es útil determinar la sensibilidad a los antibióticos para dar mejor respuesta a un brote epidémico.
    d. La PCR es una técnica poco utilizada porque requiere entrenamiento.
    e. Las PDR son especialmente útiles en zonas remotas.

4. En relación con el tratamiento de cólera, es cierto que:
   a. Es mejor suspender la lactancia materna si hay intolerancia oral.
   b. La reposición de líquidos debe llevarse a cabo de forma precoz y preferiblemente por vía intravenosa.
   c. El omeprazol es útil para manejar los síntomas.
   d. El antibiótico de elección es la doxiciclina.
   e. Las SRO son una solución de alta osmolaridad.

5. Son medidas de control y prevención de cólera:
   a. El fortalecimiento de los sistemas de vigilancia epidemiológica.
   b. Intervenciones de WaSH.
   c. La vacunación estratégica.
   d. La respuesta temprana ante un brote.
   e. Todas las anteriores.

Respuestas correctas:

1.b

2.d

3.b

4.d

5.e

2.2.3. Patología hepatobiliar: colangitis, hepatitis y hepatocarcinoma

Profesora: Ana Zaida Gómez Moreno

Servicio de Aparato Digestivo. Hospital Universitario de Toledo

Ideas clave

- La colangitis aguda está causada por una infección bacteriana del sistema biliar, secundaria a obstrucción de las vías biliares o conductos hepáticos, fácilmente tratable en el momento del diagnóstico con antibioterapia apropiada, pero potencialmente mortal si se demora el inicio del tratamiento.
- Las infecciones recurrentes por trematodos hepáticos se han asociado a cuadros de colangitis y colecistitis aguda, carcinoma hepatocelular y colangiocarcinoma.
- Los síntomas de todas las hepatitis virales son similares, aunque las manifestaciones clínicas son muy variables; la mayoría de los pacientes son asintomáticos en la fase aguda o tienen síntomas leves, aunque en raras ocasiones puede presentarse como un fallo hepático fulminante de pronóstico ominoso.
- En los países de baja y media renta, las hepatitis por VHB y VHC continúan teniendo una elevada morbimortalidad, pues si no son diagnosticadas y tratadas a tiempo, el 20-30 % evolucionará a cirrosis y/o hepatocarcinoma.
- El hepatocarcinoma es un tumor muy frecuente en África subsahariana (tercera causa de mortalidad por cáncer) y afecta a varones jóvenes principalmente.

2.2.3.1. Colangitis aguda

Introducción

La colangitis aguda (CA) es una entidad clínica causada por una infección bacteriana del tracto biliar debido a la obstrucción parcial o completa de la vía biliar. En la mayoría de los casos (85 %), es secundaria a cálculos en el colédoco que proceden de la vesícula biliar. Aproximadamente el 10 % de la población tiene colelitiasis (cálculos de colesterol, por lo general) siendo asintomáticos la mayoría de los pacientes. La obstrucción de la vía biliar puede ser el resultado de otros trastornos benignos (estenosis biliar primaria, factores congénitos, postquirúrgicos, inflamatorios), de patología neoplásica (tumores biliopancreáticos), compresiones extrínsecas o de factores yatrogénicos.

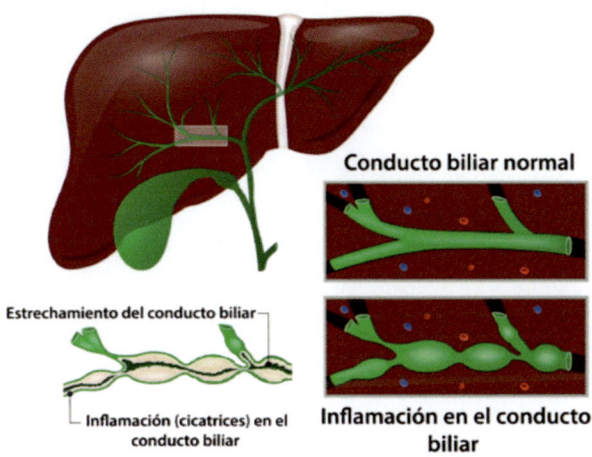

Figura 1. Colangitis aguda [Fuente: CEGA https://cegagdl.com]

Los microorganismos que infectan las vías biliares suelen ser bacterias gramnegativas (*Escherichia coli, Klebsiella spp, Enterobacter spp*); con menor frecuencia grampositivas (*Enterococcus spp*) y anaerobios mixtos (*Bacteroides spp, Clostridioides* spp) (1).

Clasificación y etiopatogenia

Otros tipos de colangitis que podemos encontrar con más frecuencia en medios tropicales son:

- **Colangitis piógena recurrente** (colangiohepatitis oriental, hepatolitiasis). Se encuentra de forma prácticamente exclusiva en el sudeste asiático. Se caracteriza por la formación de cálculos hiperpigmentados (bilirrubinato cálcico y glicoproteínas) en la vía biliar intrahepática principalmente y por estenosis secundaria de los conductos biliares. La etiología exacta es incierta, pero se ha implicado a infecciones bacterianas y parasitarias de repetición, así como a estados de malnutrición. Se manifiesta mediante episodios recurrentes de colangitis aguda (2).

- **Infestación por parásitos trematodos que afectan a las vías biliares.** Pertenecen a *phylum* Platyhelminthes, clase Trematoda; familia Fasciolidae y Opistorchiidae como son: *Clonorchis sinensis, Opisthorchis viverrini, Opisthorchis felineus, Fasciola hepatica y Fasciola gigantica* (3).

  Los síntomas agudos incluyen fiebre, dolor abdominal, malestar general y pérdida de peso, y se desarrollan de 6 a 12 semanas después de la infección, durante la migración del parásito a las vías biliares. Una vez acomodado el parásito en los conductos biliares, estos síntomas suelen desaparecer.

  Los síntomas crónicos se deben a la obstrucción biliar intermitente, colangitis recurrentes y se asocian con intensa astenia.

  La eosinofilia es muy frecuente. Los hallazgos ecográficos son normalmente inespecíficos, mientras que la TC puede revelar lesiones hipodensas hepáticas. En cuanto a la serología, normalmente es útil para diagnosticar infecciones cuando todavía es poco probable la existencia de huevos en las heces. En infecciones establecidas, los huevos pueden estar presentes en las heces o en el aspirado de la bilis (4).

  La repetición de los ciclos de infección e inflamación genera estenosis y dilatación de los conductos biliares, pudiendo ocasionar colangitis esclerosante secundaria. Además, se ha asociado al desarrollo de colangiocarcinoma en un 5 % de los casos (5).

- **Colangiopatía o colangitis asociada con SIDA.** Ocurre en pacientes muy inmunocomprometidos. Se cree que podría estar causada por infecciones de repetición por gérmenes oportunistas (CMV, *Microsporidium, Cyclospora cayetanensis, Isospora, Giardia,* e *Histoplasma*) (6).

Clínica, diagnóstico y tratamiento

La CA se caracteriza por ictericia, dolor abdominal en HCD o epigastrio y fiebre (generalmente alta), lo que se conoce como tríada de Charcot. Cuando se añade confusión mental y shock se habla de pentada de Reynolds que se asocia a una CA grave supurativa con alta mortalidad. Los pacientes con CA también pueden presentarse con complicaciones de la bacteriemia incluyendo absceso hepático, sepsis, disfunción multiorgánica y shock (1).

El diagnóstico de sospecha se establece por la clínica, por la suma de criterios de inflamación sistémica (fiebre o leucocitosis) y por parámetros de colestasis (ictericia y/o alteración del perfil hepático); y el diagnóstico definitivo mediante una prueba de imagen patológica (7).

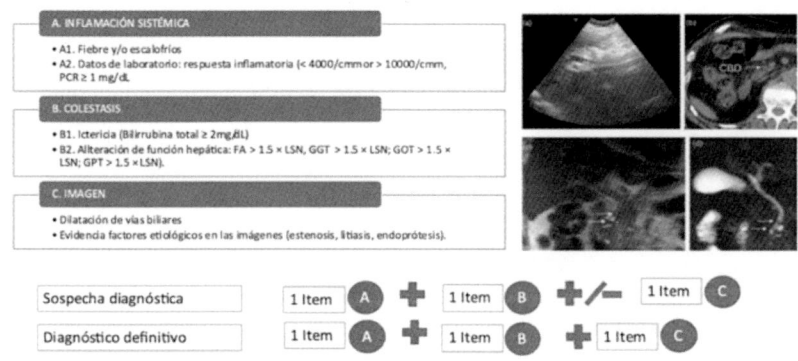

Figura 2. Criterios diagnósticos de colangitis aguda (TG18/TG13)(7).

La CA es una enfermedad potencialmente mortal. Se debe iniciar el tratamiento precozmente mediante fluidoterapia intensiva y antibioterapia, y reevaluar al paciente cada 12-48 horas. En ausencia de mejoría en las primeras 24 horas, habría que realizar un drenaje biliar urgente (interno por CPRE, externo por CTPH o bien drenaje quirúrgico). La antibioterapia debe ser intravenosa durante un mínimo de 7 días. Existen varias posibilidades:

- Ceftriaxona 2 g/24 h + Metronidazol 500 mg/8 h.
- Piperacilina-tazobactam 4 g/500 mg/8h.
- Ciprofloxacino 400 mg/12 h + Metronidazol 500 mg/8 h.
- Carbapenem (Imipenem o Meropenem 500 mg-1 g/8 h o Ertapenem 1 g/24h) o Gentamicina 3-5 mg/kg/24 h + Metronidazol 500 mg/8 h.

En casos de infestación por parásitos trematodos hepáticos además se debe añadir un tratamiento antiparasitario (Tabla 1) (8).

Tabla 1. Trematodiasis hepática de transmisión alimentaria (Who 2021: foodborne trematode infections).

ENFERMEDAD	MEDICACIÓN Y POSOLOGÍA	ESTRATEGIA RECOMENDADA
Clonorchiasis y Opisotorchiasis	Tratamiento de casos individuales Praziquantel: -25 mg/kg tres veces al día durante 2-3 días Quimioterapia preventiva Praziquantel: -40 mg/kg en una sola toma	-Tratar todos los casos confirmados -En zonas endémicas: tratar todos los casos presuntos -En los distritos donde la prevalencia de la parasitosis es ≥20 % tratar a todos los habitantes cada doce meses
Fasciolasis	Tratamiento de casos individuales Triclabendazol: -10 mg/kg en una sola toma (en caso de fracaso se puede administrar una dosis doble: 20 mg/kg) Quimioterapia preventiva Triclabendazol: -10 mg/kg en una sola toma	-Tratar todos los casos confirmados -En zonas endémicas: tratar todos los casos presuntos -En las subdivisiones de los distritos, aldeas o comunidades donde haya conglomerados de casos de fasciolasis: tratar a todos los niños en edad escolar (de 5 a 14 años) o a todos los habitantes cada 12 meses

2.2.3.2. Hepatitis

Introducción

La hepatitis es una inflamación del hígado provocada por un proceso necro-inflamatorio de los hepatocitos. La mayoría de los casos de hepatitis viral aguda se resuelven de forma espontánea, pero algunos progresan a hepatitis crónica (duración superior a 6 meses), que con el paso del tiempo puede evolucionar a cirrosis hepática y/o a hepatocarcinoma.

Etiología

La causa más frecuente de hepatitis aguda son las infecciones virales. Otros posibles factores etiológicos son el consumo excesivo de alcohol, infecciones no virales, ciertos fármacos (paracetamol, isoniazida, amoxicilina-clavulánico, antidepresivos tricíclicos, anticonceptivos orales y AINES, entre los más frecuentes), hierbas tradicionales y algunas enfermedades autoinmunes (hepatitis autoinmune, colangitis biliar primaria, colangitis esclerosante primaria...). Otras causas menos frecuentes son la enfermedad de Wilson y el déficit de alfa-1 antitripsina. La enfermedad por hígado graso no alcohólica se está incrementando en los países tropicales como origen de cirrosis criptogenética (4).

Entre las hepatitis virales, destacan los virus hepatotropos (VHA, VHB, VHC, VHD, VHE). De todos ellos, en este capítulo nos centramos en los virus de la hepatitis B y C, pues son los que originan mayor número de enfermos agudos, crónicos y muertes por causa hepática. Otros posibles virus que pueden causar hepatitis aguda son el VEB, CMV, VVZ, VHS, Lasa, Marburg, Fiebre amarilla, Ébola, etc. (9).

Epidemiología

Las hepatitis por VHB y VHC representan un problema de salud pública mundial. La OMS estima una prevalencia de 296 millones de personas infectadas por VHB y de 58 millones por VHC en el año 2019, con más de un millón de muertes en el año 2019 por causa hepática (cirrosis y hepatocarcinoma).

En mayo de 2016, la Asamblea Mundial de la Salud propuso la eliminación de las hepatitis víricas como amenaza para la salud pública en el año 2030 (definida como una reducción del 90 % en las nuevas infecciones crónicas y una reducción del 65 % en la mortalidad), y se incluyó una hoja de ruta para el control de la hepatitis mediante la puesta en práctica de estrategias clave de prevención, diagnóstico, tratamiento e intervenciones comunitarias (10).

Transmisión

Los virus de la hepatitis A y E se transmiten por consumo de agua y alimentos contaminados. Rara vez causan enfermedad grave. La hepatitis E puede cronificar en casos de inmunosupresión. Sin embargo, la hepatitis por virus B, D y C se transmite por fluidos corporales: trasfusiones de sangre, transmisión materno-fetal, contactos sexuales de riesgo, material médico no esterilizado, jeringuillas en UDVP. Estas infecciones causan > 95 % de muertes por hepatitis.

Clínica

El espectro clínico varía ampliamente, desde una infección asintomática hasta un cuadro de hepatitis aguda fulminante. Generalmente, los síntomas de una hepatitis aguda incluyen un intenso malestar general, anorexia, molestias abdominales y náuseas, seguido de ictericia franca. Su duración oscila entre 1 y 6 semanas. En raras ocasiones, puede debutar como hepatitis fulminante, presentando síntomas de encefalopatía hepática y coagulopatía grave, con elevada letalidad, pero afortunadamente es poco frecuente. Si la hepatitis aguda persiste más de 6 meses hablamos de hepatitis crónica, que, con el paso de los años, puede evolucionar a cirrosis con sus correspondientes complicaciones: ascitis, encefalopatía, hemorragia por varices esofágicas e incluso desarrollo de hepatocarcinoma.

Hepatitis B

En las zonas de alta endemicidad, la transmisión se produce más frecuentemente de la madre al niño durante el parto (transmisión perinatal) o de modo horizontal por exposición a sangre infectada (en particular de niños infectados a niños sanos durante los primeros cinco años de vida). Antes de esta edad, y sobre todo en los lactantes, la probabilidad de cronificación es muy elevada (> 95 %), mientras que cuando la infección aguda es adquirida en la edad adulta se cronifica en menos del 5 % de los casos. Por este motivo, se debe iniciar la vacunación en los primeros días después del nacimiento. El 20 %-30 % de adultos con infección crónica por VHB desarrollarán cirrosis y/o hepatocarcinoma (10).

Diagnóstico

El diagnóstico de la hepatitis B crónica se efectúa en función de los marcadores serológicos de infección por VHB, las determinaciones de replicación viral (ADN del VHB) y de los marcadores de enfermedad hepática (ALT, albúmina, tiempo de protrombina y bilirrubina en suero).

El diagnóstico inicial se basa en la detección del HBsAg en sangre periférica.

Los marcadores serológicos más importantes en la práctica clínica para el diagnóstico de la hepatitis B son: el antígeno de superficie (HBsAg), los anticuerpos frente a este antígeno (anti-HBs), el antígeno e (HBeAg), los anticuerpos frente a este antígeno (anti-HBe) y los anticuerpos frente a las proteínas del core (anti-HBc).

- HBsAg: antígeno de superficie de hepatitis, indica infección aguda o crónica por VHB. El diagnóstico inicial se basa en su detección.
- Anti-HBs: anticuerpo frente al antígeno de superficie HBsAg. Cuando es positivo, refleja inmunidad. Si aparece de forma aislada, refleja la respuesta a la vacunación, y junto con IgG anti-HBc, significa exposición al VHB. Este último anticuerpo no se produce por la vacunación.
- HBeAg: antígeno e de la hepatitis B; anti-HBe anticuerpo frente al HBeAg. La presencia del HBeAg indica una alta infectividad. En la práctica, la mayoría de las personas tienen el HBeAg negativo porque seroconvierten con el tiempo, o sea desarrollan anticuerpos, anti-HBe.
- Anti-HBc: anticuerpos frente a las proteínas del core. Cuando se detecta anti-HBc IgM, indica infección aguda por el VHB, o bien reactivación del virus que estaba previamente inactivo. Cuando está presente con IgG anti-HBc, significa exposición previa al VHB (11).

La comprobación de las proteínas virales en suero, como el HbeAg y el HbsAg, y de los anticuerpos anti-Hbe y anti-HBs sirve para conocer si se trata de una infección aguda o crónica y si la persona infectada ha logrado la seroconversión de HbeAg o HbsAg. Se considera que un paciente presenta infección crónica por VHB si posee HbsAg durante más de 6 meses. La presencia de HbeAg y de ADN del VHB constituye un indicador de replicación del virus y aumenta el riesgo de progresión de la enfermedad hepática.

El diagnóstico de enfermedad hepática incluye la determinación de la ALT en el suero, enzima liberada por los hepatocitos dañados. La elevación de los valores séricos de ALT sugiere la presencia de enfermedad hepática necroinflamatoria. Los pacientes con hepatitis B crónica suelen presentar una ALT normal o mínimamente elevada, con valores bastante elevados en los brotes agudos.

Las concentraciones de ADN del VHB en suero pueden ser cuantificadas en algunos laboratorios y proporcionan información sobre la fase quiescente o la de la replicación activa del VHB.

Otras pruebas bioquímicas de evaluación de la función hepática son la determinación de los valores séricos de la albúmina, el tiempo de protrombina y la bilirrubina en suero (12).

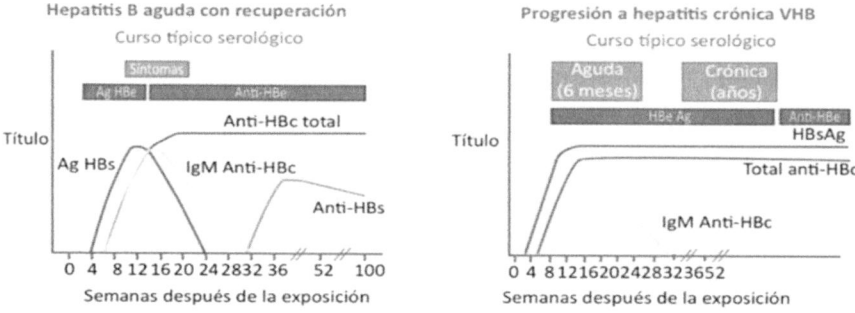

Figura 3. Evolución de la serología de Hepatitis B aguda hacia la curación o cronicidad. Tomada de Revista chilena de infectología, 19(3), 140-155 (13).

Tratamiento

Los antivirales orales no curan la enfermedad, pero retrasan la evolución a cirrosis, reducen la incidencia de hepatocarcinoma y mejoran la supervivencia.

La OMS recomienda el tratamiento con tenofovir o entecavir por vía oral como fármacos más potentes para reducir la presencia del VHB y se deben mantener durante toda la vida (10).

¿A quién no tratar? A los portadores inactivos (baja carga viral y transaminasas normales).

¿A quién tratar? Sólo al 12 %-25 % de pacientes infectados:
• Hepatitis aguda con insuficiencia hepática.
• Hepatitis crónica reagudizada.
• Cirrosis hepática (compensada o descompensada).
• Coinfectados VIH-VHB.
• Mujeres embarazadas con alta carga viral (10).

Hepatitis C

Las infecciones agudas suelen ser asintomáticas y, La mayoría, no conlleva riesgo mortal. Aproximadamente en un 70 % de las personas infectadas, la infección se cronifica. El riesgo de cirrosis es del 20 % a los 20 años. Las vías de transmisión son similares a las del VHB, sin embargo, la transmisión materno-fetal y por vía sexual es más rara (excepto en hombres que mantienen relaciones sexuales con hombres y personas con numerosas parejas sexuales).

Diagnóstico

La infección por el VHC se diagnostica en dos etapas:

1. Serología: detección de anticuerpos anti-VHC en sangre periférica.
2. Si la serología es positiva con detección de anticuerpos anti-VHC, se deber proceder a la cuantificación de ARN del VHC, con el fin de confirmar la infección crónica y/o la necesidad de tratamiento. Esta prueba es importante porque alrededor del 30 % de las personas infectadas por el VHC eliminan espontáneamente la infección. Sin embargo, aunque ya no estén infectadas seguirán siendo portadores de los anticuerpos anti-VHC.

Tratamiento

El objetivo del tratamiento de la hepatitis C es la curación.

La OMS recomienda el tratamiento con antivirales de acción directa (AAD) pangenotípicos para todos los adultos, adolescentes y niños a partir de los 3 años de edad con infección crónica por VHC. Los AAD pueden curar a la mayoría de las personas infectadas por el VHC (> 95 %), y la duración del tratamiento es breve (normalmente, de 12 a 24 semanas) dependiendo de la ausencia o presencia de cirrosis.

Los AAD pangenotípicos siguen siendo caros en países de ingresos altos y medios-altos. Sin embargo, los precios se han reducido drásticamente en muchos países de ingresos bajos y medios-bajos gracias a la introducción de los medicamentos genéricos. La terapia con AAD más utilizada y de bajo costo es Sofosbuvir y Daclatasvir. En muchos países de ingresos bajos y medios, el tratamiento curativo está disponible por menos de $50 (10).

Coinfección VHB, VHC Y VIH

En las personas con VIH las coinfecciones con VHB y VHC son una causa importante de morbilidad y mortalidad de causa hepática (mayor cronificación de la hepatitis, progresión precoz a cirrosis y a hepatocarcinoma). El diagnóstico precoz podría facilitarles la prescripción de un tratamiento adecuado y eficaz contra el VIH y la hepatitis vírica correspondiente, y así evitar la rápida evolución del daño hepático (10, 14).

Tabla 2. Resumen de las hepatitis virales (Elaboración propia).

	VHA	VHB	VHC	VHD	VHE
Familia	Hepatoviridae	Hepadnaviridae	Flaviviridae	Virus defectuoso	Hepeviridae.
Genoma	ARN	ADN	ARN	ARN	ARN
Transmisión principal	Entero-fecal	Percutánea, parenteral, sexual y vertical	Parenteral	Parenteral	Entero-fecal (carne de animales) y parenteral
Epidemiología	Endémico y epidémico	Endémico	Endémico	Endémico y epidémico	Endémico y epidémico
Grupos de riesgo	Países de renta baja (PRB): niños Países de renta alta (PRA): Adultos (viaje a zona endémica, contacto sex con persona con H. aguda; con varones homosexuales (HSH)).	Hijos y contactos sexuales de infectados, UDVP, trasfundidos, personal sanitario, hemodializados.	Trasfundidos, UDVP, hemodializados, hijos y contactos sexuales de infectados (riesgo transmisión vertical <10 % y monógamos, > riesgo HSH coinfectados con VIH).	Hijos y contactos sexuales de infectados, UDVP, trasfundidos, personal sanitario, hemodializados.	Similar a VHA + trasfusiones. Riesgo de fallo hepático aumentado en embarazadas y pacientes inmunodeprimidos (> letalidad, 20 % hep.fulminante en gestantes).
H. Aguda H. Crónica H. Fulminante	70 % adultos (síntomas) No 0,2 %	50-75 % 10 % <2 %	20 % 80 % <0,2 %	90 % 75 % 5-15 %	50 % <30 % (Inmunodeprimidos) 1-2 %
Diagnóstico	IgM VHA, ARN VHA (laboratorios especializados)	ADN VHB + (lab. Especializados) I.Aguda: HBsAg+, IgMantiHbc, Ag e + I.Crónica Ag e+: HbsAg+,IgG- anti HBc I.Crónica Ag e-: HbsAg+,IgG anti-HBc, IgG anti-Hbe	Anti-VHC Antígeno del core del VHC ó RNA VHC +(confirmación, 20 % aclaramiento espontáneo e inmunidad permanente).	IgM o IgG anti-VHD + HBsAg + VHB RNA VHD (confirmación)	I.aguda: ARN VHE, IgM VHE, antígeno VHE I.Crónica: ARN detectable> 3 meses y IgG anti-VHE, antígeno-VHE
Tratamiento	No	Tenofovir, Entecavir (elección) Lamivudina, Telvibudina y Adefovir Interferón pegilado (peg-IFN)	AAD elección en países de baja renta: Sofosbuvir/Daclatasvir ($50) AAD pangenotípicos: sofosvubir/velpatasvir, glecaprevir/pibrentasvir, sofosvubir/velpatasvir/voxilaprevir	IFN alfa-2a	No precisa en H. Aguda. Ribavirina se podría utilizar en inmunodeprimidos o en H.A. Fulminante.

2.3.2.3. Hepatocarcinoma

El hepatocarcinoma (CHC) es un problema de salud pública mundial por su alta incidencia y mortalidad.

El CHC se origina en los hepatocitos en el contexto de una inflamación crónica inducida por virus, toxinas, enfermedad metabólica o autoinmune y, por lo general, una vez se ha desarrollado la fase de cirrosis.

Factores de riesgo son la infección por el VHB, la cirrosis por VHC, ingesta de grandes cantidades de alcohol y la ingesta de aflatoxinas. Éstas son micotoxinas producidas por el hongo *Aspergillus flavus* que crece en las legumbres y en los cereales de ambientes húmedos, y potencia la carcinogénesis del virus de la hepatitis B para desarrollar CHC.

Globalmente, supone la quinta causa de cáncer en el mundo, y la tercera causa de mortalidad por cáncer (en 2020 hubo 830.000 muertes).

Los patrones de CHC difieren enormemente en pacientes africanos subsaharianos con respecto al mundo occidental y Egipto. En la población mayoritaria africana, la incidencia es mayor en edades más tempranas, y el comportamiento tumoral más agresivo, con una supervivencia media de 2,5 meses desde el diagnóstico, a diferencia de la población occidental, donde afecta a gente de mayor edad, es de lento crecimiento y suele tener supervivencia más prolongada (desde meses hasta varios años) (15).

En los estadios iniciales, el tumor es asintomático, mientras que en estadios avanzados se presenta como pérdida de peso significativa, dolor en HCD, distensión abdominal (por ascitis generalmente) e ictericia.

El diagnóstico se establece por las pruebas de imagen disponibles. La ecografía abdominal tiene una alta sensibilidad y especificidad, superada por la TC y RMN con contraste i.v. (16). Sin embargo, existe poca disponibilidad de estas técnicas en los países de baja renta, por lo que muchos de los médicos en el África Subsahariana hacen el diagnóstico basándose únicamente en la clínica.

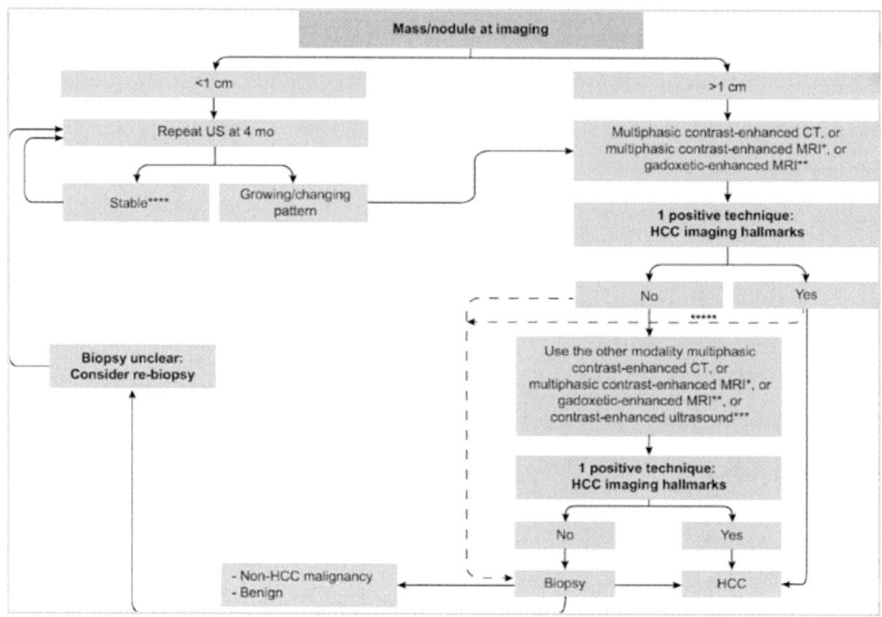

Figura 4. Diagnóstico del hepatocarcinoma (16). Management of hepatocellular carcinoma. J Hepatol. 2018;69(1):182-236.

En los países de ingresos altos, se puede prolongar la vida de los pacientes unos cuantos meses o incluso años, mediante distintas estrategias terapéuticas según el estadio del tumor: tratamiento ablativo, resección quirúrgica, trasplante hepático, quimioembolización, quimioterapia oral y más recientemente inmunoterapia (15). En los lugares de ingresos bajos, la mayoría de los pacientes de cáncer de hígado fallecen a los pocos meses del diagnóstico sin posibilidad de tratamiento ni siquiera tratamiento paliativo (14).

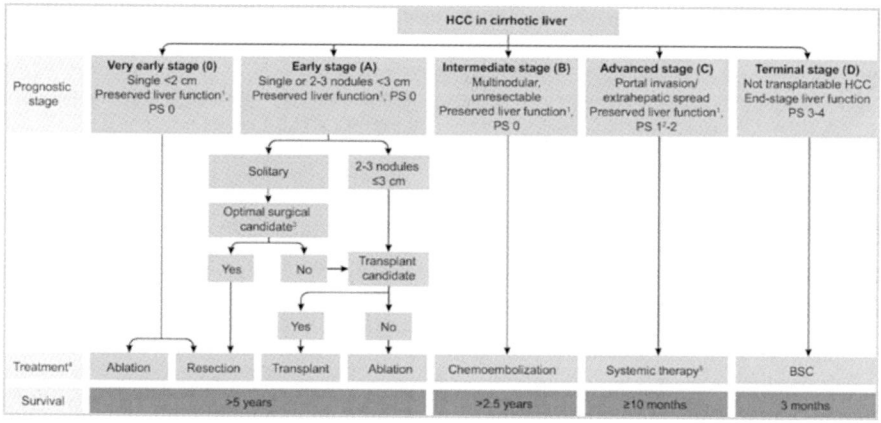

Figura 5. Tratamiento del hepatocarcinoma. (16). Management of hepatocellular carcinoma. J Hepatol. 2018;69(1):182-236.

Bibliografía

1. Ahmed M. Acute cholangitis-an update. World journal of gastrointestinal pathophysiology. 2018;9(1):1-7. Epub 2018/03/01.

2. Martín-Lagos AA JL, Martínez Tirado MP, Salmerón Escobar Javier, Mundi Sánchez-Ramade J. L. Varón asiático con dolor abdominal recurrente. Gastroenterología y Hepatología. 2012;35(8):572-6.

3. Marcos LA, Terashima A, Gotuzzo E. Update on hepatobiliary flukes: fascioliasis, opisthorchiasis and clonorchiasis. Current opinion in infectious diseases. 2008;21(5):523-30. Epub 2008/08/30.

4. Gill GV, Beeching N. Lecture notes. Tropical medicine. 6th ed. Chichester, UK ; Hoboken, NJ: Wiley-Blackwell; 2009. xiii, 402 p. p.

5. Xia J, Jiang SC, Peng HJ. Association between Liver Fluke Infection and Hepatobiliary Pathological Changes: A Systematic Review and Meta-Analysis. PloS one. 2015;10(7):e0132673. Epub 2015/07/18.

6. Ducreux M, Buffet C, Lamy P, Beaugerie L, Fritsch J, Choury A et al. Diagnosis and prognosis of AIDS-related cholangitis. AIDS. 1995;9(8):875-80. Epub 1995/08/01.

7. Kiriyama S, Kozaka K, Takada T, Strasberg SM, Pitt H. A, Gabata T. et al. Tokyo Guidelines 2018: diagnostic criteria and severity grading of acute

cholangitis (with videos). Journal of hepato-biliary-pancreatic sciences. 2018;25(1):17-30. Epub 2017/10/17.

8. WHO. 2021; Available from: https://www.who.int/es/news-room/fact-sheets/detail/foodborne-trematode-infections.

9. Watters DA K, Kiire CF. Gastroenterology in the Tropics and Subtropics: A Practical Approach: Macmillan; 1995.

10. WHO. 2022; Available from: https://www.who.int/es/news-room/fact-sheets/detail/hepatitis-b.

11. ASSCAT. 2019; Available from: https://asscat-hepatitis.org/.

12. EASL 2017 Clinical Practice Guidelines on the management of hepatitis B virus infection. J Hepatol. 2017;67(2):370-98.

13. Zunino M Enna. Epidemiología de la hepatitis B en Chile y esquemas de vacunación en Latinoamérica. Rev. chil. infectol. [Internet]. 2002 [citado 2023 Ago 25] ; 19(3): 140-155. Disponible en: http://www.scielo.cl/scielo.php?script=sci_arttext&pid=S0716-10182002000300002&lng=es. http://dx.doi.org/10.4067/S0716-10182002000300002.

14. WHO. 2021-2022; Available from: https://www.who.int/es/news-room/fact-sheets/detail/hepatitis-C.

15. Jonas E. Hepatocellular carcinoma in sub-Saharan Africa - the way forward. S Afr Med J. 2018;108(8b):12391.

16. EASL Clinical Practice Guidelines: Management of hepatocellular carcinoma. J Hepatol. 2018;69(1):182-236.

Preguntas de autoevaluación

1. Varón oriental de 35 años, que vive en España desde hace un año y acude a urgencias por dolor en hipocondrio derecho y náuseas sin vómitos. Como antecedente refiere episodios repetidos de dolor en hipocondrio derecho de similares características en los últimos años. En la exploración física sólo destaca ictericia y dolor a la palpación en epigastrio. En la analítica destacaba: bilirrubina total 4,2 mg/dl, B. directa 3,5 mg/dl, GOT 120 UI/l, GPT 77UI/l, amilasa y lipasa: normales, PCR 2,8 mg/dl (rango 0-0,5 mg/dl). Ecografía abdominal: en lóbulo hepático izquierdo, dilatación de la vía biliar intrahepática con presencia de imagen hiperecogénica en su interior de dudoso significado y dilatación de la vía biliar extrahepática hasta la papila. ¿Cuál es el diagnóstico más probable?
   a. Ictericia obstructiva secundaria a colangiocarcinoma intrahepático.
   b. Crisis de anemia hemolítica.
   c. Colangitis piógena recurrente.
   d. Hepatocarcinoma.
   e. Colangiopatía asociada a SIDA.

2. ¿Cuál de los siguientes datos no forma parte de los criterios diagnósticos de la colangitis aguda?
   a. Fiebre ≥ 37.7 ºC.
   b. Bilirrubina ≥ 2 mg/dL.
   c. Dilatación de vías biliares.
   d. Colelitiasis.
   e. GPT 52.

3. ¿Qué fase de la hepatitis B diagnosticaríamos con los siguientes marcadores serológicos: HBsAg positivo, anti-HBs negativo, IgG anti-HBc positivo?
   a. Paciente vacunado.
   b. Paciente curado de infección por VHB.
   c. Infección crónica por VHB.
   d. Infección aguda por VHB.
   e. Portador asintomático.

4. ¿Qué pacientes no deberían recibir tratamiento antiviral?

    a. Embarazadas.

    b. Cirróticos.

    c. Portadores asintomáticos.

    d. Pacientes con alta carga viral y transaminasas alteradas.

    e. Pacientes con fallo hepático agudo fulminante.

5. Varón nigeriano de 33 años, residente en España durante los últimos dos años. Acude por ictericia, aumento notable del perímetro abdominal y pérdida de peso a pesar de ello. ¿Cuál es el diagnóstico más probable?:

    a. Hepatitis aguda.

    b. Cáncer de vesícula biliar.

    c. Hepatitis crónica.

    d. Hepatocarcinoma.

    e. Cirrosis hepática.

Respuestas correctas:

1. c
2. d
3. c
4. c
5. d

2.2.4. Geohelmintos

Autores:

Laura Prieto Pérez. Hospital Universitario Fundación Jiménez Díaz, Madrid. Universidad Autónoma de Madrid

Ramón Pérez Tanoira. Hospital Universitario Príncipe de Asturias. Universidad de Alcalá

Miguel Górgolas Hernández-Mora. Hospital Universitario Fundación Jiménez Díaz, Madrid. Universidad Autónoma de Madrid

Ideas clave:

1. Las geohelmintiasis son las enfermedades tropicales olvidadas más frecuentes, con una prevalencia mundial estimada en 1500 millones de personas.
2. Una de cada seis personas en el mundo está infectada por *Ascaris, Trichuris* o uncinarias (*Necator* o *Ancylostoma*). Se trata, en general, de niños en edad escolar que viven en países de renta baja, y la mayoría se encuentran parasitados por dos o más de estos gusanos.
3. *Strongyloides stercoralis* puede causar un síndrome de hiperinfestación en pacientes inmunodeprimidos, muy grave y con una alta mortalidad.
4. *Trichuris trichiura* es el único que no posee una fase de migración pulmonar; las uncinarias son responsables de los cuadros más graves de anemia causada por helmintos.
5. El tratamiento es por lo general sencillo, con ivermectina para *Strongyloides* spp, dosis única de albendazol en uncinarias y *Ascaris. Trichuris* requiere un tratamiento combinado de ivermectina con mebendazol.

1. STRONGYLOIDES STERCORALIS

Introducción

La estrongiloidiasis es una enfermedad parasitaria producida por nematodos que penetran en el cuerpo a través de la piel, habitualmente por caminar descalzo. Siendo cosmopolita, es más frecuente en áreas tropicales o subtropicales. La mayoría de las personas infectadas no lo saben, y permanecen asintomáticas toda su vida; sin embargo, el cuadro clínico puede ser sintomático y muy grave en pacientes inmunodeprimidos (1-4).

Otras especies de *Strongyloides* incluyen a *S. füllleborni*, que infesta chimpacés y babuinos, y puede producir infestaciones limitadas en humanos.

Ciclo

El ciclo de *Strongyloides* es más complejo que el de la mayoría de los nematodos, alternando entre ciclos de vida libre y ciclos parasitarios, con capacidad para la autoinfestación y multiplicación dentro del hospedador (Figura 1).

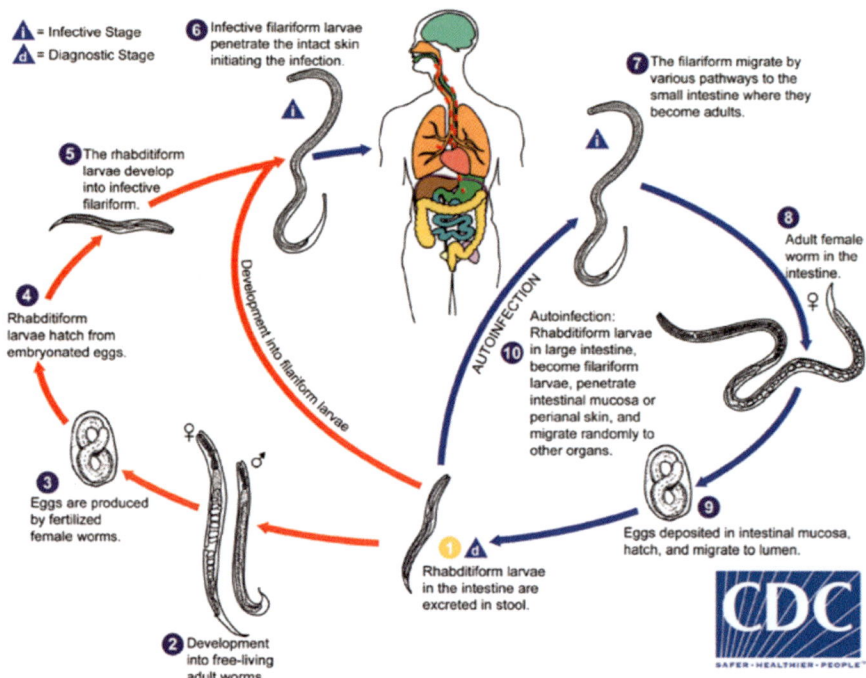

Figura 1. Ciclo de Strongyloides stercoralis. Tomada del CDC.

Strongyloides stercoralis puede seguir dos ciclos:

1. **Ciclo de vida libre**: la larva rabditiforme excretada en las heces se convierte bien en una larva filarifome infectiva [desarrollo directo (6)] o bien

en adultos machos/hembras de vida libre (2), que se aparean y producen huevos (3), de los cuales eclosionan larvas rabditiformes (4) que eventualmente se desarrollan a larvas filariformes infectivas (5). La larva filariforme penetra en el hospedador humano a través de la piel para comenzar el ciclo parasitario (6).

2. **Ciclo parasitario**: la larva filariforme que se encuentra en un suelo contaminado penetra la piel humana (6), y migra hacia el intestino delgado (7). Históricamente se creía que la larva L3 migraba por el torrente sanguíneo hasta los pulmones, donde eventualmente se puede toser y tragar. Sin embargo, ahora se sabe que las larvas L3 también pueden migrar directamente hacia el intestino a través del tejido conectivo. Ya en el intestino delgado, las larvas filariformes maduran hasta convertirse en gusanos adultos hembras (8). Las hembras viven insertas en el epitelio del intestino delgado y producen huevos por partenogénesis (9), donde liberan larvas rabditiformes. La larva rabditiforme se elimina bien a través de las heces (1 -ciclo de vida libre) o bien pueden causar autoinfección (10). En la autoinfección, la larva rabditiforme se convierte en larva filariforme infectiva, que puede penetrar bien la mucosa intestinal (autoinfección interna) o bien, la piel perianal (autoinfección externa); en cualquiera de los dos casos, la larva filariforme se puede diseminar hacia todo el organismo. Hasta la fecha, la autoinfección en humanos con infecciones por helmintos sólo se ha reconocido en *Strongyloides stercoralis* y *Capillaria philippinensis*. En el caso de *Strongyloides*, la autoinfección puede explicar la posibilidad de infecciones persistentes durante años y de hiperinfestación en individuos inmunocomprometidos años después de haber salido de un área endémica.

Distribución geográfica

Como el resto de geohelmintiasis, *Strongyloides stercoralis* se encuentra en áreas tropicales y subtropicales, más frecuentemente en áreas rurales, grupos de baja posición socioeconómica y pacientes institucionalizados.

Clínica

La forma más frecuente es la infestación asintomática; cuando aparecen síntomas suelen ser inespecíficos. Se enumeran a continuación:

- Gastrointestinal: dolor abdominal y diarrea.
- Respiratoria: puede producirse una neumonitis eosinofílica o Sd. de Löffler durante la migración pulmonar de las larvas filariformes.
- Cutánea o *larva currens*: rash urticarial en glúteos y caderas.
- Infección diseminada: en inmunodeprimidos puede causar dolor y distensión abdominal, shock, complicaciones pulmonares y neurológicas, y septicemia. Es potencialmente fatal. Frecuentemente hay eosinofilia durante las fases aguda y crónica, pero suele estar ausente cuando hay diseminación.

Diagnóstico de laboratorio

El diagnóstico de certeza se basa en la identificación de las larvas en heces y/o fluido duodenal. Los métodos utilizados para el diagnóstico etiológico de la estrongiloidosis son de dos tipos: directos (parasitológicos y moleculares) e indirectos (inmunológicos).

La sensibilidad de los métodos habituales de concentración es muy baja, sobre todo si se realiza un único examen. En pacientes con hiperinfestación también se puede aislar en el lavado broncoalveolar y líquido pleural. Las técnicas más utilizadas son las de concentración en formalina-éter y las de migración larvaria en medio líquido (técnica de Baermann, técnica de Harada-Mori) o sólido (cultivo en placas de agar enriquecido).

Tratamiento (5, 6)

- Ivermectina 200 µg/kg/día dosis única (Ivergalen®, Mectizan®, Stromectol®, comp. 3 mg).
- Tiabendazol, 25-50 mg/kg/12 h/ durante 2-7 días (máximo 3 g/día, 80 % de erradicación).
- Albendazol 400 mg/24 h durante 3-7 días. Eficacia variable (42-100 %). Eskazole®.

El mecanismo de acción de ambos benzimidazoles (albendazol y mebendazol) se basa en su unión a la beta-tubulina de los microtúbulos de las células intestinales del parásito, produciendo su degeneración, lo que impide la producción de ATP, con la consiguiente parálisis y muerte al cabo de unos días.

Ambos benzimidazoles pueden ser utilizados en niños y suelen ser bien tolerados, pero son teratogénicos, por lo que en la mujer gestante en el primer trimestre debe utilizarse el pamoato de pirantel.

Recientemente se ha comenzado a estudiar el uso de la moxidectina como tratamiento en la infección por *Strongyloides stercoralis*, con buenos resultados en términos de tolerabilidad y eficacia. Aún no se encuentra comercializada.

2. TRICHURIS TRICHIURA

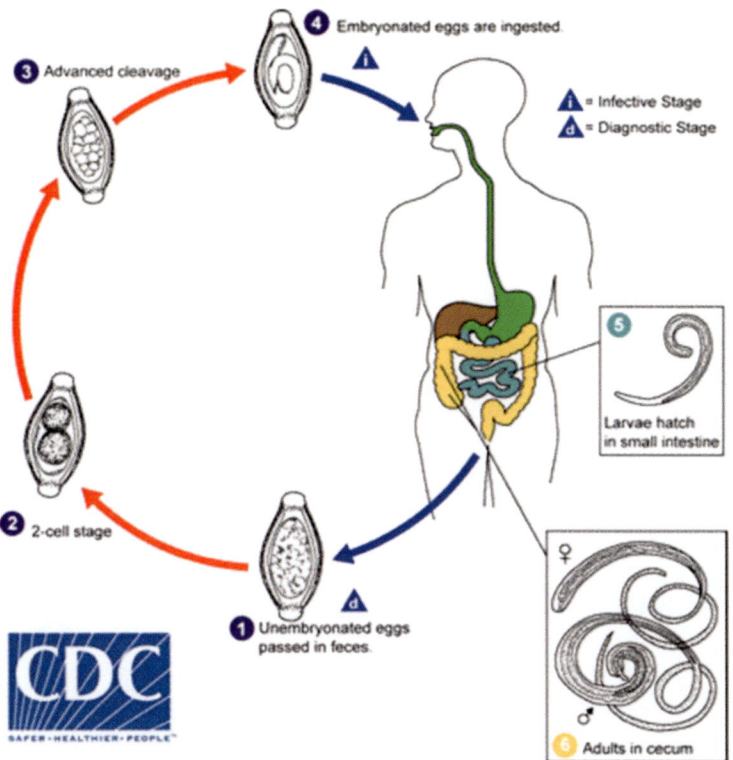

Figura 2. Ciclo vital de Trichuris trichiura. Tomado del CDC.

Ciclo

Los huevos no embrionados se excretan en las heces (1); ya en el suelo, los huevos evolucionan en varias fases (2, 3), desarrollándose un embrión en su interior (4). Los huevos se convertirán en infectivos en 15-30 días. Después de su ingesta a través de manos o comida contaminadas con el suelo, los huevos eclosionan en el intestino delgado y liberan las larvas (5), que maduran y se establecen como adultos en el colon (6). Los gusanos adultos (~ 4 cm de longitud) viven en el ciego y colon ascendente. Los gusanos adultos se quedan fijados en dicha localización, con las porciones anteriores ancladas a la mucosa. Las hembras empiezan a depositar huevos 60-70 días después de la infección, liberando entre 3000 y 20 000 huevos por día en el ciego. La vida media de los adultos es de un año.

Distribución geográfica

Es la tercera infestación más frecuente en el ser humano en todo el mundo, siendo más prevalente en áreas tropicales donde hay un pobre saneamiento de las aguas, y afectando especialmente a la población pediátrica. Se estima que hay unos 800 millones de personas infestadas en todo el mundo.

Clínica

Cursa normalmente de forma asintomática. En infecciones graves, fundamentalmente en niños, puede producir síntomas gastrointestinales inespecíficos (dolor abdominal, diarrea, prolapso rectal) y retraso en el crecimiento (6).

Tratamiento (5, 6)

- Pamoato de oxantel (20 mg/kg) + 400 mg de albendazol.
- Ivermectina 200 g/kg/día tres días + albendazol 400 mg tres días.

3. UNCINARIAS

Incluyen *Ancylostoma duodenale* y *Necator americanus*. Son geohelmintos hematófagos que afectan a unos 600 millones de personas en todo el mundo, sobre todo en regiones rurales tropicales y subtropicales.

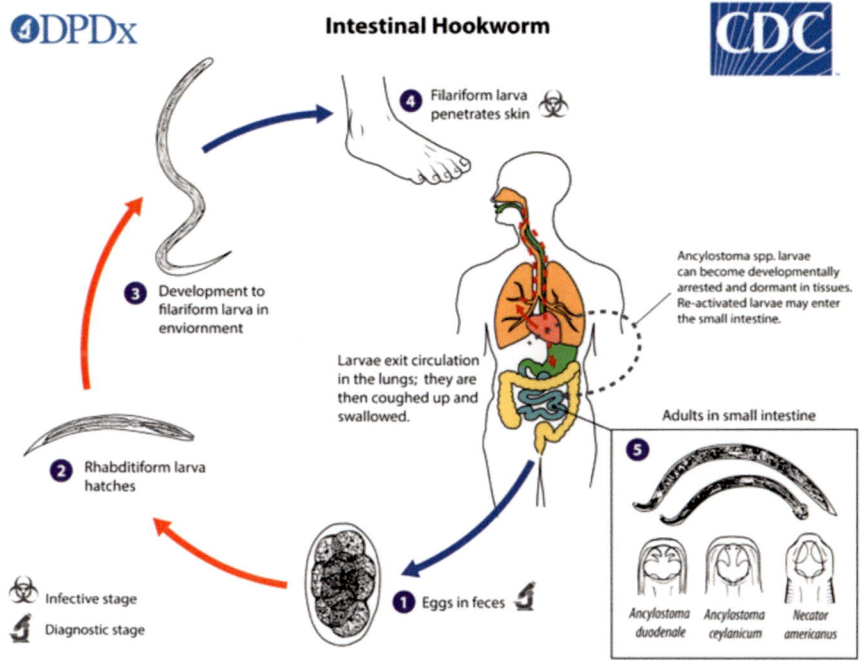

Figura 3. Ciclo vital de las uncinarias. Tomado del CDC.

Ciclo

Los huevos se excretan en las heces (1) y en condiciones favorables (humedad, calor y sombra) eclosionan en uno o dos días. Las larvas rabditiformes liberadas crecen en las heces y/o en el suelo (2) y después de 5-10 días se convierten en larvas filariformes, que son infectivas (3). En contacto con el hospedador humano, las larvas penetran en la piel y son transportadas por los vasos sanguíneos hacia el corazón y de ahí a los pulmones. Penetran en los alveolos, ascienden el árbol bronquial y de ahí pasan a la faringe y son deglutidos (4). Las larvas llegan al intestino delgado, donde residen y maduran hacia la fase adulta. Los gusanos adultos viven en la luz del intestino delgado, donde se anclan en la pared intestinal, con la consiguiente pérdida de sangre del hospedador (5). La mayoría de los gusanos adultos se eliminan en 1-2 años, pero su longevidad puede alcanzar varios años.

La larva migrans cutánea es una infección zoonótica de especies de uncinaria que no usan al ser humano como huésped definitivo; las más frecuentes son *A. braziliense* y *A. caninum*. El hospedador definitivo habitual de estas especies son los perros y gatos. El ciclo en el huésped definitivo es muy similar al del ser humano. Los gusanos adultos viven en la luz del intestino delgado, donde quedan anclados a la pared intestinal. Algunas larvas quedan detenidas en los tejidos, y sirven como fuente de infección para cachorros por vía transmamaria (y posiblemente también transplacentaria). Los humanos también se pueden infectar cuando las larvas filariformes penetran la piel; sin embargo, en la mayoría de las especies, las larvas no pueden madurar en el hospedador humano, y migran sin sentido en la epidermis, muchas veces hasta varios centímetros en un día. Algunas larvas pueden persistir en tejidos más profundos después de haber terminado su migración cutánea.

Distribución geográfica

Es la segunda en frecuencia de las infecciones por helmintos (después de *Ascaris* spp). De distribución mundial, son más frecuentes en áreas húmedas y templadas. Ambas, *N. americanus* y *A. duodenale*, se encuentran en África, Asia y América. *Necator americanus* predomina en América y Australia, mientras que *A. duodenale* sólo se encuentra en Oriente medio, Norte de África y sur de Europa.

Presentación clínica

El síntoma más común es la anemia por déficit de hierro (producida por pérdida de sangre en el lugar donde se ancla el gusano adulto), y ocasionalmente se acompaña de complicaciones cardiológicas (1, 6).

Además, puede haber síntomas gastrointestinales y nutricionales / metabólicos.

Los síntomas cutáneos locales ocurren durante la penetración de la larva filariforme L3, y también síntomas respiratorios durante la fase de migración pulmonar de la larva.

La manifestación más común de la infección zoonótica con las especies animales de uncinarias es la *larva migrans* cutánea, conocida como *ground itch*, donde la larva que migra puede producir un trayecto serpiginoso intensamente pruriginoso en la epidermis. Menos frecuentemente, las larvas migran a la luz intestinal y originan una enteritis eosinofílica. Se ha descrito el caso de una retinitis subaguda unilateral difusa, habiéndose identificado una larva única compatible en tamaño con *A. caninum*, en el ojo afectado.

4. ASCARIS LUMBRICOIDES

Ascaris lumbricoides es el nematodo más grande que parasita el intestino humano. Las hembras adultas alcanzan los 20-30 cm y los machos adultos 15-30 cm (Figura 4). Es el más frecuente de todas las infestaciones por helmintos (1, 6).

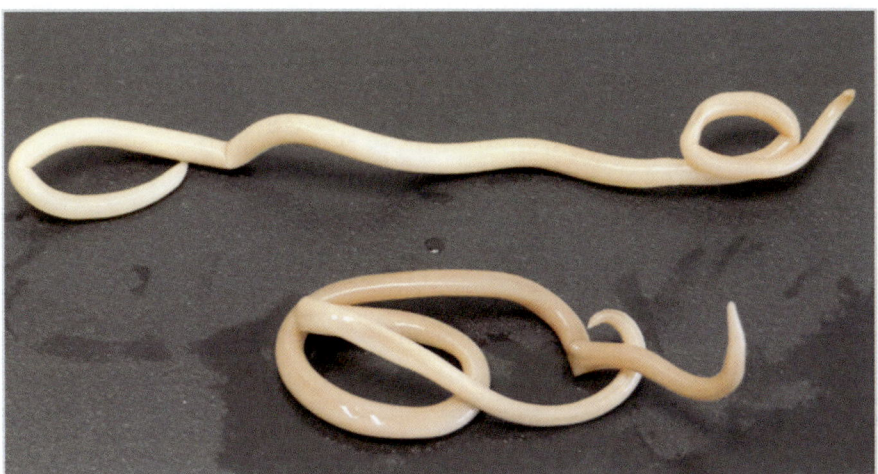

Figura 4. Formas adultas de Ascaris lumbricoides (Imagen propia).

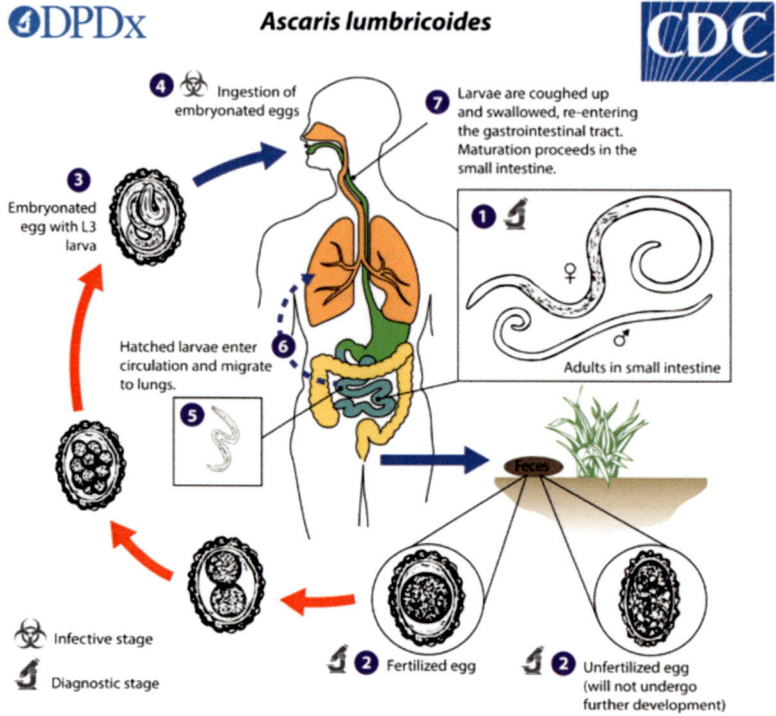

Figura 5. Ciclo vital de Ascaris lumbricoides. Tomado del CDC.

Ciclo

El gusano adulto (1) vive en la luz del intestino delgado. Una hembra puede producir aproximadamente 200 000 huevos cada día, que se eliminan con las heces (2). Los huevos fértiles se hacen infectivos desde 18 días hasta varias semanas después (3) dependiendo de las condiciones ambientales (óptimas: humedad, calor, sombra). Después de que los huevos infectivos sean ingeridos (4), las larvas salen del huevo (5), invaden la mucosa intestinal y son trasportadas por la circulación portal y después sistémica hacia los pulmones (6). Las larvas maduran en los pulmones (10-14 días), penetran la pared alveolar, ascienden el árbol bronquial hacia la faringe, y entonces son deglutidas (7), donde, en el intestino delgado, se desarrollan a gusanos adultos. Se requieren de dos a tres meses desde la ingesta de los huevos infectivos hasta que la hembra adulta vuelva a poner huevos de nuevo. Los gusanos adultos pueden vivir 1-2 años.

Distribución geográfica

De distribución mundial, su prevalencia más alta se encuentra en regiones tropicales y subtropicales, en áreas donde las medidas de saneamiento son inadecuadas.

Clínica

Muchas veces es asintomática, hasta que no exista una alta carga parasitaria. Al igual que el resto de las geohelmintiasis, suelen producir molestias abdominales inespecíficas, así como anemia y retraso en el crecimiento.

Sin embargo, cuando la carga parasitaria es importante, pueden llegar a producirse cuadros de obstrucción intestinal. Los gusanos adultos que migran producen una oclusión sintomática de la vía biliar, o se expulsan los helmintos por la boca. Durante la fase de migración en los pulmones, puede haber síntomas respiratorios (tos, disnea, hemoptisis, neumonitis eosinofílica —síndrome de Löffler).

En niños pequeños, las formas adultas pueden obstruir el intestino y producir:

1. Intususpección.
2. Vólvulo y obstrucción completa.
3. Infarto y perforación intestinales.
4. Como principales complicaciones se encuentran también: peritonitis granulomatosa, apendicitis aguda, y complicaciones en la vía biliar —colangitis, colecistitis y pancreatitis.

Tratamiento

- Albendazol 400 mg dosis única (2-3 días en infecciones graves).
- Mebendazol 100 mg/día / 12 h durante 3 días (no en < 2 años).
- Pamoato de pirantel 10 mg/kg dosis única.
- Nitazoxanida 500 mg cada 12 h tres días.

Diagnóstico de laboratorio (*Trichuris trichiura*, *Ascaris lumbricoides*, uncinarias)

Las técnicas serológicas presentan importantes limitaciones para su uso clínico. Por eso, el análisis microscópico y molecular de las heces son los más utilizados. La baja sensibilidad de la microscopía hace que esta herramienta no sea la ideal para detectarlos. Habitualmente se utilizan las técnicas de Kato Katz, FLOTAC o Ritchie (sedimentación en la que se emplea formol, alcohol tamponado y éter etílico). El análisis coprológico de tres muestras aumenta la rentabilidad diagnóstica frente al análisis de una o dos muestras fecales.

Bibliografía

1. Jourdan PM, Lamberton PHL, Fenwick A, Addiss DG. Soil-transmitted helminth infections. Lancet. 2018 Jan 20;391(10117):252-265. doi: 10.1016/S0140-6736(17)31930-X. Epub 2017 Sep 4. PMID: 28882382.

2. Salvador F, Treviño B, Chamorro-Tojeiro S, Sánchez-Montalvá A, Herrero-Martínez JM, Rodríguez-Guardado A, et al. Imported strongyloidiasis: data from 1245 cases registered in the +REDIVI collaborative network. PLoS Negl Trop Dis. 2019; 13: e7399

3. Luvira V, Siripoon T, Phiboonbanakit D, Somsri K, Watthanakulpanich D, Dekumyoy P. *Strongyloides stercoralis*: A Neglected but Fatal Parasite. Trop Med Infect Dis. 2022 Oct 17;7(10):310. doi: 10.3390/tropicalmed7100310. PMID: 36288051; PMCID: PMC9609954.

4. Rodríguez Guardado A, Belhassen-García M, Fernández Rivas G, Merino Amador P. Salvador F. Documento de revisión de estrongiloidiosis GEPI-SEIMC. 2021.

5. Fabara SP, Patel G, Jain N, Bishev D, Tama B, Caputi A, et al. Can Moxidectin Be an Anthelmintic Alternative for Trichuris trichiura and Strongyloides stercoralis: A Systematic Review. Cureus. 2022 Jul 20;14(7):e27074. doi: 10.7759/cureus.27074. PMID: 36000107; PMCID: PMC9390862

6. Prieto-Pérez L, Pérez-Tanoira R, Cabello-Úbeda A, Petkova-Saiz E, Górgolas-Hernández-Mora M. Geohelmintos [Geohelminths]. Enferm Infecc Microbiol Clin. 2016 Jun-Jul;34(6):384-9. Spanish. doi: 10.1016/j.eimc.2016.02.002. Epub 2016 Mar 12. PMID: 26980233.

Preguntas de autoevaluación

1. ¿Cuál de las siguientes infecciones puede adquirirse por vía percutánea?

    a. *Ancylostoma duodenale.*

    b. *Necator americanus.*

    c. *Strongyloides stercoralis.*

    d. Todos los anteriores.

2. ¿Cuál de los siguientes síntomas no es típico de la infección por *Trichuris trichiura*?

    a. Dolor abdominal.

    b. Pérdida de visión.

    c. Prolapso rectal.

    d. Inapetencia.

3. ¿Qué tratamiento recomendaría para un paciente con eliminación de áscaris en las heces?

    a. Ivermectina.

    b. Mebendazol.

    c. Cotrimoxazol.

    d. Cualquiera de los anteriores.

4. En un paciente inmunodeprimido de origen rural asiático, con un cuadro febril con bacteriemia y meningitis por bacilos gram negativos. ¿Qué enfermedad sospecharía?

    a. Infección diseminada por *Cryptosporidium parvum.*

    b. Síndrome de hiperinfestación por *Strongyloides stercoralis.*

    c. Neurocisticersis complicada o maligna.

    d. Leptospirosis.

Respuestas correctas:

1. d
2. b
3. b
4. b

2.2.5. Quiste hidatídico. Equinococosis

Profesora: Isabel A. Pérez Hernández

Unidad de Enfermedades Infecciosas

Hospital Universitario Virgen de la Victoria, Málaga

Ideas clave

1. La equinococosis es una enfermedad quística producida por *Echinococcus granulosus y Echinococcus multilocularis.*

2. Se trata de una zoonosis transmitida mayoritariamente por cánidos.

3. La afectación más frecuente es hepática.

4. El diagnóstico se realiza mediante ecografía o TAC y tras confirmación serológica o histopatológica en algunos casos.

5. La indicación de tratamiento varía en función de la actividad de la lesión, tamaño y localización de ésta. Se realiza con fármacos antiparasitarios, cirugía o punción-aspiración de la lesión.

Introducción

La equinococosis o hidatidosis es una zoonosis producida por cestodos de la familia de las *Taeniidae* género *Echinococcus,* en su estado larvario. La especie más frecuentemente asociada a enfermedad en humanos es *E. granulosus* que produce el quiste hidatídico, seguido de *E. multilocularis*, que causa la equinococosis alveolar (1). Otras dos especies, *E. vogeli* y *E. oligarthrus*, también producen patología, pero son menos frecuentes.

Epidemiología

E. granulosus tiene una distribución cosmopolita, con mayor prevalencia en África, Sudamérica, Rusia, Australia y la Cuenca Mediterránea (2), mientras que *E. multilocularis* es más prevalente en regiones de Asia Central, Europa Central y Norte de Japón (Figura 1) (3). En la región europea, los países con mayor tasa de notificación de equinococosis son España, Italia, Bulgaria y Rumanía (Figura 2) (4).

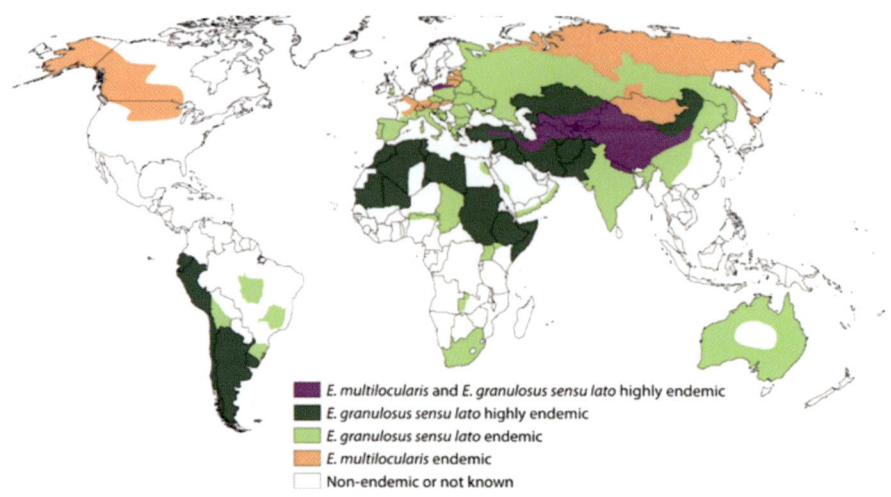

- ■ *E. multilocularis* and *E. granulosus sensu lato* highly endemic
- ■ *E. granulosus sensu lato* highly endemic
- ■ *E. granulosus sensu lato* endemic
- ■ *E. multilocularis* endemic
- □ Non-endemic or not known

Figura 1. Distribución geográfica de E. granulosus y E. multilocularis. Tomado de: Wen H et al. Clin Microbiol Rev 2019 (3).

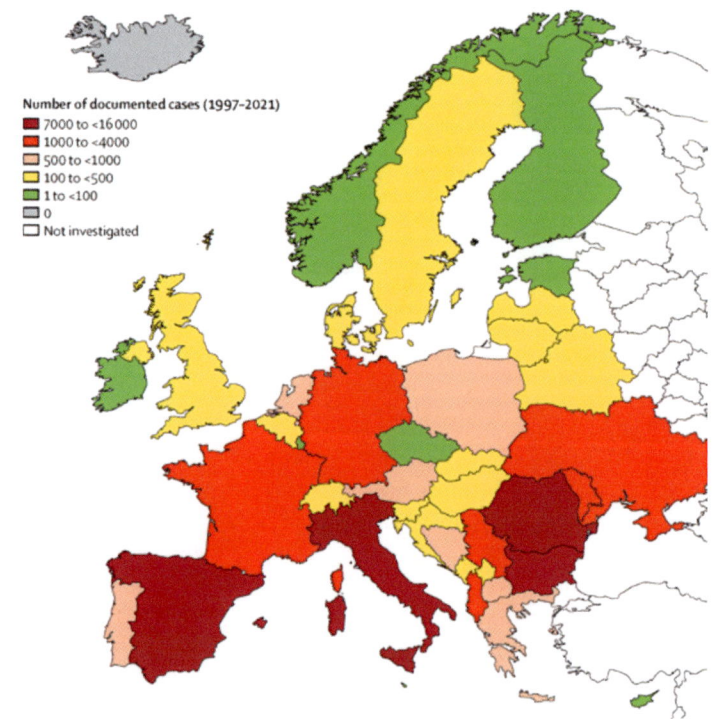

Number of documented cases (1997-2021)
- ■ 7000 to <16 000
- ■ 1000 to <4000
- ■ 500 to <1000
- ■ 100 to <500
- ■ 1 to <100
- ■ 0
- □ Not investigated

Figura 2. Casos en Europa de equinococosis. Tomado de: Caulli et al. Lancet Infect Dis 2023 (4)

Ciclo biológico

La forma adulta reside en el intestino del hospedador definitivo (perros y otros cánidos). Las proglótides grávidas intestinales liberan huevos que pasan a las heces en su forma infectiva. Éstas son ingeridas por el hospedador intermediario (ganado o humanos), donde los huevos eclosionan en el intestino y liberan las oncosferas que penetran la pared y migran a través del sistema circulatorio hacia diversos órganos, fundamentalmente hígado (*E. granulosus* y *E. multilocularis*) y pulmones (*E. granulosus*). En los órganos las oncosferas se transforman en quistes de pared gruesa (únicas en el caso de *E. granulosus*, múltiples en el caso de *E. multilocularis*) que aumentan de modo progresivo y producen protoescólices y vesículas hijas en su interior. El hospedador definitivo se infecta al ingerir los órganos con quistes en su interior del hospedador intermediario. Tras la ingesta, las protoescólices se evaginan y se adhieren a la mucosa intestinal donde se transforman en adultos. Si los quistes se rompen, las protoescólices liberadas pueden originar quistes secundarios en otras localizaciones (Figuras 3 a y b) (5).

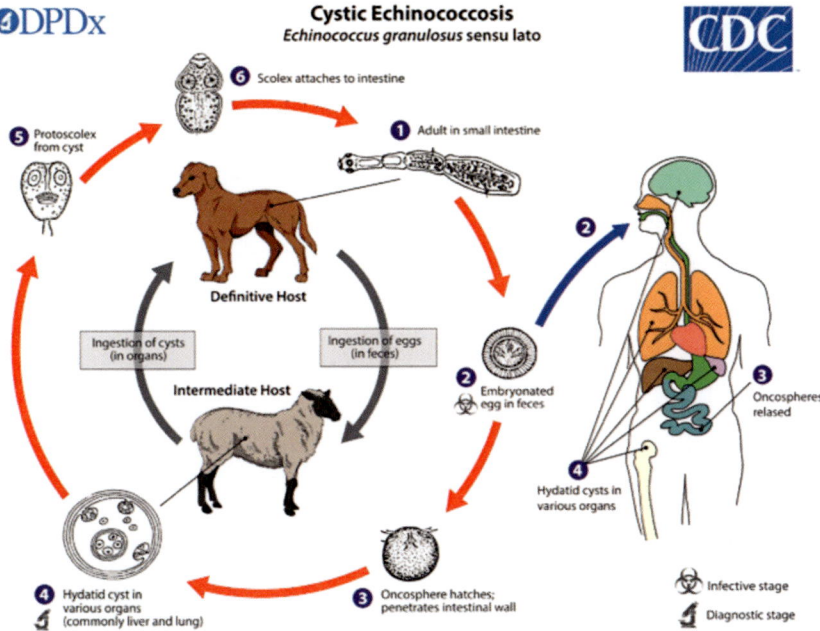

Figuras 3: Ciclo vital de a) Echinococcus granulosus.

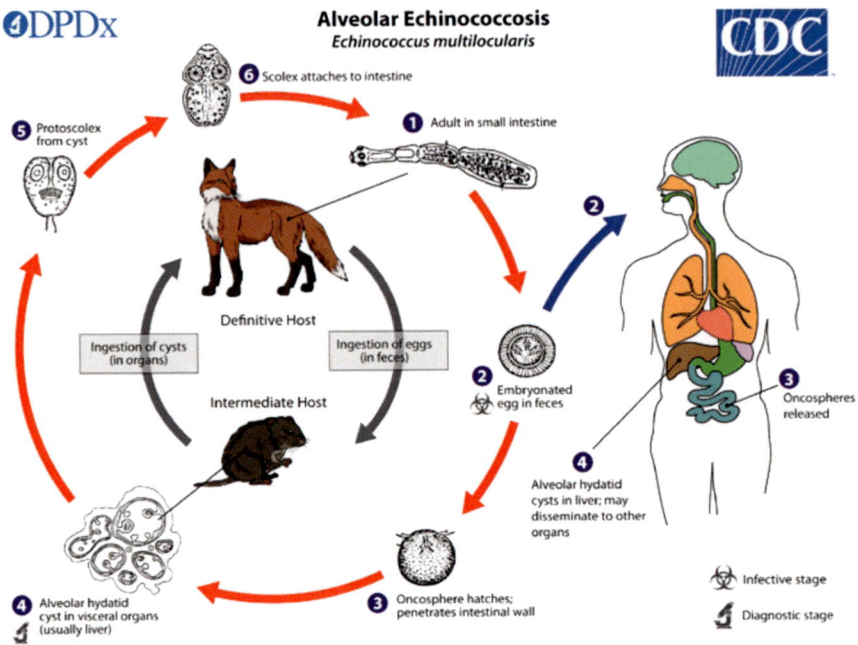

b) *Echinococcus multilocularis. Tomado de: Centers for Disease Control and Prevention (5)..*

Factores de riesgo

Los factores de riesgo para una mayor prevalencia son: malas condiciones higiénicas, existencia de mataderos próximos a humanos y perros y poblaciones de cánidos no controladas. Por otro lado, la cría de ovejas se relaciona con una elevada prevalencia de esta enfermedad en la población (6).

En cuanto a los factores relacionados con el hospedador, los pacientes inmunosuprimidos en contexto de trasplantes pueden presentar manifestaciones atípicas con lesiones quísticas en órganos diferentes (por ejemplo, renales en el caso de *E. granulosus*) o con una progresión más rápida y recurrente, con escaso éxito de erradicación como ocurre con la equinococosis alveolar por *E. multilocularis*, recomendándose en algunos casos cribado previo a la inmunosupresión. Esto mismo ocurre en pacientes con exposición prolongada a ciclosporina, anti-TNF o esteroides, pero no se ha demostrado en la población con infección por el VIH (7, 8).

Clínica:

Quiste hidatídico

En estadios iniciales la mayor parte de los casos tienen un curso asintomático, dependiendo de la localización y tamaño de las lesiones. En el hígado, cuando el quiste alcanza mayor tamaño (al menos 10 cm) puede producir síntomas relacionados con la compresión, como dolor en hipocondrio derecho, náuseas o vómitos (9). Un porcentaje de casos (en torno al 25 %) se puede asociar a complicaciones locales como cólico biliar, ruptura a vía biliar, ictericia, colangitis, hipertensión portal, pancreatitis o abscesos (9, 10, 11).

En ocasiones, el quiste puede llegar a romperse produciendo peritonitis y anafilaxia o fistulizar vía transdiafragmática produciendo afectación pulmonar (11, 12).

En los casos de afectación pulmonar, más frecuentes en edad pediátrica, los síntomas más comunes son tos, dolor torácico, disnea y hemoptisis. La principal complicación es la rotura del quiste, lo que puede conllevar que su contenido se extienda hacia el árbol bronquial o la cavidad pleural (13, 14).

Otros órganos afectados con menos frecuencia son el corazón, sistema nervioso central o quistes renales y óseos (14-16)..

Equinococosis alveolar

Esta manifestación es más agresiva y sintomática, aunque la mayoría de las veces estos síntomas son inespecíficos, como malestar general, pérdida de peso y dolor abdominal. Puede producir ictericia, colangitis, hipertensión portal y síndrome de *Budd-Chiari*, y alcanzar una mortalidad del 90 % a los 10 años en casos de no tratamiento (17).

Diagnóstico

En la mayor parte de los casos el diagnóstico se realiza tras hallazgo casual en las pruebas de imagen (ecografía, TAC) o en el proceso de una complicación aguda. Para la confirmación en los casos dudosos y más complejos puede requerirse la serología o el estudio histopatológico.

La técnica diagnóstica de inicio más sencilla es la **ecografía**, que además puede ser utilizada en zonas alejadas de ámbito hospitalario. Mediante esta técnica y por el aspecto de la lesión se pueden diferenciar los quistes activos de los que no lo son, según la clasificación de la OMS (Figura 4) (11, 18):

- CL (Lesión quística):
  Lesión quística única con contenido anecoico sin pared quística. Tamaño variable, pudiendo alcanzar más de 10 cm. Es una lesión activa.

- CE1 (Equinococosis quística 1):
  Lesión quística única con contenido anecoico y ecos internos (signo de «copos de nieve»); pared quística visible. Tamaño variable, pudiendo alcanzar más de 10 cm. Es una lesión activa y fértil.

- CE2:
  Quiste multivesicular, con tabiques internos y vesículas hijas en todo el quiste o parte de él, produciendo estructuras tipo «rueda» o «panal de abeja», siendo esta imagen patognomónica. Tamaño variable, pudiendo alcanzar más de 10 cm. Es una lesión activa y fértil.

- CE3:
  Quiste de contenido anecoico con membrana gruesa móvil en su interior (signo de *water-lily* o nenúfar). Puede contener vesículas hijas con áreas ecoicas y anecoicas, pudiendo parecer como quiste complicado. Tamaño variable, pudiendo alcanzar más de 10 cm. Es un estadio transicional, siendo esta imagen patognomónica.

- CE4:
  Lesión heterogénea hipoecoica, con contenido degenerativo (signo de «bola de lana») y sin vesículas hijas. Tamaño variable, pudiendo alcanzar más de 10 cm. Estas lesiones no son fértiles y no son patognomónicas, por lo que requieren avanzar en el proceso diagnóstico.

- CE5:

    Pared quística gruesa calcificada de tamaño variable, pudiendo alcanzar más de 10 cm. Estas lesiones no son activas ni fértiles y aunque no es patognomónica es muy sugestiva de equinococosis.

    Mediante el TAC o RNM pueden observarse con más detalle las características de las lesiones y sus complicaciones (11).

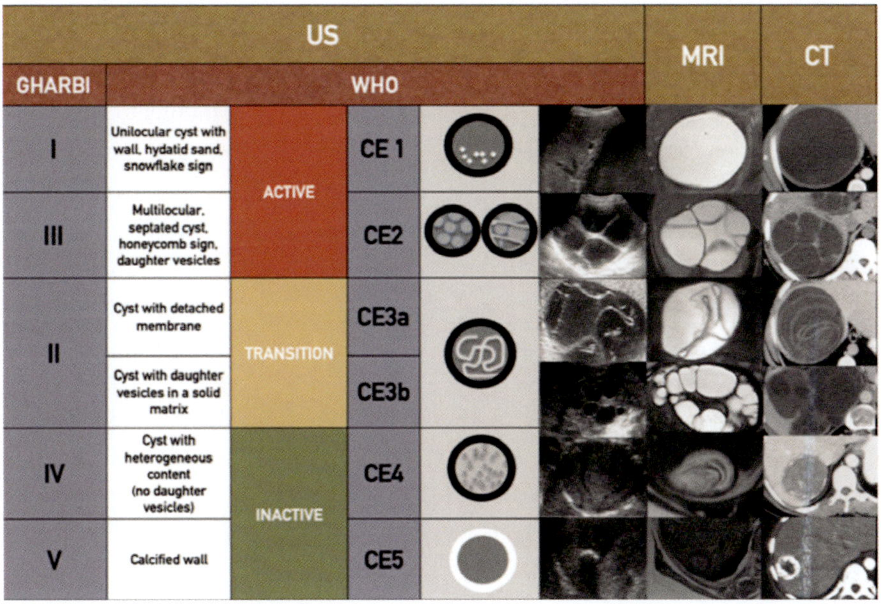

Figura 4. Clasificación de las lesiones quísticas según ecografía y sus equivalentes en TAC y RNM. Tomada de: Ferrer-Inaebit E et al. Rev Esp Enferm Dig 2022 (11)

Tratamiento

Se basa en una combinación de tratamiento antiparasitario, cirugía o aspiración percutánea según las características de la lesión.

Tratamiento antiparasitario

Puede utilizarse como tratamiento definitivo o adyuvante de la cirugía. El fármaco más utilizado es el **albendazol** (15 mg/kg/día dividido en dos dosis, máximo 400 mg/12 horas con comida). En caso de no poder usarse, la alternativa es el mebendazol (19). En caso de toxicidad (hipertransaminasemia > 5 veces el límite superior de la normalidad o agranulocitosis) o si albendazol está contraindicado (embarazo) una alternativa es praziquantel (50 mg/kg/día, oral).

El tratamiento farmacológico como único recurso se utiliza en lesiones en estadio CE1 y CE3 de tamaño menor a 5 cm y con una duración de tratamiento entre 1-3 meses, necesitándose en algunos casos 6 meses de tratamiento.

Los estadios CE4 y CE5 no son activos, por lo que no necesitan tratamiento antiparasitario (19).

Cirugía

Para los quistes en estadio CE2 o CE3 con membrana interior, el tratamiento antiparasitario solo no es suficiente, por lo que debe plantearse otro tratamiento asociado como la cirugía. Ésta, además, es necesaria también en el caso de lesiones mayores de 5 cm, los quistes que tienen alto riesgo de rotura por cercanía a la superficie y los localizados en cavidad peritoneal u otros órganos. La cirugía no estaría indicada en los casos de enfermedad poliquística y con afectación de varios órganos (19).

La rotura del quiste espontánea o secundaria a la cirugía tiene el riesgo de peritonitis aguda y reacción anafiláctica que pone en riesgo la vida del paciente (12, 20).

Aspiración percutánea (PAIR):

Los quistes hepáticos de tamaño intermedio (5-10 cm) pueden tratarse mediante esta técnica que consiste en la punción del quiste guiada por ecografía o TAC, aspiración de más del 30 % del contenido del quiste e inyección del mismo volumen de un escolicida como suero salino hipertónico (30 %) o etanol al 95 %, para posteriormente aspirar todo el contenido 30 minutos después. Esto estaría contraindicado en caso de sospecha de fístula hacia vía biliar (21).

Tanto el tratamiento quirúrgico como la punción-aspiración percutánea deben ir acompañados de terapia antiparasitaria según las pautas indicadas, comenzándose al menos una semana antes de la cirugía y continuando 1-3 meses tras ésta (22, 23).

En el caso de la equinococosis alveolar, el éxito del tratamiento es inferior, requiriendo con mayor frecuencia cirugía y con una efectividad del tratamiento antiparasitario menor.

Caso clínico

Mujer de 67 años, sin antecedentes médicos de interés. Jubilada, trabajo previo en matadero. Tiene varios gatos domésticos, no convive con perros.

Acude a urgencias tras una caída accidental y golpe torácico. A su llegada a urgencias se realiza radiografía de tórax en la que no se aprecian fracturas costales, pero sí derrame pleural derecho, por lo que se solicita TAC de tórax.

- TAC de tórax (Imagen 1): callos de fractura costales derechos, leve derrame pleural derecho y cardiomegalia, sin focos de contusión pulmonar ni sangrado. En abdomen superior se observa una **lesión quística en lóbulo hepático derecho de 10,5 x 16 x 7,1 cm con múltiples loculaciones en su interior y tabiques.**

Bibliografía

1. Woolsey ID, Miller A. Echinococcus granulosus sensu lato and Echinococcus multilocularis: A review. Research in Veterinary Science 2021; 135: 517–522.
2. McManus D, Zhang W, Li J, Bartley P. Echinococcosis. Lancet 2003; 362: 1295–304.
3. Wen H, Vuitton L, Tuxun T, Li J, Vuitton DA, Zhang W, et al. Echinococcosis: advances in the 21st century. Clin Microbiol Rev 2019; 32:e00075-18.
4. Caulli A, Abela-Ridder B, Petrone D, Fabiano M, Bobić B, Carmena D, *et al.* Unveiling the incidences and trends of the neglected zoonosis cystic echinococcosis in Europe: a systematic review from the MEmE project. Lancet Infect Dis 2023; 23: e95–107.
5. Centers for Disease Control and Prevention. Echinoccocosis [Internet]. United States: Centers for Disease Control and Prevention; 2019 [revisado

15 julio 2019; consultado 22 marzo 2023]. Disponibleen: https://www.cdc.gov/dpdx/echinococcosis/index.html.

6. Schantz P. Progress in diagnosis, treatment and elimination of echinococcosis and cysticercosis. Parasitology International 2006, 55: S7 – S13.

7. Cooper A, Dholakia S, Holland C, Friend P. Helminths in organ transplantation. Lancet Infect Dis 2017; 17: e166–76.

8. Autier B, Gottstein B, Millon L, Ramharter M, Gruener B, Bresson-Hadni S, *et al.* Alveolar echinococcosis in immunocompromised hosts. Clinical Microbiology and Infection 2023; Enprensa.

9. Moro P, Reddy N. Echinococcosis: Clinical manifestations and diagnosis [Internet]. UnitedStates: UpToDate; 2022 [revisado 21 octubre 2022; consultado 22 marzo 2023]. Disponible en: https://www.uptodate.com/contents/echinococcosis-clinical-manifestations-and-diagnosis?source=mostViewed_widget.

10. Bhutani N, Kajal P. Hepatic echinococcosis: A review. Annals of Medicine and Surgery 2018; 36; 99–105.

11. Ferrer Inaebnit E, Molina Romero FX, Segura Sampedro JJ, González Argenté X, Morón Canis JM. A review of the diagnosis and management of liver hydatidcyst. Rev EspEnferm Dig 2022;114:35-41.

12. AkbulutS, OzdemirF. Intraperitoneal rupture of the hydatid cyst: Four case reports and literature review. World J Hepatol. 2019; 11: 318-329.

13. Aydogdu B, Sander S, Demirali O, Guvenc U, Besik C, Kuzdan C, *et al.* Treatment of spontaneous rupture of lung hydatid cysts into a bronchus in children. J PediatrSurg2015; 50:1481-3.

14. Ramos G, Orduña A, García-Yuste M. Hydatid cyst of the lung: diagnosis and treatment. World J Surg2001;25:46-57.

15. Meinel T, Gottstein B, Geib V, Keel M, Biral R, Mohaupt M, *et al.* Vertebral alveolar echinococcosis—a case report, systematic analysis, and review of the literature. Lancet Infect Dis 2018; 18: e87–98.

16. Trueba-Argamasilla A, Iborra-Bendichob M, Simón-Páeza M, Ros-de San Pedroc J, Segovia-Hernández M. Hidatidosis cerebral: caso clínico y revisión de la literatura. Enfermedades InfecciosasyMicrobiología Clínica 2023; 41: 107–11.

17. Ammann RW, Eckert J. Cestodes. Echinococcus. Gastroenterol Clin North Am 1996; 25:655.

18. WHO Informal Group on Echinococcosis.International classification of ultrasoundimages in cystic echinococcosis for application in clinical and field epidemiological settings.Acta Trop 2003; 85: 253-261.

19. WHO Informal Group on Echinococcosis. Guidelines for treatment of cystic and alveolar echinococcosis in humans. Bull World Health Organ 1996;74:231.

20. Tinsley B, Abbara A, Kadaba R, Sheth H, Sandhu G. Spontaneous Intraperitoneal Rupture of a Hepatic Hydatid Cyst with Subsequent Anaphylaxis: A Case Report. Case Reports Hepatol. 2013; 2013: 320418.

21. Mendelson M. Gastroenterology: Hydatid disease. En: Davidson R, Brent A, Seale A. Oxford Handbook of Tropical Medicine. 4ª Edición. Oxford: Oxford University Press; 2020. 317-319.

22. Bildik N, Cevik A, AltintaşM, Ekinci H, Canberk M, Gülmen M. Efficacy of preoperative albendazole use according to months in hydatid cyst of the liver. J Clin Gastroenterol. 2007; 41:312.

23. Manterola C, Mansilla JA, Fonseca F. Preoperative albendazole and scolices viability in patients with hepatic echinococcosis. World J Surg. 2005;29:750.

Preguntas de autoevaluación

1. Según esta imagen radiológica, el estadio del quiste según la clasificación de la OMS sería:

    a. CE1.

    b. CE2.

    c. CE3.

    d. CL.

    e. CE5.

2. El tratamiento en este caso sería:

    a. Albendazol 400 mg/12 horas vo.

    b. Cirugía de la lesión.

    c. Cirugía de la lesión seguido de albendazol 400 mg/12 horas vo.

    d. PAIR (punción-aspiración) con etanol al 95 %.

    e. Cirugía de la lesión precedido de albendazol 400 mg/12 horas vo y seguido de esta misma pauta.

3. El diagnóstico se realizaría:

    a. Con imagen radiológica.

    b. Con imagen radiológica seguido de confirmación serológica.

    c. Con biopsia de la lesión.

    d. Nada de lo anterior es verdadero.

4. En cuanto a la epidemiología de la equinococosis:

    a. *E. multilocularis* tiene una mayor prevalencia en Europa Central, Norte de Japón y Australia.

    b. *E. granulosus* se notifica más en España, Italia, Reino Unido y Bulgaria.

    c. En Europa Central hay pocos casos de *E. multilocularis*.

    d. La prevalencia en África es mayor por *E. granulosus*.

    e. En Rusia y Australia se notifican las dos especies por igual.

5. En el ciclo biológico de la equinococosis:
   a. La forma adulta reside en el huésped definitivo y en el intermediario.
   b. La forma de penetración a nivel intestinal es mediante las protoescólices.
   c. Las protoescólices liberadas no pueden crear quistes secundarios.
   d. Las oncosferas en los órganos se transforman en quistes de pared gruesa.
   e. Las proglótides grávidas son ingeridas por el huésped intermediario.

6. En los pacientes inmunodeprimidos:
   a. La enfermedad se comporta igual que en inmunocompetentes.
   b. Se pueden encontrar quistes en órganos menos frecuentes.
   c. Los pacientes con esteroides no tienen un riesgo mayor de enfermedad grave.
   d. Los pacientes con infección por el VIH en estadio SIDA tienen un curso de la enfermedad más agresivo.
   e. Las recurrencias son frecuentes independientemente del estado inmunológico del paciente.

7. En relación con la imagen radiológica:
   a. El signo de *water-lily* es característico de CE4.
   b. El signo de «bola de lana» es característico de CE3.
   c. El signo de «copos de nieve» es característico de CE1.
   d. El signo de la «rueda de carro» es característico de CE3.
   e. Lesión quística única con contenido anecoico con pared quística es característico de CE1.

Respuestas correctas:

1. b
2. e
3. a
4. d
5. d
6. b
7. c

2.2.6. Esquistosomiasis

Profesor: Dr. Joaquín Salas Coronas

Unidad de Medicina Tropical, Hospital Universitario Poniente (El Ejido, Almería). Universidad de Almería, Ctra. de Sacramento s/n, 04120 La Cañada de San Urbano, Almería. CIBERINFEC, ISCIII.

Ideas clave

1. La esquistosomiasis es la segunda enfermedad parasitaria con mayor morbimortalidad en el mundo, tras la malaria. Más del 90 % de los casos se producen en África Subsahariana.

2. La esquistosomiasis aguda sintomática ocurre fundamentalmente en viajeros que sufren una primoinfección, y es principalmente consecuencia de la respuesta inmune a las formas inmaduras de *Schistosoma* spp.

3. La manifestación más frecuente de la esquistosomiasis crónica urogenital (*S. haematobium*) es la hematuria terminal. En fases avanzadas puede ocasionar cuadros graves como hidronefrosis o cáncer de vejiga.

4. La esquistosomiasis crónica hepatointestinal (fundamentalmente por *S. mansoni*) puede dar lugar a hipertensión portal con esplenomegalia y varices esofágicas, cuyo sangrado es una causa frecuente de mortalidad.

5. El praziquantel es el tratamiento de elección en la esquistosomiasis crónica. En la enfermedad aguda sintomática son los corticoides asociados o no a praziquantel.

Introducción

La esquistosomiasis es una enfermedad producida por helmintos trematodos del género *Schistosoma*. Es la enfermedad parasitaria con mayor morbimortalidad después del paludismo, y es considerada por la OMS como una de las enfermedades tropicales desatendidas, existiendo estrategias activas para conseguir la erradicación (1, 2).

Epidemiología

Se estima que 700 millones de personas viven en zonas de riesgo de las que al menos 236 millones estarían infectadas (1, 3). Es endémica en más de 78 países de África, Sudamérica, Próximo Oriente, este de Asia y Filipinas, aunque es en África Subsahariana donde se concentran más del 90 % de los casos. En los últimos años se ha descrito la transmisión autóctona de la enfermedad en Francia y España, relacionándose esta expansión con el cambio climático y la globalización (4, 5).

Hay 6 especies principales de *Schistosoma* que pueden afectar al ser humano (*S. mansoni, S. haematobium, S. intercalatum, S. guineensis, S. japonicum* y *S. mekongi*) siendo las más importantes *S. mansoni* y *S. haematobium*. Su distribución geográfica se muestra en la Figura 1.

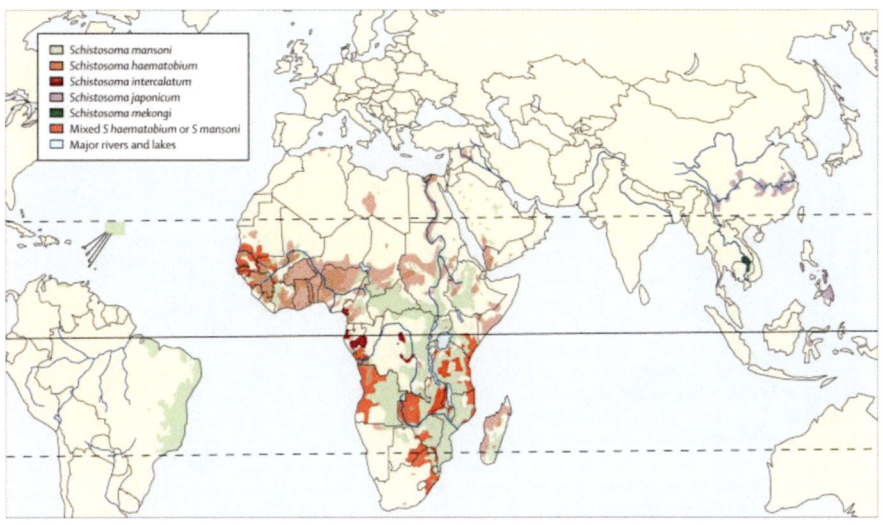

Figura 1. Mapa de distribución de la esquistosomiasis. Fuente: Colley et al., 2014 (3).

S. mansoni está presente en gran parte de África Subsahariana, algunos países de Sudamérica (principalmente Brasil) y algunas islas del Caribe; *S. haematobium* en la mayor parte de África Subsahariana y Próximo Oriente; *S. japonicum* en China, Filipinas e Indonesia; *S. intercalatum* y *S. guineensis* en algunas zonas de África Central; y *S. mekongi* se localiza en los países ribereños del río Mekong.

Cada vez está cobrando más importancia la aparición de híbridos entre especies humanas y animales (*S. bovis, S. curassoni* y *S. mattheei*) (6), no conociendo bien la repercusión que este hecho pueda tener sobre las manifestaciones clínicas, las técnicas diagnósticas, la respuesta a los tratamientos convencionales o las campañas para su erradicación.

Ciclo biológico

El ciclo de la esquistosomiasis (Figura 2) requiere hospedadores intermedios (caracoles acuáticos) y definitivos (humanos o animales). Estos caracoles son específicos para cada especie, siendo *Biomphalaria* spp. (*S. mansoni*) y *Bulinus* spp. (*S. haematobium* y *S. intercalatum*) las especies más implicadas.

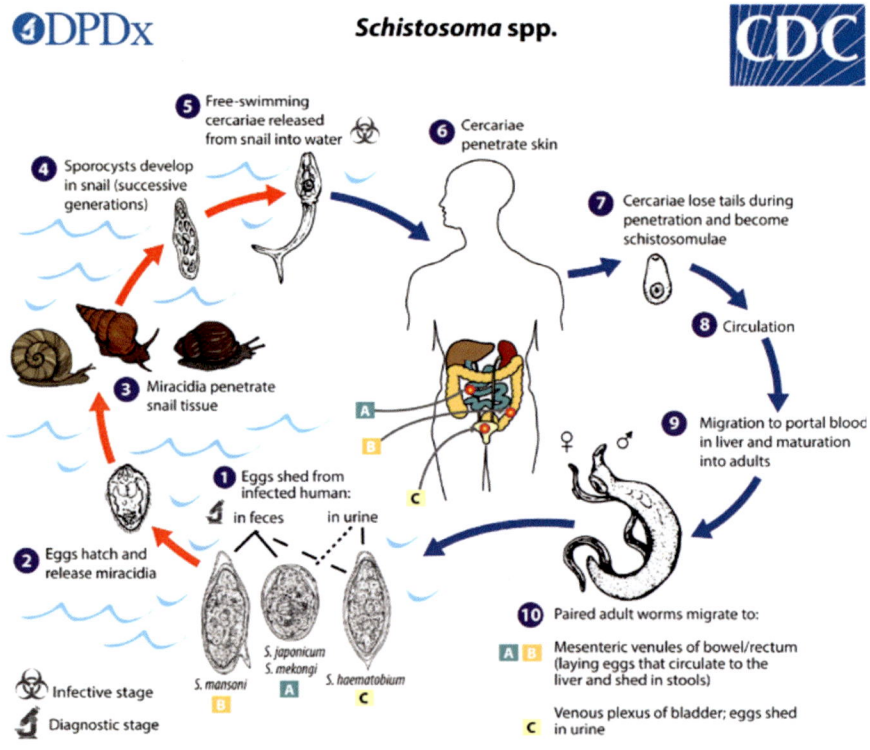

Figura 2. Ciclo biológico de la esquistosomiasis. Fuente: CDC.

Es necesario el contacto humano con agua dulce, donde viven los caracoles intermediarios. El ciclo comienza con la llegada de los huevos al agua dulce a través de la orina (*S. haematobium*) o heces (resto de especies). Los huevos eclosionan y liberan miracidios que penetran en los caracoles, donde tras un período de 4-6 semanas, producen cercarias que se mueven libremente por el agua. Estas cercarias penetran la piel humana y se convierten en esquistosómulas, que migran a través de la circulación sanguínea hasta llegar al hígado, donde maduran y se convierten en adultos en 2-4 semanas. Los gusanos adultos migran por parejas (macho y hembra) vía sanguínea portal a las vénulas mesentéricas del intestino delgado y grueso (*S. japonicum, S. mekongi*), las vénulas mesentéricas del colon (*S. mansoni, S. intercalatum, S. guineensis*), o el plexo venoso vesical (*S. haematobium*). Aproximadamente de 1 a 3 meses después, las hembras emiten huevos que se depositan en las pequeñas vénulas, atraviesan la pared intestinal o vesical, y acaban eliminándose por las heces u orina. Los individuos adultos sobreviven por lo general de 3 a 10 años, pero pueden persistir hasta 40 años (3).

Patogenia

De forma general, podemos decir que son los huevos de *Schistosoma* spp. los que principalmente inducen la respuesta inmune y el daño orgánico específico causado por su infestación (3).

En la esquistosomiasis aguda, la invasión de las cercarias puede ocasionar dermatitis derivada de reacciones inflamatorias en la piel en respuesta a la muerte y penetración de éstas. Posteriormente, la patogenia está relacionada con la liberación de antígenos durante la maduración de los gusanos adultos y de los huevos, el depósito de los mismos en los diferentes tejidos, así como una respuesta inflamatoria exagerada del huésped, mediada por elevados niveles de citocinas proinflamatorias (interleucinas y factor de necrosis tumoral) (3)..

En la esquistosomiasis crónica, la lesión de los tejidos se debe a la formación de granulomas inducidos por los huevos que quedan atrapados en diferentes tejidos y la subsiguiente inflamación crónica local y aparición de fibrosis (3). Estos granulomas están mayoritariamente formados por linfocitos, eosinófilos y macrófagos. El tamaño de los granulomas y el grado de fibrosis resultante explicarían la mayor parte de las lesiones fibrosas y obstructivas crónicas características de la enfermedad.

Clínica

Esquistosomiasis aguda

En general, la infección primaria es asintomática, sobre todo en personas procedentes de regiones endémicas debido a una semiinmunidad adquirida. El cuadro agudo sintomático (también denominado fiebre o síndrome de Katayama) aparece habitualmente en viajeros no inmunes (primoinfección) que se han bañado en aguas infestadas con cercarias. A veces cursa con un exantema maculopapular pruriginoso (dermatitis del nadador) que afecta a la zona de penetración de las cercarias, y que desaparece de forma espontánea a las pocas horas. Entre 1 y 8 semanas más tarde puede comenzar el paciente con malestar general, fiebre, cefalea, artromialgias, urticaria, dolor abdominal, diarrea y tos seca. En los casos de infecciones por *S. haematobium* puede aparecer también hematuria. La duración de este cuadro clínico varía entre 2 y 10 semanas.

La exploración física a veces muestra hepatoesplenomegalia dolorosa, siendo la eosinofilia periférica casi constante en los pacientes sintomáticos (7).

En algunos casos el cuadro se complica con manifestaciones graves neurológicas (alteración del nivel de conciencia, déficits motores, crisis comiciales), cardiacas (miocarditis, pericarditis) o pulmonares (nódulos pulmonares, neumonitis intersticial) (3, 7, 8).

Esquistosomiasis crónica

La esquistosomiasis crónica es la forma más frecuentemente diagnosticada, pudiendo ser asintomática u oligosintomática hasta en el 40-60 % de los casos en adultos y niños (7). Entre el 5-10 % de los pacientes con infección crónica padecerán complicaciones graves (3, 9).

La afectación urogenital (S. haematobium) supone 2/3 de los casos. Entre los síntomas más frecuentes se encuentran la hematuria terminal, piuria, disuria, polaquiuria y molestias suprapúbicas (3, 7, 8).

Las lesiones granulomatosas en el tracto urinario (vejiga y uréteres fundamentalmente) secundarias a la respuesta inflamatoria generada por los huevos puede dar lugar a engrosamientos vesicales difusos, nodulares o pólipos, que pueden alcanzar un gran tamaño. En fases avanzadas, la inflamación crónica puede dar lugar a calcificaciones en vejiga y uréteres que pueden generar estenosis, hidronefrosis, deterioro de la función renal, predisposición a sobreinfecciones bacterianas y neoplasias (principalmente carcinoma escamoso de vejiga) (3, 9, 10).

En la región genital, la esquistosomiasis se ha relacionado en la mujer con lesiones hipertróficas y ulcerativas en vulva, vagina o cérvix, y se manifiesta clínicamente como dolor local, dispareunia, sangrado postcoital, prurito genital, alteraciones del flujo, embarazos ectópicos e infertilidad (11). En el hombre puede ocasionar hematospermia, orquitis, prostatitis, dispareunia y oligospermia. Tanto en hombres como en mujeres se ha relacionado con aumento del riesgo de adquisición de la infección por VIH (12)..

La **esquistosomiasis intestinal y hepatoesplénica** está producida principalmente por *S. mansoni* y *S. japonicum*. En la afectación intestinal, los síntomas incluyen dolor abdominal, diarrea, hematoquecia y ocasionalmente apendicitis aguda. En casos graves, la enfermedad intestinal crónica puede provocar obstrucción intestinal, una enteropatía pierde-proteínas y hemorragia digestiva.

La esquistosomiasis hepatoesplénica es un cuadro clínico complejo y potencialmente grave. Los huevos embolizados en el hígado provocan una hipertensión portal presinusoidal, con un tipo de fibrosis portal característico denominado «fibrosis en pipa de Symmer o fibrosis periportal». Cuando la enfermedad progresa puede ocasionar esplenomegalia y varices esofágicas, cuyo sangrado es una importante causa de mortalidad. La función hepática está preservada hasta fases muy avanzadas de la enfermedad (13).

Los pacientes con infección por *S. mansoni* y *S. haematobium* pueden convertirse en portadores crónicos de *Salmonella* entérica y sufrir episodios recurrentes de bacteriemia (7).

En ocasiones, se diagnostican **formas ectópicas** de la enfermedad por depósito de los huevos en el SNC (mielitis transversa, mielorradiculopatía subaguda, lesiones cerebrales ocupantes de espacio), pulmón (nódulos pulmonares, hipertensión pulmonar) o piel. Se han descrito cuadros de glomerulonefritis mediados por inmunocomplejos con proteinuria y síndrome nefrótico (7, 8).

Diagnóstico

En la analítica general, la presencia de eosinofilia es una constante en la esquistosomiasis aguda sintomática. Sin embargo, en la esquistosomiasis crónica, la eosinofilia es menos frecuente y cuando aparece suele ser leve (14, 15).

En la esquistosomiasis genitourinaria puede detectarse además hematuria, proteinuria, y en casos de uropatía obstructiva, elevación de la urea y creatinina. En la hepatointestinal se pueden observar anemia, ferropenia, hipergammaglobulinemia, elevación de las transaminasas y de los parámetros de colestasis. Puede existir trombopenia en los casos de esplenomegalia. La coagulación suele alterarse sólo en fases avanzadas.

El diagnóstico parasitológico directo mediante la identificación de huevos de *Schistosoma* spp. en heces, orina o tejidos es el patrón oro. Sin embargo, la sensibilidad es baja, especialmente en las formas intestinales. Para la esquistosomiasis urinaria se recomienda el análisis de una muestra con un volumen mínimo de 10 mL de orina obtenida entre las 10 y las 15 horas. Si el resultado es negativo se deben analizar nuevas muestras. Para el estudio de heces, se recomienda analizar al menos tres muestras obtenidas en días alternos empleando alguna técnica de concentración (FLOTAC, Kato Katz) (3).

La realización de biopsias en tejidos afectados puede demostrar también la presencia de huevos del parásito. En el caso de la esquistosomiasis aguda las pruebas parasitológicas comienzan a ser positivas a partir de los 30-50 días tras la infección, una vez que se ha producido la maduración de los parásitos.

Hay comercializados un gran número de pruebas serológicas que detectan anticuerpos frente a esquistosomas por diferentes técnicas (ELISA, radioinmunoanálisis, hemaglutinación indirecta, inmunofluorescencia indirecta, Western Blot). Entre sus limitaciones están que no distinguen entre enfermedad activa o pasada, su sensibilidad varía ampliamente entre las diferentes técnicas, y no sirven para el control tras el tratamiento (16). En el caso de la esquistosomiasis aguda, la serología puede tardar varias semanas en positivizarse. Las autoridades sanitarias europeas recomiendan el empleo de la serología para el cribado de la enfermedad en población inmigrante (17).

Las técnicas moleculares como la PCR o el LAMP en sangre, heces, orina y tejidos, y las pruebas de detección de antígenos (ACC, AAC) en orina y sangre son útiles para el diagnóstico de infección activa, aunque suelen estar disponibles exclusivamente en centros de referencia o de investigación (18).

En relación con las exploraciones radiológicas, la radiografía de abdomen puede evidenciar la presencia de calcificaciones vesicales o esplenomegalia. La ecografía es la técnica que aporta más información, permitiendo diagnosticar lesiones en vejiga urinaria como engrosamientos de la mucosa, nódulos, ureterohidronefrosis o la fibrosis periportal con o sin hipertensión portal característica de la afectación hepatointestinal. El TAC o la RMN pueden ayudar al diagnóstico, sobre todo en casos de localizaciones ectópicas como el pulmón o el SNC.

Tratamiento

El tratamiento antiparasitario de elección es el praziquantel. La dosis recomendada para *S. haematobium, S. mansoni, S. intercalatum* y *S. guineensis* es de 40 mg/kg un día, administrado por vía oral, en una o en dos tomas separadas. En el caso de *S. japonicum* y *S. mekongi* se recomienda una dosis de 60 mg/kg un día, repartido en dos dosis (3, 8). Se trata de una medicación segura y con escasos efectos adversos.

Para el tratamiento de la esquistosomiasis aguda sintomática se recomienda el empleo de corticoides asociados o no al praziquantel a las dosis anteriormente indicadas. No existen ensayos clínicos que evalúen la mejor pauta de esteroides o praziquantel en estos casos, por lo que sólo existen recomendaciones de expertos. Está contraindicada la administración de praziquantel en monoterapia porque puede agravar el cuadro clínico en pacientes sintomáticos (sobre todo con complicaciones neurológicas), y en los pacientes asintomáticos puede provocar la aparición de clínica. En cualquier caso, si se administra el praziquantel durante la fase aguda, se recomienda repetir el tratamiento pasados 3 meses para asegurarse de que todos los parásitos son adultos (el praziquantel no es efectivo frente a las formas inmaduras) (3, 19).

Existen otros tratamientos como la oxamniquina (*S. mansoni*) y el metrifonato (*S. haematobium*), pero no suelen estar disponibles y presentan más efectos adversos (20). Los derivados de la artemisinina son eficaces sobre las formas inmaduras del parásito, pero aún no existe una recomendación general para su uso (7).

Se recomienda un control a los tres meses tras el tratamiento. La ausencia de detección de parásitos en heces y orina, la desaparición de la clínica y de la eosinofilia, así como de las lesiones en la mucosa vesical si las hubiera, son datos a favor de que el tratamiento ha sido efectivo. La persistencia de lesiones a nivel vesical obliga a volver a tratar y descartar la existencia de una neoplasia en dicha localización, recomendándose la realización de una cistoscopia.

Medidas de control de la enfermedad

En áreas endémicas con elevada carga de enfermedad se llevan a cabo campañas de administración masiva de praziquantel, sobre todo en población infantil, con objeto de reducir el número de complicaciones. Otras medidas son el control de los caracoles vectores, el saneamiento y la mejora del acceso a agua potable de la población, la educación de los habitantes de dichas zonas sobre las vías de transmisión de la enfermedad y el desarrollo de vacunas (3, 21)..

Bibliografía

1. WHO. Schistosomiasis. En https://www.who.int/news-room/fact-sheets/detail/schistosomiasis [consultada el 6 de enero de 2022].

2. CDC. Schistosomiasis. Prevention & Control. https://www.cdc.gov/parasites/schistosomiasis/prevent.html [consultada el 6 de enero de 2022].

3. Colley DG, Bustinduy AL, Secor WE, King CH. Human schistosomiasis. Lancet. 2014;383:2253-64. doi: 10.1016/S0140-6736(13)61949-2.

4. Ramalli L, Mulero S, Noël H, Chiappini JD, Vincent J, Barré-Cardi H, *et al.* Persistence of schistosomal transmission linked to the Cavu river in southern Corsica since 2013. Euro Surveill. 2018;23:18-00017. doi: 10.2807/1560-7917. ES.2018.23.4.18-00017.

5. Salas-Coronas J, Bargues MD, Lozano-Serrano AB, Artigas P, Martínez-Ortí A, Mas-Coma A, *et al.* Evidence of autochthonous transmission of urinary schistosomiasis in Almeria (southeast Spain): An outbreak analysis. Travel Med Infect Dis. 2021;44:102165. doi: 10.1016/j.tmaid.2021.102165.

6. Fall CB, Lambert S, Léger E, Yasenev L, Garba AD, Diop SD, *et al.* Hybridized Zoonotic Schistosoma Infections Result in Hybridized Morbidity Profiles: A Clinical Morbidity Study amongst Co-Infected Human Populations of Senegal. Microorganisms. 2021;9:1776. doi: 10.3390/microorganisms9081776.

7. Clerinx J, Soentjens P. Schistosomiasis: Epidemiology and clinical manifestations [Internet]. UptoDate. 2021. p. 1–27. Available from: https://www.uptodate.com/contents/schistosomiasis-epidemiology-and-clinical-manifestations.

8. Gray DJ, Ross AG, Li YS, McManus DP. Diagnosis and management of schistosomiasis. BMJ. 2011;342:1–12. doi: 10.1136/bmj.d2651.

9. Salas-Coronas J, Vázquez-Villegas J, Lozano-Serrano AB, Soriano-Pérez MJ, Cabeza-Barrera I, Cabezas-Fernández MT, et al. Severe complications of imported schistosomiasis, Spain: A retrospective observational study. Travel Med Infect Dis. 2020;35:101508. doi: 10.1016/j.tmaid.2019.101508.

10. Khalaf I, Shokeir A, Shalaby M. Urologic complications of genitourinary schistosomiasis. World J Urol. 2012;30:31–8. doi: 10.1007/s00345-011-0751-7.

11. Hotez PJ, Engels D, Gyapong M, Ducker C, Malecela MN. Female Genital Schistosomiasis. N Engl J Med. 2019;381:2493–5. doi: 10.1056/NEJMp1914709.

12. Sturt AS, Webb EL, Francis SC, Hayes RJ, Bustinduy AL. Beyond the barrier: Female Genital Schistosomiasis as a potential risk factor for HIV-1 acquisition. Acta Trop. 2020; 209. 105524. doi: 10.1016/j.actatropica.2020.105524.

13. Tamarozzi F, Fittipaldo VA, Orth HM, Richter J, Buonfrate D, Riccardi N, et al. Diagnosis and clinical management of hepatosplenic schistosomiasis: A scoping review of the literature. PLoSNegl Trop Dis. 2021;15:1–25. doi: 10.1371/journal.pntd.0009191.

14. Whitty CJ, Mabey DC, Armstrong M, Wright SG, Chiodini PL. Presentation and outcome of 1107 cases of schistosomiasis from Africa diagnosed in a non-endemic country. Trans RSocTropMedHyg. 2000;94:531-4. doi: 10.1016/ s0035-9203(00)90077-4.

15. Salas-Coronas J, Vázquez-Villegas J, Villarejo-Ordóñez A, Sánchez-Sánchez JC, Espada-Chavarría J, Soriano-Pérez MJ, Cabeza-Barrera MI, Cabezas-Fernández MT. [Radiological findings in patients with imported schistosomiasis]. EnfermInfeccMicrobiolClin. 2013;31:205-9. doi: 10.1016/j.eimc.2012.04.003.

16. Beltrame A, Guerriero M, Angheben A, Gobbi F, Requena-Mendez A, Zammarchi L, et al. Accuracy of parasitological and immunological tests for the screening of human schistosomiasis in immigrants and refugees from African countries: An approach with Latent Class Analysis. PLoSNegl Trop Dis. 2017;11:e0005593. doi: 10.1371/journal.pntd.0005593.

17. ECDC. Public health guidance on screening and vaccination for infectious diseases in newly arrived migrants within the EU/EEA. Stockholm; 2018 https://www.ecdc.europa.eu/en/publications-data/public-health-guidance-screening-and-vaccination-infectious-diseases-newly [consultada el 6 de enero de 2022].

18. Utzinger J, Becker SL, van Lieshout L, van Dam GJ, Knopp S. New diagnostic tools in schistosomiasis. ClinMicrobiolInfect. 2015;21:529-42. doi: 10.1016/j.cmi.2015.03.014.

19. Jauréguiberry S, Caumes E. Clinical Management of Acute Schistosomiasis: Still Challenging! J Travel Med 2011; 18: 365–366. doi: 10.1111/j.1708-8305.2011.00561.

20. Danso-Appiah A, Olliaro PL, Donegan S, Sinclair D, Utzinger J. Drugs for treating Schistosoma mansoni infection. Cochrane Database of Systematic Reviews 2013, Issue 2. Art. No.: CD000528. doi: 10.1002/14651858. CD000528.pub2.

21. Gordon CA, Kurscheid J, Williams GM, Clements ACA, Li Y, Zhou XN, et al. Asian Schistosomiasis: Current Status and Prospects for Control Leading to Elimination. TropMedInfectDis. 2019;4:40. https://doi: 10.3390/tropicalmed4010040

Preguntas de autoevaluación

1. Indique la respuesta falsa respecto a la epidemiología de la esquistosomiasis:
   a. La mayor parte de los casos de esquistosomiasis se producen en África Subsahariana.
   b. En Sudamérica encontramos fundamentalmente casos de esquistosomiasis urinaria.
   c. Es posible la hibridación entre especies de esquistosomas humanos y animales.
   d. Se han comunicado casos de transmisión autóctona de la esquistosomiasis en España.
   e. Las especies más importantes que afectan al humano son *S. mansoni* y *S. haematobium*.

2. En relación con la esquistosomiasis aguda, es correcto que:
   a. Ocurre con más frecuencia en las personas que han nacido en zonas endémicas.
   b. El diagnóstico parasitológico directo es posible en las primeras dos semanas de la enfermedad.
   c. En los casos asintomáticos está indicada la administración de praziquantel en el primer mes.
   d. Está ocasionada principalmente por una hiperactividad del sistema inmune frente a las formas inmaduras del parásito.
   e. La hipertensión portal y el sangrado por varices esofágicas es una de las principales complicaciones.

3. En la esquistosomiasis genitourinaria es cierto que:
   a. La hematuria al principio de la micción es un síntoma característico.
   b. Se asocia a un mayor riesgo de transmisión del VIH en el hombre y la mujer.
   c. La radiografía de abdomen puede detectar nódulos y pólipos vesicales.
   d. Está producida fundamentalmente por *S. mansoni* y *S. japonicum*.
   e. Para el diagnóstico parasitológico, la orina más rentable es la obtenida con la primera micción de la mañana.

4. En las formas hepatoesplénicas de la esquistosomiasis crónica, es falso que:

   a. La alteración de los tiempos de coagulación es un dato precoz de la enfermedad.

   b. Un hallazgo característico es la fibrosis periportal.

   c. Es frecuente la elevación de los parámetros de colestasis.

   d. La hipertensión portal es un signo de gravedad de la enfermedad.

   e. El praziquantel es el tratamiento antiparasitario de elección.

5. Indique la respuesta incorrecta respecto al diagnóstico de la esquistosomiasis:

   a. La serología no distingue entre enfermedad activa o pasada.

   b. La ecografía es la prueba radiológica más rentable.

   c. Las técnicas moleculares permiten el diagnóstico en sangre, orina, heces y tejidos.

   d. Existe gran variabilidad en la sensibilidad de las distintas pruebas serológicas.

   e. El diagnóstico parasitológico directo mediante detección de huevos en heces y orina tiene una elevada sensibilidad.

Respuestas correctas:

1. b
2. d
3. b
4. a
5. e

2.2.7 Nematodos tisulares

Profesor: Dr. Ramón Pérez Tanoira

Facultativo del Servicio de Microbiología Clínica, Hospital Príncipe de Asturias

Profesor Asociado. Facultad de Medicina Universidad Alcalá

Ideas clave

1. La anisakiasis es una zoonosis marina emergente de transmisión alimentaria que resulta de la ingestión accidental de larvas del género Anisakis a través del consumo de productos del mar crudos o poco cocinados.

2. Dentro del ciclo de vida de *Anisakis* spp., los humanos pueden convertirse en hospedadores accidentales en los que el parásito puede sobrevivir durante un corto período de tiempo, pero no puede reproducirse.

3. La gravedad de la anisakiasis varía de leve a grave y, fundamentalmente, puede presentar formas gástricas, intestinales y alérgicas.

4. La gran mayoría de los brotes de triquinosis están asociados al consumo de jabalíes cazados para autoconsumo y cerdos sacrificados en matanzas domiciliarias que no han sido sometidos a un análisis de triquina. Por ello es muy importante adoptar las medidas necesarias para su prevención.

5. *Angiostrongylus cantonensis*, también conocido como gusano pulmonar de la rata, es un nematodo parásito zoonótico transmitido en los alimentos, que se considera la causa infecciosa más frecuente de meningitis eosinofílica en humanos.

ANISAKIS

Introducción

La anisakiasis es una zoonosis marina emergente de transmisión alimentaria que resulta de la ingestión accidental de larvas L3 de nematodos de la familia *Anisakidae* procedentes de peces marinos, cefalópodos (sepia, calamar, pulpo...) o crustáceos, crudos o poco cocinados. En el ser humano, estos parásitos pueden provocar alteraciones digestivas y reacciones alérgicas que, en ocasiones, llegan a ser graves[1, 2].

En sentido estricto, el término anisakiasis se refiere a la patología producida por *Anisakis simplex* mientras que el término anisakidosis se refiere a las enfermedades producidas por diferentes géneros de la familia Anisakidae (*Anisakis, Pseudoterranova* y *Contracaecum*), si bien ambos términos conviven en la literatura de forma indistinta (3).

Ciclo biológico, distribución geográfica y epidemiología

El 90 % de las anisakidosis se describen en Japón, con aproximadamente 20 000 casos al año (4). En los últimos años ha aumentado la incidencia en otros países como España, Reino Unido, Escandinavia y EE.UU. La fase larvaria L3 del complejo *Anisakis simplex* es la más comúnmente implicada en las infecciones humanas y, con menor frecuencia la especie *Pseudoterranova decipiens*. Sólo se han descrito unos pocos casos de *Contracaecum osculatum* (5).

Entre el 23 y el 80 % del pescado marino comercializado, dependiendo de la especie, está parasitado (6). Incluso, se han hallado larvas de *Anisakis* en peces de agua dulce alimentados con desechos de animales infestados y no tratados. La localización de las larvas en los peces parasitados puede ser muy variada. Al inicio de la infestación, se encuentran en la luz intestinal o penetrando a través de la pared. Es muy importante el modo de manipular el pescado, ya que las larvas pueden llegar a encapsularse en el tejido muscular o en diferentes vísceras como el hígado, por lo tanto, es importante eviscerar el pez inmediatamente después de su muerte.

Ciclo biológico

El ciclo vital de los parásitos anisákidos incluye cuatro estadios larvarios (L1-L4) y las fases adultas residen en el estómago de los hospedadores definitivos: mamíferos marinos (como ballenas y delfines) y pinnípedos (como focas y leones marinos). Éstos expulsan con las heces los huevos no embrionados, que se desarrollan en el mar y eclosionan, liberando larvas L3 que nadan libres, y que son ingeridas por krill oceánico y copépodos (hospedadores intermediarios).

Los peces marinos y los cefalópodos (hospedadores paraténicos) ingieren crustáceos planctónicos, otros peces y cefalópodos infectados con larvas L3. Los hospedadores definitivos adquieren las larvas por ingestión de hospedadores intermediarios o paraténicos, y es en ellos donde las L3 mudan dos veces y se convierten en gusanos adultos que producirán huevos, iniciando de nuevo el ciclo.

Tras su ingestión por el ser humano, las larvas de anisákidos penetran en la mucosa gástrica e intestinal, provocando los síntomas de la anisakiasis. Los humanos son un hospedador accidental en el que las larvas no pueden completar el ciclo vital.

Manifestaciones clínicas

Existen dos mecanismos que explican las manifestaciones clínicas de la anisakiasis. En primer lugar, cuando el organismo reconoce antígenos de *Anisakis simplex* como extraños, se producen reacciones inmediatas de tipo alérgico mediadas por IgE, aunque las larvas presentes en el pescado se hayan inactivado por congelación o por cocción. Las manifestaciones asociadas a estas reacciones abarcan desde urticaria hasta edema agudo recidivante, agudización de un cuadro asmático e incluso shock anafiláctico.

El otro grupo de manifestaciones clínicas se debe al efecto local del nematodo en el segmento del tracto gastrointestinal donde se adhiere, liberando enzimas que causan daño tisular, asociado a eosinofilia local, que puede ir seguido de granuloma eosinofílico, perforación intestinal y/o reacciones alérgicas graves. Existen dos cuadros clínicos bien diferenciadas según el segmento del tubo digestivo afectado: gástrico (60-70 % de los casos) o intestinal (20-30 %). La clínica de la forma gástrica es inespecífica, con epigastralgia intensa y ocasionalmente acompañada de náuseas o vómitos. Puede llegar a provocar una hemorragia digestiva alta por las ulceraciones mucosas generadas por el parásito (7-9).

En la forma intestinal aparece dolor abdominal con o sin signos de irritación peritoneal, náuseas, vómitos, estreñimiento o diarrea y, rara vez, fiebre. También puede llegar a desarrollarse ascitis eosinofílica por afectación de la serosa intestinal. El íleon distal es el lugar que se afecta con mayor frecuencia, por lo que se debe establecer el diagnóstico diferencial con una ileítis terminal de Crohn. El diagnóstico de la anisakiasis intestinal es postquirúrgico en un 80-100 % de los casos, durante el examen histológico del segmento intestinal extirpado. La localización colónica es mucho menos freCuente (10). La presencia de una sola larva es suficiente para causar los síntomas (15).

Medidas de prevención y control

El tratamiento térmico a temperaturas superiores de 60 °C y la congelación a una temperatura inferior a -20 °C destruyen el parásito. Los tratamientos de salazón, escabechado, marinado, o ahumado en frío, no siempre aseguran su destrucción (11).

Diagnóstico y tratamiento

Las larvas de *Anisakis simplex* (L3) son visibles sin necesidad de microscopio y tienen el aspecto de un gusano cilíndrico de color rosa blanquecino, de 20 a 30 mm de longitud y 1 mm de ancho, pudiendo enrollarse en forma de espiral. Las del género *Pseudoterranova* son de mayor tamaño, aproximadamente de 4-6 cm.

Las técnicas moleculares permiten la genotipificación con una caracterización inequívoca de especie.

La respuesta inmunológica puede detectarse in vivo por pruebas cutáneas (*prick test*), después de inocular intradérmicamente extractos de *A. simplex* y observar una reacción positiva (un diámetro >3 mm se considera una reacción positiva), o in vitro, al determinar altos niveles de IgE específica frente a Anisakis.

El tratamiento de elección es la extracción de la larva por endoscopia o cirugía. Las lesiones gastrointestinales se resuelven a las 2-3 semanas después de haber extraído el parásito. No existe un tratamiento antihelmíntico de eficacia demostrada (11).

TRIQUINOSIS

La triquinosis o triquinelosis es una zoonosis parasitaria de transmisión alimentaria que resulta de la ingestión accidental de carne y productos derivados, crudos o poco cocinados, que contengan larvas enquistadas de nematodos tisulares del género *Trichinella* spp (familia *Trichinellidae*). La especie involucrada con mayor frecuencia en todo el mundo es *T. spiralis*, asociada al consumo de jabalíes cazados y cerdos sacrificados en matanzas domiciliarias que no han sido sometidos a un análisis de triquina.

Ciclo biológico, distribución geográfica y epidemiología

Además de cerdo y jabalí, *Trichinella* spp puede infestar otros animales como caballo, oso, rata, perro, foca o morsa, y, en general, cualquier otro mamífero depredador o carroñero (12-14). Otras especies menos comunes que *T. spiralis* pueden causar enfermedad en seres humanos, como: *T. pseudospiralis* (mamíferos y aves de todo el mundo), *T. nativa* (osos árticos), *T. nelsoni* (depredadores y carroñeros africanos), *T. britovi* (carnívoros de Europa y Asia occidental) y *T. papuae* (cerdos salvajes y domésticos, Papúa Nueva Guinea y Tailandia) (15-17). Se calcula que cada año se producen 10 000 casos de triquinelosis en todo el mundo. En 2020 se notificaron 117 casos confirmados en humanos en la Unión Europea.

En el ciclo doméstico, la transmisión se debe a la alimentación inadecuada de los animales por parte de los humanos, en la que se añaden desperdicios de animales parasitados. En el ciclo selvático o silvestre, la gama de animales infectados es grande e incluye aquéllos con hábitos canibalísticos y carroñeros, siendo el oso, el alce y el jabalí las principales fuentes de infección humana. En estos dos ciclos, se pueden llegar a ver involucrados animales sinantrópicos, principalmente gatos, perros, roedores y animales que han ampliado su nicho ecológico como los zorros (17, 18). Por último, destacar que distintos autores han demostrado que es factible la transmisión vertical de larvas musculares del género *Trichinella* en diferentes roedores y sugieren que además serían capaces de atravesar las barreras placentarias en humanos, como se demuestra por la presencia de anticuerpos específicos en el suero del lactante (19-21).

Su ciclo de vida se realiza en un único hospedador y comienza con la ingestión de carne poco cocinada que contiene larvas enquistadas (excepto *T. pseudospiralis* y *T. papuae*, que no enquistan) de la especie *Trichinella*. Tras la exposición al ácido gástrico y la pepsina, las larvas se liberan de los quistes e invaden la mucosa del intestino delgado, donde se convierten en gusanos adultos. Las hembras miden 2,2 mm; los machos 1,2 mm. Su vida en el intestino delgado es de unas cuatro semanas. Después de una semana, las hembras liberan larvas que migran a través del torrente sanguíneo e invaden los músculos estriados donde se enquistan, pudiendo permanecer viables dos años.

Características de la enfermedad

La clínica en el ser humano es variable, dependiendo de la sensibilidad del individuo, de su estado inmunitario y de la cantidad de larvas ingeridas, pudiendo manifestarse como una infestación asintomática hasta una enfermedad grave y mortal (22).

El curso clínico de la infección aguda se caracteriza por síntomas gastrointestinales que incluyen dolor abdominal, náuseas, vómitos y diarreas. En la fase sistémica, una vez que las larvas atraviesan la pared del intestino, aparece edema facial, dolor y edema muscular, debilidad, fiebre, anorexia, cefalea, conjuntivitis y urticaria. Si la infección es grave, las personas pueden desarrollar manifestaciones neurológicas, cardiológicas, respiratorias e, incluso, la muerte. En las infecciones leves o moderadas, la mayoría de los síntomas desaparecen en unos meses. La disnea está causada principalmente por la invasión parasitaria e inflamación de los músculos respiratorios, como el diafragma, pero también pueden producirse bronconeumonía e infarto de miocardio. La miocarditis es la complicación cardiovascular más frecuente, y en ocasiones provoca insuficiencia cardíaca y arritmias (22).

Medidas de prevención y control

La triquina no se inactiva mediante el curado, la desecación, el ahumado ni el cocinado en microondas. La cocción es eficaz cuando se alcanza un mínimo de 71 °C durante un minuto en el centro de la pieza de carne. La congelación depende del grosor de la pieza y como mínimo debe ser de -15° C durante 20 días.

Diagnóstico

La creatina-fosfoquinasa (CPK), la leucocitosis y la eosinofilia son parámetros considerados como predictivos de infestación. Los métodos de laboratorio que se utilizan se basan en la detección de anticuerpos específicos y la visualización al microscopio de quistes con larvas en biopsias musculares.

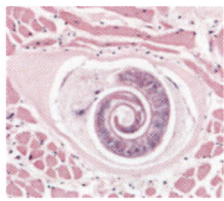

Figura 1: Larva de Trichinella spp en el músculo lingual de una rata, teñida con hematoxilina y eosina (H&E). La imagen se tomó con un aumento de 400x. Fuente: www.cdc.gov/parasites/.

Tratamiento

Una vez que las larvas se han establecido en las células del músculo esquelético, normalmente entre 3 y 4 semanas después de la infección, es posible que el tratamiento no elimine por completo el parásito y sus síntomas asociados. Se recomienda un tratamiento rápido con mebendazol o albendazol, que eliminaría los gusanos adultos evitando así la liberación de larvas. A veces es necesario asociar esteroides en los casos más graves.

ANGIOSTRONGILIASIS

Angiostrongylus cantonensis, también conocido como gusano pulmonar de la rata, es un nematodo parásito zoonótico transmitido en los alimentos. Se considera la causa infecciosa más frecuente de meningitis eosinofílica en humanos.

Ciclo biológico, distribución geográfica y epidemiología

Las ratas actúan como hospedadores definitivos del parásito, siendo los caracoles y babosas los hospedadores intermediarios. La meningitis eosinofílica por *A. cantonensis* ocurre principalmente en el Sudeste Asiático y en la zona del Pacífico. También se han notificado casos en regiones de África, Australia, Cuba, Puerto Rico y Jamaica, y zonas concretas de EE.UU. (Nueva Orleans y Luisiana). Las personas y mamíferos superiores se infectan al manipular o ingerir caracoles infestados crudos o por alimentos contaminados por ellos.

Angiostrongylus costaricensis causa gastroenteritis eosinofílica y se encuentra en América Latina y el Caribe.

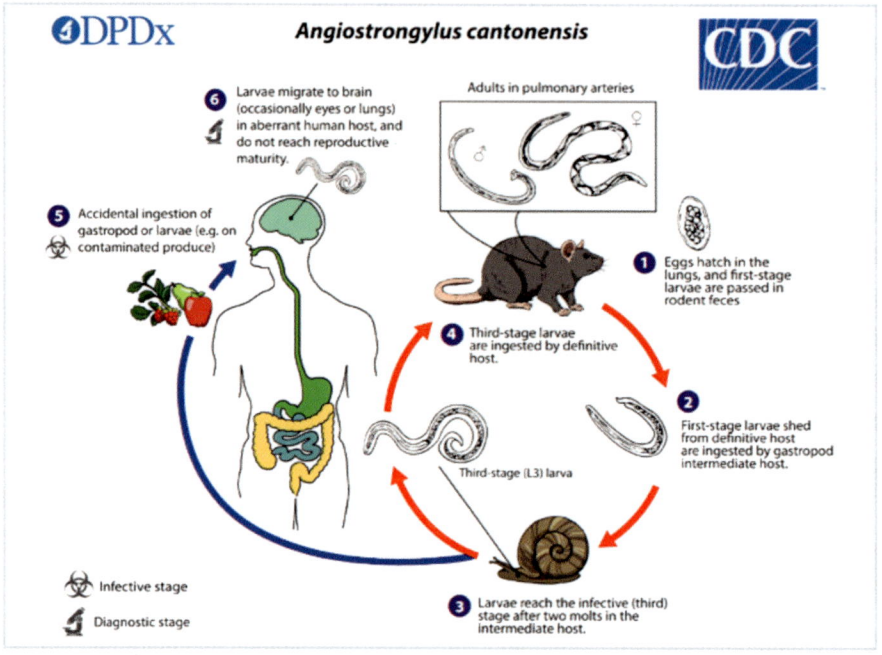

Figura 2. Ciclo CDC Angiostrongylus (23)

Los gusanos adultos de *A. cantonensis* viven en las arterias pulmonares y el ventrículo derecho del huésped definitivo normal (1). Las hembras depositan huevos que eclosionan en las ramas terminales de las arterias pulmonares, dando lugar a larvas de primer estadio que migran a la faringe, se degluten y se eliminan con las heces. Penetran o son ingeridas por un gasterópodo huésped intermediario (2). Después de dos mudas, se producen larvas L3 infecciosas para los mamíferos (3). Cuando el hospedador definitivo ingiere el gasterópodo infectado, las larvas L3 migran al cerebro, donde se convierten en adultos jóvenes (4). Los adultos jóvenes regresan al sistema venoso y luego a las arterias pulmonares, donde maduran sexualmente. Cabe destacar que varios animales actúan como hospedadores paraténicos (de transporte): tras ingerir los caracoles infectados, transportan las larvas L3 que pueden reanudar su desarrollo cuando el hospedador paraténico es ingerido por un hospedador definitivo.

Los humanos actúan como hospedadores accidentales paraténicos. Las personas se infectan al ingerir directamente las larvas L3 de caracoles o babosas crudas o poco cocinadas, o al ingerir otros productos, como la lechuga o los zumos vegetales contaminados con la baba de los caracoles o babosas que contienen las larvas (5). La transmisión también puede ocurrir tras la ingesta de hospedadores transportadores como gambas de agua dulce, cangrejos y ranas crudas o poco cocinadas. No se ha descrito la transmisión a través del pescado.

Manifestaciones clínicas

Las larvas de *A. cantonensis* son neurotrópicas y tras la ingesta migran al sistema nervioso u ojos. Esta última es menos frecuente y puede manifestarse con visión borrosa unilateral, sin meningitis. El período de incubación es de 1 a 3 semanas. Se puede producir meningitis transitoria o, de forma menos frecuente, enfermedad más grave con afectación cerebral, medular o radicular. El síntoma más común es la cefalea intensa, que normalmente mejora tras la realización de una punción lumbar. La rigidez de nuca, náuseas, vómitos y las parestesias son habituales, mientras que la fiebre suele estar ausente. La mortalidad asociada a esta patología es muy baja. En un 4-9 % de los pacientes existe afectación de músculos extraoculares o faciales, que suele resolverse espontáneamente.

Diagnóstico

La presencia de eosinófilos en el líquido cefalorraquídeo (LCR) y en sangre periférica, así como los antecedentes epidemiológicos de riesgo de exposición, orientan el diagnóstico. El diagnóstico de certeza se obtiene tras la observación de larvas L3 en el LCR, si bien es difícil ya que la larva es muy lábil y al poco tiempo se destruye. Las técnicas serológicas, como el ELISA, apoyan el diagnóstico, pero su disponibilidad actualmente está muy limitada. La ausencia de lesiones focales en el TAC ayuda a distinguir esta infección de la gnathostomiasis o la neurocisticercosis.

Tratamiento y evolución

En la mayoría de pacientes la infección se autolimita con una recuperación completa ya que el parásito no puede sobrevivir mucho tiempo en el cuerpo humano. El tratamiento de la angiostrongiliasis cerebral consiste principalmente en instaurar medidas de soporte.

Bibliografía

1. DPDx - Laboratory Identification of Parasites of Public Health Concern. Anisakiasis. https://www.cdc.gov/dpdx/anisakiasis/index.html

2. CDC. Parasites – Anisakiasis. https://www.cdc.gov/parasites/anisakiasis/index.html

3. López Peñas D, Ramírez Ortiz LM, del Rosal Palomeque R, López Rubio F, Fernández-Crehuet Navajas R, Miño Fugarolas G. Anisakiasis in Spain: an increasing disease. Review. Gastroenterol Hepatol. 2000 Jun-Jul;23(6):307-11. Spanish. PMID: 15324628.

4. Chai JY, Darwin Murrell K, Lymbery AJ. Fish-borne parasitic zoonoses: status and issues. Int J Parasitol. 2005 Oct;35(11-12):1233-54. doi: 10.1016/j.ijpara.2005.07.013. PMID: 16143336.

5. Audicana MT. Anisakis, Something Is Moving inside the Fish. Pathogens. 2022 Mar 7;11(3):326. doi: 10.3390/pathogens11030326. PMID: 35335650; PMCID: PMC8950136.

6. Rahmati AR, Kiani B, Afshari A, Moghaddas E, Williams M, Shamsi S. World-wide prevalence of Anisakis larvae in fish and its relationship to human allergic anisakiasis: a systematic review. Parasitol Res. 2020 Nov;119(11):3585-3594. doi: 10.1007/s00436-020-06892-0. Epub 2020 Oct 6. Erratum in: Parasitol Res. 2021 May;120(5):1925-1926. PMID: 33025215.

7. Baptista-Fernandes T, Rodrigues M, Castro I, Paixão P, Pinto-Marques P, Roque L, *et al.* Human gastric hyperinfection by Anisakis simplex: A severe and unusual presentation and a brief review. Int J Infect Dis. 2017 Nov;64:38-41. doi: 10.1016/j.ijid.2017.08.012. Epub 2017 Sep 4. PMID: 28882665

8. Hrabar J, Trumbić Ž, Bočina I, Bušelić I, Vrbatović A, Mladineo I. Interplay between proinflammatory cytokines, miRNA, and tissue lesions in

Anisakis-infected Sprague-Dawley rats. PLoSNegl Trop Dis. 2019 May 15;13(5):e0007397. doi: 10.1371/journal.pntd.0007397. PMID: 31091271; PMCID: PMC6538193.

9. Bušelić I, Trumbić Ž, Hrabar J, Vrbatović A, Bočina I, Mladineo I. Molecular and Cellular Response to Experimental Anisakispegreffii (Nematoda, Anisakidae) Third-Stage Larval Infection in Rats. Front Immunol. 2018 Sep7;9:2055. doi: 10.3389/fimmu.2018.02055. PMID: 30245697; PMCID: PMC6137129..

10. González-Bertolín B, Hernanz-Ruiz N, Pérez-Tanoira R, Perteguer-Prieto MJ. Colonic anisakiasis, an infrequent case molecularly characterized by PCR-RFLP. EnfermInfeccMicrobiolClin (Engl Ed). 2021 Jun-Jul;39(6):308-309. doi: 10.1016/j.eimce.2021.04.001. Epub 2021 May 3. PMID: 34088457

11. Jiménez Manso A, Babich J, Sánchez Moreno MP, Fernández Valenti ML. Ensayos microbiológicos en alimentos en brotes de transmisión alimentaria. 2022. 78. Jiménez Manso A (coordinadora). Procedimientos en Microbiología Clínica. Cercenado Mansilla E, Cantón Moreno R (editores). Sociedad Española de Enfermedades Infecciosas y Microbiología Clínica (SEIMC). 2022.

12. Pozio E, Darwin Murrell K. Systematics and epidemiology of trichinella. Adv Parasitol. 2006;63:367-439. doi: 10.1016/S0065-308X(06)63005-4. PMID: 17134656.

13. Ambrosioni J, Cecchini D, Castellaro P, Biscione F, Lloveras S, Orduna T. Triquinosis: aspectos epidemiológicos, clínicos y de laboratorio. Estudio retrospectivo a 10 años (1994-2003) [Trichinellosis: epidemiological, clinical and laboratoryaspects. A retrospectivestudy (1994-2003)]. EnfermInfeccMicrobiolClin. 2006 Aug-Sep;24(7):440-4. Spanish. doi: 10.1157/13091782. PMID: 16956533

14. Borhani M, Fathi S, Harandi MF, Simsek S, Ahmed H, Wu X, Liu M. *Trichinella* infections in animals and humans of Iran and Turkey. Front Med (Lausanne). 2023 Feb 2;10:1088507. doi: 10.3389/fmed.2023.1088507. PMID: 36817781; PMCID: PMC9932804.

15. Zarlenga D, Thompson P, Pozio E. Trichinella species and genotypes. Res Vet Sci. 2020 Dec;133:289-296. doi: 10.1016/j.rvsc.2020.08.012. Epub 2020 Sep 1. PMID: 33199264.

16. Zamora MJ, Alvarez M, Olmedo J, Blanco MC, Pozio E. Trichinella pseudospiralis in the Iberian peninsula. Vet Parasitol. 2015 Jun 15;210(3-4):255-9. doi: 10.1016/j.vetpar.2015.04.004. Epub 2015 Apr 14. PMID: 25913596

17. Pozio E, Zarlenga DS. New pieces of the Trichinella puzzle. Int J Parasitol. 2013 Nov;43(12-13):983-97. doi: 10.1016/j.ijpara.2013.05.010. Epub 2013 Jun 28. PMID: 23816802.

18. Pasqualetti M, Fariña F, Falzoni E, Cardillo N, Aronowicz T, Krivokapich S, *et al.* Susceptibility of chickens (Gallus gallus domesticus) to Trichinella patagoniensis. Vet Parasitol. 2014 Sep 15;205(1-2):397-400. doi: 10.1016/j. vetpar.2014.06.033. Epub 2014 Jul 7. PMID: 25123612.

19. Riva E, Fiel C, Bernat G, Muchiut S, Steffan P. Studies on vertical transmission of Trichinella spiralis in experimentally infected guinea pigs (Cavia porcellus). Parasitol Res. 2017 Aug;116(8):2271-2276. doi: 10.1007/s00436-017-5533-8. Epub 2017 Jun 19. PMID: 28631164.

20. Webster P, Kapel CM. Studies on vertical transmission of Trichinella spp. in experimentally infected ferrets (Mustela putorius furo), foxes (Vulpes vulpes), pigs, guinea pigs and mice. Vet Parasitol. 2005 Jun 30;130(3-4):255-62. doi: 10.1016/j.vetpar.2005.03.031. Epub 2005 Apr 26. PMID: 15925725.

21. Saracino MP, Calcagno MA, Beauche EB, Garnier A, Vila CC, Granchetti H, *et al.* Trichinella spiralis infection and transplacental passage in human pregnancy. Vet Parasitol. 2016 Nov 15;231:2-7. doi: 10.1016/j.vetpar.2016.06.019. Epub 2016 Jun 24. PMID: 27349972.

22. Jiménez Manso A, Babich J, Sánchez Moreno MP, Fernández Valenti ML. Ensayos microbiológicos en alimentos en brotes de transmisión alimentaria. 2022. 78. Jiménez Manso A (coordinadora). Procedimientos en Microbiología Clínica. Cercenado Mansilla E, Cantón Moreno R (editores). Sociedad Española de Enfermedades Infecciosas y Microbiología Clínica (SEIMC). 2022.

23. https://www.cdc.gov/parasites/angiostrongylus/index.html

Preguntas de autoevaluación

1. ¿Cuáles de los siguientes animales pueden ser hospedadores definitivos de anisakis?

    a. Focas.

    b. Pulpo.

    c. Salmón.

    d. Hombre.

    e. Ninguno.

2. ¿Cuál de los siguientes nematodos puede infectar al ser humano por el consumo de caracoles poco cocinados?

    a. *Anisakis simplex.*

    b. *Trichinella spiralis.*

    c. *Angiostrongylus cantonensis.*

    d. *Necator americanus.*

    e. *Ascaris lumbricoides.*

3. Con respecto a Anisakis *sp.* es cierto que:

    a. Se trata de un cestodo.

    b. Los huevos no embrionados son expulsados con las heces de los pescados infectados.

    c. Los tratamientos de salazón, escabechado, marinado, o ahumado en frío siempre aseguran su destrucción.

    d. La localización colónica es frecuente.

    e. Las larvas del género *Pseudoterranova* son de mayor tamaño.

4. ¿Cuál de los siguientes tratamientos en el pescado evita las manifestaciones alérgicas producidas por Anisakis simplex?

    a. Cocción a 100 °C.

    b. Enfriamiento por debajo de 0 °C.

    c. Salazón.

    d. Todas son ciertas.

    e. Ninguna es cierta.

335

5. Indique la respuesta correcta respecto al diagnóstico de infecciones producidas por nematodos tisulares:

    a. Las larvas siempre se pueden observar macroscópicamente.

    b. Las técnicas serológicas, como el ELISA, pueden apoyar el diagnóstico.

    c. Las técnicas moleculares permiten el diagnóstico en sangre, orina,
heces y tejidos.

    d. Las larvas de *Anisakis* sólo se pueden diferenciar de las de *Trichinella* o
Angiostrongylus mediante técnicas moleculares.

    e. El diagnóstico parasitológico directo mediante detección de huevos en
heces tiene una elevada sensibilidad.

Respuestas correctas:

1.   a
2.   c
3.   e
4.   e
5.   b

2.2.8. Cestodos intestinales

Profesor: Dr. Ramón Pérez Tanoira

Facultativo del Servicio de Microbiología Clínica, Hospital Príncipe de Asturias

Profesor Asociado. Facultad de Medicina Universidad Alcalá de Henares

Ideas clave

1. Los cuerpos de los cestodos, o tenias, en su forma adulta, son planos y tienen aspecto de cinta, y sus cabezas (también conocida como escólex o escólice), están dotadas de ventosas, ganchos o surcos (dependiendo de la especie); el gusano los utiliza para adherirse al intestino del huésped.

2. Los cestodos son organismos hermafroditas cuyo segmento individual —llamado proglótide— contiene órganos reproductores masculinos y femeninos.

3. Los gusanos adultos de *Taenia solium* y *Taenia saginata* residen en el tracto gastrointestinal del ser humano, que es el hospedador definitivo.

4. *Diphyllobotrium latum*, tenia del pescado, es una de las mayores tenias que infectan a los seres humanos (7-10 m de largo).

5. El diagnóstico de las infecciones producidas por cestodos intestinales se basa en la detección de huevos y/o proglótides en las heces.

Introducción

Los cestodos son gusanos planos hermafroditas que pueden vivir como parásitos en el tracto gastrointestinal humano. Algunos de estos organismos son principalmente patógenos humanos, mientras que otros tienen a los animales como huéspedes naturales, aunque también pueden causar infección humana. Aquí se revisarán los temas relacionados con las enfermedades asociadas a las tenias intestinales humanas (teniasis, difilobotriasis e himenolepiasis). Las cuestiones relacionadas con la cisticercosis y con el equinococo se tratan por separado. (Véase «Cisticercosis» y «Equinococosis»).

Las especies más relevantes son: *Taenia solium, Taenia saginata, Taenia saginata asiática, Diphyllobotrium latum, Hymenolepis nana, Hymenolepis diminuta* y *Dipylidium caninum*).

Morfología

Los cuerpos de los cestodos o tenias, en su forma adulta, son planos y tienen aspecto de cinta, y sus cabezas (también conocida como escólex o escólice), están equipadas con ventosas, ganchos o surcos (dependiendo de la especie); el gusano los utiliza para adherirse al intestino del hospedador.

Cada segmento individual se denomina proglótide y consta de un conjunto completo de órganos reproductores masculinos y femeninos. Según la especie, el gusano adulto puede tener cientos o miles de proglótides.

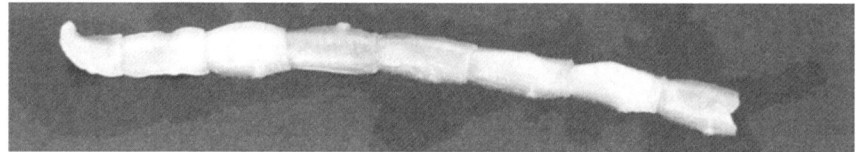

Figura 1. Taenia solium en la que se pueden apreciar las proglótides (Imagen propia).

Conforme se desarrollan nuevas proglótides, las existentes maduran a medida que se hacen más distales. Las proglótides más distales están grávidas y ocupadas casi por completo por un útero repleto de huevos. Los segmentos distales pueden separarse del resto del cuerpo, y las proglótides (o los huevos que contienen) se eliminan con las heces. En otras especies (como *Hymenolepis*), las proglótides degeneran dentro del hospedador, por lo que sólo se encuentran huevos en las heces.

Los huevos de la mayoría de los cestodos no son operculados y contienen un embrión hexacanto con seis ganchos; la excepción es *D. latum*, cuyos huevos no operculados recuerdan a los de los trematodos. Los cestodos carecen de aparato digestivo y están cubiertos por un tegumento a través del cual absorben nutrientes, desde el intestino del huésped, y segregan desechos. Las diferentes especies de tenias pueden diferenciarse por las características morfológicas del escólex, las proglótides y los huevos.

Tabla 1. Principales diferencias morfológicas de Cestodos de importancia médica: Taenia saginata, Taenia solium, Diphyllobotrium latum, Hymenolepis nana, Hymenolepis diminuta y Dipylidium caninum (1-4).

C	T saginata	T. solium	D. latum	H. nana	H. diminuta	D. caninum
T	4-12 m	2-8 m	7-10 m	2-4 cm	2-6 cm	10-50 cm
E	4 ventosas, pero sin rostelo ni ganchos	4 ventosas y un rostelo con doble corona de ganchos	dos surcos suctores o botrios	4 ventosas y rostelo retráctil con una corona de ganchos (20-30)	4 ventosas y rostelo invaginable pero inerme	cuatro ventosas y rostelo con 3-4 coronas de ganchos
P	Presentan motilidad en heces. Las grávidas son más largas que anchas (más grandes que T. solium). >13 ramas uterinas laterales	Menos móviles y menos ramas en útero grávido (<12 ramas uterinas laterales)	Más anchas que largas. *Estructura uterina en roseta*	trapezoidales, más anchas que largas	Similares a H. nana pero 3 veces más grandes	inmaduras más anchas que largas; maduras y grávidas son alargadas con aspecto de semilla de pepino
RL	Ganado vacuno	Cerdos Humanos*	Crustáceos y peces agua dulce	Roedores, ser humano	Insectos	Pulgas
RA	Humanos	Humanos	Humanos, perros, gatos y osos	Roedores, ser humano	Roedores, ser humano	Perros y gatos

Humanos en el caso de cisticercosis
C (clasificación); T (tamaño); E(escólex); P(proglótides); RL (reservorio larva); RA (reservorio adulto)

TAENIA SOLIUM Y TAENIA SAGINATA

Ciclo biológico, distribución geográfica y epidemiología

La teniasis humana se produce como consecuencia de la parasitación intestinal por especies del género *Taenia* (clase *Cestoda*; orden *Ciclophyllidea*; familia *Taeniidae*). Las personas se pueden infectar con estos parásitos al comer carne de vaca (*T. saginata*) o de cerdo (*T. solium* y *T. asiatica*) cruda o mal cocida en la que existan cisticercos vivos. Las personas con teniasis pueden desconocer que tienen la infección porque por lo general no se presentan síntomas o son leves. Por el contrario, la ingestión de huevos de *T. solium* deriva en cisticercosis.

La prevalencia de *T. solium* es elevada en África, India, Sudeste Asiático, China, México, Sudamérica y Europa del Este, y es infrecuente en Estados Unidos. Sin embargo, *T. saginata* tiene una distribución universal y es una de las causas más frecuentes de cestodosis en Estados Unidos. *T. asiatica* se circunscribe a Taiwan, Corea, Tailandia, Indonesia, China, Malasia y las Filipinas, con casos esporádicos en algunos países como España. Se produce con frecuencia por comer hígado y otras vísceras infectadas.

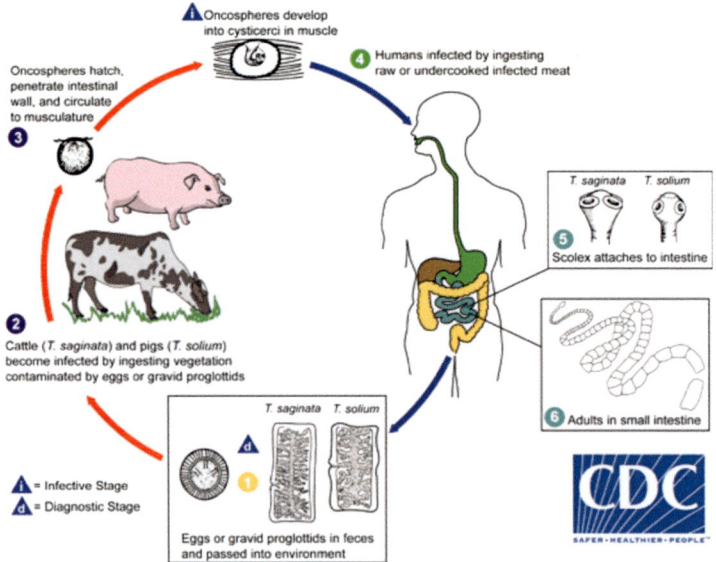

*Figura 2. Ciclo biológico de la teniasis. Fuente: *Tomado de documentos CDC(www.dpd.cdc.gov/dpdx) (2).*

El ser humano es el único hospedador definitivo. Los huevos o proglótides grávidas se eliminan con las heces (1). El ganado vacuno (*T. saginata*) y porcino (*T. solium*) se infecta al ingerir vegetación contaminada con huevos o proglótides grávidas (2). En el intestino del animal, las oncosferas eclosionan (3), invaden la pared intestinal y migran a los músculos estriados, donde se convierten en cisticercos. Un cisticerco puede sobrevivir varios años en el animal. Los humanos se infectan al ingerir carne infectada cruda o poco cocinada (4). En el intestino humano, el cisticerco se desarrolla durante dos meses hasta convertirse en una tenia adulta, que puede sobrevivir durante años. Las tenias adultas se adhieren al intestino delgado por su escólex (5) y residen en el intestino delgado (6).

Cuando se ingieren los huevos de *T. solium*, puede sobrevenir la cisticercosis (ver capítulo cisticercosis).

Manifestaciones clínicas

La mayoría de las personas con teniasis permanecen asintomáticas o, si aparecen síntomas, éstos son leves. La teniasis puede causar problemas digestivos como molestias abdominales, indigestión crónica, pérdida de peso y diarrea. Los síntomas más visibles de teniasis son la eliminación de proglótides (segmentos de la tenia) a través del ano (*T. saginata* y *T. solium*) y las heces (*T. saginata*). Es relativamente frecuente detectar una eosinofilia moderada en sangre periférica, mayor del 13 %.

Diagnóstico de laboratorio (2, 4)

Los métodos clásicos se basan en la demostración de material parasitario en las heces (proglótides, escólex o huevos). Los huevos son esféricos, pequeños (30-40 µm de diámetro), con una cubierta radiada y estriada que contiene el embrión hexacanto con seis ganchos (Figura 3). El estudio de la morfología de los huevos no permite ninguna diferenciación entre *T. saginata* y *T. solium*; ésta se obtiene a través del estudio de las proglótides (Tabla 1).

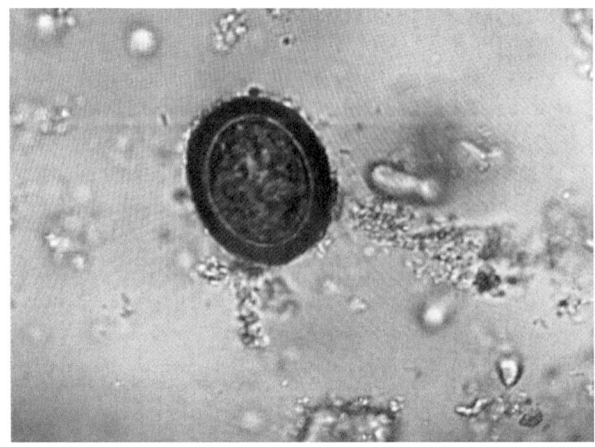

Figura 3. Huevo de Taenia saginata visto en el microscopio en un examen de heces sin teñir (Imagen propia).

Recientemente se han desarrollado análisis serológicos específicos de etapas dirigidos a la *T. solium* adulta con una sensibilidad y una especificidad altas. La detección de coproantígeno mediante análisis de inmunoadsorción ligada a enzimas (ELISA) es mucho más sensible que la microscopía y, por lo tanto, es muy recomendable para el diagnóstico de las enfermedades humanas por tenias, así como la monitorización de la eficacia del tratamiento, pero su disponibilidad sigue siendo limitada. Existen técnicas de reacción en cadena de la polimerasa (PCR) específicas de especies que distinguen *T. saginata* de *T. solium*.

Tratamiento, prevención y control

El tratamiento es idéntico para todas las especies del género Taenia. Así, se recomienda la utilización de praziquantel o niclosamida. También se puede usar alternativamente la paromomicina. Como medidas de control se recomienda evitar la ingesta de carne de vacuno y de cerdo de procedencia desconocida y una adecuada cocción de la misma. Además, desde los organismos oficiales se debe planificar la crianza de animales, el control de mataderos, la adecuada eliminación de excretas, el tratamiento de las aguas y la vigilancia epidemiológica en zonas endémicas para el diagnóstico y terapia precoz de los casos índices.

DYPHILLOBOTRIUM LATUM

Ciclo biológico, distribución geográfica y epidemiología

La infección por *D. latum* puede producirse en cualquier parte del mundo, aunque es más prevalente en regiones con lagos de aguas frías en las que es tradicional comer pescado crudo o en salmuera. También infecta animales salvajes como osos, visones, morsas y miembros de las familias de cánidos y félidos que se alimentan de pescado. La práctica de verter aguas residuales en lagos de agua dulce contribuye a la propagación de este cestodo.

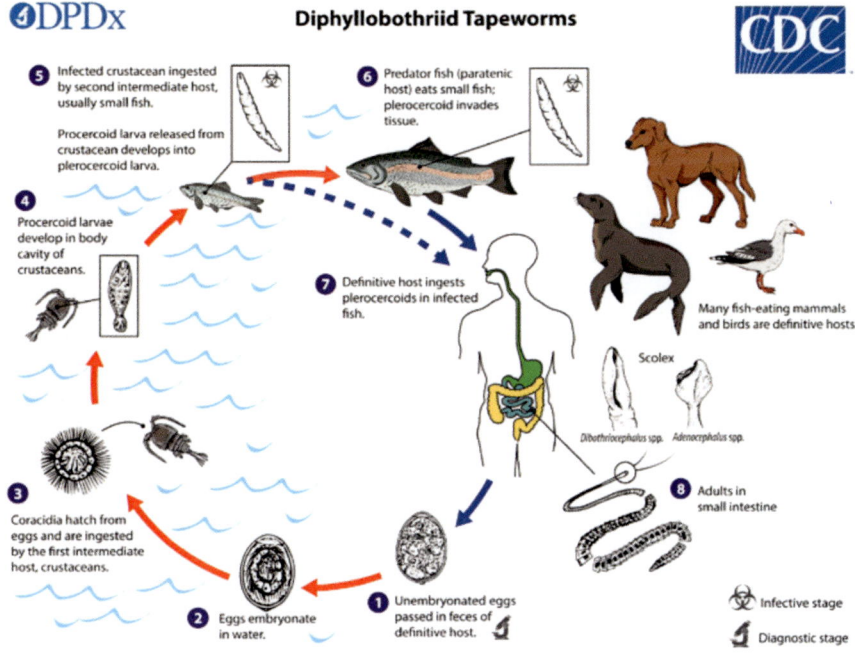

Figura 4. Ciclo biológico de Diphyllobotrium latum. Tomado de documentos CDC (www.dpd.cdc.gov/dpdx).CDC (3).

En la Figura 4 se muestra su ciclo biológico en el que los huevos se eliminan sin embrionar a través de las heces (1). Al llegar al agua dulce, los huevos maduran (aproximadamente entre 18 y 20 días) (2) y dan lugar a oncosferas que se convierten en coracidios (3), una forma larvaria ciliada que puede nadar libremente. Tras ser ingeridos por pequeños crustáceos llamados copépodos (primer

343

huésped intermediario), los coracidios se convierten en larvas procercoides (4). El crustáceo que alberga el estado larvario es ingerido por un pez y en su musculatura se desarrollan larvas plerocercoides o esparganos, que es la fase infecciosa para el hospedador definitivo (5). Si, a su vez, el pez es ingerido por otro pez, el espargano migra simplemente a los músculos de este segundo pez (6). El ser humano se infecta cuando ingiere pescado crudo o poco cocinado que contiene las formas larvarias (7). En el hospedador definitivo, las larvas plerocercoides se convierten en tenias adultas en el intestino delgado. Los difilobótridos adultos se adhieren a la mucosa intestinal por medio de dos surcos bilaterales (bothria) de su escólex (8).

Síndromes clínicos

La mayoría de los pacientes se encuentran asintomáticos. En algunas ocasiones puede aparecer dolor abdominal, náuseas, vómitos y pérdida de peso. Hasta el 40 % de los portadores de *D. latum* tienen concentraciones séricas de vitamina B12 bajas, debido a que el helminto consume esta vitamina de los alimentos. Un pequeño porcentaje (0,1-2 %) desarrolla síntomas derivados del déficit de vitamina B12, como anemia megaloblástica y manifestaciones neurológicas como parestesias y pérdida de la sensibilidad vibratoria.

Diagnóstico de laboratorio

En el examen microscópico de las heces se pueden visualizar huevos operculados teñidos de bilis con un botón en la parte más baja de su envoltura (fig. 76.9) o proglótides características con la estructura uterina en roseta. Normalmente no hace falta emplear técnicas de concentración, ya que los gusanos generan una gran cantidad de huevos.

Tratamiento, prevención y control

El fármaco de elección es la niclosamida; otras alternativas son el praziquantel y la paromomicina. En individuos con déficit de vitamina B12 se debe suplementar dicha vitamina. La prevalencia de esta infección se reduce evitando la ingesta de pescado poco cocinado, controlando la eliminación de heces de origen humano (especialmente mediante un tratamiento adecuado de las aguas residuales antes de verterlas en lagos) y tratando las infecciones en una fase precoz.

HYMENOLEPIS NANA

Ciclo biológico, distribución geográfica y epidemiología

Presenta una distribución mundial, y es la forma más frecuente de infección por cestodos en Estados Unidos. Es un parásito habitual del ratón y, en ocasiones, se desarrolla en estado de cisticerco en cucarachas; tanto el ratón como el ser humano pueden ingerir ocasionalmente estas cucarachas en harina o grano contaminados. Los niños presentan un riesgo particularmente alto y las familias de niños que van a la guardería experimentan problemas para controlar la transmisión de este microorganismo.

Presenta un ciclo vital sencillo, dado que no depende de ningún hospedador intermediario, aunque los huevos pueden ser ingeridos por un artrópodo (varias especies de escarabajos y pulgas), en el que se convierten en cisticercoides, y que pueden infectar a humanos o roedores al ser ingeridos.

La infección se inicia cuando se ingieren los huevos embrionados y se desarrollan en las vellosidades intestinales hasta el estadio larvario de cisticerco. Esta larva cisticercoide se fija al intestino delgado con sus succionadores musculares y su corona de ganchos, y el gusano adulto produce un estróbilo de proglótides cargadas de huevos. Los huevos que se eliminan por las heces son directa e inmediatamente infectantes, con lo cual se inicia otro ciclo.

H. nana puede también producir una autoinfección, con lo que la carga parasitaria aumenta. Los huevos pueden albergarse en el intestino, desarrollarse hasta el estadio larvario de cisticerco y crecer hasta la forma adulta sin abandonar el hospedador. Esto puede provocar una hiperinfección, con carga parasitaria muy importante y síntomas clínicos graves.

Síndromes clínicos

Si sólo hay algunos gusanos en el intestino el paciente puede permanecer asintomático. En las infecciones masivas, especialmente si ha habido autoinfección e hiperinfección, los pacientes sufren diarrea, dolor abdominal, cefalea, anorexia y otros síntomas mal definidos.

Diagnóstico de laboratorio

El examen de las heces revela la presencia de los huevos característicos de *H. nana*, con su embrión con seis ganchos y filamentos polares. El cultivo, la serología, la detección de antígenos y las técnicas de detección de ácidos nucleicos no son métodos relevantes para la detección y la identificación de *H. nana*.

Tratamiento, prevención y control

El fármaco de elección es el prazicuantel; una alternativa es la niclosamida.

HYMENOLEPIS DIMINUTA

Ciclo biológico, distribución geográfica y epidemiología

Presenta una distribución mundial. Las larvas de cucaracha o de otros insectos se infectan cuando ingieren heces de rata que transportan huevos de *H. diminuta*. El ser humano se infecta al ingerir insectos en fase larvaria (gusano de la harina) en grano contaminado (p. ej., harina, cereales).

Síndromes clínicos

Las infecciones moderadas no producen síntomas, pero una carga parasitaria más alta provoca náuseas, dolor abdominal, anorexia y diarrea.

Diagnóstico de laboratorio

El examen de las heces pone de manifiesto la presencia de los huevos teñidos de bilis que carecen de los filamentos polares característicos y además son de mayor tamaño que los de *H. nana*.

Tratamiento, prevención y control

El fármaco de elección es la niclosamida, con el praziquantel como alternativa. Es esencial el control de roedores en áreas donde se produce o almacena cereal. También es importante la inspección cuidadosa de los productos derivados de cereales con el fin de detectar la presencia de insectos.

DIPYLLIDIUM CANINUM

Ciclo biológico, distribución geográfica y epidemiología

Es principalmente un parásito de perros y gatos, pero también puede infectar al ser humano, especialmente a niños cuando dejan que sus mascotas (infectadas) les laman los labios. El ciclo vital implica el desarrollo de larvas del gusano en las pulgas de perros y gatos. Estas pulgas, cuando son aplastadas por los dientes del animal infectado, se transfieren a la lengua del niño cuando besa al animal o cuando el animal lame al niño. La deglución de la pulga infectada produce una infección intestinal.

Debido al tamaño y la forma de las proglótides maduras y terminales, *D. caninum* recibe también el nombre de «tenia en semillas de calabaza». Los huevos son muy característicos ya que conforman grupos recubiertos de una membrana clara y fuerte. Uno de estos grupos puede llegar a contener hasta 25 huevos.

La distribución de *D. caninum* es universal, especialmente en niños. Su distribución y transmisión están directamente relacionadas con perros y gatos infectados por pulgas.

Síndromes clínicos

Las infecciones leves son asintomáticas; una mayor carga parasitaria produce malestar abdominal, prurito anal y diarrea. El prurito anal es el resultado de la migración activa de la proglótide móvil.

Diagnóstico de laboratorio

El examen de heces pone de manifiesto los grupos incoloros de huevos. Rara vez se observan huevos sueltos. Lo que se encuentra con mayor frecuencia en muestras de heces son grupos de huevos que contienen de 8 a 15 oncosferas con seis ganchos englobadas en una delgada membrana; también pueden observarse proglótides en las heces.

Tratamiento, prevención y control

El fármaco de elección es la niclosamida; el praziquantel y la paromomicina son buenas alternativas. Los perros y los gatos han de ser desparasitados y no se debe permitir que laman los labios de los niños. Se debe administrar un tratamiento con el fin de erradicar las pulgas.

Bibliografía

1. Murray, P. R., Rosenthal, K. S., Pfaller, M. A. Microbiología médica, 9th Edition. Elsevier; 20210315. Recuperada de vbk://9788413820323220210315.
2. https://www.cdc.gov/parasites/taeniasis/biology.html
3. https://www.cdc.gov/dpdx/diphyllobothriasis/index.html
4. Álvarez-Martínez MJ, Belhassen-García M, Flores-Chavez MD, Pérez de Ayala A, Sulleiro E. 2020. 69. Diagnóstico de parasitosis importadas en España. Álvarez-Martinez M J (coordinadora). Procedimientos en Microbiología Clínica. Cercenado Mansilla E, Cantón Moreno R (editores). Sociedad Española de Enfermedades Infecciosas y Microbiología Clínica (SEIMC). 2020.

Preguntas de autoevaluación

1. Señale la respuesta VERDADERA:
    a. El ser humano es el único hospedador definitivo de *Taenia solium* y *Taenia saginata*.
    b. Las tenias son consideradas platelmintos trematodos.
    c. La *Taenia saginata* adulta tiene en su escólex una corona de seis ganchos.
    d. La cisticercosis es la enfermedad producida por *Echinococcus granulosus*.
    e. El tratamiento de elección en las teniasis es el cotrimoxazol.

2. ¿Cuál de los siguientes cestodos no tiene ganchos en su escólex?
    a. *Taenia saginata*.
    b. *Hymenolepis nana*.
    c. *Diphyllobotrium latum*.
    d. *Dipylidium caninum*.
    e. Todos lo tienen.

3. Señalar la asociación correcta:
    a. *Taenia solium* - dos surcos suctores o botrios.
    b. *Taenia saginata* - Rostelo con dos coronas de ganchos.
    c. *Diphyllobotrium latum* - roedores.
    d. *Hymenolepis diminuta*-insectos.
    e. Todas son falsas.

4. ¿Cuál de los siguientes cestodos no depende de ningún huésped intermediario?
    a. *Taenia saginata*.
    b. *Hymenolepis nana*.
    c. *Diphyllobotrium latum*.
    d. *Dipylidium caninum*.
    e. *Hymenolepis diminuta*.

5. En las parasitaciones por *Taenia solium* y *Taenia saginata* es cierto que:

    a. La transmisión se realiza por la ingesta de huevos.

    b. La cisticercosis humana es característica de *Taenia solium*

    c. Los animales adquieren el gusano al ingerir los cisticercos.

    d. El gusano adulto se localiza en intestino grueso.

    e. Se pueden diferenciar mediante el examen microscópico de los huevos.

Respuestas correctas:

1. a
2. c
3. d
4. b
5. b

2.2.9 Coccidiosis intestinales y tisulares. Microsporidiosis

Profesor: José Antonio de Diego Cabrera

Dpto. Medicina Preventiva y Salud Pública y Microbiología

Facultad de Medicina. Universidad Autónoma de Madrid

Ideas clave

1. Los Coccidios son un grupo de interés sanitario que afectan preferentemente a individuos inmunodeprimidos, causándoles distintos síntomas que van desde diarreas graves a cuadros neurológicos.

2. *Cryptosporidium* es uno de los coccidios de mayor distribución mundial. El parásito está protegido por una cubierta exterior que le permite sobrevivir fuera del organismo durante largos períodos de tiempo y lo hace muy tolerante a la desinfección con cloro. Aunque este parásito puede propagarse de diferentes formas, el agua es la forma más común de propagación del parásito.

3. Los únicos hospedadores definitivos conocidos de *Toxoplasma gondii* son los miembros de la familia Felidae. Los humanos se infectan principalmente debido a consumir carne poco cocinada de animales que albergan quistes tisulares. Otras fuentes de infección importantes son consumir alimentos o agua contaminados con heces de gato o por muestras ambientales contaminadas.

4. Los Microsporidios son un grupo de hongos que son parásitos intracelulares obligados de diferentes células del organismo siendo la espora la forma infectiva.

5. Los métodos de diagnóstico molecular se utilizan para buscar ADN de estos microorganismos en las heces.

Etiología

Los Coccidios son un grupo de interés sanitario que afectan preferentemente a individuos inmunodeprimidos, causándoles distintos síntomas que van desde diarreas graves a cuadros neurológicos.

El Phylum está encuadrado dentro de los Apicomplejos, clase esporozoos, subclase coccidios y orden eucoccidios.

Son parásitos eminentemente intracelulares, donde las células invadidas por dichos organismos sufren un importante deterioro en su morfología para acabar siendo destruidas a lo largo del ciclo biológico del parásito.

Atendiendo a su localización dentro del individuo infectado, podemos establecer dos grupos de importancia médica: 1. Coccidios intestinales, con las especies *Cyclospora cayetanensis, Sarcocystis suihominis, Cryptosporidium parvum* y *C. hominis* e *Isospora (Cystoisospora belli);* y 2. Coccidios de localización tisular, entre los que encontramos *Toxoplasma gondii y Plasmodium* spp.

La morfología —conoide— de la célula invasora, o esporozoíto, dispone de unos organelos que le permiten la interiorización celular, con su anillo polar del que parten un conjunto de varillas —denominadas toxonemas o micronemas— que dotan de una cierta rigidez al cuerpo evitando así su deformación, y un par de sacos ciegos con sustancias líticas que permiten la entrada dentro de la célula denominados roptrias.

A lo largo de su ciclo evolutivo estos parásitos poseen varias formas: el ooquiste, en cuyo interior hay unas estructuras denominadas esporocistos que albergan en su etapa final de esporulación, y los esporozoítos, a excepción del género *Cryptosporidium*, donde los esporozoítos están libres en el interior del ooquiste.

El ooquiste es la célula fundamental para el diagnóstico de aquellos parásitos que colonizan el enterocito y por tanto son los causantes de las diarreas graves en inmunodeprimidos. Éste aparece en la materia fecal de los pacientes infectados y, tras su esporulación en el suelo, se convierte en infeccioso.

En la Figura 1 se puede observar el ciclo evolutivo de *Cystoisospora belli*, el cual es similar en los diferentes géneros de este grupo. La infección se produce por ingestión de esporoquistes que contienen ooquistes infectivos con esporozoítos en su interior que, una vez invaden el enterocito se transforman en trofozoítos con capacidad de alimentarse y dividirse por división múltiple, e inician la esquizogonia. En ésta se forman los esquizontes intracelulares llenos de merozoítos que romperán sucesivamente las células intestinales invadiendo otros nuevos enterocitos durante varias generaciones. Llegado el momento, esta división se detiene y hay una transformación a células precursoras de gametos denominados macro y microgametocitos (gamontes); estos gametos, tras la singamia, se organizan en zigotos que, al ir pasando por la luz intestinal, se recubren de una membrana quitinosa protectora para así salir al medio telúrico en forma de ooquiste. Tras unos días, si las condiciones son las idóneas, esporulan y pasan a un nuevo hospedador, cerrándose de esta manera el ciclo biológico.

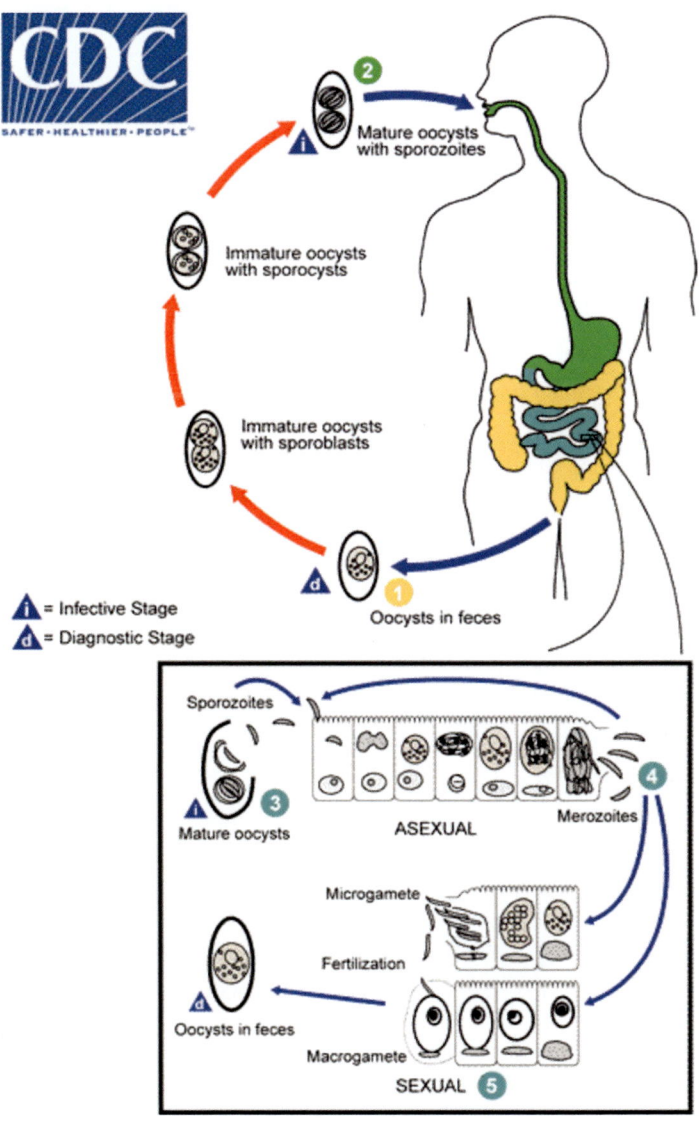

Figura 1. Ciclo biológico de Cystoisospora belli. Fuente: CDC.

Se exponen a continuación las diferentes especies que afectan al hombre y producen cuadros diarreicos de diferente consideración según el nivel de CD4 del individuo infectado (1, 2).

Cystoisospora belli (3-5): Parásito de distribución tropical y subtropical en Asia, África y Sudamérica. Causa diarrea grave en individuos con inmunosupresión importante. Presenta ooquistes circulares u ovalados de entre 25 a 35 micras, los más grandes del grupo. Fig. 2.

- Diagnóstico: la técnica de centrifugoflotación en sucrosa es la más recomendada para todas las especies de coccidios, ya que permite concentrar los ooquistes en el sobrenadante de la prueba en la materia fecal.
- Tratamiento: TMP / SMX, Pirimetamina + Sulfadoxina y Ciprofloxacino.
- Epidemiología: control de aguas de consumo, control de regadíos de frutas y verduras evitando de esta manera la infección por vía telúrica.

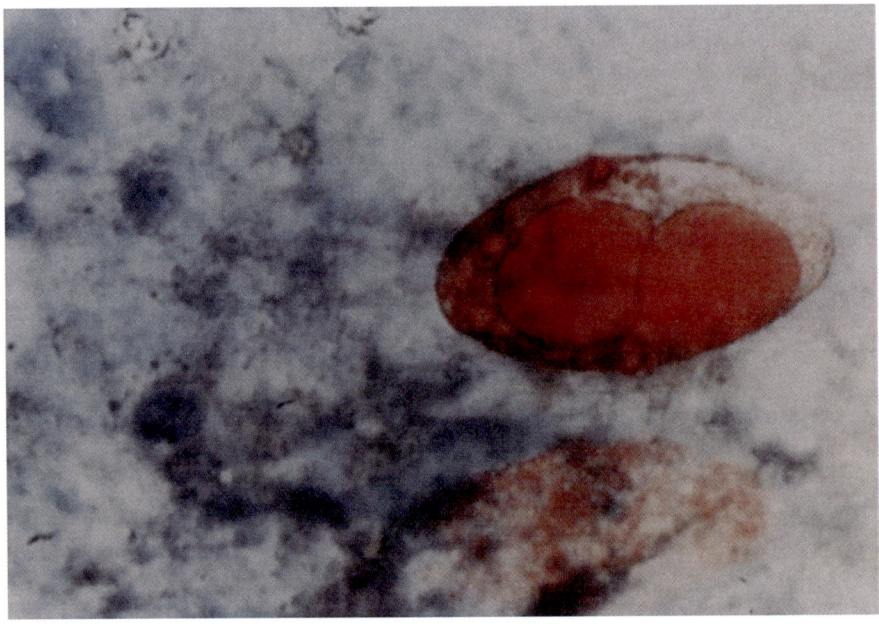

Figura 2. Ooquiste de Isopora belli. Teñido con Kinyoun. Fuente: DeHovitz JA, Pape JW, Boncy M, Johnson WD Jr. Clinical manifestations and therapy of Isospora belli infection in patients with the acquired immunodeficiency syndrome. N Engl J Med. 1986 Jul 10;315(2):87-90. doi: 10.1056/ NEJM198607103150203. PMID: 3487730 (3).

Sarcocystis hominis: Parásito intestinal humano, aunque también puede afectar a la musculatura esquelética con la formación de quistes tisulares intramusculares, produciendo cuadros graves de mialgias y miositis. Fig. 3 y 4.

- Diagnóstico: técnica de observación de concentración en sucrosa y biopsias musculares en animales infectados en mataderos municipales.
- Tratamiento: Sulfadiazina, Tinidazol y Acetil-espiramicina.
- Epidemiología: control de aguas de consumo y alimentos crudos (frutas y verduras especialmente). Control de animales sacrificados en los rastros municipales, descartando para consumo humano aquéllos que posean quistes tisulares (6-8).

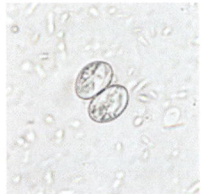

Figura 3. Ooquiste esporulado de Sarcocystis sp. en examen en fresco sin teñir, aumento 400x. Fuente: CDC.

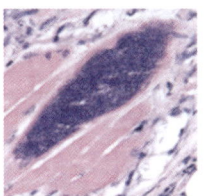

Figura 4. Quiste de Sarcocystis sp. en tejido muscular, teñido con H&E (aumento 500x). Fuente: CDC.

Cyclospora cayetanensis (9-13): Parásito de distribución tropical y subtropical, con las mismas características en cuanto a su ciclo evolutivo con las anteriores especies.

Descrita por primera vez en la Universidad Cayetano Heredia de Perú, presenta ooquistes redondos de unas 12 micras de diámetro con dos esporocistos en su interior. Los ooquistes de *Cyclospora* también son autofluorescentes, lo que significa que cuando las heces que contienen el parásito se observan con un microscopio de fluorescencia ultravioleta (UV), los ooquistes aparecen azules o verdes (Figura 5) sobre un fondo negro. Los métodos de diagnóstico molecular, como el análisis de reacción en cadena de la polimerasa (PCR), se utilizan para buscar el ADN del parásito en las heces.

Los cuadros intestinales frecuentes en este tipo de parásitos se acentúan en individuos inmunodeprimidos produciendo a veces cuados diarreicos de extrema gravedad.

- Diagnóstico: La técnica de centrifugoflotación en sucrosa sigue siendo la más sensible para este parásito.
- Tratamiento: TMP - SMX, Pirimetamina + Sulfadoxina, Ciprofloxacino y Nitazoxanida.
- Epidemiología: Como en las anteriores especies, la principal manera de evitar la infección es por medio del control del agua y de alimentos consumidos crudos (frutas y verduras).

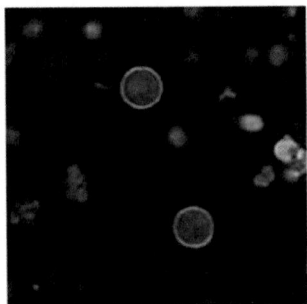

Figura 5: La microscopía de fluorescencia ultravioleta es un método para examinar muestras de heces en busca de ooquistes de Cyclospora cayetanensis. La pared del ooquiste es autofluorescente. Fuente: CDC.

Cryptosporidium spp: Tanto la especie *C. parvum* como *C. hominis* pueden producir cuadros de diarrea grave en personas con bajo recuento de linfocitos CD4 (fundamentalmente SIDA). También se han notificado casos de afectación pulmonar en individuos inmunodeprimidos. Es uno de los coccidios de mayor distribución mundial. Hay muchas especies de *Cryptosporidium* que infectan a los animales, algunas de las cuales también infectan a los humanos. El parásito está protegido por una cubierta exterior que le permite sobrevivir fuera del organismo durante largos períodos de tiempo y lo hace muy tolerante a la desinfección con cloro. Aunque este parásito puede propagarse de diferentes formas, el agua es la forma más común de propagación del parásito.

- Diagnóstico: Técnicas de concentración por centrifugación en sucrosa, que posteriormente se pueden teñir con la técnica de Ziel-Nielsen modificada (Kinyoun), donde se pueden observar ooquistes pequeños (~5 micras de diámetro) en materia fecal. También son útiles las técnicas de tinción fluorescente. Fig. 6.

- Tratamiento: Reposición hidroelectrolítica en cuadros de diarrea grave. En aquellos individuos que reciben tratamiento inmunosupresor, ésta se debe retirar durante unos días hasta recuperar los niveles de CD4.

En pacientes inmunocomprometidos con CD4>50 CD4/μL, se recomienda nitazoxanida (500 a 1000 mg/vo/12 horas) durante 14 días. Si los valores de CD4 son inferiores a 50 CD4 se suministrará nitazoxanida entre 1000 a 2000 mg/vo/ 12 horas durante 8 semanas.

Igualmente, la azitromicina (1 mg./vo/12 h durante 14 días) es efectiva combinada con el tratamiento antirretroviral en aquellos individuos con infección VIH.

En pacientes inmunocompetentes los síntomas suelen ser autolimitados, por lo que la administración de nitazoxanida (500 mg/vo/12 horas, 3 días) suele obtener buenos resultados (6-8).

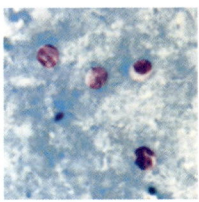

Figura 6. Ooquistes de Cryptosporidium parvum teñidos con Kinyoun (Fuente: CDC).

Toxoplasmosis: Coccidio de distribución mundial, donde los félidos —y especialmente los gatos domésticos— juegan un papel relevante en el mantenimiento del ciclo evolutivo, ya que sin ellos no se desarrollaría la infección en humanos. El ciclo intestinal sólo se produce en este tipo de animales, en los que la expulsión de ooquistes con la materia fecal es la principal fuente de infección en la naturaleza, sobre todo como vía de transmisión para roedores, aves y animales herbívoros. No sucede así para los humanos que, aunque también se podrían infectar por esta ruta, la principal forma de transmisión es a través de la ingesta de carne contaminada con quistes tisulares de animales de abasto.

El ciclo del coccidio es por tanto exclusivo de los félidos, quienes contaminan el medio telúrico con la expulsión de ooquistes, que serán infectivos una vez maduren en el suelo (Figura 7).

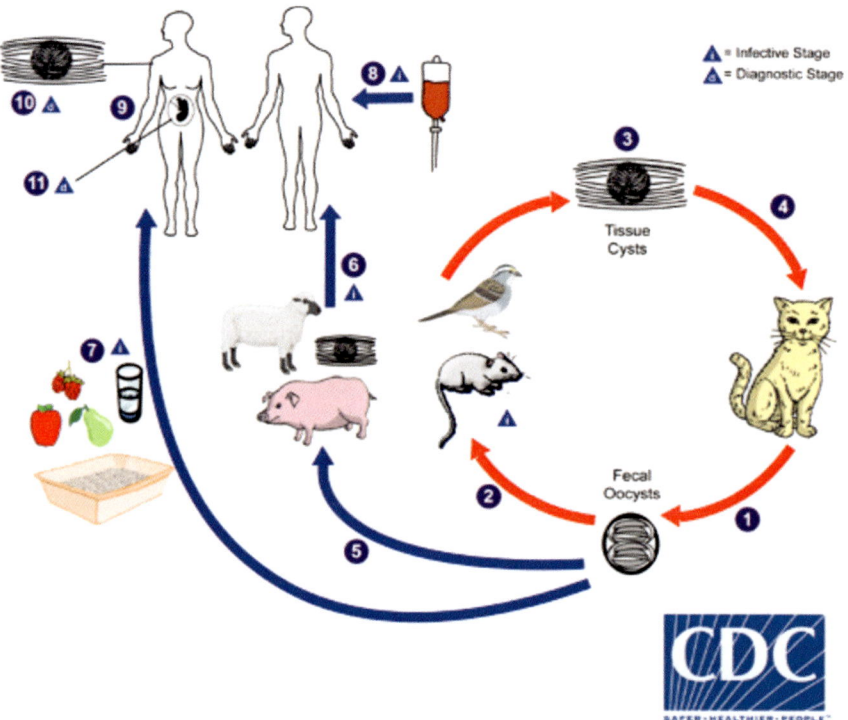

Figura 7. Ciclo biológico de Toxoplasma gondii. Fuente: CDC.

Las tres formas presentes en el ciclo biológico de dicho parásito son:

1. El ooquiste, que contiene los esporozoítos.
2. El quiste tisular, que se localiza en células nerviosas y musculares estriadas con bradizoítos. 3. Las formas proliferativas que se localizan en fase aguda con taquizoítos.

La clínica dependerá del estado inmunológico del paciente; así, aquellos individuos con CD4 bajos, presentarán cuadros neurológicos graves. En la mujer gestante, si la infección ocurre durante el embarazo, puede producir cuadros graves de coriorretinitis, hidrocefalia y, ocasionalmente, la muerte.

Diagnóstico:

El diagnóstico en el hombre se hace generalmente por vía indirecta, mediante pruebas serológicas como la aglutinación directa, hemaglutinación indirecta, ELISA e inmunofluorescencia indirecta. La PCR también es ampliamente utilizada para la detección del parásito cuando se encuentra en bajas concentraciones.

En pacientes con fuerte inmunosupresión y CD4 < 200/μL, las lesiones en SNC generalmente son múltiples y evidenciables mediante el TAC o la RMN.

Tratamiento:

Sulfadiazina/pirimetamina, TMP + SMX. Desgraciadamente no existe fármaco que actúa frente a la fase crónica de la enfermedad, atacando a los bradizoítos dentro de los quistes.

Epidemiología:

Las heces de los félidos son la principal fuente de infección para los humanos, aunque es poco frecuente.

Los animales de abasto son la principalmente vía de contagio para los humanos, cuando se consume su carne poco cocinada, dado que puede poseer quistes con bradizoítos (14-21).

MICROSPORIDIOSIS

Los Microsporidios son un grupo de hongos que durante un tiempo estuvieron en un limbo taxonómico con la denominación de *incertae sedis*. Son parásitos intracelulares obligados de diferentes células del organismo (intestinales, nerviosas, musculares y oculares), siendo la espora la forma infectiva.

Dicha espora, vista al microscopio electrónico, tiene una cierta complejidad. En su interior presenta uno o dos núcleos y un filamento polar enrollado en su citoplasma que, cuando toma contacto con una nueva célula, se dispara y a través de él pasa todo su contenido intracitoplásmico al nuevo citoplasma de la célula invadida. Su tamaño se encuentra entre 1,5 y 4μm de diámetro. El número de espirales de su filamento polar es determinante para la diferenciación de especies.

Luis Pasteur observó por primera vez este grupo de parásitos obligados en el gusano de la seda. Las diferentes especies que conforman dicho grupo parasitan a un número importante de hospedadores (insectos, peces, anfibios y mamíferos —incluido el hombre).

En el hombre, las infecciones intestinales son las más importantes, siendo la causa más frecuente de diarrea grave en individuos inmunodeprimidos.

Sin embargo, algunas especies pueden también infectar SNC, ojos y musculatura esquelética. Las principales especies parásitas del hombre son: *Enterocytozoon bieneusi* y *Encephalitozoon intestinalis*, que causan patología intestinal grave por destrucción masiva de enterocitos en pacientes inmunodeprimidos.

Encephalitozoon cuniculi afecta a células del sistema nerviosos central; *Encephalitozoon hellem* produce patología oftalmológica. Algunas especies pueden ser causa de hepatitis y colangitis. Los géneros *Nosema* spp, *Pleistophora* sp. y *Microsporidium* spp. tienen menor importancia.

Diagnóstico:

Debido a su pequeño tamaño, pasan desapercibidos en la mayoría de los casos. Necesitan técnicas especiales para su correcta identificación. Entre las más más utilizadas se encuentra el colorante tricrómico, cuando se aumenta la concentración del Cromotropo 2R unas diez veces, aportándole una coloración rosácea a la espora. De igual manera, agentes fluorescentes como el Calcoflúor, Fungiflúor y Uvitex 2B proporcionan una excelente coloración y contraste. La IFI también se utiliza como técnica indirecta de diagnóstico, así como la PCR.

Para la identificación de especies, son útiles los cultivos celulares. En algunas ocasiones, la microscopia electrónica se utiliza con fines de investigación, permitiendo contar las vueltas del filamento polar que varía en número según especies.

Se ha constatado que el 30 % de pacientes infectados con el coccidio *Cryptosporidium parvum* se encuentran coinfectados por algunas especies de Microsporidios.

Tratamiento:

Albendazol y antifúngicos como el Itraconazol han demostrado eficacia.

Epidemiología:

La infección se puede adquirir por ingestión, inhalación, contacto directo con la conjuntiva, contacto animal y transmisión de persona a persona (1, 5-8, 22).

Bibliografía

1. Steiner, T.S.et al. Intestinal Coccidial Infections. En Tropical Infectious Diseases. Capítulo 62. 335-341.Guerrant,R.,Walker,D.H. y Weller, P.F. Eds. 2001.

2. Camarena jj, Borrás r, García de Lomas j. coccidios intestinales. Cryptosporidium e Isospora. En: Perea EJ. Enfermedades Infecciosas y Microbiología Clínica. Vol. II. Ediciones Doyma, Barcelona . pp 1027-1033.1992.

3. DeHovitz JA, Pape JW, Boncy M, Johnson WD Jr. Clinical manifestations and therapy of Isospora belli infection in patients with the acquired immunodeficiency syndrome. N Engl J Med. 1986 Jul 10;315(2):87-90. doi: 10.1056/NEJM198607103150203

4. Linday DS, Dubey JP, Blagburn BL. Biology of Isospora spp. from humans, nonhuman primates, and domestic animals. Clin. Microbiol Rev. 10:19-34.1997.

5. García Ls, Bruckner D. Intestinal protozoa (Coccidia and Microsporidia). En: Diagnostic medical parasitology. 3ª edición. ASM Press, Washington. pp 69-72. 1997.

6. OPS/OMS. Tratamiento de las enfermedades infecciosas. 7ª Ed. 2017-2018

7. Piekarski, G. Sporozoa, Coccidia. En Medical Parasitology. Springer-Verlag ed. 67-88. 1989.

8. Vázquez Tsuji,O. Guia para el tratamiento de las enfermedades parasitarias. 262 pp. Ed. Trillas. 2009.

9. Chacín-Bonilla L, Estevez J, Monsalve F, Quijada L. Cyclospora cayetanensis infections among diarrheal patients from Venezuela. Am J Trop Med Hyg. 65: 351-354. 2001.

10. 10 Clarke SC, Mcintyre M. The incidence of Cyclospora cayetanensis in the stools samples submitted to a district hospital. Epidemiol Infect .117:189-193. 1996.Clin Microbiol Rev 10:67-85. 1997

11. Colomina J, Villar J. Características morfológicas, clínicas y terapéuticas de Cyclospora cayetanensis. Bol Chil Parasitol. 52:26-32. 1997.

12. Connor BA, Johnson EJ. Soave R. Reiter syndrome following protacted symptoms of Cyclospora infection. Emerg Infect Dis.7:453-454. 2001.

13. Digliullo AB, Cribari MS, Bova AJ, Cicconettti JS, Collazos R. Cyclospora cayetanensis in sputum and stool samples. Rev. Inst. Med. Trop. Sao Paulo. 2000. 42:115-117.2000.

14. A, Mahdy O, Dubey JP. Prevalence of Toxoplasma gondii antibodies in sera of turkeys, chickens and ducks from Egypt. J Parasitol. 86(3):627-8. 2000.

15. Cattani P, Grillo R, Roselli R, Giacoangeli M, Serrati M, Ortona L. Diagnosis of AIDS-related focal brain lesions: a decision-making analysis based on clinical and neuroradiologic characteristics combined with polymerase chain reaction assays in CSF. Neurology. 48:687-694.1997.

16. Derouin F, Leport C, Pueyo S, Morlat Ph, Letrillart B, Chêne G, Ecobichon JL, Luft B, Aubertin J, Hafner R, Vildé JL, Salomon R, and ANRS 005/ACGT 154 Trial Group. Predictive value of Toxoplasma gondii antibody titres on the occurrence of toxoplasmic encephalitis in HIV-infected patients. AIDS. 10:1521-1527.1996.

17. Jenum PA, Stray-Pedersen B, Melby KK, Kapperund G, Whitelaw A, Eskild A, Eng J. Incidence of Toxoplasma gondii infection in 35940 pregnant women in Norway and pregnancy outcome for infected women. J Clin Microbiol .36:2900-2906.1998.

18. Lebech M, Joynson DHM, Seitz HM, Thulliez P, Gibert RE, Dutton GN, Ovlisen B, Petersen E. Classification system and case definitions of Toxoplasma gondii infection in immunocompetent pregnant women and their congenitally infected offspring. Eur J Clin Microbiol Infect Dis. 15:799-805.1996.

19. Marshall MM, Naumovitz D, Ortega y Sterling CR. Waterborne protozoan pathogens. McAuley J, Boyer KM, Patel D, Mets M, Swisher C, Roizen N, Wolters C, Stein L, Stein M, Schey W, Remington J, Meier P,Johnson D, Heideman P, Holfels E, Withers S, Mack D, Brown C, Patton D, McLeod R. Early and longitudinal evaluations oftreated infants and children and untreated historical patients with congenital toxoplasmosis: the Chicago Collaborative Treatment Trial. Clinical Infect Dis. 18:38-72.1994.

20. Renoult E, Georges E, Biava MF, Hulin C, Frimat L, Hestin D, Kessler M. Toxoplasmosis and kidney transplant recipients: report of six cases and review. Clin Infect Dis 24:625-634.1997.

21. Wong SY, Remington JS. Toxoplasmosis in pregnancy. Clin Infect Dis.18:853-862. 1994.

22. Maggi P, Larocca AM, Quarto M, et al. Effect of antiretroviral therapy on cryptosporidiosis and microsporidiosis in patients infected with human immunodeficiency virus type 1. Eur J Clin Microbiol Infect Dis 2000; 19:213-217

Preguntas de autoevaluación

1. De los siguientes microsporidios, ¿cuál produce con mayor frecuencia cuadros de diarrea grave en individuos inmunodeprimidos?
   a. *Encephalitozoon intestinalis.*
   b. *Enterocitozoon bieneusi.*
   c. *Encephalitozoom hellem.*
   d. *Nosema* spp.
   e. *Pleistophora* spp.

2. De los siguientes coccidios, ¿cuál presenta una mayor distribución geográfica?
   a. *Cryptosporidium parvum.*
   b. *Cyclopora cayetanensis.*
   c. *Cystoisospora belli.*
   d. *Sarcocystis suihominis.*
   e. *Sarcocystis bovihominis.*

3. ¿Cuál de las siguientes técnicas diagnósticas es más sensible para la identificación de ooquistes de coccidios?
   a. Solución de Sheather.
   b. Centrifugoflotación en solución de Faust.
   c. Filtración en membrana de Millipore.
   d. Técnica de Kato.
   e. Tinción de Kinyoun.

4. En el tratamiento de las diarreas graves por coccidios en pacientes con SIDA, ¿qué se tiene en consideración para establecer la posología medicamentosa?
   a. El tipo de especie de parásito.
   b. El número de deposiciones diarias.
   c. Si aparece sangre en las heces.
   d. El recuento de CD4 /μL.
   e. b y c son correctas.

5. Las lesiones ocupantes de espacio (LOES) en la neurotoxoplasmosis del paciente con SIDA:

    a. En el 80 % de los casos son de localización múltiple.

    b. En el 80 % de los casos son de localización única.

    c. Hay que hacer diagnóstico diferencial con el linfoma primario de SNC.

    d. Presentan contraste con captación en anillo.

    e. a, c y d son correctas.

Respuestas correctas

1. b
2. a
3. a
4. d
5. e

2.2.10 Flagelados y ciliados intestinales y genitourinarios

Profesor: José Antonio de Diego Cabrera

Dpto. Medicina Preventiva y Salud Pública y Microbiología

Facultad de Medicina. Universidad Autónoma de Madrid

Especies parásitas del hombre:

Las especies más importantes parásitas del hombre son las siguientes: *Giardia duodenalis, Trichomonas tenax, Pentatrichomonas hominis, Trichomonas vaginalis, Dientamoeba fragilis Retortamonas intestinalis, Enteromonas hominis, Chilomastix mesnili*. Como único representante del grupo de los ciliados se encuentra *Balantidium coli*.

- **Giardia duodenalis:**

El trofozoíto posee 8 flagelos, 2 núcleos, ventosa ventral y dos axostilos; estos últimos le confieren una cierta resistencia a la deformación. El quiste posee 4 núcleos con flagelos internos y de apariencia oval (Figuras 1 y 2).

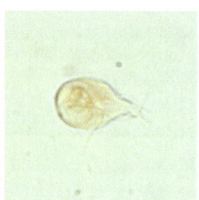

Fig. 1: *Trofozoíto de G. duodenalis en un examen en fresco teñido con yodo (fuente CDC).*

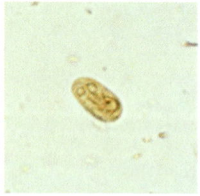

Fig. 2: *Quiste de Giardia duodenalis en un examen en fresco teñido con yodo. (fuente CDC).*

Ciclo evolutivo:

La forma de resistencia y de transmisión habitual es el quiste, siendo una infección generalmente de origen hídrico, aunque el consumo de alimentos crudos también juega un papel en la transmisión de la enfermedad (verduras, hortalizas y frutas).

En portadores asintomáticos es más frecuente encontrar quistes, ya que las formas vegetativas móviles se localizan de preferencia en heces diarreicas (1-3).

Clínica:

El período de incubación suele oscilar entre 12 y 20 días, siendo la fase aguda de corta duración (unos pocos días).

Siempre debe establecerse el diagnóstico diferencial con otras causas de diarrea, sobre todo bacterianas, que normalmente se descartan con el coprocultivo.

Las heces no suelen tener sangre, pus ni células, pero sí es frecuente la esteatorrea. En las criptas duodenales se observa atrofia de las vellosidades y no hay afectación de la mucosa —no sucede así en la especie de roedores (*Giardia muris*) donde sí se ve afectada—. Los síntomas más relevantes de dicha infección son: náuseas, anorexia, febrícula, escalofríos, epigastralgia, meteorismo y malabsorción intestinal (4-6).

Diagnóstico:

El diagnóstico parasitológico se hace mediante técnicas coproparasitoscópicas (flotación en sulfato de zinc tras la centrifugación de una pequeña cantidad de muestra fecal). A veces, si estos procedimientos fueran negativos, se recomienda hacer un enterotest o biopsia duodenal.

Tratamiento:

El tratamiento habitual suele ser con Metronidazol, aunque se han visto resistencias medicamentosas a dicho compuesto, siendo en estos casos alternativas el Secnidazol, Albendazol y la Nitazoxanida. El tratamiento está recomendado en pacientes asintomáticos, evitando así la propagación de la infección en la naturaleza, sobre todo en áreas de países en vías de desarrollo donde en el regadío con aguas negras es práctica habitual en algunos de ellos (7-10).

Epidemiología:

En la naturaleza los reservorios habituales suelen ser roedores silvestres, como ratas, ratones y ardillas que, al contaminar pequeños cursos de aguas, contribuyen a la diseminación de la enfermedad. Por este motivo, esta infección se conoce coloquialmente como la *diarrea del excursionista* o *del Boy Scout* y es una patología frecuente en viajes a países tropicales o en vías de desarrollo en general (diarrea del viajero) (11-13).

- **Dientamoeba fragilis:** Es un Tricomonadino que carece de flagelos, con 5 a 15 micras de longitud (Figura 3); se tienen pocos datos sobre su mecanismo de transmisión, aunque se pensó que los Nematodos intestinales podrían transportar al parásito a través de sus huevos.

  Los trofozoítos poseen de uno a dos núcleos. Dado que carecen de forma quística, la transmisión debería ser exclusivamente por la ingesta de trofozoítos; de ahí que se pensara que tendría que haber un vehiculador que transportara al parásito en esta fase, que es muy sensible a los jugos gástricos.

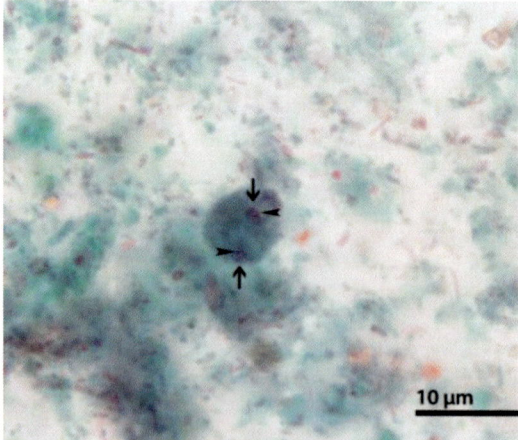

Fig. 3: Forma binucleada de un trofozoíto de Dientamoeba fragilis, teñido con tricrómico. (fuente CDC).

Ciclo evolutivo:

Los trofozoítos ingeridos colonizarían el colon así como el ciego intestinal excretándose posteriormente en heces de personas infectadas (Figura 4).

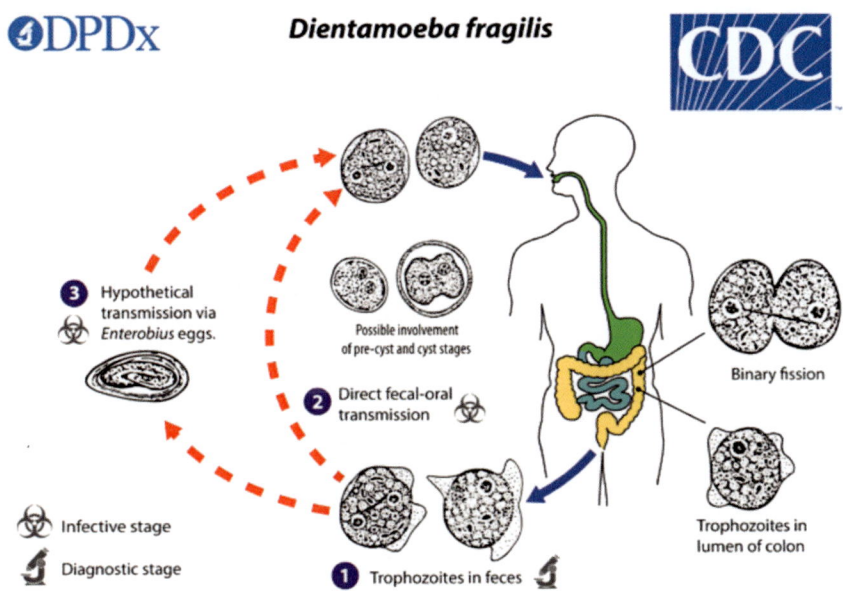

Fig. 4: Dientamoeba fragilis. Ciclo biológico.

Clínica:

Cólicos abdominales, diarrea persistente, anorexia, fatiga, tenesmo y flatulencia, así como un bajo aumento de peso en niños de países endémicos.

Diagnóstico:

Es mejor tomar la muestra reciente ya que los trofozoítos pierden consistencia al cabo de pocas horas; serían necesarias tres muestras en días alternos conservadas con APV.

Se recomienda añadir Lugol a la muestra microscópica para no confundirlos con leucocitos.

La tinción habitual con Hematoxilina férrica o con Tricrómico facilita el reconocimiento morfológico.

Los cultivos sólo son útiles en medios xénicos principalmente difásicos, como el medio de Robinson.

Tratamiento:

Clorhidrato de tetraciclina y Metronidazol. El primero no es recomendable en niños en período de desarrollo denticional ni en mujeres embarazadas.

Epidemiología:

Como todas las infecciones telúricas o hídricas, su prevalencia es mayor en países donde las prácticas higiénicas son bajas y donde la posibilidad de que alimentos crudos o el agua estén altamente contaminados.

Chilomastix mesnili: El quiste tiene forma de pera o de aguacate pequeño; su tamaño oscila de 10 a 20 micras de longitud por 3 a 10 micras de anchura. El trofozoíto posee un citostoma y una hendidura en espiral; tres flagelos anteriores y un núcleo anterior en general no visible con desplazamiento giratorio en la forma de trofozoíto (Figura 5).

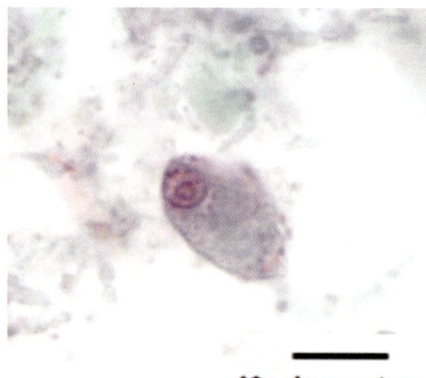

10 micrometers

Fig.5: Trofozoíto de Chilomastix mesnili de una muestra de heces, teñido con tricrómico. Imagen tomada con un aumento de 1000x.

Pentatrichomonas hominis: El trofozoíto posee 5 flagelos con uno libre formando una membrana ondulante, un núcleo anterior y un axostilo y, como todo este grupo, carece de forma quística. La clínica y epidemiología es similar a las especies precedentes (Figura 6).

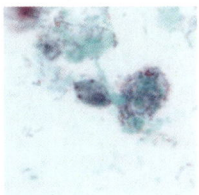

Fig. 6: Trofozoíto de Pentatrichomonas hominis en una muestra de heces, teñido con tricrómico.

Trichomonas tenax: También conocida dicha especie como *Trichomonas gingivalis* se encuentra en la boca especialmente en bocas con falta total de higiene y en el sarro dental. El trofozoíto tiene forma alargada y delgada con 4 flagelos anteriores, membrana ondulante y axostilo corto.

Los aspectos clínicos, diagnósticos y terapéuticos son similares a las anteriores especies.

Balantidium coli: El quiste mide entre 45 y 75 micras de diámetro, de forma esférica y recubierto de una gruesa pared; es viable a temperatura ambiente durante días pudiéndose apreciar con claridad el gran macronúcleo.

El trofozoíto, de 70 x 200 micras de tamaño, está recubierto de cilios y posee en la parte anterior un citostoma que a modo de boca le permite ingresar las partículas alimenticias; estos cilios le sirven para sus rápidos desplazamientos y posee en su interior dos núcleos fisiológicamente distintos, uno que rige las funciones vegetativas (macronúcleo) y el otro más pequeño (micronúcleo) las funciones reproductoras. También en su interior se pueden apreciar vacuolas contráctiles y digestivas, así como mucocistos con forma de barra debajo de la pared celular, que dan lugar a la formación del quiste y facilitan la adhesión de alimentos así como la fijación del parásito (Figura 7) (14).

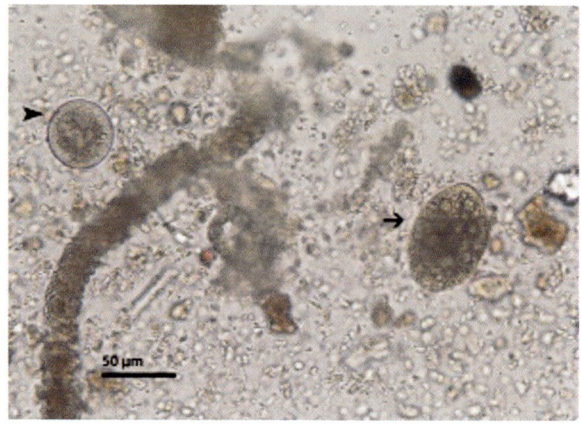

Fig. 7: Quiste (dardo) y trofozoíto (flecha) de Balantidium coli en el mismo campo, a partir de una muestra fecal de primate.

Retortamonas intestinalis y **Enteromonas hominis** son flagelados intestinales de menor importancia, con clínica similar pero escasa relevancia.

Trichomonas vaginalis: Protozoo parásito de transmisión sexual que presenta 4 flagelos anteriores y uno libre formando membrana ondulante, de forma oval o redondeada y de 20 a 30 micras de tamaño (Figura 8).

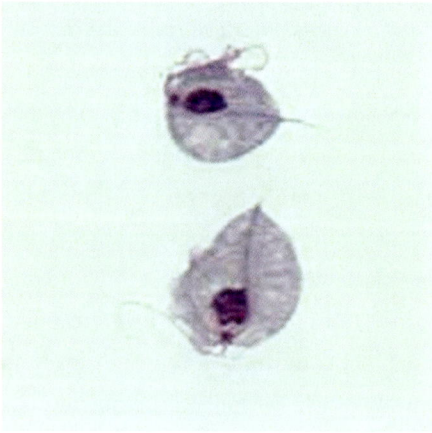

Fig. 8: Dos trofozoítos de T. vaginalis obtenidos en cultivo in vitro, teñidos con Giemsa.

Clínica:

Afectación principal del sistema urogenital del hombre y la mujer, aunque en la mayoría de los casos los síntomas en el hombre pasan desapercibidos siendo la mujer la que presenta los síntomas más relevantes como son: secreción vaginal intensa, uretritis y disuria. En infecciones crónicas suele haber menos secreción vaginal, siendo los síntomas más intensos durante la menstruación o justo a su término, debido a un cambio en el pH vaginal de básico a ácido.

Diagnóstico:

Se debe tomar una pequeña muestra entre porta y cubre de la secreción uretral, vaginal, fluido prostático y sedimento urinario; debido a la alta movilidad de las formas vegetativas, si la toma es reciente no se necesita tinción específica, aunque la tinción con Giemsa puede ser útil para la visualización de dichas formas. Para obtener una buena calidad de las muestras se recomienda no congelar la toma previamente a su observación.

Tratamiento:

El metronidazol y el tinidazol son el tratamiento de elección, aunque se han detectado resistencias medicamentosas al primer fármaco. También las tetraciclinas se consideran en la actualidad como tratamiento de primera opción en niños y adultos.

En todos los casos debe tratarse también a la pareja sexual de la paciente infectada.

Epidemiología:

Es una enfermedad de transmisión sexual que afecta a mujeres principalmente; los grupos principales de riesgo son prostitutas y aquellos individuos con relaciones sexuales no protegidas. En el varón, al no presentar síntomas evidentes, normalmente se considera portador de dicha infección, de ahí la importancia de establecer campañas de educación sanitaria en estos grupos (15)

Bibliografía

1. 1 Adam,Rodney D. Biology of Giardia lamblia . Clinical Microbiology Rewiews.14:3- 447-475.2001

2. Ackers, J.P. 1980. Giardiasis: basic parasitology. Trans. Royal. Soc. of Trp. Med. and Hygiene, IL-AJTMH, 26(1): 23.

3. Medina Claros AF, Mellado Peña MJ, García López Hortelano M, et al. Parasitosis intestinales. En: Protocolos diagnósticos terapéuticos de la AEP: Infectología Pediátrica. p. 77-88. 2011.

4. Bland JM, Altman DG. Enteric disease in San Francisco. Lancet. 1977 Aug 6;2(8032):306-7. doi: 10.1016/s0140-6736(77)90998-9. PMID: 69919.

5. Di Martino L, Figueroa Sa, Scotti S, et al: La institucionalización como factor de riesgo de infección asintómática por Giardia lamblia. Arch Arg Pediatía 90: 175-177, 1992

6. Lujan HD. Giardia y giardiasis [Giardia and giardiasis]. Medicina (B Aires). 2006;66(1):70-4. Spanish. PMID: 16555733.

7. Gardner TB. Treatment of giardiasis. Clin. Microbiol. Rev. 14:114-128. 2001

8. OPS/OMS.Tratamiento de las enfermedades infecciosas.7ª Ed.. 2017-2018.

9. Rodríguez-García R, Aburto-Bandala M, Sánchez-Maldonado MI: Eficacia del Albendazol en el tratamiento de giardiasis en niños. Bol Med Hosp Infant Mex 53 (4): 173-177, 1996

10. Váquez,O. Guia para el tratamiento de las enfermedades parasitarias. Trillas. Ed. 254pp. 2009.

11. Petersen LR, Cartes ML y Hadler JL. 1988. A food-borne outbreak of Giardia lamblia. J Infect. Dis-157: 846-848.

12. Pérez Armengol,C. et al. Epidemiología del parasitismo intestinal infantil en el valle del Guadalquivir, España.Rev. Esp. Salud Pública. 71:547-552.1997.

13. Vásquez, O. y Campos, T. Giardiasis. La parasitosis más frecuente a nivel mundial. Rev . Cent.Inv., Univ. La Salle 8(31): 75-90. 2009.

14. Cazzorla-Perfetti,D. Balantidium coli . Revista de Investigaciones Altoandinas. 20:4.2018.

15. Heine,P. y Mc Gregor, JA. Trichomonas vaginalis . A reemerging pathogen. 36:1:137-144.1993

16. Thompson RCA., Reynoldson JA, Lymbery AJ. Giardia: from molecules to disease. CAB International, UK 1997.

17. Vázquez O. Guía para el tratamiento de las enfermedades parasitarias. Trillas. Ed. 254pp. 2009.

18. Vásquez O, Campos, T. Giardiasis. La parasitosis más frecuente a nivel mundial. Rev. Cent. Inv., Univ. La Salle 8(31): 75-90. 2009.

Preguntas de autoevaluación

1. De los siguientes protozoos intestinales, ¿cuáles no presentan quistes en su ciclo evolutivo?
   a. *Giardia intestinalis.*
   b. *Dientamoeba fragilis.*
   c. *Pentatrichomonas hominis.*
   d. *Balantidium coli.*
   e. *b y c son correctas.*

2. ¿Por qué *Giardia intestinalis* produce un cuadro de esteatorrea?
   a. Porque se produce una obstrucción en la absorción intestinal debido a que los trofozoítos tapizan la mucosa intestinal al adherirse con su ventosa ventral a esta zona.
   b. Porque penetra en la submucosa la forma trofozoítica del parásito.
   c. Cuando hay una gran cantidad de trofozoítos en la luz intestinal.
   d. Por su sinergia con bacterias intestinales.
   e. Porque producen un cuadro de fuerte secreción intestinal.

3. De los siguientes flagelados intestinales, ¿cuáles se comportan frecuentemente como comensales?
   a. *Retortamonas intestinalis.*
   b. *Enteromonas hominis.*
   c. *Giardia intestinalis.*
   d. *Chilomostix mesnili.*
   e. a y b son correctas.

4. ¿Cuál sería el síntoma más frecuente encontrado en las infecciones con *Trichomonas vaginalis*?
   a. Disuria.
   b. Vaginitis.
   c. Prostatitis.
   d. a y b son correctas.
   e. a, b y c son correctas.

5. En los cuadros graves de disentería balantidiana, ¿qué formas se encuentran de preferencia tanto en mucosa del colon como en materia fecal?
   a. Trofozoítos.
   b. Trofozoítos en heces y quistes en colon.
   c. Fundamentalmente quistes en ambos casos.
   d. Son difíciles de evidenciar ambas formas.
   e. En materia fecal se suelen encontrar asociados a otras infecciones bacterianas.

Respuestas correctas

1. e
2. a
3. e
4. b
5. a

2.3. Cardiología

2.3.1. La enfermedad cardiovascular en el mundo

Profesor: Alejandro Salinas Botrán

Servicio de Medicina Interna. Hospital Clínico San Carlos, Madrid

Profesor Asociado Universidad Complutense de Madrid

Ideas clave

1. La enfermedad cardiovascular es la primera causa de muerte en el mundo. En los últimos años han aumentado las muertes por esta causa en países de renta media y baja.

2. La enfermedad cardíaca reumática es consecuencia de la fiebre reumática aguda, enfermedad infecciosa estrechamente ligada a la pobreza y al hacinamiento.

3. La pericarditis tuberculosa es una enfermedad frecuentemente asociada a la infección por VIH, especialmente en países de África subsahariana.

4. La insuficiencia cardíaca en África subsahariana es un problema frecuente. Sus principales causas son la hipertensión arterial, la enfermedad reumática y las pericarditis.

5. Existen otras patologías cardiológicas específicas de países tropicales como son: la enfermedad endomiocárdica, la enfermedad de Chagas, la miocardiopatía dilatada periparto, el Beriberi o la enfermedad de Keshan, cuyo conocimiento es esencial por el clínico que trabaja en países en desarrollo.

La enfermedad cardiovascular en el mundo

La enfermedad cardiovascular (ECV) es la primera causa de muerte en el mundo. Más del 80 % de las mismas ocurren en países con escasos recursos. A lo largo de las dos últimas décadas, las muertes por ECV han disminuido en países ricos, pero han aumentado en países de renta media y baja (1). El tabaco, el alcohol y las dietas no cardiosaludables son factores de riesgo claramente establecidos en países de altos recursos, sin embargo, en zonas urbanas de países subdesarrollados o en vías de desarrollo se van incorporando progresivamente. Además, en estos países otras patologías contribuyen al aumento del riesgo cardiovascular (cardiopatías congénitas, fiebre reumática, miocardiopatía chagásica).

La globalización es responsable de algunos efectos negativos sobre la salud, como son la difusión de la «dieta occidental» en oposición a dietas tradicionales (como la «dieta mediterránea»), el consumo de tabaco y alcohol y en general la expansión de hábitos de vida poco saludables.

La enfermedad cardiovascular en países de renta baja

En la **Tabla 1** se indican las principales patologías cardiológicas en países de renta baja separadas por continentes y aquéllas que tienen una distribución mundial.

- **Fiebre reumática aguda y enfermedad cardíaca reumática**

La fiebre reumática aguda (FRA) es un proceso infeccioso provocado por estreptococos. Su complicación más temida es la enfermedad cardíaca reumática (ECR) que supone la desestructuración del aparato valvular con insuficiencia cardíaca secundaria. Es una enfermedad con alta prevalencia y mortalidad entre la población infantil y en adultos jóvenes de países de bajos recursos y está estrechamente asociada a la pobreza. Su práctica erradicación en países de altos recursos ha hecho que sea una enfermedad olvidada en el mundo occidental (2). La FRA está inicialmente desencadenada por la infección de la faringe por estreptococos del grupo A, pero es la respuesta inmunológica individual a esta infección la que conlleva un proceso inflamatorio generalizado que afecta a cerebro, articulaciones, piel, tejido celular subcutáneo y corazón. La presentación clínica de la FRA puede ser vaga y difícil de diagnosticar. No existe una prueba específica para su diagnóstico y para ello se han definido los criterios de Duckett-Jones (**Tabla 2**). La ECR es el daño cardíaco valvular permanente como consecuencia de uno o varios ataques de FRA. Se estima que el 40-60 % de los pacientes con FRA desarrollarán ECR. Las válvulas más frecuentemente afectadas son la mitral y la aórtica por este orden, sin embargo, cualquiera de las 4 válvulas puede verse afectada. La incidencia poblacional de FRA es muy variable entre países. Así, las poblaciones indígenas de las islas del Pacífico tienen una incidencia de

80-100 casos/100 000 habitantes comparado con la población no indígena de Nueva Zelanda (< 10 casos/100 000) frente a la población maorí de las mismas islas (> 80 casos/100 000/año). En cuanto a la prevalencia de ECR en el mundo, África subsahariana y Oceanía son los continentes con mayor número de casos, variando desde los 14,3 casos/1000 niños en edad escolar (5-14 años) en la República Democrática del Congo a los 77,8 casos/1000 niños en las islas de Samoa (Polinesia) (3).

El síntoma más característico de la FRA es la faringitis estreptocócica, que cursa con fiebre, exudado amigdalar, adenopatías cervicales dolorosas, lesiones costrosas en las fosas nasales y en ocasiones rash cutáneo generalizado. A diferencia de ésta, la faringitis vírica cursa con rinorrea, prurito ocular e hiperemia faríngea no exudativa.

Mientras que en la primera el cultivo faríngeo estreptocócico es positivo, la negatividad del mismo orientará a un origen vírico. Asociado a este cuadro, la FRA cursa con una serie de manifestaciones mayores recogidas en los criterios de Jones: poliartritis migratoria (rodillas, tobillos, codos, carpos), carditis aguda (inflamación de endocardio, miocardio y pericardio), corea de Sydenham (10-15 % de pacientes), eritema marginado (3 %) y nódulos subcutáneos (< 1 %). La presencia de 2 criterios mayores o 1 mayor y 2 menores, junto con la evidencia de infección estreptocócica reciente apoyarán el diagnóstico clínico de FRA. Tras uno o varios episodios de FRA el paciente permanece asintomático durante un período prolongado (5-10 años) en que se manifestará la clínica cardiológica de insuficiencia cardíaca (soplo, disnea, edemas). Una vez establecida ésta el diagnóstico se basa en los hallazgos ecocardiográficos cuyos criterios fueron definidos por la World Heart Federation en el año 2012 (4). Las complicaciones de la ECR son consecuencia del daño valvular y dilatación auricular secundarias: endocarditis infecciosa (infección bacteriana de la válvula previamente dañada), fibrilación auricular (palpitaciones, trombos en las aurículas) e ictus cardioembólico isquémico (embolismo desde aurícula izquierda, complicación de endocarditis infecciosa) o hemorrágico (exceso de anticoagulación oral).

El tratamiento de la FRA se basa en 3 pilares: reposo, terapia antiinflamatoria (ácido acetilsalicílico) y antibioterapia (penicilina). La penicilina administrada por vía intramuscular reduce la gravedad de ECR, asociándose a regresión de la misma en un 50-70 % de los casos a los 10 años con reducción de la mortalidad

(5). La administración de penicilina para todos los casos sospechosos de FRA se ha mostrado claramente coste-efectiva en países subdesarrollados, teniendo en cuenta que el NNT (número de casos necesarios a tratar) es de sólo 60 niños/año para prevenir un episodio de FRA frente a otras patologías prevalentes en el mundo occidental como la hipertensión arterial (NNT de 800 pacientes/año para prevenir 1 ictus). La escasa disponibilidad de centros de cirugía cardíaca especializados en un gran número de países de África subsahariana (6) hacen que sea necesario priorizar estas medidas profilácticas frente a un eventual recambio valvular con los costes estimados que ello conlleva (15 000 dólares USA/caso). Por otro lado, la valvuloplastia percutánea con balón como tratamiento de la estenosis mitral puede evitar una cirugía mayor, así como la anticoagulación oral indefinida y es una buena alternativa, si bien en muchas ocasiones no es el tratamiento definitivo y no siempre está disponible.

Distintos programas de prevención de FRA y ECR en países de África ayudan a la difusión del conocimiento de ambas enfermedades, promoviendo un adecuado control de ambas (7) (8).

- **Pericarditis tuberculosa**

La tuberculosis (TB) es una de las enfermedades más prevalentes en el ser humano. Hasta 1/3 de la población mundial padece infección tuberculosa y cada año 8,4 millones de personas son diagnosticadas de enfermedad tuberculosa. Su mortalidad es elevada: 2,3 millones de personas mueren cada año de TB y ésta supone el 25 % de las muertes en adultos de países de renta baja. Un millón de casos (11 %) son diagnosticados en niños menores de 15 años, ocurriendo principalmente en países de bajos recursos.

La pericarditis por TB se produce bien por contigüidad o por vía hematógena y puede presentarse como única afectación o junto a otras serosas. Su coinfección con el virus de la inmunodeficiencia humana (VIH) es muy frecuente, especialmente en países de África subsahariana. De todos los casos de pericarditis por TB, el 60 % evolucionan a taponamiento cardíaco y un 20 % a pericarditis constrictiva, precisando pericardiectomía terapéutica un 10 %. En el caso de la coinfección por VIH, el 21 % de los casos debuta con un derrame asintomático o ligero. Si la forma de presentación de una pericarditis en un paciente VIH es como taponamiento cardíaco, el 46 % de casos serán debidos a TB (9). La determinación de adenosín deaminasa (ADA) en líquido pericárdico es especialmente útil en la pericarditis por TB. Un valor de ADA > 70 U/L tiene una sensibilidad de 100 % y una especificidad del 91 % (10). Tanto es así que un valor de ADA elevado en líquido pericárdico en un paciente VIH que resida en zona endémica es criterio suficiente para el inicio de terapia tuberculostática sin esperar la confirmación microbiológica. Un valor de ADA < 30 requeriría continuar el estudio y realizar una biopsia de pericardio para establecer el diagnóstico. El tratamiento consiste en 6 meses de terapia tuberculostática como en otras formas de TB. La asociación de corticoides u otras terapias, como colchicina o el uso de fibrinolíticos intra-pericárdicos ha mostrado resultados satisfactorios en algunas series (11, 12). Si tras 4-8 semanas de terapia tuberculostática la condición del paciente no mejora o sufre un empeoramiento, estaría indicada la pericardiectomía quirúrgica (evidencia I-C).

- **Insuficiencia cardíaca en África**

  La insuficiencia cardíaca (IC) en África subsahariana supone el 3-7 % de los ingresos hospitalarios. La hipertensión arterial (HTA), la enfermedad reumática y las pericarditis son las principales causas (13). Existe una fuerte asociación entre la infección por VIH, la miocardiopatía y la pericarditis por TB. La carditis luética, frecuente en el pasado, ha disminuido gracias al uso generalizado de penicilina.

- **Enfermedad coronaria en África**

  La ateroesclerosis es la causa más frecuente de enfermedad coronaria en el mundo occidental pero infrecuente en el trópico. En estos entornos, la anemia crónica (ocasionada por parásitos intestinales o cardiopatía de alto flujo por déficit de vitamina B1) puede conducir a una isquemia coronaria en un paciente joven. Asimismo, la enfermedad por células falciformes, muy frecuente en la raza negra, puede provocar una obstrucción de las arterias coronarias y debutar en forma de infarto agudo de miocardio. Por último, la aortitis sifilítica lleva a la obstrucción del ostium coronario e isquemia secundaria.

- **Enfermedad endomiocárdica**

Se trata de una forma de miocardiopatía restrictiva. Su distribución geográfica típica es en el África ecuatorial. Cursa con un engrosamiento fibrótico endocárdico a nivel subvalvular con la consiguiente restricción en el llenado ventricular. Hay descritos dos tipos de enfermedad endomiocárdica: la fibrosis endomiocárdica (FE) o enfermedad de Davies (propia de países tropicales) y el síndrome hipereosinófilo o enfermedad de Löefler (propia de climas templados).

La FE se da en países de África tropical y subtropical, siendo Uganda y Nigeria los que cuentan con una mayor prevalencia de la enfermedad. Se produce un cuadro de hipereosinofilia inicial con miocarditis aguda que evoluciona hacia fibrosis del endocardio con afectación valvular. La FE es responsable del 10-20 % de las muertes por enfermedad cardíaca en África ecuatorial. La clínica es derivada de la IC (disnea, edemas, aumento de la presión venosa yugular). El tratamiento es sintomático (diuréticos, inhibidores de la enzima conversora de angiotensina, digitálicos). En casos avanzados se plantea la resección quirúrgica del tejido fibrótico o la sustitución valvular.

El síndrome hiperesosinófilo cursa con eosinofilia persistente (> 1500 eosinófilos/mm^3 durante > 6 meses) después de descartar otras causas frecuentes (parásitos). El perfil típico es el de un hombre de 40 años que vive en un país de clima templado. Además del corazón, otros órganos pueden verse afectados (médula ósea, cerebro, pulmón). En el corazón se aprecia un engrosamiento desde el ápex hasta regiones subvalvulares. El tratamiento consiste en corticoides durante la fase aguda de miocarditis y citotóxicos (hidroxiurea). En los casos avanzados se utilizará tratamiento sintomático y resección quirúrgica.

- **Miocardiopatía dilatada**

Es una causa frecuente de IC en África y su etiología es multifactorial. Se ha involucrado su asociación a *Toxoplasma gondii* y a *Coxsackievirus B*, aunque las causas más frecuentes son el consumo crónico de alcohol y el déficit grave de tiamina.

Existe un tipo de miocardiopatía dilatada, especialmente frecuente en África, que es la miocardiopatía periparto. Ocurre en mujeres al final de la gestación o el puerperio (aparición de IC en el último mes de embarazo o en los 5 meses postparto), en el que hay ausencia de una enfermedad cardíaca demostrable previa y que lleva a una disfunción sistólica del ventrículo izquierdo diagnosticada por ecocardiografía (14). Es más frecuente en mujeres multíparas y/o partos gemelares. Se han postulado diversas hipótesis sobre su etiología (ambiental, vírica, dietas ricas en sal durante la gestación) pero su causa sigue siendo idiopática.

- **Tripanosomiasis americana (Enfermedad de Chagas)**

Se trata de una enfermedad endémica en zonas rurales y pobres de Centro y Sudámerica producida por el parásito *Trypanosoma cruzi* y transmitida a través de vector (insectos triatominos). La cardiopatía chagásica y la clínica sistémica que ocasiona son tratadas más extensamente en otro capítulo de este libro.

- **Beriberi**

La enfermedad del beriberi (del cingalés *beri* «no puedo») está ocasionada por el déficit vitamínico de tiamina (vitamina B1), asociado a deficiencias nutricionales y abuso de alcohol. Es endémica en aquellas regiones altamente dependientes del consumo de arroz cuando se generalizó el descascarillado mecánico (arroz blanco), principalmente en países de Asia y el lejano Oriente. La enfermedad cursa con afectación neurológica o beriberi «seco» (polineuropatía) y cardiológica o beriberi «húmedo» (signos y síntomas de IC), junto con un cuadro de desnutrición grave. Existe una forma especialmente agresiva denominado *shoshin* beriberi que evoluciona de forma fulminante con hipotensión arterial, acidosis láctica y alto gasto cardíaco (shock cardiogénico) y cuyo tratamiento reside en la administración urgente de tiamina parenteral. En los países asiáticos es más prevalente la forma no-alcohólica, mientras que en países occidentales se asocia al consumo crónico de alcohol.

- **Enfermedad de Keshan**

Se trata de una enfermedad ocasionada por el déficit de selenio, oligoelemento presente en los cereales y el pescado. Es frecuente en zonas rurales de China y cursa con una forma de miocardiopatía dilatada que se presenta con arritmias ventriculares e IC (15).

- **Conclusiones**

La ECV tiene un alto impacto en el mundo. Los países de bajos recursos son ampliamente afectados por la misma, tanto en sus patologías tradicionales y endémicas desde hace décadas (fiebre reumática, enfermedad de Chagas, tuberculosis) como de aquéllas que se han ido incorporando en los últimos años como consecuencia de la globalización. La World Heart Federation (WHF) tiene como objetivo reducir en un 25 % la mortalidad prematura por ECV en el mundo antes del año 2025, gracias al adecuado control de patologías como la hipertensión arterial, la reducción en el consumo de sal, la adherencia a las terapias farmacológicas y las campañas para la reducción del consumo de tabaco y alcohol (16). Su conocimiento y difusión, tanto por parte de los clínicos que trabajan en países desarrollados como de aquéllos que desempeñan su labor en países de bajos recursos, es esencial para su adecuado control y tratamiento.

Tabla 1. Principales patologías cardiológicas en el mundo.

África	**América**
Insuficiencia cardíaca	Tripanosomiasis
Enfermedad coronaria	americana
Enfermedad endomiocárdica	
Miocardiopatía dilatada	**Distribución mundial**
Miocardiopatía periparto	Fiebre reumática
	Difteria
Asia	Pericarditis tuberculosa
Beri-beri	VIH
Enfermedad de Keshan	Cor pulmonale
Arteritis de Takayasu	Carditis luética

Tabla 2. Criterios de Duckes-Jones para el diagnóstico de fiebre reumática aguda.

Mayores	**Menores**
Poliartritis	Fiebre
Eritema marginado	Artralgias
Nódulos subcutáneos	FR previa / carditis reumática previa
Carditis	VSG o PCR elevadas
Corea minor	Intervalo PR prolongado

Evidencia de enfermedad estreptocócica previa
Títulos de ASLO u otros anticuerpos frente a estreptococo
Cultivo del exudado faríngeo positivo para S. tipo A
Escarlatina reciente

Bibliografía

1. https://www.who.int/news-room/fact-sheets/detail/cardiovascular-diseases-(cvds)

2. Wyber R, Zühlke L, Carapetis J. The case for global investment in rheumatic heart-disease control. Bull World Health Organ. 2014;92(10):768-770.

3. Watkins DA, Johnson CO, Colquhoun SM, Karthikeyan G, Beaton A, Bukhman G, et al. Global, Regional, and National Burden of Rheumatic Heart Disease, 1990-2015. N Engl J Med. 2017 Aug 24;377(8):713-722. doi: 10.1056/NEJMoa1603693. PMID: 28834488., et al. Global, Regional, and National Burden of Rheumatic Heart Disease, 1990-2015. N Engl J Med. 2017;377(8):713-722.

4. Reményi B, Wilson N, Steer A, Ferreira B, Kado J, Kumar K, et al. World Heart Federation criteria for echocardiographic diagnosis of rheumatic heart disease--an evidence-based guideline. Nat Rev Cardiol. 2012;9(5):297-309.

5. Arguedas A, Mohs E. Prevention of rheumatic fever in Costa Rica. J Pediatr. 1992;121(4):569-572.

6. Muhamed B, Mutithu D, Aremu O, Zühlke L, Sliwa K. Rheumatic fever and rheumatic heart disease: Facts and research progress in Africa. Int J Cardiol. 2019;295:48-55.

7. Kingué S, Ba SA, Balde D, Diarra MB, Anzouan-Kacou JB, Anisubia B, et al; Working Group on Tropical Cardiology of the Société française de cardiologie. The VALVAFRIC study: A registry of rheumatic heart disease in Western and Central Africa. Arch Cardiovasc Dis. 2016 May;109(5):321-9. doi: 10.1016/j.acvd.2015.12.004. Epub 2016 Mar 14. PMID: 26988837., et al. The VALVAFRIC study: A registry of rheumatic heart disease in Western and Central Africa. Arch Cardiovasc Dis. 2016;109(5):321-329.

8. Zhang W, Okello E, Nyakoojo W, Lwabi P, Mondo CK. Proportion of patients in the Uganda rheumatic heart disease registry with advanced disease requiring urgent surgical interventions. Afr Health Sci. 2015;15(4):1182-1188.

9. Cherian G. Diagnosis of tuberculous aetiology in pericardial effusions. Postgrad Med J. 2004;80(943):262-266.

10. Burgess LJ, Reuter H, Carstens ME, Taljaard JJ, Doubell AF. The use of adenosine deaminase and interferon-gamma as diagnostic tools for tuberculous pericarditis. Chest. 2002;122(3):900-905.

11. Hakim JG, Ternouth I, Mushangi E, Siziya S, Robertson V, Malin A. Double blind randomised placebo controlled trial of adjunctive prednisolone in the treatment of effusive tuberculous pericarditis in HIV seropositive patients. Heart. 2000;84(2):183-188.

12. Salinas-Botrán A, de Górgolas-Hernández-Mora M, Fernandez-Guerrero ML, Fortés-Alen J. Pericarditis tuberculosa: una entidad infrecuente de una enfermedad frecuente. Enferm Infecc Microbiol Clin. 2009; 27(5):301-302.

13. Glezeva N, Gallagher J, Ledwidge M, O'Donoghue J, McDonald K, Chipolombwe J, et al. Heart failure in sub-Saharan Africa: review of the aetiology of heart failure and the role of point-of-care biomarker diagnostics. Trop Med Int Health. 2015; 20: 581-588.

14. González I, Armada E, Díaz J, García de Vinuesaa P, Molla MG, García AG, et al. Guías de práctica clínica de la Sociedad Española de Cardiología en la gestante con cardiopatía. Rev Esp Cardiol 2000; 53: 1474-1495.

15. Chen J. An original discovery: selenium deficiency and Keshan disease (an endemic heart disease). Asia Pac J Clin Nutr. 2012;21: 320-326.

16. http://www.championadvocates.org/es/

Preguntas de autoevaluación

Caso clínico 1:

Una mujer de 27 años, gestante de 25 semanas, es traída al servicio de urgencias en situación de distrés respiratorio. La noche previa había sufrido un episodio de tos con expulsión de restos de sangre. Refiere que a las 6:00 AM se despertó bruscamente con disnea intensa y dolor en la cara anterior del tórax. Nota los movimientos del feto y no tiene contracciones uterinas.

1. Con estos datos, ¿cuál sería su diagnóstico/s de sospecha inicial?
   a. Neumonía adquirida en la comunidad.
   b. Crisis de asma bronquial.
   c. Embolismo pulmonar.
   d. Edema agudo de pulmón.
   e. ¡Infarto agudo de miocardio.

La paciente no refiere antecedentes médicos de interés. Hasta ahora no ha sufrido complicaciones en el embarazo y toma el suplemento vitamínico recomendado. No fuma, no consume alcohol ni otras drogas ilegales. Nacida en Brasil, reside en España desde hace 5 años. A su llegada a Urgencias presenta distrés respiratorio agudo, con tos continua y uso de la musculatura accesoria.

Exploración física:

Temperatura 37,4°C. Frecuencia cardíaca 144 latidos por minuto. Tensión arterial 142/80 mmHg. Frecuencia respiratoria 30 respiraciones por minuto. Saturación de O2 respirando aire ambiente 76 %.

Cabeza y cuello: Presión venosa yugular aumentada hasta el ángulo mandibular.

Tórax: Crepitantes bilaterales. Taquicardia, sin soplos, y desdoblamiento del segundo tono. Abdomen: normal. Extremidades: normales.

Frecuencia cardíaca fetal: 130-140 latidos por minuto. Cérvix cerrado.

Rx tórax portátil: infiltrados pulmonares algodonosos bilaterales.

Electrocardiograma: ritmo sinusal, 130 latidos por minuto, sin alteraciones de la repolarización.

2. A la vista de estos datos, ¿cuál sería su diagnóstico/s de presunción?
    a. Enfermedad de Chagas.
    b. Enfermedad cardíaca reumática.
    c. Miocardiopatía periparto.
    d. Taponamiento cardíaco.
    e. Embolia de líquido amniótico.

Pruebas complementarias:
*   Gasometría arterial (O2 50 %): Ph 7.20; PCO2 35; PO2 46.
*   Hemograma: Leucocitos 34 000; Hcto 34,5 %; Plaq 364 000.
*   Bioquímica: TnI 0,01; Lactato 3,2.

La paciente ingresa en UCI donde se procede a realizar intubación orotraqueal urgente. Se administran furosemida, metilprednisolona, vancomicina y cefatzidima parenterales.

Se realiza una ecocardiografía a pie de cama con hallazgos de una estenosis mitral con engrosamiento cordal y movimiento valvular restringido. Presión gradiente VM 20 mmHg. Dilatación severa de aurícula izquierda. PSP 95 mmHg. FEVI preservada.

Se administra metoprolol intravenoso con adecuado control de la frecuencia cardíaca.

La paciente presenta mejoría clínica permitiendo la extubación al 4º día de ingreso en UCI. Los cultivos microbiológicos fueron negativos.

3. ¿Qué cree que pasó después?
    a. Se fue de alta y se programó cesárea a las 39 semanas.
    b. Se indujo el parto y se programó una cirugía de reconstrucción valvular durante el ingreso.
    c. Se intervino de urgencia con recambio valvular protésico.
    d. Se recomendó una dosis de penicilina IM y después cada 4 semanas de manera indefinida.
    e. Se sometió a valvuloplastia mitral con balón durante el embarazo.

Conclusiones del caso 1:

- El embarazo puede desenmascarar enfermedades previas.
- El país de origen es clave para el diagnóstico en muchos casos.
- Otras situaciones que disminuyen el volumen diastólico e incrementan el volumen en la aurícula izquierda (AI) pueden precipitar una estenosis mitral reumática (fiebre, anemia, tirotoxicosis).
- La estenosis mitral conduce a un aumento de la presión en AI, congestión pulmonar y disnea y hemoptisis secundaria.
- Los diuréticos y betabloqueantes son claves en el manejo, disminuyendo la frecuencia cardíaca para aumentar el llenado ventricular y disminuir la presión en la AI.
- La valvuloplastia con balón es el procedimiento ideal en la gestante. Si no es posible, la comisurotomía o el recambio valvular mitral son otras opciones terapéuticas.

Caso clínico 2

Un hombre de 50 años acude al servicio de Urgencias durante el invierno refiriendo dolor pleurítico izquierdo, tos seca y palpitaciones. Asociado a este cuadro refiere también fiebre, escalofríos, anorexia y pérdida de 4 kg de peso en las últimas 4 semanas. Niega sufrir disnea, hemoptisis o clínica gastrointestinal o urinaria. Niega contacto con personas enfermas. El paciente ha nacido en Sudáfrica y ha residido durante 10 años en Londres. Vive en España desde hace 2 años. Es capitán de barco y ha realizado múltiples viajes a distintos países de África y el sudeste asiático. Fuma un paquete de cigarrillos y es consumidor de 6 unidades de alcohol al día. Niega consumo de otras drogas ilegales o toma de medicación habitual.

Exploración física: Temperatura 39°C. Tensión arterial 118/77 mmHg. Frecuencia cardíaca 160 latidos por minuto. Saturación de O_2 93 % respirando aire ambiente.

Cabeza y cuello: Orofaringe normal. No se palpan adenopatías. Presión venosa yugular a 2 cm del ángulo esternal sin variaciones inspiratorias.

Tórax: Taquicardia sin soplos ni roces. Murmullo vesicular conservado bilateral

Abdomen y extremidades: normales.

Pruebas complementarias:

- Análisis: Hb 12,6 g/dl; leucocitos 7750 (fórmula normal); plaquetas 548 000; Na+129 mEq/l; K+ 5,2 mEq/l; FA 142; ALT 101; AST 41; Bilirrubina total 2,4 mg/dl; LDH 271 Dímero D 1780.
- TAC torácico: Derrame pericárdico severo. Derrame pleural leve bilateral. Nódulo pulmonar periférico en hemitórax izquierdo.
- Electrocardiograma: ritmo sinusal, 110 latidos por minuto, sin alteraciones de la repolarización.

1. A la vista de estos hallazgos, ¿cuál sería su diagnóstico/s de sospecha?
   a. Carcinoma de pulmón.
   b. Linfoma de cavidades.
   c. Lupus eritematoso.
   d. Pericarditis fúngica.
   e. Tuberculosis.

El paciente ingresa en situación de aislamiento aéreo en una habitación con presión negativa. Una baciloscopia en esputo ofreció un resultado negativo. Un ecocardiograma transtorácico a pie de cama mostró una FEVI del 35 % y un derrame pericárdico moderado heterogéneo sin datos de taponamiento cardíaco. Se procedió a la realización de una biopsia pericárdica que mostró una pericarditis fibrinosa con proliferación mesotelial atípica. La búsqueda de bacilos ácido-alcohol resistentes en la muestra fue negativa y el resultado de ADA fue de 50 U/L. El paciente permaneció ingresado siendo tratado con oxigenoterapia mediante gafas nasales, analgesia parenteral y antitusígeno vía oral. La serología frente a VIH fue negativa, así como la intradermorreacción de Mantoux (0 mm). Una determinación de anticuerpos antinucleares, factor reumatoide y una serología para los virus de la hepatitis B y C fueron negativas.

2. ¿Cuál de los siguientes procedimientos diagnósticos realizaría a continuación?
   a. Pericardiectomía.
   b. RMN cardíaca.
   c. QuantiFERON©
   d. Fibrobroncoscopia.
   e. Ninguna de las anteriores.

Con estos hallazgos y tras una reunión multidisciplinar en la que participaron internistas, reumatólogos, cardiólogos, cirujanos torácicos y radiólogos se determinó que el paciente padecía una pericarditis aguda idiopática. Se inició tratamiento con antiinflamatorios no esteroideos y colchicina con mejoría clínica, por lo que el paciente se fue de alta. 4 semanas después el paciente acude a una revisión en consulta. Había ganado peso y sus síntomas se habían resuelto. El cultivo frente a micobacterias en esputo y en líquido pericárdico fueron negativos.

Sin embargo, 2 meses más tarde el paciente acude nuevamente a urgencias refiriendo disnea, hiporexia y astenia. No refiere fiebre, dolor torácico o edemas. Se realizó un ecocardiograma transtorácico que mostró un engrosamiento pericárdico (17 mm) y signos de pericarditis constrictiva. Se decidió realizar una pericardiectomía. La tinción para hongos y bacilos ácido-alcohol resistentes fueron negativas en la muestra.

3. A la vista de estos resultados, ¿qué actitud tomaría?
   a. Nada (el paciente ya no tiene pericardio).
   b. Iniciar terapia con corticoides vía oral a dosis de1 mg/kg/día.
   c. PET-TC (el paciente tiene un tumor oculto).
   d. Iniciar tuberculostáticos.
   e. Biopsiar el nódulo pulmonar.

Dos semanas más tarde el laboratorio de microbiología informa del crecimiento de *Mycobacterium tuberculosis* en tejido pericárdico. La PCR de *M. tuberculosis* ofreció un resultado positivo. Se inició tratamiento con cuatro fármacos (isoniazida, rifampicina, pirazinamida, etambutol) y vitamina B6, junto con corticoterapia oral (prednisona 60 mg diarios). Nueve meses más tarde el paciente se encontraba asintomático y pudo retomar su trabajo.

Conclusiones caso 2:
- La anamnesis sobre viajes y exposición laboral es esencial.
- La pericarditis en zona endémica, o procedente de ella debe hacer pensar en tuberculosis.
- La baciloscopia y el cultivo pericárdico tienen una sensibilidad variable (10 - 64 %).

- La prueba de Mantoux e IGRA son útiles para diagnosticar una infección tuberculosa (NO para descartar enfermedad tuberculosa).
- En áreas endémicas, la tuberculosis pericárdica es la causa más frecuente de pericarditis constrictiva (30 - 60 % de los casos).
- El tratamiento no disminuye el riesgo de constricción, pero sí de muerte.

Respuestas correctas

Caso 1

1. d
2. b
3. e

Caso 2

1. e
2. b
3. d

2.3.2. Tripanosomiasis americana: Enfermedad de Chagas

Profesor: Dr. José A. Pérez Molina
Centro de Referencia de Enfermedades Tropicales Importadas. Servicio de Enfermedades Infecciosas.
Hospital Universitario Ramón y Cajal. IRYCIS
CIBER de Enfermedades Infecciosas. Instituto de Salud Carlos III

Ideas clave

1. La enfermedad de Chagas es una enfermedad endémica de América que, merced a la migración, puede encontrarse en cualquier parte del mundo.
2. El diagnóstico es sencillo y muy sensible. Es básico sospechar su presencia, especialmente en mujeres en edad fértil para evitar la transmisión maternofetal.
3. Las manifestaciones crónicas, principalmente las cardíacas y digestivas, causan una carga muy importante de morbimortalidad.
4. El tratamiento de la fase aguda, de las reactivaciones y las infecciones congénitas es muy eficaz mientras que en la fase crónica la eficacia es mucho más dudosa.
5. A pesar de que se conoce desde hace más de 100 años y que afecta a casi seis millones de personas en el mundo, continúa siendo una infección tropical desatendida.

Aunque la enfermedad de Chagas se describió hace más de 100 años [1], actualmente continúa siendo una de las entidades consideradas como enfermedad desatendida por la Organización Mundial de la Salud [2]. En las regiones donde es endémica, todavía constituye un problema social y de salud pública y, merced a las migraciones, se ha extendido a otras regiones del mundo lo que la ha convertido en un problema sanitario global [3].

Epidemiología

La distribución geográfica de esta parasitosis se extiende desde el sur de Estados Unidos hasta el norte de Argentina y Chile, siendo endémica en 21 países latinoamericanos. Tradicionalmente ha afectado zonas rurales, pero, merced a los movimientos migratorios, la transmisión materno-fetal y las donaciones de sangre, se ha asentado en los grandes núcleos urbanos [4, 5]. Los países con mayor prevalencia de enfermedad de Chagas son Bolivia, Argentina, Paraguay, Ecuador, El Salvador y Guatemala. Las campañas de control vectorial y el cribado obligatorio de las donaciones de sangre en los años 90 han conseguido disminuir la prevalencia en los países endémicos de Latinoamérica hasta los 5.7 millones de casos (desde los 18 M de 1980-85) con una incidencia de 38 000 nuevos casos (previamente 700 000) y 12 000 muertes (desde >45 000) [4]. Con el auge de las migraciones la enfermedad de Chagas se ha extendido por el mundo, principalmente por Estados Unidos (238 000 casos estimados) [6] y Europa (123 000 casos estimados) (7) aunque también hay un número significativo de personas infectadas en otros países como Japón, Australia o Nueva Zelanda [8]. Si nos centramos en la prevalencia de la enfermedad en migrantes de áreas endémicas residentes en regiones no endémicas, las cifras más elevadas se observan en los bolivianos (18 %), paraguayos (5,5 %) y otras personas procedentes de Centroamérica [9].

Transmisión de *Trypanosoma cruzi*

Trypanosoma cruzi adopta dos formas en los seres humanos. El tripomastigote, con un flagelo que se extiende a lo largo del borde exterior de una membrana ondulante, no se divide en la sangre, pero disemina la infección por todo el cuerpo (Figura 1). El amastigote no tiene flagelo y se multiplica en varios tipos de células, prefiriendo las de origen mesenquimal. En las zonas endémicas *T. cruzi* se transmite por varias especies de tres géneros de insectos triatominos chupadores de sangre, también conocidos como chinches besuconas (*Triatoma, Panstrongylus* y *Rhodnius*) [2]. Cuando el vector pica defeca simultáneamente y es en las heces donde se encuentran los tripomastigotes metacíclicos (forma infectante), que acceden al ser humano a través de soluciones de continuidad de la piel (como la propia picadura al rascarse o tocársela) o a mucosas (como las conjuntivas, cuando pican en la cara). Tras una fase de replicación en la puerta de entrada la parasitosis se disemina por la sangre afectando a diversos órganos. En el interior de las células se transforman en amastigotes (formas sin flagelo), que cuando se activan, se replican por fisión binaria accediendo de nuevo al torrente sanguíneo para infectar otras células y transmitirse al vector hematófago. Una vez ingeridos por el vector, los tripomastigotes se transforman en epimastigotes que se dividen en el intestino antes de transformarse en tripomastigotes metacíclicos [4].

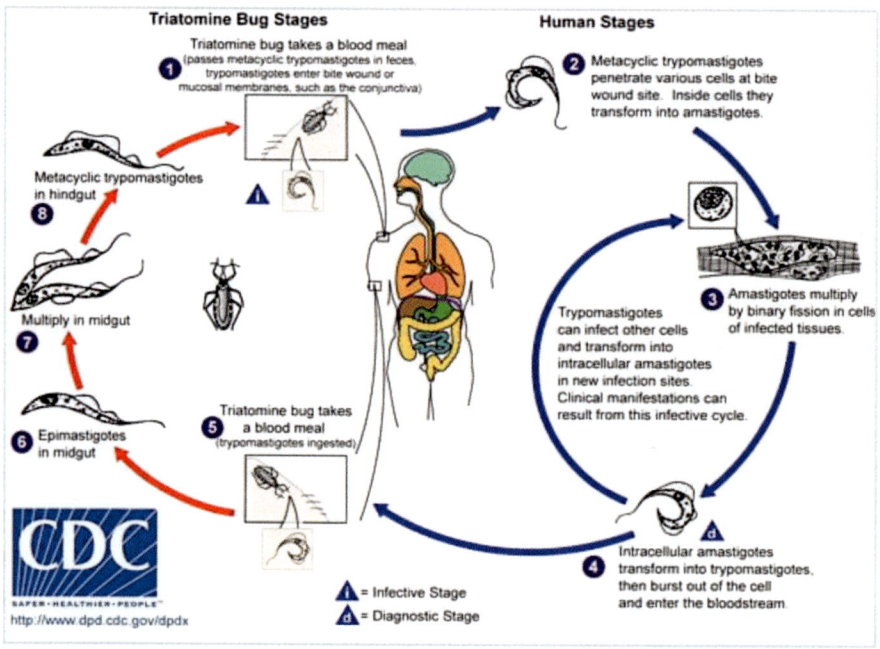

Figura 1. *Ciclo biológico de Trypanosoma cruzi. Centers for Disease Control and Prevention.*

Además de la transmisión vectorial, *T. cruzi* puede transmitirse por vía materno-fetal (4,7 % de los embarazos) [10], por transfusión de sangre o derivados sanguíneos (10-25 % por unidad de sangre infectada) [11], por trasplante de órgano sólido o de médula ósea [12], por la ingesta de zumos o alimentos contaminados [13] y por accidentes de laboratorio [14].

Manifestaciones clínicas

En la infección por *T. cruzi* se pueden distinguir claramente dos situaciones: la infección aguda y la crónica. La fase aguda puede producirse a cualquier edad, aunque generalmente se da durante los primeros años de vida y es asintomática en la mayoría de los casos. Los síntomas de la fase aguda incluyen fiebre, inflamación en el lugar de inoculación (chancro de inoculación), edema palpebral unilateral (signo de Romaña; cuando la conjuntiva es la puerta de entrada), linfadenopatía y hepatoesplenomegalia. Esta fase dura entre 4 y 8 semanas, disminuyendo sustancialmente la parasitemia a partir de los 90 días [4, 5]. En menos del 1-5 % de los pacientes la infección es grave caracterizándose por la presencia de meningoencefalitis, pericarditis o miocarditis y una mortalidad no superior al 0,5 %. En los casos de transmisión por vía oral, las manifestaciones clínicas suelen ser más graves y la mortalidad mayor [15]. En los casos de reactivaciones en inmunodeprimidos, la clínica predominante es la presencia de fiebre que puede acompañarse de afectación del SNC o cardíaca, así como rechazo del injerto [16, 17]. En las personas con VIH se comporta como una infección oportunista del inmunodeprimido grave con preferencia por la afectación del SNC en forma de chagomas.

Una vez resuelta la infección aguda, y si el paciente no recibe tratamiento parasiticida, prácticamente todos los pacientes quedan infectados de forma crónica. La mayoría no presentarán síntomas de la enfermedad el resto de su vida (denominada fase indeterminada), pero en torno al 30-40 %, desarrollarán afectación visceral principalmente cardíaca y digestiva a los 10-30 años de la infección. Los resultados de estudios recientes han mostrado una tasa de progresión de afectación cardíaca alrededor del 1,4-5,0 % por año [18, 19].

La afectación cardíaca es más frecuente y grave, se produce en el 14-45 % de los pacientes con infección crónica y lesiona principalmente el miocardio y el sistema de conducción [20-22]. Las alteraciones más comunes son el hemibloqueo anterior izquierdo, el bloqueo completo de rama derecha, las alteraciones del nodo sinusal, bloqueos auriculoventriculares de alto grado, extrasístoles y taquicardia ventricular. En el miocardio se observan inicialmente alteraciones segmentarias de la contractilidad ventricular y más tardíamente cardiopatía dilatada con insuficiencia cardíaca congestiva, aneurismas apicales (normalmente del ventrículo izquierdo) y émbolos debidos a la formación de trombos intracardíacos [23]. La muerte súbita es la principal causa de muerte en los pacientes con cardiopatía chagásica, seguida de la insuficiencia cardíaca refractaria y los tromboembolismos.

La afectación gastrointestinal es menos común (10-21 %) y es más frecuente en el Cono Sur de Sudamérica [19, 21, 22, 24]. Las manifestaciones van desde trastornos asintomáticos de la motilidad hasta la acalasia y el megaesófago. Los síntomas incluyen disfagia, odinofagia, reflujo esofágico, pérdida de peso, broncoaspiración, tos y regurgitación. Los pacientes con megaesófago tienen mayor incidencia de cáncer de esófago. El megacolon se caracteriza por un estreñimiento persistente que puede provocar fecalomas, vólvulo e isquemia intestinal. El sigmoide y el recto están dilatados en casi todos los casos de megacolon, mientras que la dilatación de los segmentos colónicos más proximales es rara. No se ha encontrado un mayor riesgo de cáncer colorrectal en pacientes con megacolon. La afectación del intestino delgado y de las vías biliares es muy rara. La afectación cardíaca y gastrointestinal rara vez se presentan juntas (5-20 %) [25]. Otras manifestaciones clínicas son la aparición de neuropatía e ictus embólico.

Diagnóstico

Diagnóstico de la infección

Para el diagnóstico microbiológico de la enfermedad de Chagas disponemos de métodos directos (dirigidos a la detección del parásito o sus ácidos nucleicos), mucho más útiles en la fase aguda; y métodos indirectos (dirigidos a la detección de la respuesta inmune del huésped), mucho más útiles en la fase crónica.

El diagnóstico de la enfermedad aguda, congénita y de las reactivaciones en inmunodeprimidos se realiza mediante la visualización microscópica directa de los tripomastigotes en la sangre y, ocasionalmente, en otros fluidos corporales como el líquido cefalorraquídeo [2][26]. Los parásitos pueden detectarse mediante un simple examen de sangre en fresco, o en un frotis o gota gruesa teñidos con Giemsa. Los métodos de concentración como el microhematocrito y el método de Strout aumentan mucho la sensibilidad. En la infección congénita, el diagnóstico también puede basarse en resultados serológicos positivos más allá de los 8 meses. El uso de técnicas de PCR ha mejorado la sensibilidad de los métodos parasitológicos en las infecciones congénitas y en pacientes inmunodeprimidos, donde los métodos cuantitativos se han mostrado útiles en la predicción de las reactivaciones [27, 28].

En la fase crónica de la enfermedad la parasitemia es baja e intermitente, lo que hace que los métodos de diagnóstico directos parasitológicos y basados en la PCR no sean fiables. Por lo tanto, el diagnóstico de la infección crónica se basa en las pruebas serológicas mediante la detección de anticuerpos IgG contra *T. cruzi* [2] [26]. Las pruebas más comunes son la inmunofluorescencia indirecta, la hemaglutinación indirecta, el ELISA y los enzimoinmunoanálisis de luminiscencia (CLIA o MCLIA). Dado que no se dispone de ninguna prueba de referencia estándar, el diagnóstico debe basarse en la presencia de IgG frente a varios antígenos de *T. cruzi* en dos pruebas serológicas distintas [2]. Cuando se dan resultados serológicos discordantes (hasta un 3 %), el uso del *inmunoblotting* o el *western blot* puede ser de utilidad [29]. Dada la elevada sensibilidad de las técnicas de ELISA actuales una única prueba sería suficiente para el cribado, de manera que un resultado negativo no habría que confirmarlo.

Tabla 1. Rendimiento comparado de las pruebas diagnósticas para T. cruzi.

Fase de la infección	Métodos parasitológicos directos	PCR	Serología
Infección aguda	+++	+++	Necesita varias semanas para positivizarse
Infección congénita	++	+++	>8 meses de edad
Reactivación	+++ (histología)	+	No útil
Infección crónica	No útil	+/-	+++
Monitorización en trasplantados	+++ (reactivación)	+++/++ (reactivación/infección crónica)	+++ (para diagnóstico en receptor/ donante)

Diagnóstico de la enfermedad visceral

En los pacientes con enfermedad de Chagas debe evaluarse el grado de afectación visceral. Se realizará un ECG basal incluso en pacientes asintomáticos (Figura 2). También se recomienda una valoración mediante ecográfica cardiaca, especialmente en pacientes con alteraciones del ECG, hombres mayores de 30 años y mujeres mayores de 45 años [30]. En pacientes sintomáticos habrá que valorar la indicación de monitorización mediante holter y otras pruebas como ergometría y resonancia magnética cardíaca [4, 5].

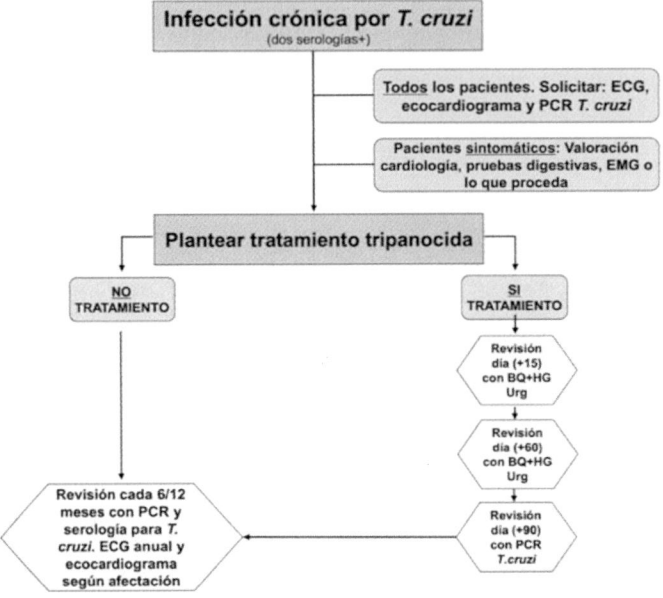

Figura 2 Algoritmo de valoración de un paciente con sospecha de infección por T. cruzi.

En general, las personas con afectación digestiva presentan síntomas, por lo que no suele ser necesario la realización de estudios baritados o enema opaco en sujetos asintomáticos. No obstante, el megacolon y el megarrecto pueden aparecer en cerca del 20 % de los pacientes asintomáticos, por lo que el enema opaco podría considerarse en el cribado. La manometría esofágica debe realizarse en los pacientes que refieren síntomas relacionados, incluso en presencia de un esofagograma normal [4, 5].

Cribado de la enfermedad de Chagas

El cribado de la enfermedad de Chagas tiene un grado de recomendación fuerte en los siguientes casos [31]:

- Mujeres embarazadas o en edad fértil procedentes de área endémica, así como en las hijas de mujeres originarias de esas áreas.
- En donantes de sangre u órganos procedentes de área endémica.

También se recomienda, aunque con menos fuerza, en personas inmunodeprimidas, o que van a inmunodeprimirse, originarios de área endémica (o descendientes de mujeres de esas áreas). En adultos asintomáticos, se recomienda tomar la decisión de cribar o no después de haber discutido con el paciente los beneficios y riesgos del cribado y el tratamiento [31].

Tratamiento parasiticida de la enfermedad de Chagas

Actualmente sólo hay dos fármacos comercializados para el tratamiento de la enfermedad de Chagas. Ambos llevan más de 50 años en el mercado y su perfil de eficacia/seguridad dista de ser ideal [32]:

- Benznidazol: se administra en dosis de 5-10 mg/kg/día en niños, y de 5 mg/kg/día en adultos, por vía oral dividido en dos o tres dosis, preferiblemente después de las comidas y durante 60 días. En neonatos se usan dosis de 10 mg/kg mientras que en los casos de meningoencefalitis se recomiendan hasta 25 mg/kg. En adultos en la fase crónica de la enfermedad un régimen de sólo 30 días parece ser también eficaz.

- Nifurtimox: se administra en dosis de 15 mg/kg/día en niños, y de 8-10 mg/kg/día en adultos, por vía oral dividido en dos o tres dosis, preferiblemente después de las comidas y durante 60 días.

En general se prefiere el uso de benznidazol, ya que parece algo más eficaz y es mejor tolerado.

El tratamiento parasiticida está indicado en las infecciones agudas y congénitas, en las reactivaciones y en aquellas infecciones adquiridas como consecuencia de un trasplante o recepción de sangre o productos sanguíneos contaminados [26] [32]. En la fase crónica la indicación está más debatida, aunque se recomienda tratar a todos los pacientes hasta los 19 años (infección crónica precoz). A partir de esa edad la recomendación es menos firme ya que los beneficios no están tan claros, y hay que establecer un balance entre una eficacia reducida y la frecuencia de aparición de efectos adversos [26, 32]. El tratamiento sería siempre recomendable en mujeres en edad fértil (se reduce la transmisión maternofetal), se podría recomendar en sujetos sin afectación visceral, mientras que en personas que ya presentan afectación visceral significativa el tratamiento no parece ser efectivo para detener la progresión de la enfermedad [33, 34]. En pacientes de edad avanzada tampoco está clara la utilidad de la terapia tripanocida. No se debe administrar en mujeres embarazadas y hay que hacerlo con precaución si coexiste insuficiencia renal o hepática [32].

La tolerabilidad de benznidazol es mala y el 44,1 % de los pacientes tienen reacciones adversas (IC 95 % 37,2-51,2 %), que obligan a interrumpir el tratamiento en un 11,4 % (IC 95 % 8,5-14,5 %) de los casos [35]. En los niños, la proporción de efectos adversos (24,4 vs 51,6 %) e interrupciones del tratamiento (3,8 vs 14,2 %) es significativamente menor. La toxicidad suele aparecer entre los 10-12 días de iniciado el tratamiento; la gran mayoría de las reacciones son reversibles y < 1 % son graves. Las más comunes son las reacciones de hipersensibilidad cutánea y las más graves la neuropatía periférica y la neutropenia. Para los casos más leves se pueden usar antihistamínicos y en los más graves añadir corticoides, aunque estos últimos no han demostrado claramente su utilidad [34].

La tolerabilidad de nifurtimox es peor con una frecuencia de efectos adversos que va del 43 % al 97,5 % y una proporción de interrupción del tratamiento del 14,5 % al 75 %. La mayoría suelen aparecer en las dos primeras semanas y hasta el 7,4 % son graves. Los más comunes son las alteraciones gastrointestinales, la anorexia, cefalea y neuropatía [36, 37].

Seguimiento

Los pacientes, una vez tratados, deben ser seguidos para determinar su curación [2, 4]. Como la parasitemia es un método muy poco sensible, se utiliza la negativización de la serología (dos pruebas diferentes) que puede necesitar de 10 a 20 años en los casos de infección crónica tardía:

- Infección congénita: se negativiza en >90 % si los niños se tratan antes del primer año.
- Infección aguda: 70-80 %.
- Infección crónica precoz: 60 % a los tres-cuatro años (puede ser tan alta como 94 %).
- Infección crónica tardía: 5-20 % a largo plazo.

Por esta razón, es necesario un seguimiento a largo plazo que permita determinar si se produce la seroconversión, y además que no haya progresión de la afectación visceral. Para ello se realiza serología y PCR de *T. cruzi* una o dos veces al año, un ECG y un ecocardiograma anuales si el previo era patológico o cada 2-3 años si era normal. Se indicarán otras pruebas complementarias dependiendo del grado de afectación visceral o sintomatología clínica.

En los pacientes que no se hayan tratado, pero estén en seguimiento, el esquema es el mismo salvo que se puede eliminar la determinación de PCR de *T. cruzi* ya que no se ha relacionado con un incremento del riesgo de afectación visceral u otro desenlace negativo. Se mantendría la serología al estar descritas curaciones espontáneas.

Prevención

La prevención al viajar a áreas endémicas pasa por no exponerse al vector: evitar dormir a la intemperie en áreas o alojamientos infestados de triatominos. Pueden utilizarse mosquiteras impregnadas de insecticidas. También se recomienda evitar la ingesta de zumos (de caña o açai principalmente) no controlados y potencialmente contaminados. La sangre, los productos sanguíneos y los órganos para trasplante deben testarse cuando provengan de personas potencialmente infectadas [38].

Bibliografía

1. Chagas C. Nova tripanozomiaze humana: estudos sobre a morfolojia e o ciclo evolutivo do Schizotrypanumcruzi

2. n. gen., n. sp., ajenteetiolojico de nova entidademorbida do homem. MemInst Oswaldo Cruz1909;1:159–218.

3. World Health Organization. Control of Chagas disease: second report of the WHO expert Committee. WHO TechReports 2002.

4. Schmunis GA, Schmunis GA, Yadon ZE. Chagas disease: a Latin American health problem becoming a world health problem. Acta Trop2010;115:14–21.

5. Pérez-Molina JA, Molina I. Chagas disease. Lancet 2018;391:82–94.

6. Bern C. Chagas' Disease. N Engl J Med 2015;373:456–66.

7. Manne-Goehler J, Umeh CA, Montgomery SP, Wirtz VJ. Estimating the Burden of Chagas Disease in the United States. PLoSNeglTropDis 2016;10:e0005033-7.

8. Basile L, Jansa JM, Carlier Y, Salamanca DD, Angheben A, Bartoloni A, et al. Chagas disease in European countries: the challenge of a surveillance system. Euro Surveill 2011;16:1–10.

9. Lidani KCF, Andrade FA, Bavia L, Damasceno FS, Beltrame MH, Messias-Reason IJ, et al. Chagas disease: From discovery to a worldwide health problem. J Phys Oceanogr 2019;49:1–13.

10. Requena-Mendez A, Aldasoro E, de Lazzari E, Sicuri E, Brown M, Moore DAJ, et al. Prevalence of Chagas Disease in Latin-American Migrants Living in Europe: A Systematic Review and Meta-analysis. PLoSNegl Trop Dis 2015;9:e0003540-15.

11. Howard EJ, Xiong X, Carlier Y, Sosa-Estani S, Buekens P. Frequency of the congenital transmission of Trypanosoma cruzi: a systematic review and meta-analysis. BJOG AnInt J ObstetGynaecol2013;121:22–33.

12. Bern C, Montgomery SP, Katz L, Caglioti S, Stramer SL. Chagas disease and the US blood supply. CurrOpin Infect Dis 2008;21:476–82.

13. Chin-Hong P V, Schwartz BS, Bern C, Montgomery SP, Kontak S, Kubak B, et al. Screening and Treatment of Chagas Disease in Organ Transplant Recipients in the United States: Recommendations from the Chagas in Transplant Working Group. Am J Transplant 2011;11:672–80.

14. Alarcón de Noya B, Díaz Bello Z, Colmenares C, Ruiz Guevara R, Mauriello L, Zavala Jaspe R, et al. Large Urban Outbreak of Orally Acquired Acute Chagas Disease at a School in Caracas, Venezuela. J Infect Dis 2010;201:1308– 15.

15. Herwaldt BL. Laboratory-Acquired Parasitic Infections from Accidental Exposures. Clin Microbiol Rev 2001;14:659–88.

16. Shikanai-Yasuda MA, Carvalho NB. Oral Transmission of Chagas Disease. Clin Infect Dis 2012;54:845–52.

17. Pérez-Molina JA. Management of trypanosoma cruzi coinfection in HIV-positive individuals outside endemic areas. CurrOpinInfectDis2014;27:9–15.

18. Bern C. Chagas disease in the immunosuppressed host. CurrOpinInfectDis2012;25:450–7.

19. Sabino EC, Ribeiro AL, Salemi VMC, Di Lorenzo Oliveira C, Antunes AP, Menezes MM, et al. Ten-year incidence of Chagas cardiomyopathy among asymptomatic Trypanosoma cruzi-seropositive former blood donors. Circulation 2013;127:1105–15.

20. Machado-de-Assis GF, Diniz GA, Montoya RA, Dias JCP, Coura JR, Machado-Coelho GLL, et al. A serological, parasitological and clinical evaluation of untreated Chagas disease patients and those treated with benznidazole before and thirteen years after intervention. Memorias Inst Oswaldo Cruz 2013;108:873–80.

21. Viotti R, Vigliano C, Lococo B, Bertocchi G, Petti M, Alvarez MGMG, et al. Long-TermCardiacOutcomesof

22. Treating Chronic Chagas Disease with Benznidazole versus No Treatment: A Nonrandomized Trial. AnnIntern

23. Med2006;144:724–34.

24. Pérez-Ayala A, Pérez-Molina JA, Norman FF, Navarro M, Monge-Maillo B, Díaz-Menéndez M, et al. Chagas disease in Latin American migrants: a Spanish challenge. Clin Microbiol Infect 2011;17:1108–13.

25. Salvador F, Treviño B, Sulleiro E, Pou D, Sanchez-Montalva A, Cabezos J, et al. Trypanosoma cruzi infection in a non-endemic country: epidemiological and clinical profile. Clin Microbiol Infect 2014;20:706–12.

26. Rassi A, Little WC. Chagas' heart disease. Clin Cardiol2000;23:883–9.

27. Pérez-Ayala A, Pérez-Molina JA, Norman FF, Monge-Maillo B, Faro M V, López-Vélez R, et al. Gastro-intestinal Chagas disease in migrants to Spain: prevalence and methods for early diagnosis. Ann Trop Med Parasitol2011;105:25–9.

28. de Oliveira RB, Troncon LE, Dantas RO, Menghelli UG. Gastrointestinal manifestations of Chagas' disease. Am J Gastroenterol1998;93:884–9.

29. Organización Panamericana de la Salud. Guía para el diagnóstico y el tratamiento de la enfermedad de Chagas. Washington, D.C.: OPS; 2018.

30. Bern C, Verastegui M, Gilman RH, LaFuente C, Galdos-Cardenas G, Calderon M, et al. CongenitalTrypanosomacruzitransmission in Santa Cruz, Bolivia. Clin InfectDis2009;49:1667–74.

31. Pinazo M-J, Miranda B, Rodríguez-Villar C, Altclas J, Serra MB, García-Otero EC, et al. Recommendations for management of Chagas disease in organ and hematopoietic tissue transplantation programs in nonendemic areas. Transplant Rev 2011;25:91–101.

32. Riera C, Verges M, Iniesta L, Fisa R, Gallego M, Tebar S, et al. Identification of a Western Blot Pattern for the Specific Diagnosis of Trypanosoma cruzi Infection in Human Sera. Am J Trop Med Hyg2012;86:412–6.

33. Sánchez-Montalvá A, Salvador F, Rodríguez-Palomares J, Sulleiro E, Sao Avilés A, Roure S, et al. Chagas Cardiomyopathy: Usefulness of EKG and Echocardiogram in a Non-Endemic Country. PLoS One 2016;11:e0157597-13.

34. Velasco M, Gimeno-Feliú LA, Molina I, Salas-Coronas J, Solà I, Monge-Maillo B, et al. Screening for Trypanosoma cruzi infection in immigrants and refugees: Systematic review and recommendations from the Spanish Society of Infectious Diseases and Clinical Microbiology. Eurosurveillance 2020;25: 1-13.

35. Pérez-Molina JA, Crespillo-Andújar C, Bosch-Nicolau P, Molina I. Trypanocidaltreatmentof Chagas disease. EnfermInfeccMicrobiol Clin 2020;81:e89–92.

36. Crespillo-Andújar C, Comeche B, Hamer DH, et al. Use of benznidazole to treat chronic Chagas disease: An updated systematic review with a meta-analysis. PLoSNeglTropDis 2022; 16: e0010386.

37. Morillo CA, Marin-Neto JA, Avezum A, Sosa-Estani S, Rassi A, Rosas F, et al. Randomized Trial of Benznidazole for Chronic Chagas' Cardiomyopathy. N Engl J Med 2015;373:1295–306.

38. Crespillo-Andújar C, Venanzi-Rullo E, Lopez-Velez R, Monge-Maillo B, Norman FF, López-Polín A, et al. Safety Profile of Benznidazole in the Treatment of Chronic Chagas Disease: Experience of a Referral Centre and Systematic Literature Review with Meta-Analysis. Drug Saf2018;41:1035–48.

39. Jackson Y, Alirol E, Getaz L, Wolff H, Combescure C, Chappuis F. Tolerance and Safety of Nifurtimox in Patients with Chronic Chagas Disease. Clin InfectDis 2010;51:e69–75.

40. Crespillo-Andújar C, Chamorro-Tojeiro S, Norman F, Monge-Maillo B, López-Vélez R, Pérez-Molina JA. Toxicity of nifurtimox as second-line treatment after benznidazole intolerance in patients with chronic Chagas disease: when available options fail. Clin MicrobiolInfect2018;24:1344.e1-1344.e4.

41. Len O. Consensus Document of the Grupo de Estudio de la Infección en el Trasplante (GESITRA) ofthe Sociedad Española de Enfermedades Infecciosas y Microbiología Clínica (SEIMC) and the Organización Nacional de Trasplantes (ONT) on the Selection Criteria of. 2019.

Preguntas de autoevaluación

1. La enfermedad de Chagas se transmite (señalar la falsa):
    a. Por vía maternofetal.
    b. Directamente por la picadura del insecto vector.
    c. Por trasplante de órganos.
    d. Por transfusión de sangre.
    e. Por la ingestión de zumos contaminados.

2. Con respecto al tratamiento de la enfermedad de Chagas (señalar la falsa):
    a. Los dos fármacos disponibles son el benznidazol y el nifurtimox.
    b. Es eficaz en las infecciones neonatales.
    c. Previene la transmisión maternofetal de *T. cruzi*.
    d. Está indicado en la infección crónica precoz.
    e. La tasa de abandono del tratamiento es inferior al 5 %.

3. Para el diagnóstico de la enfermedad de Chagas crónica es necesario (señalar la verdadera)
    a. Una prueba serológica positiva (ELISA de última generación).
    b. Dos pruebas serológicas positivas (de técnica o antígenos diferentes).
    c. Una prueba serológica y una alta sospecha diagnóstica.
    d. Dos PCRs negativas en sangre separadas por un mes descartan la enfermedad.
    e. Dos pruebas serológicas positivas, pero con PCR negativa descartan la infección.

Respuestas correctas:

1. b
2. e
3. b

2.4. Respiratorio

2.4.1. Neumonía y derrame pleural

Autora: Irene Carrillo Acosta

Médico adjunto Medicina Interna-División Infecciosas

Hospital Universitario Fundación Jiménez Díaz

Ideas clave:

1. Neumonía es la infección del parénquima pulmonar como consecuencia de la llegada de microorganismos a la vía aérea.
2. La clínica más común consiste en fiebre, tos y dificultad para respirar.
3. El agente etiológico más común es el *Streptococcus pneumoniae,* aunque lo más común es no obtener ningún aislamiento microbiológico.
4. El acúmulo de líquido en el espacio pleural se denomina derrame pleural y mediante su extracción a través de una toracocentesis podremos analizarlo.
5. Según los criterios tradicionales de Light podremos clasificar el líquido pleural en exudado o trasudado y así definir sus posibles causas.

Neumonía

Se denomina **neumonía** a la infección del parénquima pulmonar que aparece como consecuencia de la llegada de microorganismos a la vía aérea distal. Es una de las enfermedades más comúnmente diagnosticadas en todo el mundo con una incidencia anual de entre el 5 y el 11 % de la población adulta. Debido al amplio espectro de características clínicas asociadas, la neumonía adquirida en la comunidad (NAC) se encuentra dentro del diagnóstico diferencial de la mayoría de las enfermedades respiratorias agudas.

En pacientes con un cuadro clínico compatible, la demostración de un infiltrado en la imagen de la radiografía de tórax suele ser suficiente para establecer un diagnóstico y comenzar con un tratamiento empírico. Dicho esto, es importante permanecer atento a la posibilidad de un diagnóstico alternativo a medida que evoluciona el curso de la enfermedad en el paciente.

Clásicamente, la NAC se caracteriza por fiebre de inicio agudo, tos (con o sin producción de esputo) y dificultad para respirar (1, 2). En algunos casos, también se asocia dolor torácico de tipo pleurítico. Los síntomas menos comunes incluyen molestias gastrointestinales, pérdida de apetito y cambios en el estado mental. En pacientes de edad avanzada o inmunodeprimidos, los síntomas de presentación son, a veces, sutiles (3, 4). En el examen físico puede haber taquicardia, taquipnea, hipoxemia o aumento del trabajo respiratorio. Además, se pueden escuchar crepitantes (estertores) y roncus en la auscultación pulmonar, junto con otros signos de consolidación (p. ej., frémito táctil, egofonía, matidez a la percusión). A medida que avanza la infección, el cuadro clínico puede evolucionar hacia la sepsis y/o dificultad respiratoria.

En un 60 % de las NAC no se identifica agente etiológico. Los microorganismos más frecuentes son: *Streptococcus pneumoniae*, *Haemophilus influenzae* y patógenos atípicos (es decir, *Mycoplasma pneumoniae*, *Legionella pneumophila* y *Chlamydia pneumoniae*).

Los hallazgos radiográficos más comunes de la NAC incluyen consolidaciones lobares, infiltrados intersticiales y/o cavitaciones. Aunque ciertas características radiológicas sugieren causas específicas de neumonía (p. ej., las consolidaciones lobares sugieren infección por patógenos bacterianos típicos), la imagen por sí sola no puede descartar de manera certera otras etiologías. En casos en los que la presentación clínica es atípica o la evolución es desfavorable, la TAC puede ayudar a confirmar o excluir el diagnóstico de neumonía (5). Es importante reseñar que la radiografía de tórax se mantiene alterada varias semanas después del tratamiento, debiendo repetirse un control pasadas las 6-8 semanas para observar una mejoría radiológica.

Otros procedimientos menos rentables que se pueden llevar a cabo son el cultivo de esputo, serologías para *Chlamydia pneumoniae* y *Mycoplasma pneumoniae* o antígenos en orina de *L. pneumophila* y *S. pneumoniae* (6, 7).

Es necesario establecer una valoración pronóstica con las escalas Fine (*Pneumonia Severity Index*) o CURB65, para determinar la gravedad del paciente y valorar el ingreso hospitalario.

El tratamiento se va a decidir según la etiología más probable, el perfil de resistencias, la forma de administración y su duración. Los regímenes empíricos están diseñados actualmente para cubrir las causas bacterianas más comunes de NAC (7-9):

1. Neumonía leve (Grupos I y II según escala Fine): tratamiento domiciliario durante 7-10 días.
   - Moxifloxacino v.o. (400 mg/24 h) o levofloxacino v.o. (500 mg/12 h)

     o

   - Amoxicilina v.o. (1 g/8h) + azitromicina v.o. (500 mg/24 h) durante 5 días

2. Neumonía moderada (Grupo III según escala Fine): Observación. Tratamiento secuencial según evolución clínica durante 7-10 días.
   - Moxifloxacino vo (400 mg/24 h) o levofloxacino vo o iv (500 mg/12 h)

     o

   - Ceftriaxona i.v. (2 g/24 h) o amoxicilina-clavulanico i.v. (1 g/8 h) + azitromicina v.o. o i.v. (500 mg/24 h 7 días)
   - 3. Neumonía grave (Grupos IV y V según escala Fine): Requiere hospitalización. Tratamiento 7-10 días.
   - Levofloxacino i.v. (500 mg/12 h)

     o

   - Ceftriaxona i.v. (2 g/24h) o amoxicilina-clavulánico i.v. (1 g/8 h) + azitromicina i.v. (500 mg/24 h durante 7 días)

Derrame pleural

El derrame pleural consiste en la acumulación de líquido adicional en el espacio virtual existente entre los pulmones y la pared torácica, denominado espacio pleural. La determinación de la causa de un derrame pleural se facilita en gran medida mediante el análisis del líquido pleural extraído por toracocentesis (10).

Las pruebas que se realizan de forma sistemática en el líquido pleural incluyen recuento de células, pH, proteínas, LDH y glucosa.

Otras pruebas adicionales como amilasa, colesterol, triglicéridos, péptido natriurético cerebral N-terminal (NT-proBNP), creatinina, adenosina desaminasa, tinción de Gram y bacilo ácidorresistente, cultivo y citología, se pueden llevar a cabo en el análisis de dicho líquido y apoyarían el diagnóstico.

De acuerdo con los criterios tradicionales de Light, el líquido pleural se puede clasificar en exudado o trasudado. El líquido se define como exudado si al menos uno de los siguientes tres criterios está presente (11, 12):

- Proporción de proteínas en líquido pleural/proteínas en suero superior a 0,5.
- Proporción de LDH en líquido pleural/LDH en suero superior a 0,6.
- LDH del líquido pleural superior a dos tercios de los límites superiores de la LDH sérica normal del laboratorio.

El derrame pleural trasudativo es causado por líquido que se filtra hacia el espacio pleural. Esto se debe a una presión hidrostática elevada en los vasos sanguíneos o al descenso de la presión oncótica por un contenido bajo de proteínas en la sangre. La causa más común es la insuficiencia cardíaca.

El derrame de tipo exudado es causado por el bloqueo de vasos sanguíneos o vasos linfáticos, o bien por inflamación, infección, lesión del pulmón y tumores.

En la siguiente tabla se especifican las posibles causas de derrame pleural. El tratamiento del derrame pleural dependerá de la causa que lo haya generado (12-17).

Causas de derrame pleural trasudativo	Causas de derrame pleural exudativo
Atelectasia	Neumonía bacteriana o viral (influenza, COVID-19)
Fuga de líquido cefalorraquídeo al espacio pleural secundaria a cirugía o traumatismo de la columna torácica y derivaciones ventriculopleurales	Tuberculosis pleural
Insuficiencia cardiaca	Parásitos
Hidrotórax por insuficiencia hepática	Enfermedad fúngica
Hipoalbuminemia	Actinomices, Nocardia
Iatrogenia	Absceso hepático, esplénico o subfrénico
Síndrome nefrótico	Iatrogenia o traumática
Diálisis peritoneal	Pancreatitis, hepatitis o colecistitis
Urinotórax por uropatía obstructiva o traumática	Rotura esofágica espontánea
Quilotórax	Maligno (carcinoma, mesotelioma, linfoma, leucemia, síndrome de Meigs)

Pericarditis constrictiva	Quilotórax (linfangioleiomiomatosis)
Maligno, por lo general es exudativo, pero del 3 al 10 % es trasudativo	Lupus, AR, enfermedad mixta tejido conectivo
Tromboembolismo pulmonar	Granulomatosis eosinofílica (Churg-Strauss)
Obstrucción vena cava superior	Granulomatosis con poliangitis (Wegener)
COVID-19	Fiebre mediterránea familiar
	Síndrome de hiperestimulación ovárica

Bibliografía

1. Marrie TJ. Community-acquired pneumonia. Clin Infect Dis [Internet]. 1994 Apr [cited 2022 Jul 22];18(4):501–13; quiz 514–5. Available from: http://www.ncbi.nlm.nih.gov/pubmed/8038304

2. Metlay JP, Fine MJ. Testing strategies in the initial management of patients with community-acquired pneumonia. Ann Intern Med [Internet]. 2003 Jan 21 [cited 2022 Jul 22];138(2):109–18. Available from: http://annals.org/article.aspx?doi=10.7326/0003-4819-138-2-200301210-00012

3. Waterer GW, Kessler LA, Wunderink RG. Delayed administration of antibiotics and atypical presentation in community-acquired pneumonia. Chest [Internet]. 2006 Jul [cited 2022 Jul 22];130(1):11–5. Available from: http://www.ncbi.nlm.nih.gov/pubmed/16840376

4. Takada T, Yamamoto Y, Terada K, Ohta M, Mikami W, Yokota H, et al. Diagnostic utility of appetite loss in addition to existing prediction models for community-acquired pneumonia in the elderly: a prospective diagnostic study in acute care hospitals in Japan. BMJ Open [Internet]. 2017 Nov 8 [cited 2022 Jul 22];7(11):e019155. Available from: http://www.ncbi.nlm.nih.gov/pubmed/29122806

5. Claessens Y-E, Debray M-P, Tubach F, Brun A-L, Rammaert B, Hausfater P, et al. Early Chest Computed Tomography Scan to Assist Diagnosis and Guide Treatment Decision for Suspected Community-acquired Pneumonia. Am J Respir Crit Care Med [Internet]. 2015 Oct 15 [cited 2022 Jul 22];192(8):974–82. Available from: http://www.ncbi.nlm.nih.gov/pubmed/26168322

6.   Bartlett JG. Diagnostic tests for agents of community-acquired pneumonia. Clin Infect Dis [Internet]. 2011 May 1 [cited 2022 Jul 22];52 Suppl 4(suppl_4):S296-304. Available from: http://academic.oup.com/cid/article/52/suppl_4/S296/422606/Diagnostic-Tests-for-Agents-of-CommunityAcquired

7.   Metlay JP, Waterer GW, Long AC, Anzueto A, Brozek J, Crothers K, et al. Diagnosis and Treatment of Adults with Community-acquired Pneumonia. An Official Clinical Practice Guideline of the American Thoracic Society and Infectious Diseases Society of America. Am J Respir Crit Care Med [Internet]. 2019 [cited 2022 Jul 22];200(7):e45–67. Available from: http://www.ncbi.nlm.nih.gov/pubmed/31573350

8.   Malcolm C, Marrie TJ. Antibiotic therapy for ambulatory patients with community-acquired pneumonia in an emergency department setting. Arch Intern Med [Internet]. 2003 Apr 14 [cited 2022 Jul 22];163(7):797–802. Available from: http://www.ncbi.nlm.nih.gov/pubmed/12695270

9.   Pakhale S, Mulpuru S, Verheij TJM, Kochen MM, Rohde GGU, Bjerre LM. Antibiotics for community-acquired pneumonia in adult outpatients. Cochrane database Syst Rev [Internet]. 2014 Oct 9 [cited 2022 Jul 22];2014(10):CD002109. Available from: http://www.ncbi.nlm.nih.gov/pubmed/25300166

10.   Mercer RM, Corcoran JP, Porcel JM, Rahman NM, Psallidas I. Interpreting pleural fluid results . Clin Med [Internet]. 2019 [cited 2022 Jul 22];19(3):213–7. Available from: http://www.ncbi.nlm.nih.gov/pubmed/31092513

11.   Gonlugur U, Gonlugur TE. The distinction between transudates and exudates. J Biomed Sci [Internet]. 2005 Dec [cited 2022 Jul 22];12(6):985–90. Available from: http://www.ncbi.nlm.nih.gov/pubmed/16228298

12.   Light RW, Macgregor MI, Luchsinger PC, Ball WC. Pleural effusions: the diagnostic separation of transudates and exudates. Ann Intern Med [Internet]. 1972 Oct [cited 2022 Jul 22];77(4):507–13. Available from: http://www.ncbi.nlm.nih.gov/pubmed/4642731

13.   Collins TR, Sahn SA. Thoracocentesis. Clinical value, complications, technical problems, and patient experience. Chest [Internet]. 1987 Jun [cited 2022 Jul 22];91(6):817–22. Available from: http://www.ncbi.nlm.nih.gov/pubmed/3581930

14. Sahn SA, Huggins JT, San Jose E, Alvarez-Dobano JM, Valdes L. The Art of Pleural Fluid Analysis. Clin Pulm Med [Internet]. 2013 Mar [cited 2022 Jul 22];20(2):77–96. Available from: https://journals.lww.com/00045413-201303000-00005

15. Bouros D, Pneumatikos I, Tzouvelekis A. Pleural involvement in systemic autoimmune disorders. Respiration [Internet]. 2008 [cited 2022 Jul 22];75(4):361–71. Available from: http://www.ncbi.nlm.nih.gov/pubmed/18477860

16. Funauchi M, Ikoma S, Yu H, Sugiyama M, Ohno M, Kinoshita K, et al. A case of progressive systemic sclerosis complicated by massive pleural effusion with elevated CA125. Lupus [Internet]. 2000 [cited 2022 Jul 22];9(5):382–5. Available from: http://www.ncbi.nlm.nih.gov/pubmed/10878733

17. Yao X, Abd Hamid M, Sundaralingam A, Evans A, Karthikappallil R, Dong T, et al. Clinical perspective and practices on pleural effusions in chronic systemic inflammatory diseases. Breathe (Sheffield, England) [Internet]. 2020 Dec [cited 2022 Jul 22];16(4):200203. Available from: http://www.ncbi.nlm.nih.gov/pubmed/33447289

Preguntas de autoevaluación

1. ¿Cuál es el agente etiológico más frecuente en la neumonía adquirida en la comunidad?

    a. *Staphylococcus aureus.*

    b. *Chlamydophila pneumoniae.*

    c. *Pseudomona auriginosa.*

    d. *Streptococcus pneumoniae.*

    e. *Mycoplasma pneumoniae.*

2. ¿Qué diagnóstico es más probable en un paciente que presenta tos, fiebre y disnea y en la radiografía de tórax se constata la presencia de una consolidación?

    a. Infarto pulmonar.

    b. Tromboembolismo pulmonar.

    c. Neumonía típica.

    d. Neumotórax.

    e. Derrame pericárdico.

3. Un paciente de 27 años, sin antecedentes de interés, acude a Urgencias por fiebre, tos con expectoración y cefalea; en la exploración se auscultan crepitantes en la base derecha. El diagnóstico sindrómico apoya que se trata de una neumonía adquirida en la comunidad. ¿Cuál sería la actitud más recomendada a continuación?

    a. Iniciar tratamiento antibiótico empírico.

    b. Realizar una radiografía de tórax.

    c. Solicitar un cultivo de esputo para aislar el microorganismo.

    d. a y b son correctas.

    e. Ninguna es correcta.

4. ¿Qué dos escalas pronósticas recomendaría hacer en un paciente que acude a Urgencias con diagnóstico de una neumonía adquirida en la comunidad?

    a. Fine y Lawton.

    b. Fine y CURB-65.

    c. CURB-65 y Barthel.

    d. SOFA y CURB-65.

    e. Lawton y CURB-65.

5. De acuerdo con los criterios tradicionales de Light, ¿qué parámetro nos indicaría un derrame pleural exudativo?

    a. Proporción de proteínas en líquido pleural/proteínas en suero superior a 0,5.

    b. Proporción de LDH en líquido pleural/LDH en suero inferior a 0,6.

    c. LDH del líquido pleural inferior a dos tercios de los límites superiores de la LDH sérica normal del laboratorio.

    d. b y c.

    e. Ninguna de las anteriores.

6. ¿Qué parámetros debemos analizar en primer lugar en un líquido pleural obtenido mediante toracocentesis?

    a. Colesterol, plaquetas, pH, proteínas y glucosa.

    b. Recuento de células, pH, proteínas, LDH y glucosa.

    c. Proteínas, creatinina, hemoglobina, plaquetas.

    d. ADA, proteínas, citología, BNP, urea.

    e. Ninguna de las anteriores.

Respuestas correctas

1. d
2. c
3. d
4. b
5. a
6. b

2.4.2. Virus respiratorios emergentes

Autora: Irene Carrillo Acosta

División de Enfermedades Infecciosas

Hospital Universitario Fundación Jiménez Díaz

Ideas clave:

1. Las enfermedades por virus respiratorios emergentes han adquirido un carácter epidémico de mayor gravedad y extensión a regiones en las que antes no existían.

2. Los coronavirus forman una extensa familia de virus conocidos por causar desde un resfriado común hasta manifestaciones clínicas más graves como el Síndrome respiratorio por el coronavirus de Oriente Medio (MERS -*Middle East Respiratory Syndrome*) y el Síndrome respiratorio agudo grave (SARS -*Severe Acute Respiratory Syndrome*).

3. La gripe de 1918 se manifestó de forma virulenta en España desde la primavera de dicho año, aunque su origen se hallaba en el medio-oeste de Estados Unidos.

Introducción

Las enfermedades infecciosas emergentes son aquéllas que aparecen por primera vez o que, habiendo existido previamente, aumentan su incidencia, virulencia, resistencia o distribución geográfica (1-3). Se denominan «reemergentes» a aquellas enfermedades con un considerable descenso en su incidencia, o incluso desaparecidas, que vuelven a emerger.

A pesar de las vacunaciones, la mejora en la higiene y seguridad alimentaria, y la disponibilidad de antimicrobianos, las enfermedades infecciosas siguen siendo una importante causa de morbimortalidad y nos han devuelto una sensación de vulnerabilidad. El impacto de estas enfermedades es mayor en los países menos desarrollados, pero en nuestro medio los viajes, el envejecimiento y los avances de los tratamientos médicos (oncológicos e inmunomoduladores) y quirúrgicos (transplantes y prótesis) han devuelto patógenos ya olvidados, han aumentado las resistencias a los antimicrobianos y han aparecido otros nuevos no sospechados (1).

Son muchas las infecciones emergentes del siglo XXI (Figura 1). En lo que va de milenio, 5 fueron las ocasiones en las que la OMS declaró la emergencia internacional epidemiológica: en 2009, con la gripe H1N1; en 2014, por el poliovirus y por el brote de virus Ébola (EBOV), que resurgió luego en 2019; y en 2016 por el virus del Zika (ZIKV). Más tarde, el 30 de enero de 2020, la OMS volvía a declarar una emergencia sanitaria de preocupación internacional tras el brote causado por el virus SARS CoV-2 (COVID-19) en China (4).

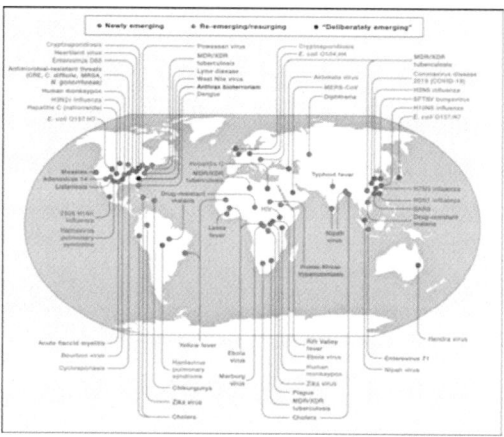

Figura 1: Enfermedades infecciosas emergentes recientes. El alcance global de las enfermedades infecciosas emergentes, reemergentes y «deliberadamente emergentes" desde 1981 hasta el presente (2020)(3).

SARS-CoV2

Epidemiología

Desde que se documentó el primer caso de neumonía atípica, en diciembre de 2019, ya se han confirmado 609 129 627 casos de infección por SARS COV-2 y más de 6 millones de muertes en todo el mundo. El origen de este brote estaría asociado con un mercado mayorista de pescados y mariscos de Huanan, en la ciudad de Wuhan (Hubei, China), donde, además, se vendían animales salvajes exóticos para consumo alimentario, algunos de ellos potenciales reservorios de los coronavirus (civetas, murciélagos, serpientes) (5).

Transmisión

La transmisión respiratoria directa de persona a persona es el principal medio de difusión del SARS CoV-2. El virus que se libera en las secreciones respiratorias cuando una persona infectada tose, estornuda o habla puede infectar a otra persona si se inhala o entra en contacto directo con las mucosas. La infección también puede ocurrir si las manos de una persona se contaminan con estas secreciones, o al tocar superficies infectadas, y luego se toca los ojos, la nariz o la boca, aunque no se cree que las superficies constituyan una ruta importante de transmisión. Los informes de brotes aislados de SARS-CoV-2 (p. ej., en un restaurante, en un autobús) han sugerido el potencial de transmisión aérea a larga distancia en espacios cerrados y mal ventilados.

Se cree que el período de incubación del COVID-19 es [dentro] de [los] 14 días posteriores a la exposición, aunque la mayoría de los casos ocurren aproximadamente de tres a cinco días después del contacto. Dicho esto, debemos tener en cuenta que el período de incubación también puede diferir según la variante viral.

Clínica

El espectro de cuadros clínicos asociados al COVID-19 es amplio, desde infecciones asintomáticas hasta insuficiencia respiratoria potencialmente mortal. La mayoría de las infecciones sintomáticas son leves. Los síntomas informados con mayor frecuencia son congestión nasal, estornudos, odinofagia, tos, mialgias, fiebre y cefalea. Otras características, como diarrea y anomalías del olfato o del gusto, también están descritas. La neumonía, con fiebre, tos, disnea e infiltrados en las imágenes de tórax, es la manifestación grave más frecuente de infección. La progresión de la disnea al Síndrome de Distrés Respiratorio Agudo (SDRA) puede ser rápida; por lo tanto, la aparición de disnea es generalmente una indicación de evaluación y tratamiento hospitalario. El SDRA se puede asociar con una respuesta inflamatoria exuberante, que se caracteriza por fiebre, hipoxia progresiva y/o hipotensión, y marcadores inflamatorios significativamente elevados. Otras complicaciones de la enfermedad grave incluyen eventos tromboembólicos, fracaso renal, y cardiaco (6, 7).

Tratamiento

Las estrategias de tratamiento continúan evolucionando y cambiando rápidamente. Es necesario inicialmente evaluar los factores de riesgo de progresión, la gravedad y las necesidades de oxigenoterapia. Actualmente las recomendaciones de tratamiento ambulatorio son para pacientes adultos sintomáticos que tienen COVID-19 leve-moderado con un mayor riesgo de progresión a enfermedad grave. El tratamiento indicado en estos casos sería nirmatrelvir-ritonavir, si bien hay otras opciones disponibles como bebtelovimab y remdesivir, dos fármacos que han demostrado reducir el riesgo de hospitalización asociada con COVID-19 (8, 9).

El brote del SARS CoV-2 nos recuerda lo acontecido en 2002 en la ciudad de Guangzhou (China) con el coronavirus asociado al síndrome agudo respiratorio grave (SARS-CoV), responsable de 8098 casos, que tuvo una tasa de mortalidad del 9,6%. Dicho brote se propagó rápidamente a 29 países, fundamentalmente en el ámbito hospitalario (5, 10). Más tarde en 2012, un nuevo coronavirus se identificó en Arabia Saudí y causó nuevamente un cuadro de neumonía atípica denominado síndrome respiratorio de Oriente Medio (MERS). A diferencia del SARS-CoV, el MERS-CoV no se propaga rápidamente, pero continúa emergiendo y reemergiendo de forma intermitente, produciendo casos esporádicos. Desde el primer paciente diagnosticado en 2012 hasta hoy, se han registrado 2465 infectados en 27 países, con una tasa de mortalidad del 34,4 %. La mayoría de los casos se registraron en Arabia Saudí (5, 11). El contagio se produce a través del contacto directo con camellos, dromedarios o derivados de ellos. Sin embargo, los murciélagos actuarían como el reservorio natural de este coronavirus, de manera similar que con el SARS-CoV.

En resumen, los coronavirus constituyen una amplia familia de virus conocidos por causar enfermedades leves, desde un resfriado común, hasta manifestaciones clínicas en forma de neumonía bilateral e insuficiencia respiratoria grave. Por primera vez en la historia de la humanidad, una enfermedad emergente como el SARS CoV2 ha llevado al confinamiento a todo el planeta, dando origen a lo que algunos denominan la era pandémica. Tres características lo han hecho posible: un virus completamente nuevo, muy eficiente en su transmisión y con una morbimortalidad muy elevada (3).

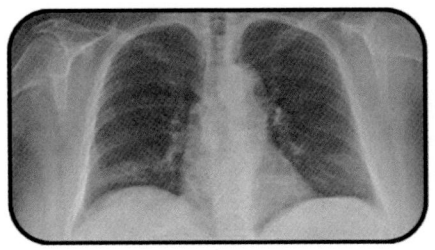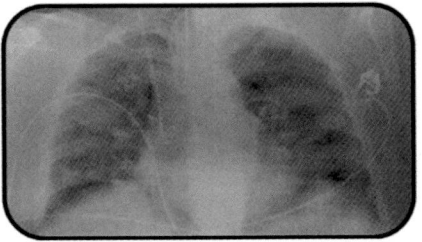

Figura 2: Radiografías de tórax de un paciente con infección por SARS CoV2 a su llegada a Urgencias (imagen de la izquierda) y 5 días más tarde (imagen de la derecha).

Gripe

Epidemiología.

Otro de los ejemplos más característicos de enfermedad emergente es la gripe. Hace casi un siglo, la pandemia de gripe causada por el virus de la influenza tipo A H1N1 condujo a la muerte a unos 40 millones de personas en todo el mundo, considerándose una de las pandemias más devastadoras de la historia con una tasa de letalidad de entre el 10 y el 20 % (12).

La denominación de «gripe española» era inadecuada porque, si bien la gripe se manifestó de forma virulenta en España desde la primavera de 1918, su origen se hallaba indudablemente en el Medio Oeste de Estados Unidos. España, país neutral durante la I Guerra Mundial, fue el primer país en declarar casos.

Transmisión

El virus influenza H1N1 se presenta en forma de brotes cada año, principalmente durante los meses de invierno y se transmite de persona a persona, principalmente a través del contacto con secreciones respiratorias u objetos contaminados (fómites). El período de incubación varía de uno a cuatro días. Los ancianos y niños tienen un mayor riesgo de hospitalización o infección por influenza grave o complicada.

Clínica.

Los síntomas clásicos de la infección incluyen el inicio repentino de fiebre, cefalea, mialgias y malestar general, acompañados de tos, odinofagia y rinitis. Sin embargo, las características clásicas pueden estar ausentes en los niños (14, 15).

Tratamiento

Oseltamivir es el agente antiviral preferido para el tratamiento del virus influenza. En general, dicho tratamiento se administra durante cinco días, pero en pacientes inmunodeprimidos con síntomas persistentes de enfermedad grave se puede ampliar a 10 días (13, 14).

Prevención

Gracias a los avances que hemos experimentado en el mundo de la ciencia y a los programas de salud para facilitar el acceso a la vacunación, el número de infecciones por gripe ha disminuido de forma abismal. Durante la temporada 2019-2020, la tasa acumulada de casos hospitalizados confirmados de gripe, independientemente de su gravedad, fue de 59,9 casos/100 000 habitantes (IC 95 %: 45,9-78,1), por lo que se estima que en ese período se produjeron en España 27 657 hospitalizaciones con gripe confirmada (datos obtenidos del Informe de Vigilancia de la Gripe en España. Centro Nacional de Epidemiología Instituto de Salud Carlos III). Esto deja claro el impacto sociosanitario que supone la vacunación a lo largo de los años, reduciendo la propagación de la enfermedad y evitando su progresión a formas graves.

En un estudio reciente de evaluación del riesgo pandémico de 50 virus nuevos, la familia con mayor riesgo fue la de los coronavirus, seguida de los bunyavirus, los filovirus y los paramixovirus. En cuanto a la especie, el de mayor riesgo fue el virus de Lassa, seguido del SARS-CoV2 y del virus Ébola. El reservorio animal con más peligro, el de los murciélagos (16).

Bibliografía

1. JE L. [Emerging infectious diseases: a medical reality]. An Sist Sanit Navar [Internet]. 2021;44(2):147–51. Available from: https://pubmed.ncbi.nlm.nih.gov/34427282/

2. Morens DM, Folkers GK, Fauci AS. The challenge of emerging and re-emerging infectious diseases. Nature [Internet]. 2004 Jul 8 [cited 2022 Sep 13];430(6996):242–9. Available from: http://www.nature.com/articles/nature02759

3. Morens DM, Fauci AS. Emerging Pandemic Diseases: How We Got to COVID-19. Cell [Internet]. 2020 [cited 2022 Sep 13];182(5):1077–92. Available from: http://www.ncbi.nlm.nih.gov/pubmed/32846157

4. Cuestas ML, Minassian ML. Virus emergentes y reemergentes: un nuevo reto para la salud mundial del milenio. Rev Argent Microbiol. 2020;52(1):1–3.

5. Hui DS, I Azhar E, Madani TA, Ntoumi F, Kock R, Dar O, et al. The continuing 2019-nCoV epidemic threat of novel coronaviruses to global health - The latest 2019 novel coronavirus outbreak in Wuhan, China. Int J Infect Dis [Internet]. 2020 [cited 2022 Sep 13];91:264–6. Available from: http://www.ncbi.nlm.nih.gov/pubmed/31953166

6. WHO. Home care for patients with suspected or confirmed COVID-19 and management of their contacts. World Heal Organ [Internet]. 2020;(August):1–9. Available from: https://www.who.int/publications-detail/home-care-for-patients-with-suspected-novel-coronavirus-(ncov)-infection-presenting-with-mild-symptoms-and-management-of-contacts

7. CDC - DPDx - American Trypanosomiasis [Internet]. [cited 2018 Jun 18]. Available from: https://www.cdc.gov/dpdx/trypanosomiasisAmerican/index.html

8. Arbel R, Wolff Sagy Y, Hoshen M, Battat E, Lavie G, Sergienko R, et al. Nirmatrelvir Use and Severe COVID-19 Outcomes during the Omicron Surge. N Engl J Med [Internet]. 2022 [cited 2022 Sep 14];387(9):790–8. Available from: http://www.ncbi.nlm.nih.gov/pubmed/36001529

9. Fact sheet for healthcare providers: emergency use authorization for bebtelovimab highlights of emergency use authorization (EUA) These highlights of the EUA do not include all the information needed to use BEBTELOVIMAB under the EUA. See the full fact sheet for healthcare pro-

viders for bebtelovimab. Bebtelovimab injection for intravenous use Original [Internet]. [cited 2022 Sep 14]. Available from: https://www.fda.gov/emergency-preparedness-and-

10. Paules CI, Marston HD, Fauci AS. Coronavirus Infections-More Than Just the Common Cold. JAMA [Internet]. 2020 [cited 2022 Sep 13];323(8):707–8. Available from: http://www.ncbi.nlm.nih.gov/pubmed/31971553

11. Bratanich A. [MERS-CoV, transmission and the role of new host species]. Rev Argent Microbiol [Internet]. 2015 [cited 2022 Sep 13];47(4):279–81. Available from: http://www.ncbi.nlm.nih.gov/pubmed/26652263

12. Duncan K, Gibson Library Connections. Hunting the 1918 flu : one scientist's search for a killer virus [Internet]. University of Toronto Press; 2010 [cited 2022 Sep 13]. 297 p. Available from: https://www.ncbi.nlm.nih.gov/pmc/articles/PMC196410/

13. Uyeki TM, Bernstein HH, Bradley JS, Englund JA, File TM, Fry AM, et al. Clinical Practice Guidelines by the Infectious Diseases Society of America: 2018 Update on Diagnosis, Treatment, Chemoprophylaxis, and Institutional Outbreak Management of Seasonal Influenzaa. Clin Infect Dis [Internet]. 2019 [cited 2022 Sep 14];68(6):e1–47. Available from: http://www.ncbi.nlm.nih.gov/pubmed/30566567

14. Uyeki TM. Influenza. Ann Intern Med [Internet]. 2021 Nov 9 [cited 2022 Sep 14];174(11):ITC161–76. Available from: https://www.acpjournals.org/doi/10.7326/AITC202111160

15. Influenza (Flu) | CDC [Internet]. [cited 2022 Sep 14]. Available from: https://www.cdc.gov/flu/index.htm

16. Grange ZL, Goldstein T, Johnson CK, Anthony S, Gilardi K, Daszak P, et al. Ranking the risk of animal-to-human spillover for newly discovered viruses. Proc Natl Acad Sci U S A [Internet]. 2021 [cited 2022 Sep 13];118(15). Available from: http://www.ncbi.nlm.nih.gov/pubmed/33822740

Preguntas de autoevaluación

1. ¿Qué significa el término «enfermedades emergentes»?
    a. Son enfermedades que afectan a un pequeño número de personas en términos absolutos o a una proporción reducida de la población.
    b. Son enfermedades desconocidas hasta el momento y con poca incidencia.
    c. Son enfermedades desconocidas o aquéllas que aparecen por primera vez con una notable progresión en su incidencia, virulencia, resistencia o distribución geográfica.
    d. Son aquellas enfermedades infecciosas que afectan de forma permanente, o en determinados períodos a una región.
    e. Ninguna de las anteriores.

2. ¿Cuál es el cuadro clínico más característico en un paciente con infección por SARS CoV-2?
    a. Tos, astenia, fiebre y mialgias.
    b. Anosmia, diarrea sanguinolenta y dolor torácico.
    c. Disnea, dolor pleurítico y tos con expectoración verdosa.
    d. Cefalea, bajo nivel de conciencia y alucinaciones.
    e. Ninguna de las anteriores.

3. ¿Qué virus fue el responsable de la gripe de 1918?
    a. Virus parainfluenza tipo A H1N1.
    b. Virus influenza tipo A H1N1.
    c. Virus influenza tipo A H5N1.
    d. Virus respiratorio sincitial.
    e. Rinovirus.

4. ¿Cuál es la forma de transmisión más frecuente en las infecciones por coronavirus?
    a. Contacto con las manos y otros objetos contaminados.
    b. Contacto directo con las secreciones respiratorias.
    c. Transmisión fecal-oral.
    d. Transmisión vertical.
    e. Ninguna de las anteriores.

5. ¿Dónde se notificó por primera vez el síndrome respiratorio de Oriente Medio (MERS)?
    a. España.
    b. EE.UU.
    c. China.
    d. India.
    e. Arabia Saudí.

6. ¿Qué fármacos han demostrado reducir el riesgo de hospitalización asociada al COVID-19?
    a. Nirmatrelvir-ritonavir.
    b. Hidroxicloroquina.
    c. Lopinavir/ritonavir.
    d. Bebtelovimab y remdesivir.
    e. La opción a y d son ciertas.

Respuestas correctas:

1. c
2. a
3. b
4. b
5. e
6. e

2.4.3. Absceso pulmonar; hongos y parásitos que afectan pulmón

Autor: Dr. Aws Waleed M. Al-Hayani

División de Enfermedades Infecciosas

Hospital Universitario Fundación Jiménez Díaz

Ideas clave

1. Los abscesos pulmonares suelen producirse como consecuencia de microaspiraciones de la flora mixta, anaerobia y aerobia, procedente de la orofaringe.

2. La sospecha diagnóstica se establecerá por criterios clínicos y radiológicos característicos en pacientes con factores de riesgo de aspiración.

3. Los dos principales diagnósticos diferenciales son tuberculosis y algunas micosis.

4. El cuadro generalmente se resuelve con antibioterapia prolongada (4-6 semanas).

5. Si al cabo de 1-2 semanas de tratamiento no existe mejoría, deberemos pensar en patógenos inusuales u otras etiologías no infecciosas (ej. enfermedades autoinmunes, neoplasias).

Introducción

El absceso de pulmón es un proceso infeccioso supurativo que forma parte del espectro de enfermedades pleuropulmonares entre las que se incluyen la neumonía por aspiración, la neumonía necrosante, el absceso pulmonar y el empiema. El principal factor de riesgo suele ser la aspiración, típicamente en pacientes con alcoholismo crónico, mala higiene bucodental, convulsiones, trastornos de la motilidad esofágica y disfunción bulbar y/o disfagia.

La imagen radiológica del absceso pulmonar es la de una cavitación única con nivel hidroaéreo, más frecuentemente localizada en zonas declives como el segmento apical del lóbulo inferior derecho y la parte lateral del segmento posterior del lóbulo superior derecho (Figura 1). Por el contrario, la neumonía necrosante se presenta como una condensación radiológica con áreas translúcidas correspondientes a zonas de necrosis y suelen causar abscesos pulmonares múltiples. Algunos autores consideran que se trata de la misma entidad, pero en distintos estadios evolutivos. Debe diferenciarse de la necrosis producida en un infarto pulmonar, una vasculitis (e.g., Wegener) o una neoplasia (carcinoma broncogénico pulmonar o metástasis).

El absceso pulmonar puede ser primario (60 %), o secundario cuando complica otro proceso; p. ej. obstrucción bronquial tumoral, émbolos vasculares por diseminación hematógena o diseminación por contigüidad. Según el tiempo de evolución se clasifican en agudos (<6 semanas) y crónicos (> 6 semanas).

El cuadro clínico inicial es indistinguible de una neumonía, con fiebre y escalofríos, tos, sudoración nocturna, disnea, pérdida de peso, astenia, dolor torácico, etc. Inicialmente, la tos no es productiva; sólo cuando se produce la fistulización hacia el bronquio, puede haber expectoración, ocasionalmente hemoptoica. El diagnóstico diferencial debe realizarse principalmente con la tuberculosis y algunas micosis, aunque en estas entidades, la cavitación rara vez muestra un nivel hidroaéreo. En pacientes mayores de 50 años, en ausencia de otra causa aparente, se debe descartar un carcinoma broncogénico de pulmón.

Microbiología

En más del 90 % de los casos se trata de infecciones polimicrobianas. Durante décadas las bacterias anaerobias han sido el tipo de bacteria predominante en el absceso pulmonar (ej. *Streptococcus* spp, anaerobio facultativo). Según algunas series de casos recientes, especialmente en el sudeste asiático, se ha documentado *Klebsiella* spp más frecuentemente como agente causal. En los niños, el *Staphylococcus aureus* es el agente etiológico más frecuente del absceso de pulmón. Otras posibles causas incluyen: *Mycobacterium* spp, *Aspergillus* spp, *Cryptococcus* spp, *Histoplasma capsulatum*, *Blastomyces dermatitidis*, *Coccidioides immitis*, *Entamoeba histolytica* y *Paragominus westermani*.

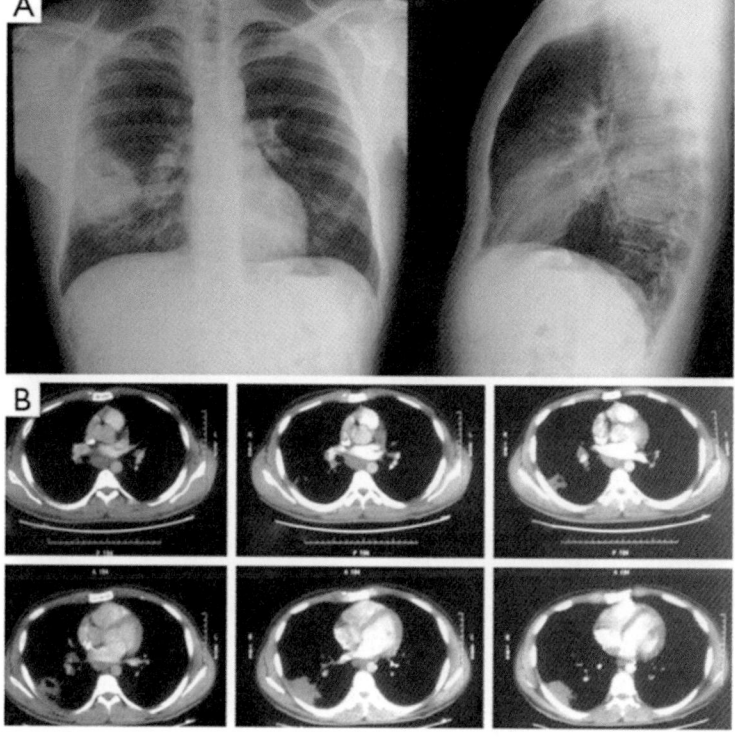

Figura 1. Imagen de un absceso de pulmón en radiografía de tórax (A) y TC
pulmón (B).

Tabla 1. Causas infecciosas de lesiones pulmonares cavitadas.

Microorganismos aerobios	*Burkholderia pseudomallei* *Klebsiella pneumoniae* *Nocardia asteroides* *Pseudomonas aeruginosa* *Staphylococcus aureus* *Streptococcus milleri* *Otros estreptococos*
Microorganismos anaerobios	*Actinomyces israelii* *Bacteroides fragilis* *Clostridium* spp *Fusobacterium* spp *Peptostreptococcus* spp *Prevotella* spp

	Aspergilus spp
	Blastomyces dermatitidis
	Coccidioides immitis
	Cryptococcus neoformans
Hongos	Histoplasma capsulatum
	Pneumocystis jirovecii
	Rhizomucor spp
	Rhizopus spp
	Sporothrix schenckii
Micobacterias	Mycobacterium intracelullare
	Mycobacterium kansasii
	Mycobacterium tuberculosis
Parásitos	Entamoeba histolytica
	Echinococcus granulosus
	Echinococcus multilocularis
	Paragonimus westermani

Tabla adaptada de Manual online MSD versión para profesionales.

A continuación, se exponen por orden de frecuencia e importancia los principales agentes etiológicos del absceso de pulmón:

Microorganismos frecuentes

- Microorganismos anaerobios de la flora orofaríngea.
  - Infección polimicrobiana con participación de flora mixta, anaerobia y aerobia, procedente de la orofaringe.
  - Los patógenos principalmente implicados son los estreptococos del grupo viridans (*Strep. anginosus*) y *E. corrodens*; así como *Prevotella*, *Fusobacterium*, y *Peptostreptococcus*.
- *Staphylococcus aureus*:
  - Suele producir múltiples abscesos metastásicos por vía hematógena, principalmente en pacientes con endocarditis derecha o tromboflebitis supurada de una extremidad. Típicamente son bilaterales y de distribución periférica.
- *Klebsiella pneumoniae* (serotipo K1):
  - Muy frecuente en países del sudeste asiático. Puede ocasionar abscesos en varias localizaciones por diseminación hematógena (bacteriemia).

- *Pseudomonas aeruginosa*:
  - Generalmente, en ambiente nosocomial. Aparece en pacientes con ventilación mecánica, pacientes con fibrosis quística, bronquiectasias o bronquitis crónica avanzada.
  - También puede ser secundario a diseminación hematógena por bacteriemia.

Microorganismos menos frecuentes o raros

* Bacterias

- *Acinetobacter baumannii*:
  - Infección nosocomial y generalmente asociada a la ventilación mecánica (UCI).
  - En algunas regiones tropicales puede producir raramente neumonía adquirida en la comunidad durante los meses de verano.
- *Actinomyces spp.*
  - Forma parte de la flora orofaríngea, del colon y vaginal.
  - *A. israelii* ocasiona una neumonía cavitada granulomatosa supurativa crónica necrosante que origina fístulas en la pared torácica, con posible desarrollo de empiema.
- *Burkholderia pseudomallei*:
  - Agente causal de la melioidosis. Es más frecuente y grave en pacientes con comorbilidades (DM, insuficiencia renal, alcoholismo, etc.). Es endémica en el Sudeste Asiático, Norte de Australia y el Sur de China.
  - La transmisión es por inoculación percutánea y con menor frecuencia por inhalación o ingesta de agua contaminada.
  - Puede haber bacteriemia, con afectación pulmonar en forma de neumonía con infiltrados nodulares difusos en ambos pulmones que pueden cavitarse. También puede cursar con abscesos en otras localizaciones.
- *Fusobacterium necrophorum*:
  - Microorganismo causante del Síndrome de *Lemierre* (tromboflebitis séptica de la vena yugular). Es frecuente en niños y adultos jóvenes; y

ocasiona cuadros de bacteriemia acompañados de abscesos pulmonares metastásicos.

- *Mycobacterium tuberculosis.*
- *Micobacterias no tuberculosas:*
  - *M. avium, M. kansasii* son las más frecuentes.
  - Típicamente en pacientes con patología pulmonar crónica de base o inmunosuprimidos por cualquier causa.
- *Nocardia:*
  - Abscesos de curso insidioso y evolución crónica. Aparece en pacientes con inmunosupresión celular (SIDA, trasplantados, corticoides, etc.) y suelen cursar con recaídas frecuentes a pesar de un óptimo tratamiento.
- Otros:
  - Muy raramente *S. pneumoniae, Legionella, S. pyogenes,* entre otros, son causa de neumonía necrosante / absceso pulmonar.
  - En la sífilis secundaria hay casos publicados de absceso pulmón.

* Hongos

- *Aspergillus* spp:
  - Características: es hongo ambiental ubicuo en la naturaleza que puede causar una gran variedad de enfermedades pulmonares entre las que se incluyen: aspergiloma (Figura 2), aspergilosis pulmonar crónica necrotizante (APN) y aspergilosis pulmonar invasora (API).
  - El principal factor de riesgo es la inmunosupresión (neutropenia grave y prolongada). Otros factores de riesgo son EPOC, terapia corticoidea, diabetes y hepatopatía (cirrosis).
  - Produce necrosis pulmonar en 2 formas clínicas:
- Forma invasiva aguda del paciente inmunodeprimido.
- Aspergilosis necrosante crónica: pacientes con afectación pulmonar previa (TB, bronquitis crónica, bronquiectasias, etc.).
  - Las hifas invaden la vasculatura originando microtrombosis y por diseminación hematógena aparecen nódulos pulmonares que tienden a cavitarse. La clínica es similar a la del absceso bacteriano, pero sin respuesta a antibióticos. También, puede haber afectación de otros órganos con formación

de abscesos en SNC, endocarditis, endoftalmitis, traqueobronquitis y otitis externa maligna.

– Diagnóstico:

- Crece a 35° en los medios de cultivo (1-3 días).
- Entre los parámetros de laboratorio de utilidad encontramos el galactomanano en sangre o lavado broncoalveolar (LBA) y B-D glucano en sangre.
- TC tórax: signo del halo (fase temprana) o signo del aire en media luna (fase avanzada) (Figura 2).
- Detección rápida de antígeno en suero o LBA (15 min).
- PCR (TAAN) sobre una muestra representativa.
- Serología: no es útil en pacientes inmunodeprimidos.

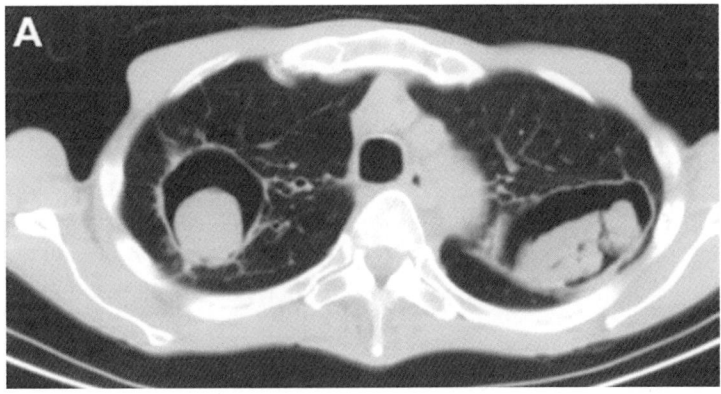

Figura 2. Imagen de signo del halo tomada por TC tórax en un paciente infectado con Aspergillus spp.

– Tratamiento: Isavuconazol, Posaconazol, Voriconazol, Anfotericina B liposomal. En la forma broncopulmonar alérgica se utilizarán corticoides. El tratamiento se mantiene hasta la resolución radiológica de las imágenes pulmonares.

- *Blastomyces dermatitidis*:
  – Características: hongo dimórfico presente en suelos húmedos de EE. UU. y Canadá, cerca de los valles de los ríos Ohio y Mississippi y los grandes lagos. Se transmite por inhalación y no hay transmisión de persona a persona. El período de incubación es de 30-45 días.

- Clínica: la blastomicosis en pacientes inmunocompetentes suele ser asintomática. Produce afectación pulmonar en forma de neumonía aguda (niños) o crónica (adultos), donde la imagen radiológica puede evidenciar desde una consolidación hasta masas cavitadas, aunque esto ocurre en menor frecuencia que en la TB o la histoplasmosis. En las formas extrapulmonares, la piel es el órgano más frecuentemente afectado y cursa en forma de lesiones papulopustulosas que pueden ulcerarse o progresar a formas verrucosas (Figura 4).
- Diagnóstico:
- Aislamiento del hongo en muestras representativas. MALDI-TOF.
- Serologías: poco específicas.
- Detección de antígeno en orina: muy sensible, aunque se han descrito reacciones cruzadas con *Histoplasma* y *Paracoccidioidomicosis*.
- PCR de muestra representativa.
  - Tratamiento: dependerá de la gravedad del cuadro. En las formas graves se empleará anfotericina B liposomal seguido de fluconazol. En las formas leves se utilizará itraconazol.
- *Coccidioides immitis*:
  - Características: hongo dimórfico. Es endémico en el sureste de los EE.UU. y noroeste de México. Se transmite por inhalación de esporas (PI: 1-4 semanas).
  - Clínica: es asintomática en más del 50 % de los casos. Los principales factores de riesgo son VIH, neoplasias hematológicas, DM, etc.
- Primoinfección: coccidiomicosis o fiebre del valle de San Joaquín. La mayoría de los pacientes (60-80 %) tendrán síntomas leves (pseudogripales) o estarán asintomáticos. Otros desarrollarán un cuadro clínico parecido al de la neumonía bacteriana; de hecho, en áreas endémicas hasta el 30 % de los pacientes con neumonía comunitaria son coccidioidomicosis. También puede haber manifestaciones cutáneas en forma de eritema nodoso o eritema multiforme y/o artralgias por depósito de inmunocomplejos circulantes.
- La afectación pulmonar se manifiesta con nódulos pulmonares y, en raras ocasiones, se cronifican (menos del 5 %) como lesiones fibrocavitarias. Existen también formas diseminadas de la enfermedad, pero son excepcionales (<1 %).

- Puede haber reactivaciones de la infección meses o años después en caso de inmunosupresión.
  - Diagnóstico:
- Aislamiento del hongo en muestras representativas. Cultivo.
- Detección de antígeno en suero, orina y LCR.
- Serología: muy útil para el diagnóstico y el seguimiento después del tratamiento. La IgM es positiva desde 1-3 semanas tras la infección.
- Beta-D-Glucano en sangre.
- PCR de muestras representativas.
  - Tratamiento:
- Infección leve en paciente sin inmunodepresión: no precisa.
- Los criterios para tratar son: inmunodepresión, comorbilidad, títulos anticuerpos>1/32 y afectación pulmonar extensa. El tratamiento se realizará con fluconazol 600-1200 mg cada 12 - 24 horas durante 6-12 meses. En las formas graves de la enfermedad y en la infección diseminada se iniciará el tratamiento con anfotericina B liposomal hasta la estabilización del paciente.
- En caso de recidivas frecuentes se deberá considerar tratamiento supresor con isavuconazol o posaconazol.
- *Cryptococcus neoformans*:
  - Características: se trata de una levadura, ubicua en la naturaleza y en las heces de varias aves. Se transmite por la inhalación de esporas.
  - Clínica: afecta principalmente a pacientes inmunocomprometidos con defectos en la inmunidad celular (VIH, trasplantados, corticoides, diálisis peritoneal, etc.). En el pulmón aparecen frecuentemente nódulos y masas periféricas bilaterales (criptococomas), que pueden cavitarse. Puede haber afectación de otros órganos como el SNC (meningitis), funguemia, piel y partes blandas, etc. y otras formas diseminadas de la enfermedad.
  - Diagnóstico:
- Cultivo esputo: tarda 2-3 días en crecer.
- Antígeno capsular en sangre o LCR en las formas diseminadas.
- Beta-D-Glucano en sangre.
- Hemocultivos: positivos en casi la mitad de los pacientes con afectación meníngea.
  - Tratamiento: se realiza en 3 fases bien diferenciadas.

- 1) Fase de inducción: anfotericina B (3 mg/kg/día) + flucitosina (no disponible en España) o fluconazol 1200 mg/día; al menos 2-4 semanas.
- 2) Fase de consolidación: fluconazol 400-800 mg x8-10 semanas.
- 3) Fase de mantenimiento: fluconazol 200-400 mg, al menos 12 meses.
- *Histoplasma capsulatum*:
  - Características: es un hongo dimórfico, que se encuentra con frecuencia en tierras húmedas con excrementos de algunas aves y murciélagos. *Histoplasma capsulatum* es endémico en EE.UU. en zonas cercanas al río Mississippi, Brasil, Argentina, Panamá, etc. Período de incubación: 1-4 semanas.
  - Clínica: La mayor parte de los casos son asintomáticos. Puede ser aguda con síntomas clásicos de neumonía bacteriana, o bien crónica, cuya clínica es muy parecida a la de la tuberculosis con lesiones pulmonares con fibrosis y cavitación afectando a los lóbulos superiores principalmente (Figura 5). Puede haber formas de enfermedad diseminada con afectación de varios órganos. Pueden existir también formas de reactivación incluso años después de la primoinfección.
  - Diagnóstico:
- El cultivo del hongo (medio *Sabouraud*) puede tardar hasta 4 semanas en crecer.
- Serologías: positivas a las 3-4 semanas tras la infección, pudiendo permanecer positivas durante años.
- Beta-D-Glucano en sangre.
- Detección de antígeno polisacárido en muestras representativas.
- Sirve para monitorizar el tratamiento y detectar posibles recaídas, puesto que su concentración debería disminuir si el tratamiento es eficaz.
- Molecular por PCR.
  - Tratamiento:
- Anfotericina B Liposomal (3-5 mg/kg/día) durante 2 semanas al menos y posteriormente itraconazol 200 mg/12 h durante 3-6 meses. En ocasiones, es necesario prolongar el tratamiento hasta 12 meses, fundamentalmente en infecciones crónicas o inmunodeprimidos.
- *Pneumocystis jirovecii*:
  - Causa infección en pacientes inmunodeprimidos (CD4 <200 cels/µl o menos de 500 linfocitos totales).

- De manera excepcional puede causar lesiones nodulares cavitadas, que aparecen con más frecuencia en pacientes que reciben terapia con pentamidina inhalada.
- *Sporothrix schenckii*:
  - Es un hongo dimórfico que se encuentra en la tierra (rosales). El mecanismo de transmisión es por inoculación cutánea (no de persona a persona).
  - Período de incubación: de 1-6 semanas.
  - En menos del 10 % se producen formas extracutáneas y raramente puede ocasionar afectación pulmonar cavitada.
  - Diagnóstico: cultivo y PCR. Poca utilidad de las serologías.
  - Tratamiento:
- Forma cutánea: Itraconazol x 3-6 meses.
- Si hay afectación pulmonar: anfotericina B liposomal seguido de itraconazol x 12 meses.

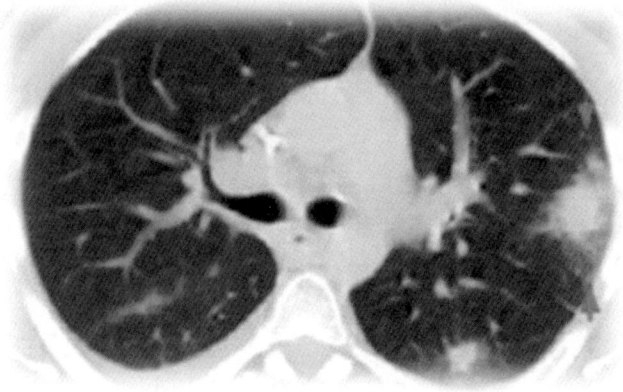

Figura 3. En la imagen se aprecian masas sólidas dentro de las cavidades pulmonares compatibles con aspergilomas (Ref.: CHEST 2018; 153(6):1443-1465).

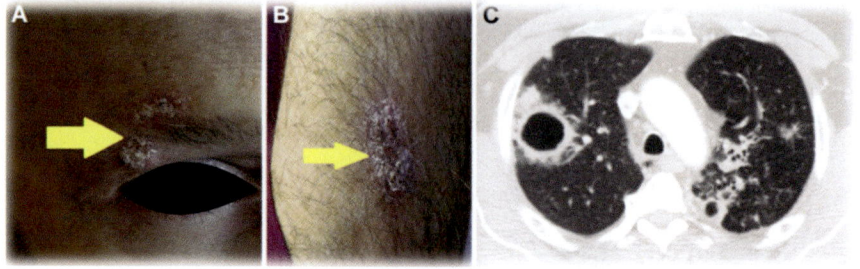

Figura 4. En A y B se muestran dos pápulas verrugosas hiperqueratósicas y una placa rosada hiperqueratósica, respectivamente, en un paciente con blastomicosis cutánea. La imagen del TC (C) muestra múltiples lesiones cavitarias bilaterales en lóbulos superiores en un paciente con antecedentes de DM que se presenta con una blastomicosis cavitaria (Ref.: CHEST 2018; 153(6):1443-1465).

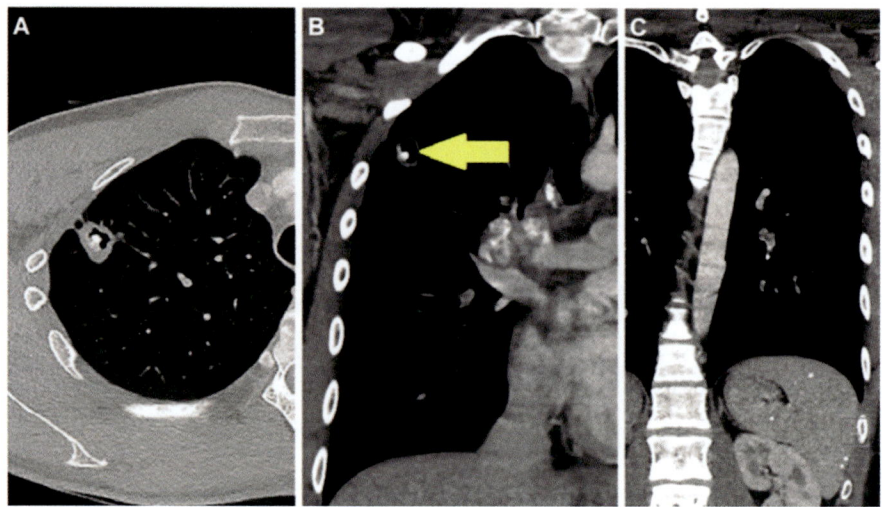

Figura 5. Paciente diagnosticado de Histoplasmosis. A: nódulo cavitado en lóbulo superior derecho. B: ganglios parahiliares derechos calcificados y nódulo cavitado. C: múltiples calcificaciones puntiformes en el bazo. (Ref.: CHEST 2018; 153(6):1443-1465).

* Parásitos

- *Entamoeba histolytica*: Es un parásito de distribución universal, siendo más frecuente en las regiones tropicales y subtropicales. Se transmite por vía fecal-oral o tras ingerir agua y/o alimentos contaminados con los quistes. Se han descrito casos de transmisión sexual (sexo anal, juguetes sexuales). La afectación pulmonar se produce eventualmente por la diseminación de un absceso hepático a través del diafragma o bien por diseminación hematógena, siendo muy raras estas manifestaciones.
- *Paragonimus westermani*:

Características:
  - Presente en países de Asia como la India, Filipinas, China y Japón. Su principal reservorio son los mamíferos carnívoros u omnívoros (hospedador definitivo); los caracoles (primer hospedador intermediario) y los crustáceos (segundo hospedador intermediario). Se adquiere por la ingesta de cangrejos de agua dulce o cangrejos de río crudos.

- Clínica:
  - Cursa con una fase aguda en forma de dolor abdominal, diarrea y eosinofilia, pudiendo aparecer urticaria, fiebre, tos con expectoración hemoptoica y dolor torácico. En la fase crónica puede haber afectación pulmonar con infiltrados radiológicos y/o lesiones cavitadas (15-59 %) e, incluso, afectación de otros órganos (ej. SNC, médula espinal, hígado, etc.) (Figura 6).

- Diagnóstico:
- Examen microscópico de esputo/BAL y/o heces en búsqueda de huevos del parásito. También se pueden detectar en líquido pleural o peritoneal.
- Serologías: Mayor utilidad en formas extrapulmonares. Hay que tener en cuenta que los huevos pueden ser difíciles de ver porque su liberación es intermitente y en pequeñas cantidades.
  - Tratamiento: Praziquantel 25 mg/kg/día x 2 días. En ocasiones puede ser necesaria la extirpación quirúrgica del parásito.

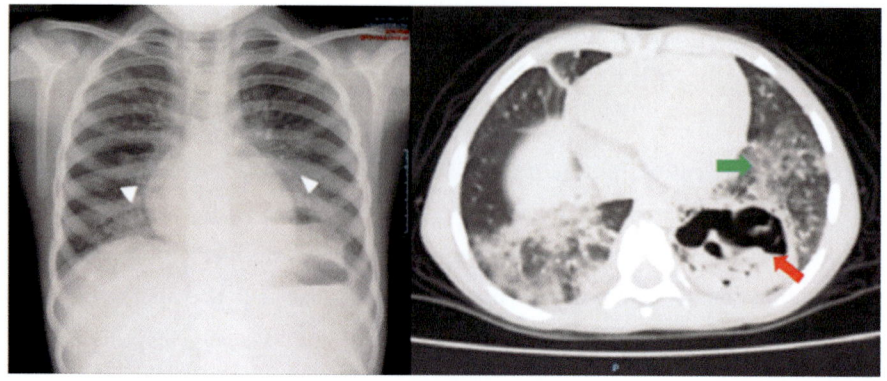

Figura 6. Radiografía y tomografía pulmonares de un paciente con paragonimiasis. Observamos condensación e infiltrado intersticial difuso (flecha de color blanco), con áreas en vidrio deslustrado (flecha de color verde) y lesiones quísticas en la base izquierda; la de mayor tamaño, de 5 x 3 cm (flecha de color rojo). [Ref.: Arch Argent Pediatr 2019;117(6):e659-e663].

- *Echinococcus granulosus*: Principalmente es causa de quistes hepáticos. Hay afectación pulmonar en un 20-30 % de los casos. El quiste se puede confundir radiológicamente con un absceso y, en muy raras ocasiones, formar cavidades.

Diagnóstico

El diagnóstico diferencial de las lesiones cavitadas pulmonares es amplio, incluyendo infecciones, neoplasias y malformaciones del árbol bronquial (Figura 7).

- − Analítica de sangre: determinación de reactantes de fase aguda (proteína C reactiva, VSG, procalcitonina).
- − Radiología: radiografía de tórax y TC tórax.
- − Microbiología:
  - Muestra de esputo.
  - Hemocultivos: poco rentables. Si son positivos deberemos pensar en *S. aureus* y la posible etiología embólica de los abscesos pulmonares.
- − Broncoscopia: según la sospecha clínica o si hay mala evolución clínica se deberá plantear su realización.

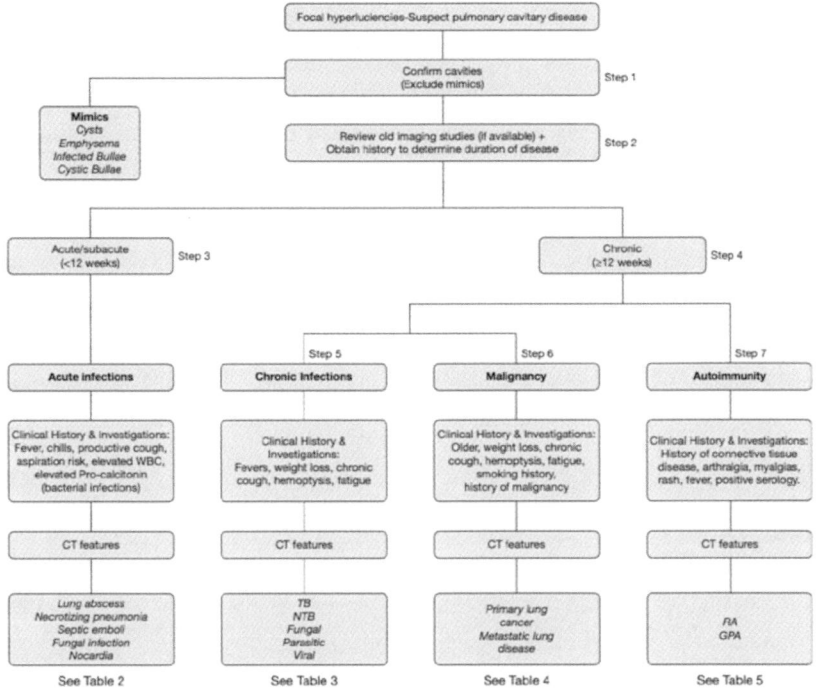

Figure 6 – *Algorithmic approach to cavitary lung disease. GPA = granulomatosis with polyangiitis; NTM = nontuberculous mycobacteria; RA = rheumatoid arthritis.*

Figura 7. Algoritmo de aproximación diagnóstica a las lesiones pulmonares cavitadas (Ref.: CHEST 2018; 153(6):1443-1465).

Tratamiento

En el 80-90 % de los casos la infección se resuelve con antibioterapia prolongada (4-6 semanas). En algunas ocasiones se precisará abordaje endoscópico guiado por broncoscopia o bien quirúrgico.

Si el **absceso es único** y existen factores de riesgo o antecedente de aspiración, puede utilizarse:

- Amoxicilina/ác. clavulánico (2000 mg/200 mg) IV cada 8 horas.
- Clindamicina 600 mg cada 6 horas IV.
- Penicilina G sódica 2 millones UI cada 4 horas IV + metronidazol 500 mg cada 8 horas IV/oral.
- Ertapenem 1 g cada 12 horas IV.

El tratamiento puede simplificarse y pasar a la vía oral, cuando el paciente se estabiliza y permanece afebril, hacia el 7-10° día. Se debe mantener el tratamiento hasta la completa resolución de la imagen radiológica.

Si hay múltiples abscesos y se sospecha *S. aureus*, se deberá añadir cloxacilina 2 g cada 4 horas IV; en caso de *S. aureus MR* se utilizará vancomicina o linezolid.

En caso de evolución tórpida deberemos considerar tuberculosis o infecciones fúngicas según las características clínicas y epidemiológicas del caso. Si a pesar de todo persistiera el cuadro clínico habría que considerar otras posibilidades como enfermedades autoinmunes o etiología neoplásica.

El tratamiento específico de varios de los microorganismos responsables se ha comentado en los apartados previos. Otros serán abordados en otros capítulos del Máster.

Bibliografía

1. Carrillo JA, Rivera AL, Ojeda P, Pardo Oviedo JM. Signo del halo. Vol. 34, Acta Medica Colombiana. scieloco ; 2009. p. 152.

2. Gafoor K, Patel S, Girvin F, Gupta N, Naidich D, Machnicki S, et al. Cavitary Lung Diseases: A Clinical-Radiologic Algorithmic Approach. Chest. 2018 Jun;153(6):1443−65.

3. Kuhajda I, Zarogoulidis K, Tsirgogianni K, Tsavlis D, Kioumis I, Kosmidis C, et al. Lung abscess-etiology, diagnostic and treatment options. Ann Transl Med. 2015 Aug;3(13):183.

4. Mansharamani N, Balachandran D, Delaney D, Zibrak JD, Silvestri RC, Koziel H. Lung abscess in adults: clinical comparison of immunocompromised to non-immunocompromised patients. Respir Med. 2002 Mar;96(3):178−85.

5. Manual MSD. Absceso pulmonar - Trastornos pulmonares - Manual MSD versión para profesionales [Internet]. [cited 2022 Sep 7]. Available from: https://www.msdmanuals.com/es-es/professional/trastornos-pulmonares/absceso-pulmonar/absceso-pulmonar

6. Martínez S, Restrepo CS, Carrillo JA, Betancourt SL, Franquet T, Varón C, et al. Thoracic manifestations of tropical parasitic infections: a pictorial review. Radiogr a Rev Publ Radiol Soc North Am Inc. 2005;25(1):135−55.

7. Seo H, Cha S-I, Shin K-M, Lim J, Yoo S-S, Lee J, et al. Focal necrotizing pneumonia is a distinct entity from lung abscess. Respirology. 2013 Oct;18(7):1095–100.

8. Soriano Viladomiu A, Mensa Pueyo J. Guía de terapéutica antimicrobiana 2022. 2022;

9. Stock CT, Ho VP, Towe C, Pieracci FM, Barie PS. Lung abscess. Surg Infect (Larchmt). 2013 Jun;14(3):335–6.

Preguntas de autoevaluación

1. En relación con el absceso pulmonar señale lo FALSO:
    a. Es una infección polimicrobiana con participación de la flora procedente de la orofaringe.
    b. Suele haber factores de riesgo (alcoholismo, disfagia, etc.) y/o antecedente de microaspiraciones.
    c. Siempre hay que sospechar tuberculosis.
    d. La mayoría de los casos se resuelven con antibioterapia prolongada.
    e. *S. aureus* puede producir múltiples abscesos en los pulmones.

2. Varón de 53 años, natural de Senegal, residente en España desde hace 7 años, sin antecedentes médicos relevantes. Refiere astenia, fiebre intermitente y sudoración nocturna asociada durante el último mes. No ha estado en contacto con personas enfermas. Se realiza una radiografía de tórax. Señale el diagnóstico más probable:
    a. Absceso de pulmón de causa bacteriana.
    b. Tuberculosis pulmonar.
    c. Absceso por *K. pneumoniae*.
    d. Absceso por *E. histolytica*.
    e. Neumonía bacteriana.

3. Mujer de 35 años, sin antecedentes médicos de interés, que consulta por cuadro clínico de disnea con esputos hemoptoicos intermitentes desde hace al menos un año. No refiere fiebre. En la radiografía de tórax se aprecian infiltrados bilaterales con una lesión cavitada en el lóbulo superior izquierdo. Unos meses antes de iniciar la sintomatología viajó a varios países del Sudeste Asiático y es posible que consumiera alimentos locales poco cocinados. ¿Qué opción le parece la más acertada?:
    a. Solicitar examen microscópico de esputo y de heces.
    b. Iniciaría tratamiento con tuberculostáticos empíricos.
    c. Completaría el estudio con una broncoscopia.
    d. Probablemente se trate de un absceso bacteriano.
    e. Habría que descartar infecciones fúngicas.

4. Varón de 49 años, con antecedentes de ingreso reciente por neumonía grave por SARS-2 que precisó ingreso en UCI con intubación orotraqueal y dosis elevadas de dexametasona. Consulta por cuadro que se inicia un mes después del alta hospitalaria consistente en fiebre y tos con expectoración purulenta. A su llegada presenta regular estado general, febril con temperatura de 38 °C con auscultación pulmonar con crepitantes en base derecha y en la gasometría arterial basal: pO2 58 mmHg, pCO2 43 mmHg. Se realiza un TC de tórax que evidencia infiltrado con cavitación en lóbulo inferior derecho. Señale la opción FALSA:

   a. Dentro del diagnóstico hay que considerar algunas micosis.
   b. La serología es muy útil para el diagnóstico.
   c. Un signo radiológico que podemos encontrar típicamente es el signo del halo.
   d. Entre los parámetros de laboratorio de utilidad encontramos el galactomanano en sangre o lavado broncoalveolar (LBA) y B-D glucano en sangre.
   e. Habría que iniciar tratamiento con antifúngicos como isavuconazol o posaconazol.

Respuestas correctas:

1. c
2. b
3. a
4. b

2.4.4. Tuberculosis

Profesor: José Manuel Ramos Rincón
Catedrático de Medicina
Departamento de Medicina Clínica
Facultad de Medicina
Universidad Miguel Hernández de Elche

Ideas clave

1. La tuberculosis está presente en todos los países y grupos de edad. Es curable y prevenible.
2. La tuberculosis continúa siendo una enfermedad prevalente, en especial en países con bajos recursos y elevada presencia de VIH.
3. Los pacientes pueden presentarse con una forma pulmonar en donde lo más característico es la tos con expectoración, pero hay formas extrapulmonares que son más difíciles de diagnosticar.
4. El diagnóstico, en muchas ocasiones, es clínico/radiológico por no disponer de herramientas diagnósticas microbiológicas o moleculares.
5. El tratamiento debe ser supervisado para el correcto cumplimiento y evitar la aparición de resistencias.
6. Acabar con la epidemia de tuberculosis para 2030 es una de las metas de los Objetivos de Desarrollo Sostenible (ODS) relacionadas con la Salud.

Aproximación histórica

La tuberculosis se conoce desde antes del 1000 AC y ha sido observada en las momias egipcias. Es una enfermedad que ha seguido el curso de la historia y ha estado presente en todas las civilizaciones y culturas. Tal es así, que se denominó la enfermedad de los románticos, donde muchos ilustres personajes del siglo xix la padecieron, como fue el caso de Chopin, Lara, Thomas Mann, etc.

Agente causal

La tuberculosis (TB) es una enfermedad infecciosa producida por micobacterias del grupo *Mycobacterium tuberculosis complex,* fundamentalmente por *Mycobacterium tuberculosis*, y en más raras ocasiones por *Mycobacterium bovis* y *Mycobacterium africanum*. Las propiedades estructurales de la pared bacteriana de *M. tuberculosis* hacen que sea poco sensible a la acción de los agentes antimicrobianos habituales y a los mecanismos de defensa naturales del hospedador.

Forma de transmisión

Se adquiere casi siempre por inhalación y, en raras ocasiones, por ingestión. Los pacientes con afectación pulmonar expulsan gran cantidad de bacilos durante la espiración forzada (tos), pero también (en menor cantidad) al hablar. Estas partículas pierden el contenido acuoso y quedan como partículas sólidas flotando en el aire durante largo tiempo (si no se ventila la estancia). La concentración disminuye a mayor distancia. Para que se produzca transmisión aérea por proximidad física debe darse una convivencia en un ambiente reducido o con una climatización con recirculación del aire.

La transmisión es especialmente importante en las instituciones cerradas, tanto en los hospitales tradicionales o unidades de hospitalización como en otros lugares: consultas, urgencias, residencias, cárceles, hospitalización a domicilio.

Infección tuberculosa latente o infección tuberculosa

La ITL se produce cuando una persona ha estado en contacto con *M. tuberculosis*. Una vez que los bacilos llegan al organismo, y fundamentalmente al alveolo pulmonar, se desencadena una respuesta inflamatoria constituida por macrófagos que fagocitan los bacilos; se liberan citocinas que atraen neutrófilos, macrófagos y linfocitos T, que a su vez segregan factor de necrosis tumoral alfa e interferón gamma. Estos bacilos son capaces de persistir en el interior de las células durante largos períodos de latencia.

Las personas con ITL tienen un riesgo de entre un 5 % y un 10 % de desarrollar TB en los primeros 1 o 2 años tras adquirir la infección, y en otro 5 % puede aparecer la enfermedad en algún momento de su vida, si su sistema inmunitario fracasa debido a enfermedad, tratamiento médico o envejecimiento (5). La ITL puede permanecer toda la vida sin transformarse nunca en enfermedad activa. Los sujetos con ITL no están clínicamente enfermos ni pueden transmitir o contagiar la TB (Figura 1).

Detección de infección tuberculosa

Para conocer si una persona ha sido infectada por *M. tuberculosis* se estudia su respuesta de hipersensibilidad retardada a determinados compuestos antigénicos específicos del bacilo. Se utilizan principalmente dos técnicas:

- La prueba de la tuberculina (PT) o intradermorreacción de Mantoux. Existen resultados falsos positivos de la PT en personas con infección anterior por otras micobacterias y en los pacientes vacunados previamente con la vacuna BCG.
- Las técnicas de determinación y cuantificación *in vitro* del IFN-g de células T sensibilizadas o IGRAS, que detectan sólo el producido por células activadas con antígenos específicos de *M. tuberculosis*, no estando influidas las pruebas por la vacunación BCG previa. La más conocida es el QuantiFERON-TB.

Enfermedad tuberculosa

La enfermedad tuberculosa viene definida por la presencia de síntomas y/o hallazgos en la exploración física, sugestivos de enfermedad activa, que serán variables en función de su localización y las características del huésped.

Epidemiología

La TB es una causa de elevada morbilidad y mortalidad en todo el mundo. Se estima que en 2020 enfermaron de tuberculosis 9,9 millones de personas: 5,5 millones de hombres, 3,3 millones de mujeres y 1,1 millones de niños. La TB está presente en todos los países y grupos de edad. El 98 % de los casos de tuberculosis notificados se da en los países de ingresos bajos y medianos, y en los que la prevalencia de la infección por virus de la inmunodeficiencia adquirida (VIH) es elevada.

En 2020, el mayor número de nuevos casos de tuberculosis se produjo en la región de Asia sudoriental según datos de la Organización Mundial de la Salud (OMS), en la que se registraron el 43 % de los nuevos casos, seguida de la región de África de la OMS, con el 25 % de los nuevos casos, y la región del Pacífico Occidental de la OMS, con el 18 % de los nuevos casos. Los 30 países con una carga elevada de TB representaron el 86 % de los nuevos casos de la enfermedad. La Figura 2 muestra las tasas de incidencia por 100 000 habitantes/año de TB. La Figura 3 muestra una lista de los países con mayor carga de TB, de TB/VH y MDR-TB definidas por la OMS para el período 2021-2025 y su área de solapamiento según el Global TB Report 2021 (Genève: World Health Organization; 2021). En resumen, ocho países acaparan los dos tercios del total; encabeza esta lista la India, seguida de China, Indonesia, Filipinas, Pakistán, Nigeria, Bangladesh y Sudáfrica.

La incidencia de TB en España se sitúa entre las más elevadas de Europa occidental y de América del norte. Sin embargo, nuestra incidencia es claramente inferior a la de los países de origen de un gran número de inmigrantes en España que vienen de países con ingresos bajos o medianos.

Un total de 1,5 millones de personas murieron de tuberculosis en 2020 (entre ellas 214 000 personas con VIH). En todo el mundo, la tuberculosis es la decimotercera causa de muerte.

Factores epidemiológicos relacionados con la TB

La edad de presentación depende de la situación epidemiológica. En países con alta prevalencia afecta a personas jóvenes, mientras que en los de baja prevalencia afecta más a personas mayores. La edad media de la TB en población inmigrante es inferior a la de la población autóctona. En casi todos los grupos de edad afecta predominantemente al sexo masculino. Aunque la TB puede afectar a cualquier persona, existen diversos colectivos que presentan una mayor incidencia, con probabilidades muy variables (Tabla 1).

Formas clínicas de enfermedad tuberculosa o tuberculosis

La TB puede afectar a cualquier parte u órgano del cuerpo humano. La forma pulmonar es la más frecuente (80 %), excepto en los infectados por el VIH e inmunodeprimidos. El resto es la forma extrapulmonar. La tuberculosis pleural para la OMS es una forma de tuberculosis pulmonar.

1. TB pulmonar

Síntomas de la tuberculosis pulmonar

La ausencia completa de síntomas ocurre en el 5 % de los pacientes adultos. El síntoma más frecuente de la TB pulmonar es la tos, que puede ser seca y persistente y prolongarse durante semanas o meses, pero lo más frecuente es que la tos sea productiva, con expectoración mucosa, purulenta, hemoptoica y, ocasionalmente, hemoptisis franca. La expectoración hemoptoica y la hemoptisis aparecen a medida que la enfermedad progresa y son síntomas sugestivos de TB pulmonar. La disnea se presenta en las fases avanzadas de la enfermedad, o cuando existe derrame pleural importante.

No existe una correlación entre la extensión de la enfermedad y la magnitud de los síntomas, pudiendo existir una disociación entre la escasez de los signos y la gravedad de las lesiones radiológicas.

Radiografía en la TB pulmonar

La TB pulmonar carece de signos radiológicos patognomónicos, aunque la principal sospecha diagnóstica de TB se basa en una imagen radiológica sugestiva, como se puede ver en la Figura 4.

2. TB pleural

La radiografía de tórax muestra, en general, un derrame pleural unilateral pequeño o moderado (un tercio del hemitórax), aunque la cantidad de líquido puede llegar a ser importante (Figura 5). En un tercio de los pacientes existe enfermedad parenquimatosa subyacente visible radiológicamente en el mismo hemitórax del derrame. La punción pleural da salida a un líquido amarillento que es un exudado con predominio de linfocitos. El valor del estudio microbiológico convencional en el diagnóstico es limitado, ya que el cultivo de micobacterias es positivo sólo en el 25 % y en países de bajos recursos no está disponible.

Hay una forma radiológica poco frecuente denominada hidropneumotórax como se puede ver en la Figura 5 y que precisa la colocación de un tubo de drenaje pleural.

3. TB extrapulmonar

La TB extrapulmonar plantea mayores dificultades diagnósticas que las formas pulmonares. Debido a su menor frecuencia la sospecha diagnóstica es menor, es más difícil la obtención de muestras para su confirmación microbiológica, y además la rentabilidad de la baciloscopia y del cultivo también son inferiores. *M. tuberculosis* puede afectar a cualquier órgano o sistema del cuerpo humano.

a. TB ganglionar

La TB ganglionar afecta principalmente a las cadenas ganglionares periféricas, y se caracteriza por la aparición de una tumefacción indolora bien delimitada, de localización predominantemente cervical y supraclavicular (escrófula) de meses de evolución. Con la progresión de la enfermedad puede presentar signos inflamatorios y trayectos fistulosos con drenaje espontáneo de material caseoso (escrofuloderma) (Figura 6).

b. TB osteoarticular

En la TB ósea, la columna vertebral, la cadera y la rodilla son las estructuras más frecuentemente afectadas. El dolor es el síntoma principal. La forma más frecuente es la TB vertebral, que representa entre el 40 y el 60 % de las formas óseas y se localiza especialmente en la columna dorsal. Desde el ángulo superoanterior o inferoanterior del cuerpo vertebral la lesión alcanza al cuerpo vertebral y destruye el disco intervertebral. Cursa con dolor y limitación funcional. En la radiografía se observa un margen de destrucción bien definido en la zona anterior del cuerpo vertebral. La progresión de la enfermedad produce colapso anterior del cuerpo vertebral, pudiendo llegar a la característica cifosis o giba (Figura 7).

Las alteraciones mecánicas dependen de la localización. La tumefacción es propia de las articulaciones periféricas. Hay una forma de tuberculosis más infrecuente de afectación condroesternal (Figura 8) y afectación de huesos largos (Figura 8).

c. TB digestiva

La principal forma clínica es la TB peritoneal, o peritonitis tuberculosa, o ascitis tuberculosa, y es poco frecuente en países occidentales. Los síntomas más comunes son el dolor abdominal y el aumento del perímetro abdominal. El análisis del líquido ascítico muestra elevación de las proteínas, un predominio de linfocitos y una enzima adenosin-deaminasa o ADA elevada (no disponible en países con bajos recursos). Como sucedía con las muestras de otros líquidos biológicos, los estudios bacteriológicos tienen poca rentabilidad. La ecografía puede ser de utilidad si se observan conglomerados adenopáticos.

La TB intestinal es aún menos frecuente que la peritoneal. El cuadro clínico es inespecífico, puede cursar con dolor abdominal, pérdida de peso, fiebre y alteración del ritmo intestinal. Generalmente afecta a la región ileocecal y la colonoscopia es la herramienta diagnóstica de más ayuda.

d. TB genitourinaria

Es una forma de TB que se presenta, en general, muchos años después de la primoinfección. Puede afectar a cualquier parte de la vía genitourinaria. Es raro encontrar síntomas sistémicos. La sintomatología más frecuente es la polaquiuria, la disuria, la hematuria y el dolor en flanco, con piuria y cultivo de orina negativo (piuria abacteriana o piuria estéril). El diagnóstico es difícil en caso de no disponer de pruebas de imagen ni de técnicas de cultivo para micobacterias.

En los últimos años se está empleando la ecografía a pie de cama en países con bajos ingresos que permite identificar datos indirectos de tuberculosis como dilatación de la vía urinaria y otras anomalías.

e. TB del sistema nervioso central

La manifestación más frecuente es la meningitis tuberculosa. Es una forma grave de enfermedad tuberculosa y representa el 5-10 % de las formas extrapulmonares. Cursa con anorexia, malestar general, cefalea, descenso del nivel de conciencia, rigidez de nuca y vómitos. Con el avance de la enfermedad aparecen los síntomas neurológicos focales. Su pronóstico está en relación con la precocidad del diagnóstico y del tratamiento.

f. TB pericárdica o pericarditis tuberculosa

La pericarditis tuberculosa es una manifestación rara de la TB en nuestro entorno, si bien en países con bajos recursos no es infrecuente su diagnóstico. La afectación pericárdica puede limitarse a una alteración serofibrinosa, evolucionar a un cuadro de pericarditis constrictiva o bien llegar a producir un auténtico taponamiento cardíaco que comprometa la vida del paciente. Ocurre con mayor frecuencia en pacientes infectados por el VIH. En la radiografía se puede apreciar cardiomegalia (Figura 9) y en la ecografía cardiaca se puede identificar derrame pericárdico de aspecto fibrinoso (Figura 9).

g. TB miliar

La TB miliar es una forma de enfermedad infecciosa diseminada que se puede dar en cualquier enfermo, aunque ocurre con mayor frecuencia en pacientes infectados por el VIH. Se produce por diseminación hematógena de *M. tuberculosis* y se presenta con pérdida de peso, anorexia, fiebre, sudoración nocturna, astenia y mal estado general, caracterizando el denominado estado tóxico y síndrome consuntivo (Figura 5).

Diagnóstico

El diagnóstico de certeza de la TB sólo puede conseguirse con técnicas microbiológicas, que lamentablemente no son sensibles al 100 %, y que, además, en los países con bajos recursos, no están disponibles. Por tanto, en muchos casos, el diagnóstico se establecerá exclusivamente por la clínica y una imagen radiológica o ecográfica compatible.

Diagnóstico clínico

Los ocho síntomas de alarma que deben hacer sospechar una TB y que se tendrán en cuenta para un rápido diagnóstico y evitar la trasmisión son: tos con o sin expectoración durante más de dos semanas, y expectoración hemoptoica, además de: pérdida de peso, sudoración nocturna, febrícula vespertina, malestar general, disnea y limitación en el esfuerzo físico.

Diagnóstico microbiológico

Tinción de Ziehl-Neelsen

Permite detectar bacilos ácido-alcohol resistentes (BAAR) que corresponden a micobacterias. Se necesita ver más de 25 campos de 100 aumentos para decir que la prueba es negativa (Figura 10).

Tinción de auramina

Es la técnica directa más sensible. La micobacteria se tiñe de fluorocromo (la auramina) y da una coloración verde con la luz ultravioleta; ahora se dispone de microscopios de luz polarizada con LED en países con bajos recursos a un precio asequible (Figura 10).

Cultivo de micobacterias

El medio de Löwenstein-Jensen, es un medio de cultivo que se emplea en microbiología para hacer posible el crecimiento de micobacterias. Se necesita un laboratorio equipado para poder hacerlo y en general estos laboratorios sólo están disponibles en centros de referencia en los países con bajo recursos. La identificación de cepas resistentes precisa el haber cultivado la micobacteria. El microrganismo tarda semanas en crecer.

La prueba de lipoarabinomanano en orina de flujo lateral (prueba de LF-LAM) más utilizada es la Alere Determine™ TB LAM Ag; es una prueba rápida recomendada por la OMS para ayudar en la detección de la TB activa en pacientes con VIH positivos.

Xpert.

La OMS recomienda desde 2010 el uso del Xpert-MTB/RIF® o Xpert Ultra, prueba de diagnóstico rápido de *Mycobacterium tuberculosis* basado en biología molecular que también detecta resistencia a rifampicina. Se trata de una PCR a tiempo real (detección directa) de la muestra (esputo, líquidos, pus, orina, jugo gástrico). La tecnología se basa en la plataforma GeneXpert y fue desarrollado en colaboración con la *Foundation for Innovative New Diagnostics* (FIND), Cepheid Inc. y la Universidad de Medicina y Odontología de Nueva Jersey, con el apoyo de los Institutos Nacionales de Salud de los Estados Unidos (Figura 10). Inicialmente, se recomendó para el diagnóstico de tuberculosis pulmonar en pacientes con sospecha de resistencia a la rifampicina o VIH positivos y, posteriormente, se amplió a tuberculosis extrapulmonares. Esta técnica permite llegar al diagnóstico en menos de 4 horas.

Diagnóstico por la imagen

Radiografía

En las Figuras 4, 5, 7, 8 y 9 se pueden apreciar imágenes que sugieren al clínico, junto con la semiología, la presencia de TB.

Ecografía

En países con bajos recursos la *Point of Care Ultrasound* o (POCUS) está tomando gran relevancia en ayuda para el diagnóstico de la TB; lo puede hacer el clínico a pie de cama del paciente.

Esta técnica permite definir las características de las adenopatías periféricas, la identificación de torácicas y abdominales, también la presencia de hepatomegalia, la observación de anomalías sugestivas de TB o la identificación, cuantificación y caracterización de derrames pericárdicos y pleurales e, incluso, para determinar el lugar óptimo para su punción-drenaje.

La ecografía a pie de cama tiene una gran relevancia en los países con bajos recursos que no disponen de otras técnicas radiológicas más costosas.

Otras

La TAC también puede aportar información relevante, pero no está disponible en muchos centros.

Laboratorio

La punción de líquidos, colecciones purulentas y masas sólidas permite estudiar la morfología de las células (gigantes multinucleadas con o sin granulomas casificantes) y la determinación bioquímica (predominio linfocitario) es de gran ayuda para el diagnóstico de la enfermedad tuberculosa.

Tratamiento de la enfermedad tuberculosa activa

El tratamiento correcto y eficaz es la mejor medida de control de la TB. El tratamiento consiste en la administración de 4 fármacos (isoniacida, rifampicina, pirazinamida y etambutol) durante dos meses, seguido de 2 fármacos (isoniacida y rifampicina) durante 4 meses. El tratamiento de seis meses puede prolongarse durante 3 meses más en casos de tuberculosis ósea o del sistema nervioso central (Tabla 2). La dosificación de los fármacos debe hacerse ajustada al peso.

En ciertas formas clínicas (meningitis y pericarditis tuberculosas) se deben asociar esteroides al tratamiento tuberculostático para controlar la inflamación causada por la enfermedad.

Tuberculosis resistente y su tratamiento

El concepto de multirresistencia se refiere a la enfermedad producida por cepas resistentes a isoniacida y rifampicina; en inglés se denomina MDR-TB (*multidrug-resistant*). Los casos de resistencia aislada a RR-TB son poco frecuentes en la práctica clínica, y como la resistencia es la que condiciona el pronóstico en los enfermos con TB-MDR, se debe tratar a estos enfermos como pacientes TB-MDR. Por eso la OMS lo incluye como RR-TB/MDR/TB.

En ocasiones, la cepa de *M. tuberculosis* es resistente, además de a isoniacida y rifampicina, a fluoroquinolonas y a un fármaco antituberculoso de segunda línea. En ese caso se denomina tuberculosis extremadamente resistente o XDR-TB (*extensively drug-resistant tuberculosis*) o panresistentes.

Cuando la enfermedad está causada por una cepa MDR-TB o multirresistente o XDR-TB el paciente debe recibir una pauta de tratamiento diferente. El tratamiento de las formas resistentes dependerá de la disponibilidad de los fármacos (Tabla 3). Deben ser tratadas por personal muy experto en el tema y en unidades que puedan garantizar una buena supervisión del tratamiento y el abordaje adecuado de sus reacciones adversas.

En la Tabla 4 se recoge la clasificación racional y el uso secuencial recomendado de los fármacos antituberculosos, tanto sensible como resistente a fármacos.

Tratamiento supervisado

El tratamiento es largo y es importante el correcto cumplimiento para evitar la aparición de resistencias. Por ello, en muchos países con bajos recursos el tratamiento antituberculoso se debe administrar bajo una vigilancia y control estrecho. Esta estrategia se define como DOT o tratamiento directamente observado. Por ejemplo, en Perú, los pacientes con tuberculosis deben acudir a diario a un puesto de salud, donde se le administrará el tratamiento y se registra su cumplimiento, inicialmente a diario durante los dos primeros meses; en la fase de mantenimiento se le da el tratamiento semanal para que el paciente lo tome en el domicilio.

Medidas de control del enfermo tuberculoso contagioso

Ante un caso de TB se educará al paciente y a sus contactos en el mecanismo de transmisión de la enfermedad para lograr la máxima colaboración en las medidas de protección establecidas.

Estudio de contactos

En países con bajos recursos se puede realizar el estudio de los contactos a los convivientes de un caso de TB bacilífera. Se buscan convivientes sintomáticos para descartar enfermedad y directamente se recomienda tomar tratamiento con isoniacida durante 6 meses a los hijos menores de 5 años.

En nuestro entorno, donde se dispone de más recursos, el estudio implicará a los individuos en contacto con el caso índice durante el período sintomático o durante los 3 meses precedentes al primer esputo o cultivo positivo. Se realizará siempre en el ámbito familiar y/o en aquellos contactos diarios de más de 6 h, donde existe el mayor riesgo de contagio y hay mayor rentabilidad.

Otras medidas preventivas

La OMS recomienda la administración de isoniacida a todos los pacientes diagnosticados de VIH sin tuberculosis activa. Es una medida de prevención para evitar la reactivación y la aparición de enfermedad tuberculosa.

Referencias

WHO. Global tuberculosis report 2021. Disponible en: https://www.who.int/publications/i/item/9789240037021

Cómo de exactas son las pruebas (Xpert MTB/RIF y Xpert Ultra) para diagnosticar la tuberculosis fuera de los pulmones (extrapulmonar) y la resistencia a la rifampicina? Disponible en: https://www.cochrane.org/es/CD012768/INFECTN_como-de-exactas-son-las-pruebas-xpert-mtbrif-y-xpert-ultra-para-diagnosticar-la-tuberculosis-fuera

Caminero JA, García-García JM, Caylà JA, García-Pérez FJ, Palacios JJ, Ruiz-Manzano J. Update of SEPAR guideline «Diagnosis and Treatment of Drug-Resistant Tuberculosis». Arch Bronconeumol (Engl Ed). 2020 Aug;56(8):514-521. English, Spanish. doi: 10.1016/j.arbres.2020.03.021. Disponible en: https://www.archbronconeumol.org/en-actualizacion-normativa-separ-diagnostico-tratamiento-articulo-S0300289620301010

González-Martín J., García-García J. M., Anibarro L., Vidal R., Esteban J., Blanquer R., Moreno S., Ruiz-Manzano J. Documento de consenso sobre diagnóstico, tratamiento y prevención de la tuberculosis [Consensus document on the diagnosis, treatment and prevention of tuberculosis]. Arch Bronconeumol. 2010 May;46(5):255-74. Spanish. doi: 10.1016/j.arbres.2010.02.010. Disponible en:

https://www.archbronconeumol.org/en-linkresolver-documento-consenso-sobre-diagnostico-tratamiento-S0300289610000785

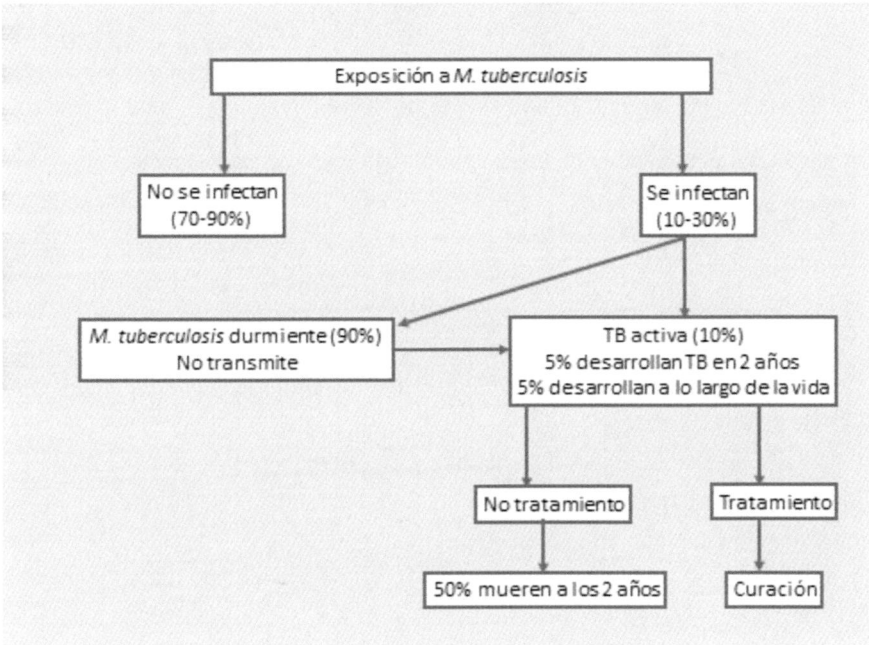

Figura 1. Historia natural de la tuberculosis.

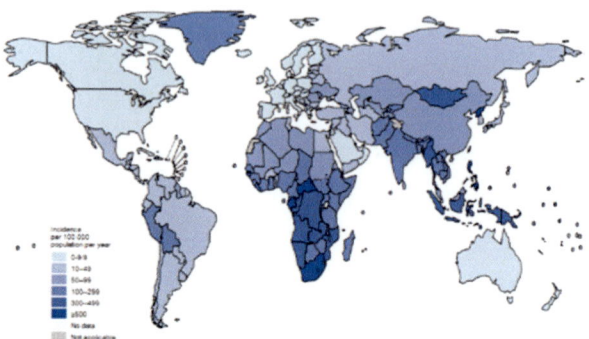

Figura 2. Estimación de tasas de incidencia por 100 000 habitantes/año de tuberculosis: Fuente: Global Tuberculosis Report 2021. Geneve: World Health Organization; 2021.

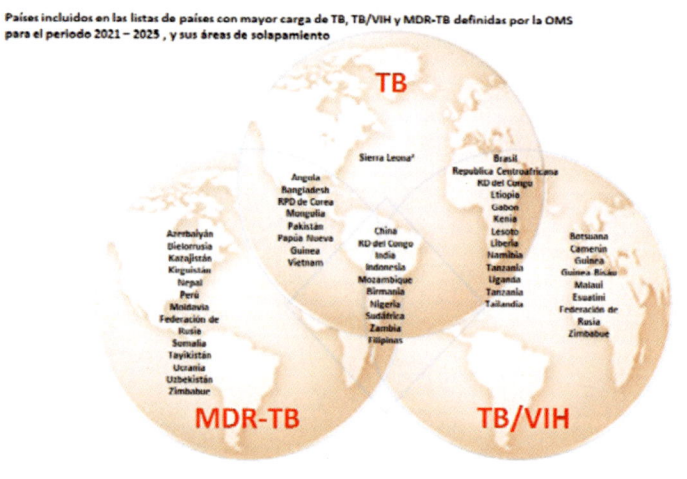

Figura 3. Países incluidos en la lista de países con mayor carga de TB, TB/VH y MDR-TB definidas por la OMS para el período 2021-2025 y su área de solapamiento. Fuente: WHO globallists of high burden countries for TB, muldrug/rifampicin-resistent TB (MDR/RR-TB) and TB/HIV, 2021-2025. Geneve: World Health Organization; 2021.

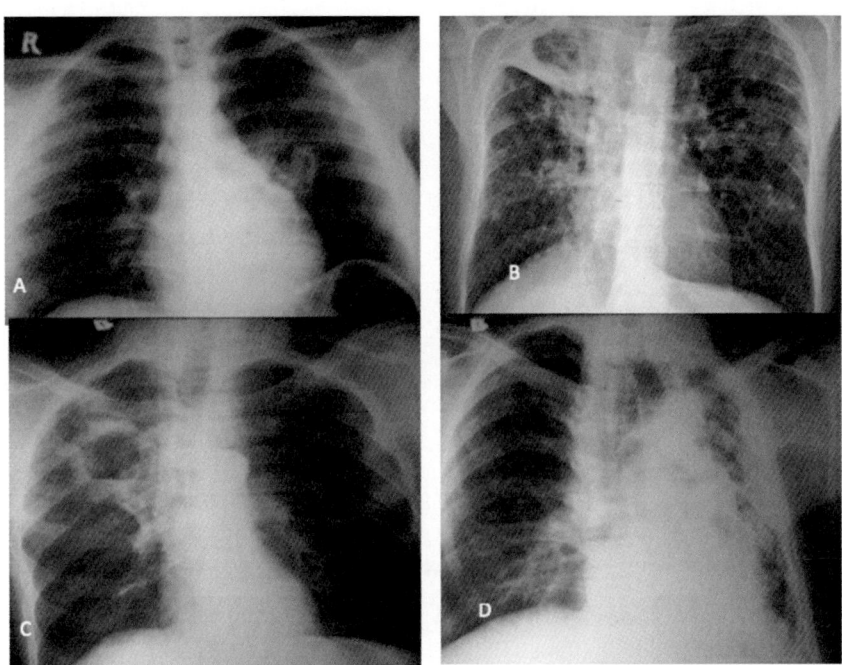

Figura 4. Radiografía de tórax (A) Imagen de tuberculosis pulmonar primaria calcificada (complejo de Ranke) con adenopatía hiliar izquierda. (B) Diseminación broncógena. Nódulos de entre 5 y 10 mm, mal definidos, de distribución lobular o segmentaria a distancia de la cavitación, fundamentalmente en zonas inferiores de los pulmones. (C) Lesión cavitada en lóbulo superior izquierdo. (D) Desviación del mediastino a la izquierda; secuelas de tuberculosis previa.

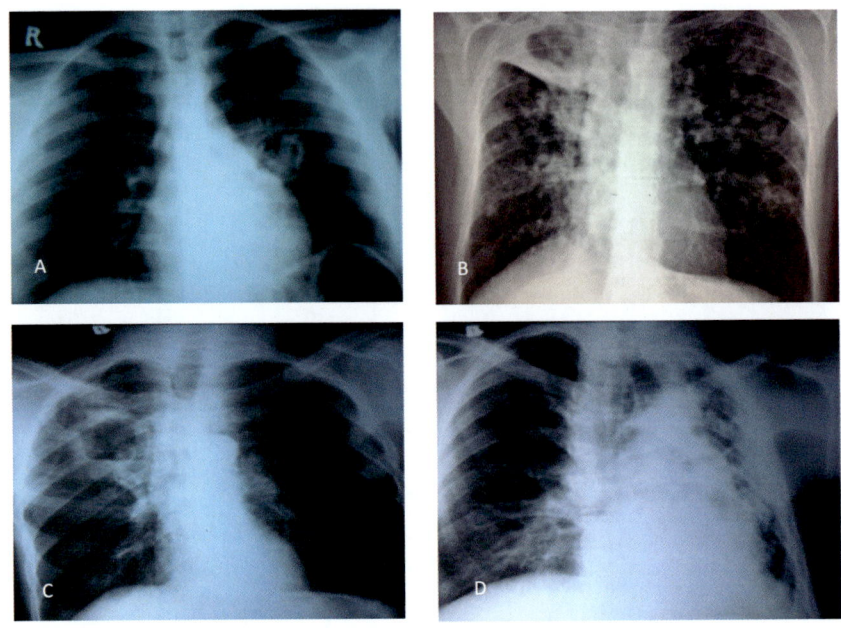

Figura 5. (A) Derrame pleural izquierdo. (B) Hidroneumotórax izquierdo.
(C) Tuberculosis miliar (D) Cardiomegalia que sugiere derrame pericárdico
y aumento de densidad de hemitórax izquierdo.

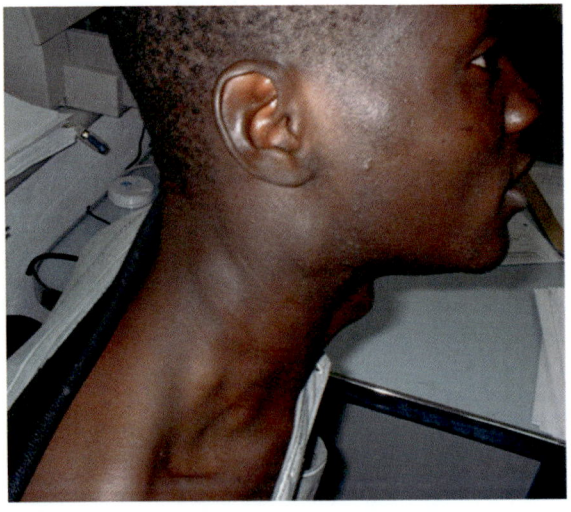

Figura 6. (A) Adenopatías latero-cervicales izquierdas.

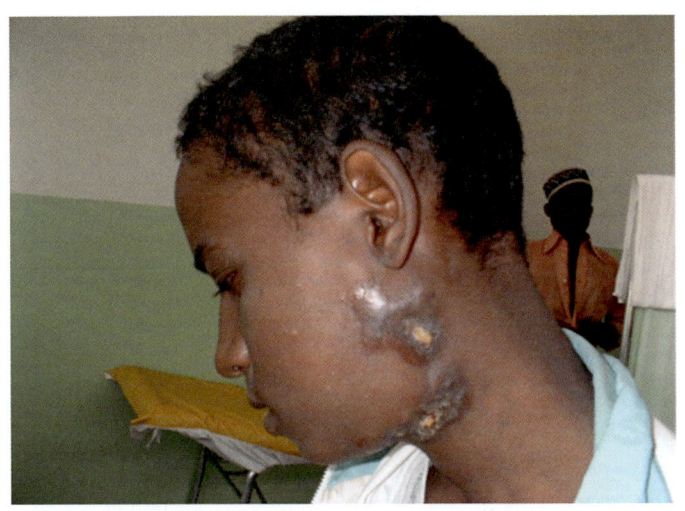

(B) Adenopatías con afectación cutánea (escrofuloderma).

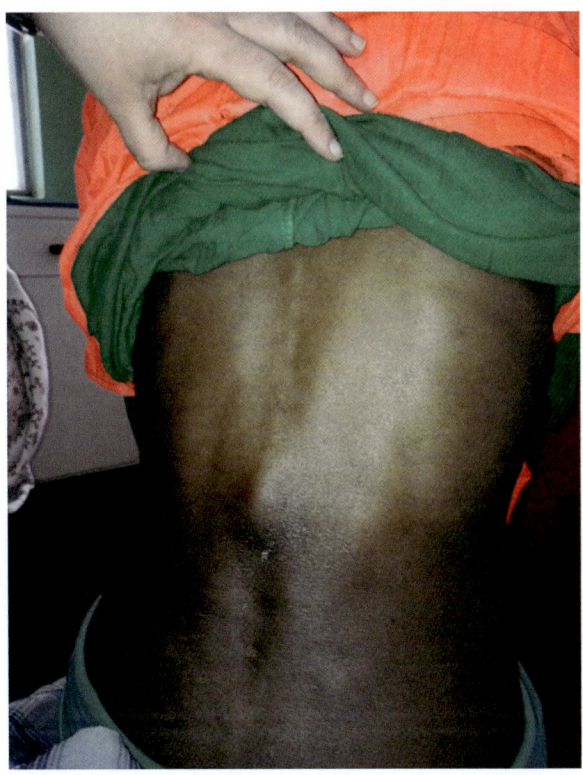

Figura 7. Tuberculosis vertebral. (A) Deformidad de la espalda.

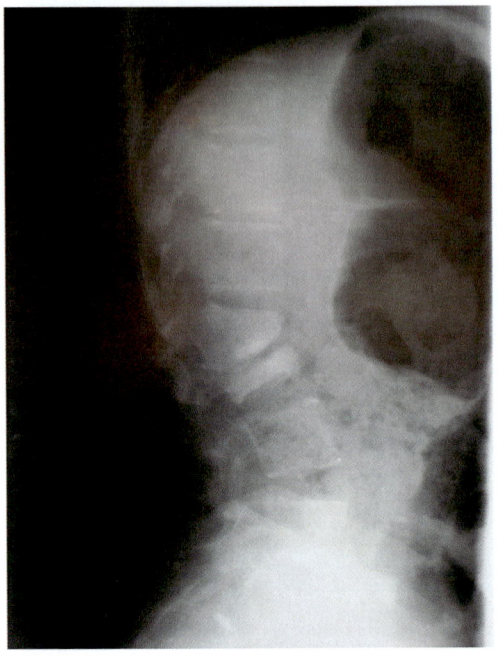

(B) Anomalías radiológicas de las vértebras dorsales.

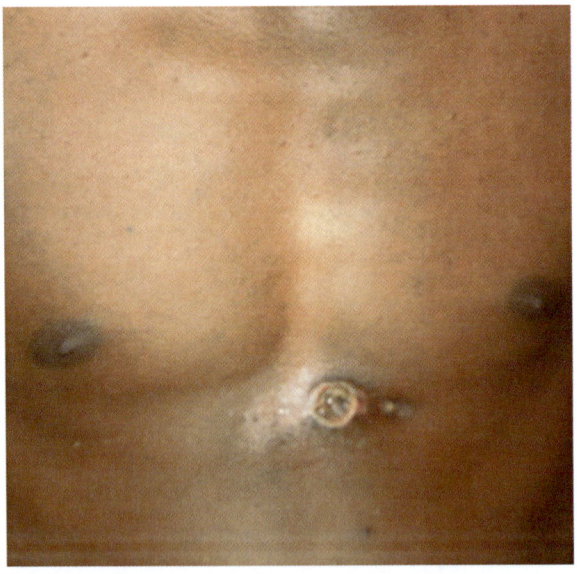

Figura 8. (A). Tuberculosis condroesternal.

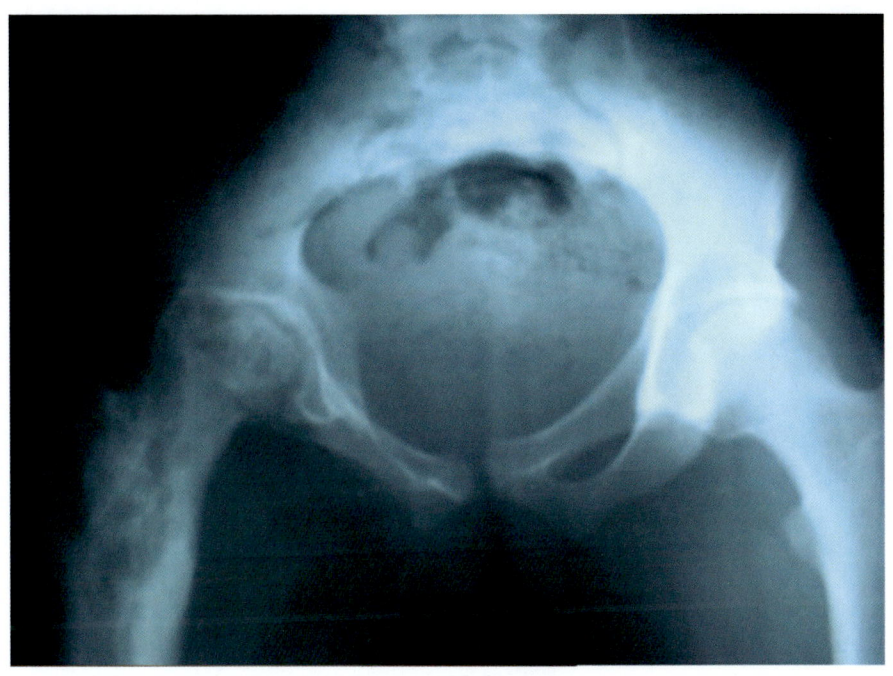

(B) Tuberculosis de hueso largo (fémur).

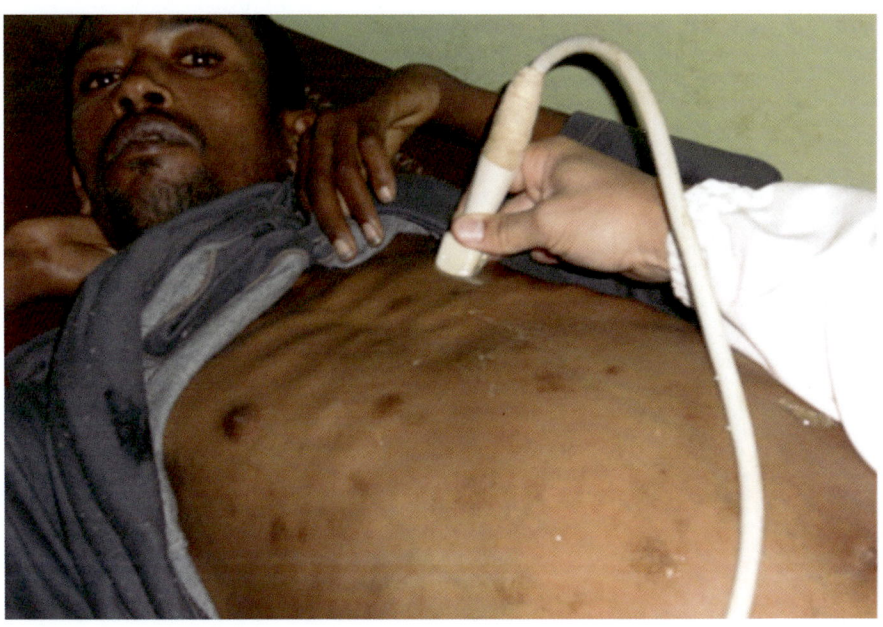

(C) Evaluación ecográfica de una ascitis tuberculosa.

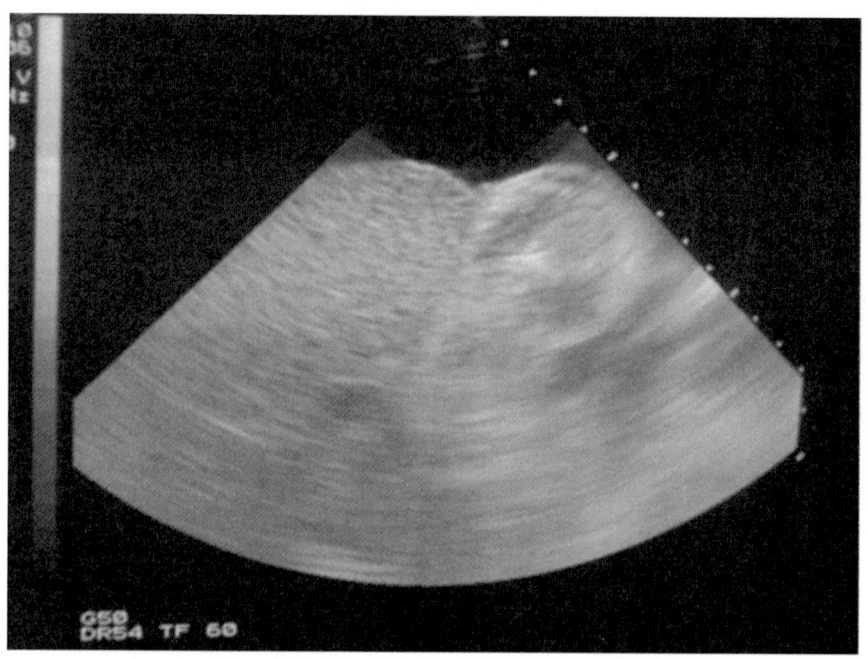

(D) Conglomerado adenopático que orienta a una ascitis tuberculosa.

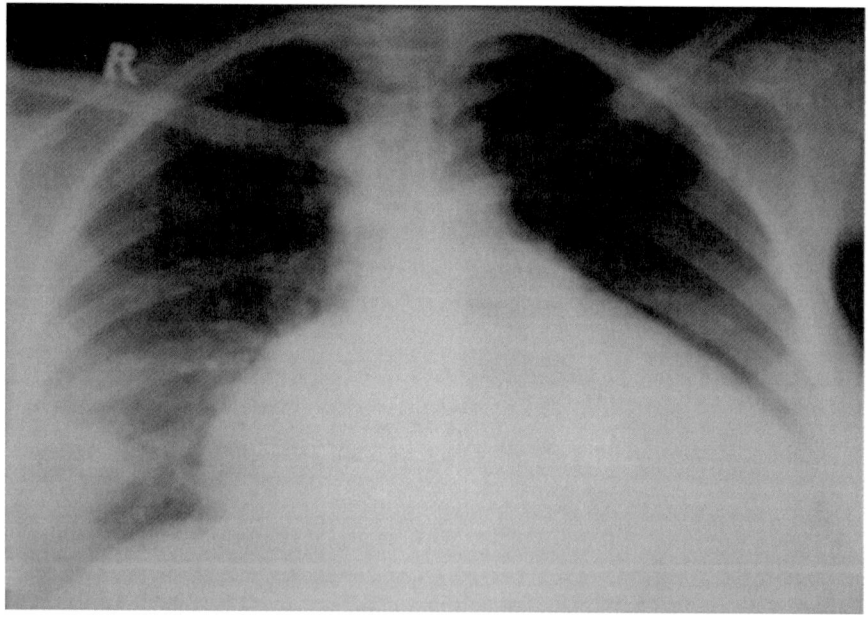

Figura 9. (A) Cardiomegalia y derrame pericárdico.

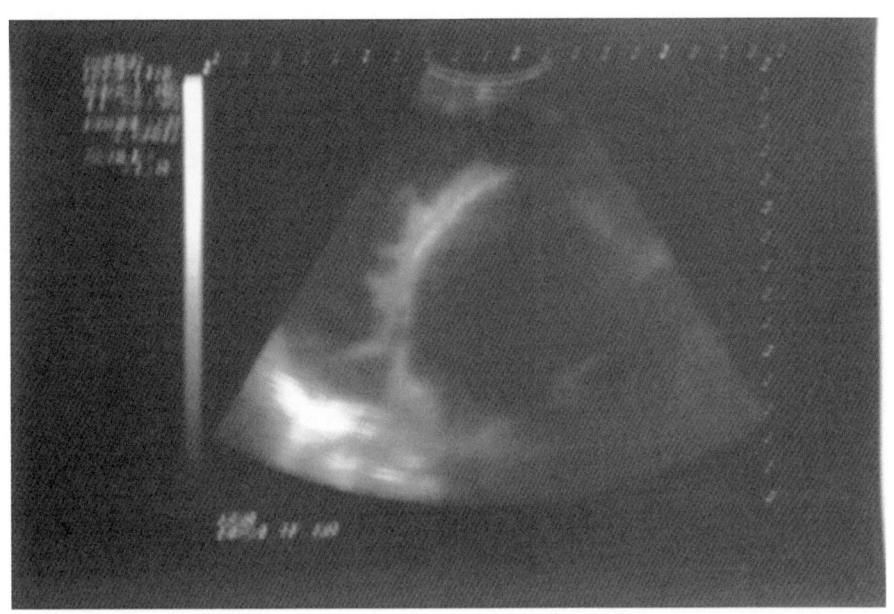

(B) Ecografía cardiaca con derrame pericárdico y se observan estructuras que corresponde a fibrina.

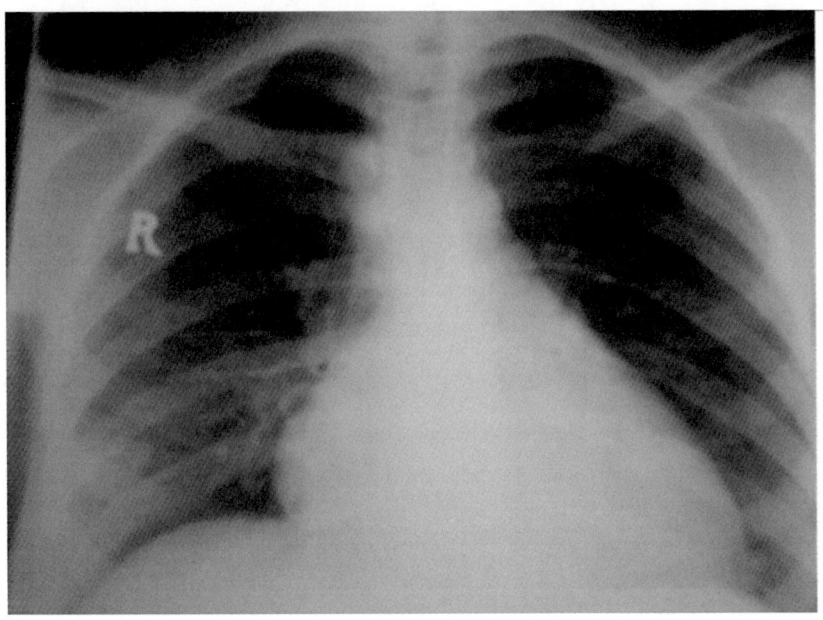

(C) Imagen a las 2 semanas de empezar el tratamiento.

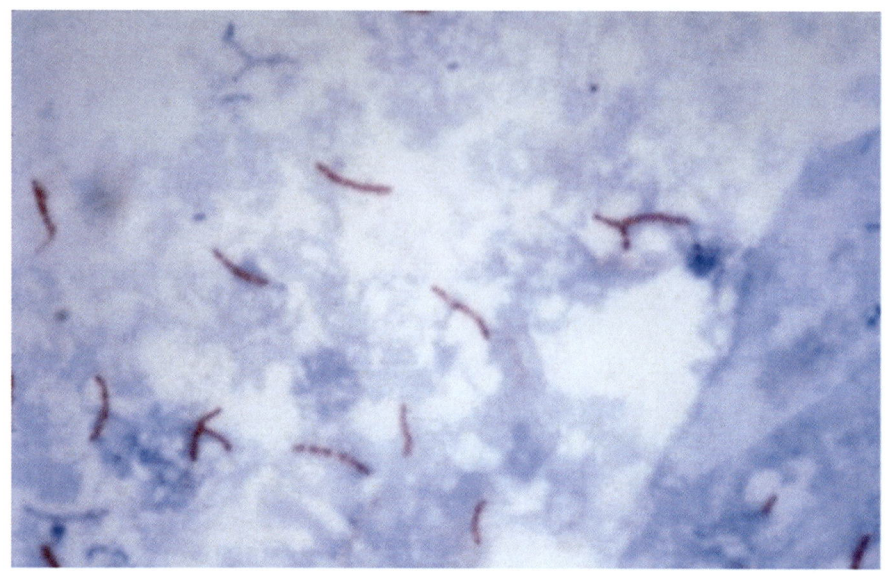

Figura 10. A. Tinción de Ziehl-Neelsen.

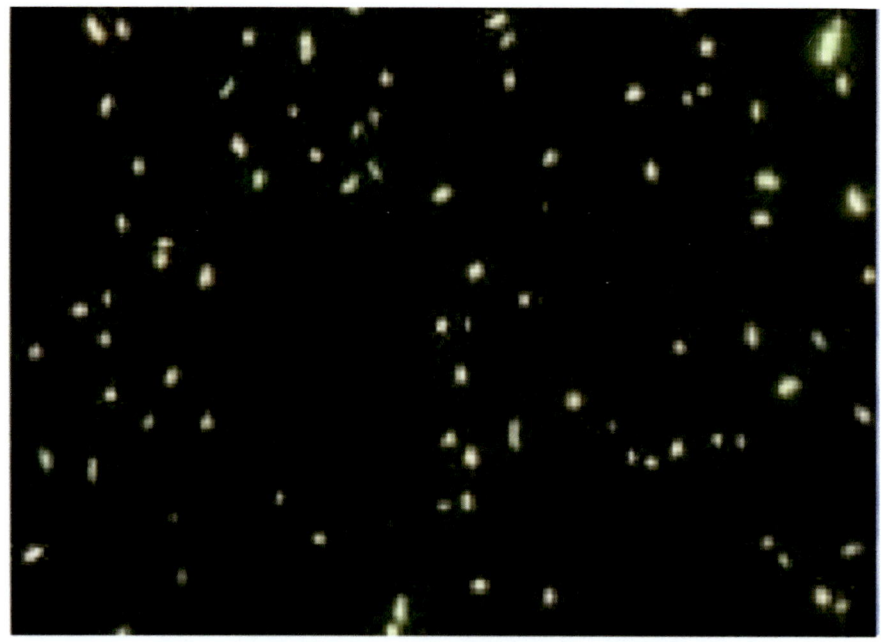

B. Tinción de Auramina.

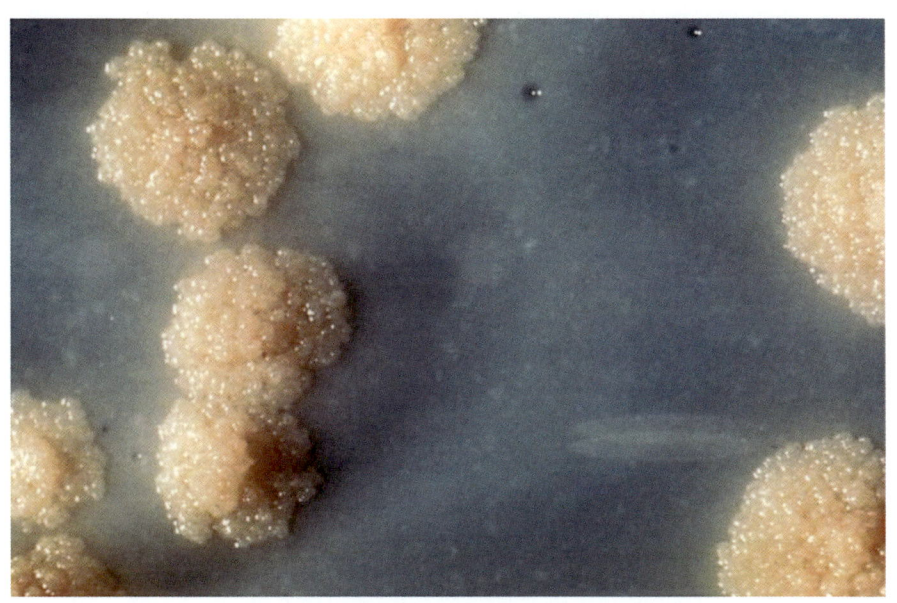

C Micobacterias en el medio de Löwenstein-Jensen.

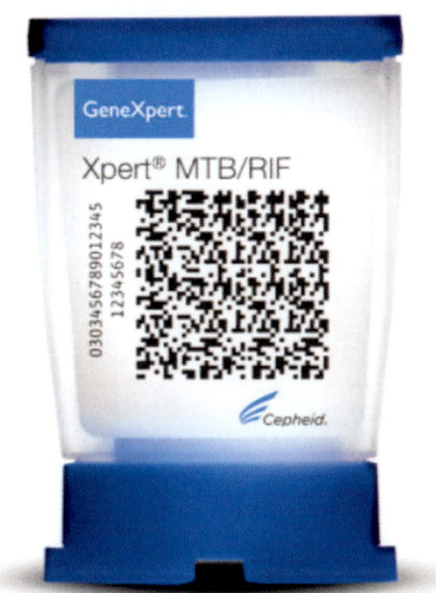

D. Xpert MTB/RIF.

Tabla 1. Riesgo de desarrollar tuberculosis según diversas condiciones clínicas*

Condiciones clínicas	Riesgo relativo
VIH y SIDA	100-500
Bypass gastrointestinal	27-63
Trasplante: renal, cardíaco, pulmonar y otros	20-74
Neoplasias sólidas	1-36
Silicosis	8-30
Hemodiálisis/ insuficiencia renal crónica	10,0-25,3
Neoplasia de cabeza y cuello	16
Neoplasia hematológica	4-15
Fármacos inmunosupresores	2-12
Diabetes mellitus	2,0-4,1
Gastrectomía	2-5
Bajo peso	2-4
Fumadores importantes	2-4

*Tabla adaptada de American Thoracic Society. Targeted tuberculin testing and treatment of latent tuberculosis infection. Am J Respir Crit Care Med 2000;161: S221-47

Tabla 2. Esquemas básicos recomendados para los pacientes con tuberculosis sensible y mono-polirresistencia (adaptada de Caminero JA. et al. Update of SEPAR guideline «Diagnosis and Treatment of Drug-Resistant Tuberculosis». Arch Bronconeumol (Engl Ed). 2020;56(8):514-521).

1. Casos TB iniciales con sensibilidad a R (sensibilidad a H conocida o desconocida) a,b
- 2 HRZE/4 HR, o 2 HRZ/4 HR
* 2 HRZ/4 HR en los casos en que se puede conocer la sensibilidad a H en las 2 primeras semanas
2. Casos TB con resistencia a H (mono- o polirresistencia), pero con sensibilidad a R c,d
- 9HRZE, o 6 Lfx-RZE (H)
3. Casos con resistencia a R (mono- o polirresistencia), pero con sensibilidad a H, o si no se conoce la sensibilidad a H
- Mismo tratamiento que la TB-MDR, que se aborda en Tabla 4, añadiendo H al régimen, pero sin contarla entre los 4 fármacos nuevos

E: etambutol; H: isoniacida; Lfx: levofloxacino; R: rifampicina; TB: tuberculosis; Z: pirazinamida.

a. No cambiar a la fase de continuación (4HR) hasta que no se dé una de las 2 siguientes circunstancias: que la baciloscopia ya sea negativa, o que se sepa que existe sensibilidad a H y R.

b. Prolongar el tratamiento por encima de los 6 meses en aquellos pacientes en los que la negativización de las baciloscopias y/o cultivos se demora más allá de los 2 meses (1, 18). Como referencia, a estos pacientes se les prolongará el tratamiento con H+R hasta un mínimo de 4 meses después de que se negativicen los cultivos.

c. Si se decide el esquema 9HRZE se recomiendan altas dosis de H.

d. 6 Lfx-RZE sólo se debe introducir en el régimen si se administra todo el esquema (incluyendo Lfx) desde el inicio. No se debe utilizar si el resultado de resistencia a la H se recibe después de 3-4 semanas de tratamiento, por el posible riesgo de realizar una monoterapia encubierta. En ese caso utilizar 9HRZE.

Tabla 3. Esquemas básicos recomendados para los pacientes con TB-MDR (Adaptada de Caminero JA. et al. Update of SEPAR guideline «Diagnosis and Treatment of Drug-Resistant Tuberculosis». Arch Bronconeumol (Engl Ed). 2020;56(8):514-521).

1. **Casos con TB-MDR, pero sin resistencia a fármacos de segunda línea**. Se podría utilizar uno de los siguientes esquemas, que se exponen por orden de prioridad:
A. Esquemas acortados orales, con Bdq
1. Opción a: Si baciloscopia negativa al cuarto mes
4 Bdqa-Lfx/Mfx-Cfz-Eto/Pto-E-Z-Hh/2 Bdq-Lfx/Mfx-Cfz-Z-E/3 Lfx/Mfx-Cfz-Z-E
Opción b: Si baciloscopia positiva al cuarto mes
6 Bdqa-Lfx/Mfx-Cfz-Eto/Pto-E-Z-Hh / 5 Lfx/Mfx-Cfz-Z-E.
2. 6b Bdq-hLfx-Lzd-Cfz / 3 hLfx-Lzd-Cfz
3. 6-9 Bdq-hLfx-Lzdc
B. Esquema alargado por vía oral
6 Bdq-Lfx-Lzd-Cfz/12 Lfx-Lzd-Cfz
2. **Casos con TB-MDR y resistencia añadida a las FQ, FISL, a ambos, o incluso patrones más amplios de resistencia de la TB-XDR**
a. Consultar con expertos y diseñar un esquema que siga todas las recomendaciones efectuadas en esta normativa, buscando un mínimo de 3-4 fármacos nuevos, siguiendo la clasificación racional expuesta (grupos 1 a 4) en la Tabla 1 de este documento y tratando de que el esquema lleve el máximo número de medicamentos bactericidas y esterilizantes

> b. Para los casos que sólo tienen TB-XDR y no resistencias a Bdq ni Lzd, se debe valorar el esquema de pretomanid que aún no está comercializado en España:
>
> 6 Bdq-Lzd-pretomanid

Bdq: bedaquilina; Cfz: clofazimina; E: etambutol; Eto: etionamida; FISL: fármacos inyectables de segunda línea; FQ: fluoroquinolonas; Hh: altas dosis de H (15-20 mg/kg peso); hLfx: altas dosis de Lfx (1000 mg/día); Lfx: levofloxacino; Lzd: linezolid; Mfx: moxifloxacino; Pto: protionamida; TB-MDR: tuberculosis multifarmacorresistente; TB-XDR: tuberculosis extensamente farmacorresistente; Z: pirazinamida.

a. Si la baciloscopia continúa positiva al final del cuarto mes, esta fase intensiva se debería prolongar hasta los 6 meses con los mismos fármacos, todos (opción b). Si a los 6 meses sigue positiva se debe considerar como un indicador de que el esquema está fracasando y se debe valorar el diseñar un esquema alternativo.

b. Si a los 6 meses la baciloscopia sigue positiva se debe considerar como un indicador de que el esquema está fracasando y se debe valorar el diseñar un esquema alternativo.

c. Si la baciloscopia continúa positiva al final del segundo mes, prolongar el tratamiento hasta 9 meses con los 3 fármacos. Si la baciloscopia sigue positiva al final del cuarto mes se debe considerar como un indicador de que el esquema está fracasando y se debe valorar un esquema alternativo.

Tabla 4. Clasificación racional y uso secuencial recomendado de los fármacos antituberculosos en el diseño de un esquema de tratamiento para la tuberculosis, tanto sensible como resistente a fármacos. Adaptada de Caminero JA. et al. Update of SEPAR guideline «Diagnosis and Treatment of Drug-Resistant Tuberculosis». Arch Bronconeumol (Engl Ed). 2020;56(8):514-521).

Grupo 1. Fármacos de primera línea de administración oral
- Esenciales: rifampicina, isoniacida y pirazinamida
- Acompañante: etambutol
Grupo 2. Se correspondería con el actual grupo A de la OMS. Se incluirían aquí 3 grupos de fármacos, para ser utilizados, de manera prioritaria y en el siguiente orden:
a Levofloxacino o moxifloxacino. Idealmente se debería descartar la resistencia a estos fármacos por métodos moleculares rápidos como el GenoType® o Anyplex®
b Linezolid
c Bedaquilina
Grupo 3. Se correspondería con el actual grupo B de la OMS. Se incluirían aquí 2 fármacos, uno de ellos (clofazimina) con mucha mayor evidencia de su acción que el otro (cicloserina), si se tiene que elegir entre uno de los 2, siempre se le dará prioridad a clofazimina
a Clofazimina. Debe ser el fármaco de elección si no se puede emplear alguno de los fármacos del grupo 2
b Cicloserina. En algunos casos concretos se podría anteponer alguno de los fármacos del grupo 4, por su mejor acción bactericida y/o esterilizante
Grupo 4. Se correspondería con el actual grupo C de la OMS, pero la secuencia de su introducción en los esquemas debería ser la siguiente:
a Meropenem, o imipenem/cilastatina. Ambos se deberían dar a la vez que amoxicilina/clavulánico para facilitar su eficacia
b Delamanid. En ocasiones se puede preferir utilizar este fármaco antes que los carbapenémicos por la posibilidad de utilizarlo por vía oral
c Amikacina a. Solo se debería dar si se cumplen estas 3 condiciones.
1 Existe un test molecular rápido que descarte posible resistencia
2 Se pueden hacer controles audiométricos periódicos
3 No existen otros fármacos disponibles de los previamente expuestos en los grupos 2 y 3
d Etionamida o protionamida
e Pirazinamida. Aquí se refiere a su uso en casos de tuberculosis con resistencia a la rifampicina/tuberculosis multifarmacorresistente
f Etambutol. Aquí se refiere a su uso en casos de tuberculosis con resistencia a la rifampicina/tuberculosis multifarmacorresistente
g Ácido paraaminosalicílico

A. En ocasiones se puede valorar el utilizar estreptomicina en lugar de amikacina si existe resistencia a amikacina y sensibilidad a estreptomicina, pero cumpliéndose también las tres condiciones previamente expuestas en la tabla.

Preguntas de autoevaluación

1. ¿De qué procedimientos disponemos para diagnosticar la infección tuberculosa?:
   a. Prueba de tuberculina.
   b. Tinción de Tinción de Ziehl-Neelsen.
   c. Tinción de auramina.
   d. Xpert.
   e. Medio de Löwenstein-Jensen.

2. ¿En qué población recomienda la OMS utilizar la prueba de lipoarabinomanano en orina (LAM)?
   a. Adultos con infección por VIH.
   b. Adultos que tengan antecedentes de TB previa tratada.
   c. Adultos con sospecha de primer episodio de tuberculosis.
   d. Adultos con sospecha de tuberculosis que están en una prisión.
   e. Adultos alcohólicos con sospecha de tuberculosis.

3. ¿En qué situaciones se deben administrar esteroides durante el tratamiento antituberculoso?:
   a. Tuberculosis pericárdica.
   b. Tuberculosis pulmonar.
   c. Tuberculosis peritoneal.
   d. Tuberculosis urinaria.
   e. Tuberculosis ganglionar.

4. Aproximadamente ¿cuántas personas enfermaron en 2020 de tuberculosis?
   a. 10 millones.
   b. 11 millones.
   c. 12 millones.
   d. 13 millones.
   e. 14 millones.

5. ¿Cuál es la forma de tuberculosis extrapulmonar más frecuente?
   a. Tuberculosis pericárdica.
   b. Tuberculosis ósea.
   c. Tuberculosis peritoneal.
   d. Tuberculosis urinaria.
   e. Tuberculosis ganglionar.

6. ¿Cuál es la pauta de tratamiento de la TB sensible a isoniacida y rifampicina?
   a. 2 meses con HRZE más 4 HR.
   b. 2 meses con HRZE más 5 HR.
   c. 2 meses con HRZE más 4 HZ.
   d. 2 meses con HRZE más 5 HZ.
   e. 2 meses con HRE más 4 HR.

Respuestas correctas:

1. a
2. a
3. a
4. a
5. e
6. a

2.4.5. Patología respiratoria pediátrica

Profesor: Mario Pérez Butragueño
Servicio de Pediatría. Hospital Universitario Infanta Leonor. Madrid

Ideas clave:

1. La neumonía es la principal causa de mortalidad infantil en todo el mundo.
2. Clínicamente es difícil diferenciar una neumonía vírica de una bacteriana. Pocas veces se puede disponer de pruebas analíticas o radiografías. Por ello la OMS aconseja el tratamiento antibiótico empírico cuando se cumplen criterios diagnósticos de neumonía, para evitar fallecimientos.
3. La bronquiolitis se define como el primer episodio de cuadro catarral con sibilancias en un menor de 2 años. No responde a corticoides ni a broncodilatadores. El tratamiento es de soporte.
4. Los broncodilatadores en las crisis asmáticas infantiles deben administrarse con cámara espaciadora (y con mascarilla en menores de 6 años).
5. Los menores de cinco años tienen un riesgo particularmente alto de progresión a enfermedad tuberculosa después de la infección. Son formas paucibacilares y es difícil obtener muestras rentables, por lo que el diagnóstico bacteriológico es complicado.

Introducción

La neumonía es la principal causa de mortalidad infantil en todo el mundo. Se calcula que unos 920 136 niños menores de 5 años fallecieron por neumonía en 2015, lo que supone el 15 % de todas las defunciones de niños menores de 5 años en el mundo. Su prevalencia es mayor en el África subsahariana y en Asia meridional. Existen excelentes documentos sobre infecciones respiratorias en pediatría para mayor información (1, 2).

Neumonía

Diversos agentes infecciosos —virus, bacterias y hongos— causan neumonía en la infancia. Los más comunes son los siguientes:

- Diferentes virus; el virus respiratorio sincitial (VRS) es el más frecuente.
- *Streptococcus pneumoniae*: la causa más común de neumonía bacteriana en niños.
- *Haemophilus influenzae* b: la segunda causa más común de neumonía bacteriana.
- *Pneumocystis jirovecii* es una causa importante de neumonía en niños menores de seis meses con VIH/SIDA, responsable de al menos uno de cada cuatro fallecimientos de lactantes seropositivos al VIH.

Según la OMS, en menores de 5 años, la neumonía se diagnostica por la presencia de taquipnea o tiraje subcostal en un paciente con tos y/o disnea y/o fiebre. Las sibilancias son más frecuentes en las infecciones víricas.

Los lactantes con afectación muy grave pueden ser incapaces de comer o beber.

Clínicamente es difícil diferenciar una neumonía vírica de una bacteriana. Pocas veces disponemos de analítica o radiografía inmediatas. Por ello la OMS aconseja el tratamiento antibiótico empírico cuando se cumplen criterios diagnósticos de neumonía, para evitar fallecimientos. El antibiótico de elección es la amoxicilina, generalmente en comprimidos dispersables. Muchos casos pueden ser diagnosticados y tratados en la comunidad por trabajadores de salud capacitados. Se recomienda la hospitalización solamente en los casos graves.

Tabla 1: Clasificación y manejo de las neumonías según la OMS (1).

CLASIFICACION	SIGNOS O SINTOMAS	TRATAMIENTO
Neumonía grave	Tos o dificultad respiratoria más: - Saturación <90 % o cianosis central. - Signos de neumonía con algún factor de riesgo (rechazo lactancia, letargia o nivel de conciencia reducido, convulsiones).	-Ingreso en hospital. -Administrar oxígeno si saturación <90 %. - Manejo apropiado de la vía aérea. - Administrar antibiótico i.v. 5 días: Ampicilina (o penicilina) + gentamicina. Si no mejora o se sospecha estafilococo: cloxacilina + gentamicina iv. Alternativa: Ceftriaxona i.m. o i.v. - Antitérmico según precise.

Neumonía	Taquipnea: - De 2 a 11 meses: > 50 resp/min. - De 1 a 5 años: > 40 resp/min.	- Tratamiento domiciliario. - Administrar antibiótico: amoxicilina oral, al menos 40 mg/kg durante 3-5 días. - Aconsejar a la madre que regrese inmediatamente si su hijo presenta síntomas de neumonía grave. - Seguimiento en 3 días.
Catarro (sin neumonía)	Sin signos de neumonía o neumonía grave	- Tratamiento domiciliario. - Informar a la madre sobre cuando debe regresar. - Seguimiento en 5 días si no mejora. - Si tos durante más de 14 días hacer diagnóstico diferencial de tos crónica.

Sibilancias

Los cuadros de sibilancias en menores de 2 años (especialmente en los primeros 12 meses) suelen ser de origen viral, generalmente debidos a bronquiolitis y no responden a broncodilatadores ni corticoides.

Los cuadros de sibilancias en mayores de 2 años (o cuadros repetidos entre 12 y 24 meses) suelen deberse a asma, sobre todo si están afebriles.

Las neumonías pueden cursar con sibilancias, especialmente las víricas y en menores de 2 años. Una aspiración de cuerpo extraño (más frecuente en menores de 3 años) puede dar sibilancias localizadas con el antecedente de atragantamiento.

Por otra parte, en estos cuadros conviene valorar la respuesta al tratamiento broncodilatador (salbutamol) siempre con cámara espaciadora (y con mascarilla en menores de 6 años). Si no hay cámaras disponibles se pueden fabricar localmente con vasos, botellas de plástico o similares.

Tabla 2: Asma y bronquiolitis.

CLASIFICACION	DIAGNÓSTICO	TRATAMIENTO
ASMA	- Historia de sibilancias recurrentes. - Relacionadas con catarros o inducidas por ejercicio. - Antecedentes personales o familiares de atopia. - Espiración alargada, hipoventilación. - Buena respuesta a broncodilatadores.	- Oxígeno si saturación <90 %, distrés respiratorio severo o cianosis central. - Salbutamol SIEMPRE con cámara: Hasta 6 puff seguidos en <5 a y hasta 12 puff en >5 a. Casos graves repetir varias veces en una hora o nebulizado. Si caso grave y no hay salbutamol administrar adrenalina subcutánea. - ¿Salbutamol oral? Solo para el domicilio si no hay cámara. - Corticoides orales en casos moderados-graves: 1-2 mg/kg/día, 3-5 días. - Casos graves sin respuesta: sulfato de magnesio o aminofilina iv.
BRONQUIOLITIS	- Primer episodio de cuadro catarral con sibilancias en menor de 2 años. - En época de bronquiolitis. - Espiración alargada, hipoventilación. - Sin respuesta a broncodilatadores. - Episodios de apnea en menores de 3-6 meses especialmente si fueron prematuros.	- Tratamiento de soporte. - Lavados nasales. Posición semiincorporada. - Hidratar. Tomas frecuentes. Sonda nasogástrica si es precisa. - Ingresar si saturación <90 %, distrés respiratorio grave, cianosis central, rechazo tomas, apneas, convulsiones o letargia - Oxígeno con gafas nasales si saturación <90 %, distrés respiratorio grave o cianosis central. - Salbutamol: no respuesta. - Corticoides orales: no sirven. - Antibiótico: Amoxicilina si tratamiento en casa y signos de neumonía (polipnea, tiraje). Ampicilina (o penicilina) + gentamicina si hay signos de neumonía grave. - Aislamiento. LAVADO MANOS con jabón o gel hidroalcohólico. Es contagioso hasta 1,5 metros de distancia.

Estridor

Es signo de una obstrucción al flujo aéreo de localización extratorácica.

Lo más frecuente es que sea debido a un *croup*/laringitis viral. En este caso se asocia con tos perruna y afonía. También son importantes causas (por su gravedad) la difteria y la epiglotitis.

En el diagnóstico diferencial hay que tener presente un cuerpo extraño (aparición brusca, tras atragantamiento), un absceso retrofaríngeo o una anafilaxia. Si aparece desde el nacimiento, pensar en una laringomalacia (estridor transitorio) u otra malformación que obstruya o comprima la vía aérea extratorácica.

1. *Croup*/laringitis viral

Aparece con frecuencia en el sarampión. Los pacientes presentan fiebre, síntomas catarrales y la tríada clásica de afonía, estridor y tos perruna. La mayoría de los episodios ocurren en menores de 2 años.

Los cuadros graves comprometen la vida del paciente con estridor en reposo, cianosis, saturación <90 % o distrés respiratorio importante.

El tratamiento es domiciliario en la mayoría de los casos, con hidratación, posición semincorporada y tranquilizando al paciente (en brazos de los padres).

En casos moderados-graves se precisan corticoides orales, bien dexametasona, bien prednisolona. Los corticoides nebulizados (budesonida) tienen una utilidad similar a los orales, pero generalmente no se dispone de ellos y son más caros. En casos graves o sin suficiente respuesta a corticoides habría que utilizar adrenalina nebulizada (siempre asociada a los corticoides para evitar rebote de síntomas a las 4 horas de su nebulización).

2. Difteria

Es una infección bacteriana (*Corynebacterium diphtheriae*) prevenible mediante vacunación. Ha habido brotes en repúblicas soviéticas en los años noventa y en 2010-2015 en India, Indonesia y Madagascar. Además, existe una clara infranotificación.

Afecta a la nasofaringe y la vía respiratoria superior produciendo membranas grisáceas que, si están en la laringe, pueden provocar estridor y obstrucción de las vías altas. También puede haber afectación nasal que produce epistaxis. Si se sospecha, es importante examinar la nariz y la garganta en busca de membranas grisáceas, pero con cuidado de no inducir una obstrucción completa de la vía aérea. En la difteria faríngea puede observarse un aumento del perímetro cervical, el llamado "cuello de toro".

La toxina diftérica ocasiona parálisis muscular y miocarditis, pero no todas las cepas son productoras de toxinas.

El tratamiento consiste en administrar antitoxina inmediatamente si está disponible. Existe riesgo de anafilaxia al administrarla por lo que es preciso realizar una prueba intradérmica previamente. Además, hay que administrar penicilina procaína IM cada 24 horas durante 10 días, o eritromicina en alérgicos. El uso de corticoides es controvertido.

Otra parte fundamental del tratamiento es el soporte (hidratación, antitérmicos). En ocasiones, puede ser necesario realizar una traqueotomía si hay obstrucción de la vía aérea.

Entre las complicaciones se encuentran la miocarditis y las neuropatías periféricas. Los pacientes que superan la fase aguda suelen recuperarse sin secuelas.

Entre las medidas de salud pública se recomiendan:

- Aislamiento de los pacientes.
- Manejo de los casos por sanitarios bien vacunados.
- Contactos domiciliarios previamente vacunados: administrar refuerzo de toxoide diftérico.
- Contactos domiciliarios no vacunados: administrar una dosis de penicilina benzatina y una dosis de toxoide diftérico.

3. Epiglotitis

Es una emergencia médica de extrema gravedad, mortal sin tratamiento. Es ocasionada por *Haemophilus influenzae* tipo b. Afortunadamente casi ha desaparecido gracias a la vacunación.

Se produce una inflamación de la epiglotis que lleva a una obstrucción respiratoria.

Los pacientes presentan fiebre y aspecto séptico. También tienen sialorrea y un estridor no muy llamativo.

El tratamiento consiste en tranquilizar al paciente, administrar oxígeno humidificado y antibioterapia con ceftriaxona iv durante 5 días. La intubación puede ser complicada por la inflamación de la epiglotis, por lo que, en ocasiones, se hace de forma precoz; además, en otros casos incluso puede ser necesario realizar una traqueotomía.

Tos crónica

El diagnóstico diferencial es amplio. Habría que pensar en tuberculosis, asma, cuerpo extraño, tosferina o VIH.

Tosferina

La tosferina, en inglés "whooping cough", es una enfermedad bacteriana, causada por *Bordetella pertussis* y prevenible por la vacunación. Puede provocar un cuadro grave en lactantes no vacunados. Se debe vacunar a edades tempranas; en nuestro medio, se administra una dosis de la vacuna a la madre en el tercer trimestre de embarazo. Esta práctica está poco extendida en el mundo.

El cuadro clínico tiene tres etapas:
- 1ª semana: cuadro de fiebre y catarro.
- 2ª semana: paroxismos de tos con "gallo" posterior (*whooping cough*). En neonatos y lactantes pequeños puede no haber "gallo".
- Posteriormente persiste la tos hasta incluso 3 meses.

Los neonatos pueden presentar pausas de apnea.

Entre las complicaciones se incluyen: neumonías, convulsiones, deshidratación, malnutrición, hemorragias conjuntivales o prolapso rectal.

Se aconseja ingresar a los menores de 6 meses o si aparecen las complicaciones mencionadas previamente. Se debe administrar un macrólido (azitromicina durante 5 días o eritromicina durante 10 días) y oxígeno si aparecen pausas de apnea, cianosis o desaturación.

TUBERCULOSIS EN NIÑOS (3,5).

Clínica: La evolución natural de la TB en niños es distinta de la de los adultos, debido a que con mayor frecuencia progresan a enfermedad tuberculosa primaria. Los menores de cinco años tienen un riesgo particularmente alto de progresión a enfermedad tuberculosa después de la infección. En general, se estima que el 90% de la enfermedad tuberculosa en los niños pequeños ocurre dentro del año siguiente a la infección. En los niños puede producirse una diseminación hematógena inmediatamente después de la infección, siendo el mayor riesgo de presentación de meningitis tuberculosa y tuberculosis miliar de uno a tres meses después de la infección primaria.

Los niños menores de cinco años suelen presentar formas de enfermedad tuberculosa intratorácica, afectando a los ganglios linfáticos hiliares. Difícilmente son bacilíferos. Los niños mayores y los adolescentes manifiestan con mayor frecuencia la enfermedad de tipo adulto, incluida la tuberculosis pleural y las consolidaciones del lóbulo superior con o sin formación de cavernas.

Los síntomas más frecuentes son: tos persistente, fiebre persistente o malnutrición. Es importante investigar el contacto con adultos con TB y la infección por VIH/SIDA.

Diagnóstico: La TB infantil se presenta con gran frecuencia como un proceso de enfermedad primaria, sin la formación de cavernas. El número de bacilos presentes en las formas de tuberculosis primaria, como los ganglios linfáticos hiliares o la tuberculosis bronquial es sustancialmente menor que el número presente en una cavidad pulmonar. En consecuencia, la tuberculosis infantil a menudo se denomina "paucibacilar" y es más difícil confirmar la enfermedad mediante una baciloscopia o un cultivo convencional.

La mayoría de los niños menores de seis años carecen de la capacidad de expectorar y no pueden producir voluntariamente muestras de esputo de buena calidad. Por lo tanto, las muestras respiratorias se obtienen a menudo mediante esputo inducido o mediante la aspiración en ayunas de jugos gástricos. El uso de múltiples muestras mejora el rendimiento.

Por estos dos motivos, incluso el cultivo, que es el mejor estándar de referencia, sólo consigue la confirmación microbiológica en menos del 40% de los casos de TB infantil y, además, casi nunca está disponible.

Debido a estas dificultades para el diagnóstico microbiológico de la TB en la infancia, se usan comúnmente algoritmos que involucran signos, síntomas, exposición a la tuberculosis, estado del VIH, pruebas de laboratorio y hallazgos radiográficos, para hacer un diagnóstico clínico de TB infantil.

Xpert MTB/RIF es una prueba de PCR en tiempo real. Precisa unos requisitos mínimos de bioseguridad y formación del personal. En dos horas, el Xpert MTB/RIF detecta el ADN de *Mycobacterium tuberculosis* y, a la vez, reconoce mutaciones que conducen a resistencia a la rifampicina. La OMS recomienda su uso en niños con signos y síntomas de TB pulmonar como prueba de diagnóstico inicial en esputo, aspirado gástrico, aspirado nasofaríngeo y heces. También en el líquido cefalorraquídeo en niños con signos y síntomas de meningitis tuberculosa; y en ganglios linfáticos, líquido pleural, líquido peritoneal, líquido pericárdico, líquido sinovial u orina en niños con síntomas de TB extrapulmonar.

Tratamiento: Desde 2014 existen combinaciones de dosis fijas adaptadas a pediatría, recomendadas por la OMS, según la franja de peso del niño. Son dispersables y con mejor palatabilidad para facilitar la administración.

El tratamiento de la TB en niños sigue en general los mismos principios que en los adultos, y en la mayoría de los casos se utilizan los mismos medicamentos. El régimen estándar de cuatro medicamentos con isoniazida (H), rifampicina (R), pirazinamida (Z) y etambutol (E) administrado diariamente, durante un período de dos meses seguido de isoniazida y rifampicina administrados diariamente durante cuatro (2HRZE/4HR) a seis meses (2HRZE/6HR) adicionales, se usa para el tratamiento de la tuberculosis sensible a los medicamentos, en formas pulmonares y extrapulmonares. La tuberculosis del sistema nervioso central es una excepción en niños, ya que el tratamiento con isoniazida y rifampicina se prolonga hasta un total de 12 meses. También se recomienda usar corticosteroides (dexametasona o prednisolona) durante 6-8 semanas en pacientes con meningitis tuberculosa y/o pericarditis, ya que mejora el resultado y reduce las complicaciones.

La OMS en 2021 ha modificado sustancialmente sus recomendaciones de tratamiento en niños:

1. En niños y adolescentes menores de 16 años con TB no grave (sin sospecha ni evidencia de ser MDR/RR-TB), se debe utilizar un régimen de 4 meses (2 meses HRZE/2 meses HR) en lugar del régimen estándar de 6 meses (2 meses HRZE/4 meses HR).

2. En niños y adolescentes con meningitis tuberculosa microbiológicamente confirmada o clínicamente diagnosticada, que se presume que es sensible a los medicamentos, se puede emplear un régimen intensivo de 6 meses compuesto por 6HRZE como una alternativa al régimen de 12 meses previamente recomendado por la OMS compuesto por 2HRZE/10HR. No obstante, se mantiene la recomendación fuerte para el régimen de 12 meses compuesto por 2HRZE/10HR.

Bibliografía:

1. World Health Organization. Pocket book of hospital care for children: guidelines for the management of common childhood illnesses – 2nd ed. Published 2013. Accessed April 21, 2022. https://www.who.int/publications/i/item/978-92-4-154837-3

2. Grouzard V, Rigal J, Sutton M. Guía clínica y terapéutica. Médicos sin fronteras. MSF Web. Published 2016. Accessed June 24, 2022. https://www.msf.es/actualidad/publicaciones?document=3521

3. World Health Organization. WHO consolidated guidelines on tuberculosis: module 3: diagnosis: rapid diagnostics for tuberculosis detection. *Geneva World Heal Organ*. Published online 2021.

4. World Health Organization (WHO). WHO Consolidated Guidelines on Tuberculosis Treatment: module 5: Management of tuberculosis in children and adolescents. Who. Published 2022. Accessed March 23, 2022. https://www.who.int/publications/i/item/9789240046764

5. World Health Organization. Global Tuberculosis Report 2021. Geneva: World Health Organization. Published 2021. Accessed December 4, 2021. https://www.who.int/publications/i/item/9789240037021

Preguntas de autoevaluación

1. En relación con la neumonía en niños es falso que:
   a. La OMS aconseja el uso de antibióticos ya que es difícil diferenciar clínicamente las víricas de las bacterianas.
   b. Una neumonía no grave se debe tratar con amoxicilina oral.
   c. Según la OMS, la ceftriaxona es el tratamiento de primera elección en las neumonías graves.
   d. La neumonía es la principal causa de mortalidad infantil en todo el mundo.
   e. El neumococo es la causa más común de neumonía bacteriana en niños.

2. La tuberculosis infantil (señalar la falsa):
   a. Es paucibacilífera.
   b. El Xpert MTB/RIF es una prueba diagnóstica prometedora aún no recomendada por la OMS.
   c. En menores de 6 años, las muestras respiratorias se obtienen, generalmente, mediante el esputo inducido o aspirado gástrico.
   d. El cultivo consigue la confirmación microbiológica en menos del 40% de los casos de tuberculosis infantil.
   e. El período de mayor riesgo de presentación de meningitis tuberculosa y tuberculosis miliar es de uno a tres meses después de la infección primaria.

3. En relación con la tosferina es falso que:
   a. Puede producir malnutrición y prolapso rectal.
   b. Se trata con amoxicilina.
   c. Produce pausas de apnea en recién nacidos.
   d. Se previene vacunando a las embarazadas en el tercer trimestre.
   e. Son típicos los accesos de tos con gallo posterior.

4. Cuál de los siguientes es el tratamiento más correcto de una bronquiolitis:

    a. Ceftriaxona.

    b. Tratamiento de soporte.

    c. Corticoides.

    d. Salbutamol.

    e. Diazepam.

5. La difteria (señalar la correcta):

    a. Todas las cepas de *Corynebacterium diphtheriae* producen toxina.

    b. Se notifican más casos de los que hay.

    c. Si se afecta el miocardio es siempre fatal.

    d. A los contactos familiares bien vacunados previamente hay que administrarles antibiótico.

    e. Produce membranas grisáceas en vía aérea superior y fosas nasales.

Respuestas correctas:

1. c
2. b
3. b
4. b
5. e

2.5. Nefrología

2.5.1. Nefropatías en el trópico

Profesora: Catalina Martín Cleary, MD, PhD
Servicio de Nefrología
Fundación Jiménez Díaz, Madrid

Ideas clave

1. El Fracaso Renal Agudo (FRA) es un síndrome clínico con importante impacto en la morbimortalidad del paciente, en el que hay una disminución del filtrado glomerular.
2. Siempre se debe sospechar FRA ante un paciente con enfermedad tropical grave.
3. El FRA en contexto de regiones tropicales es mayoritariamente adquirido en la comunidad, causado por infecciones, y afecta a población joven y sana.
4. El manejo del FRA consiste en tratar su causa, mantener la estabilidad hemodinámica, y evitar nefrotóxicos.
5. El daño renal en las enfermedades tropicales se produce por las propias manifestaciones clínicas de la enfermedad (hipovolemia e hipoxia renal) y los fenómenos inmunológicos derivados de la infección, y puede ser agravado por los efectos nefro-tóxicos de la medicina tradicional local.

Introducción

En este capítulo, abordaremos el fracaso renal agudo (FRA) en el contexto de enfermedades tropicales. La definición de la organización Kidney Disease Improving Global Outcomes (KDIGO) de FRA es actualmente la más aceptada por la comunidad científica (Tabla 1), y emplea la creatinina sérica y la diuresis (1). Según la definición KDIGO, el FRA es un síndrome clínico en el que ocurre una disminución del filtrado glomerular suficiente como para aumentar la creatinina sérica 0,3 mg/dl. La definición KDIGO incluye 3 estadios de gravedad según la magnitud del aumento de la creatinina. El FRA, incluso el más leve, es un factor de riesgo independiente de varios eventos importantes:

- de mortalidad intrahospitalaria y a un año del alta hospitalaria,
- de enfermedad renal crónica (ERC) de *novo*,
- de ERC que progresa a requerir diálisis, y
- de presentar un nuevo episodio de FRA (2, 3)..

No existe por el momento un tratamiento específico del FRA; su manejo consiste en tratar la causa subyacente, limitar la progresión hacia estadios de mayor gravedad y evitar complicaciones derivadas de la disminución del filtrado glomerular (4). Por todo ello, el estudio y la prevención del fracaso renal agudo se ha convertido en una prioridad para la comunidad nefrológica, sobre todo en regiones de ingresos bajos (5).

Epidemiología

El FRA en el contexto de las enfermedades y regiones tropicales es mayoritariamente adquirido en la comunidad, afecta a población joven, sana y sin enfermedad renal crónica de base, y suele ser causada por infecciones. El FRA suele ser grave, de estadio KDIGO 3, y puede requerir diálisis. La mortalidad asociada al FRA es alta, pero los supervivientes de un FRA grave suelen tener una recuperación completa o casi completa de función renal basal (6-8)..

Diagnóstico y etiología

La etiología del FRA puede ser infecciosa o no infecciosa. Aun cuando no se disponga de análisis de sangre para diagnosticarlo, se debe sospechar la existencia de FRA siempre que haya enfermedad grave, inestabilidad hemodinámica, fiebres altas y prolongadas y signos de deshidratación (9). La disminución de diuresis y la anuria son diagnósticos de FRA. Además, el conocimiento de los factores etiológicos y epidemiológicos de la región es útil para obtener un historial adecuado. Algunos hechos, como la ingesta de plantas tóxicas o de medicinas indígenas, pueden considerarse irrelevantes y, por tanto, no se ofrecen voluntariamente; y otros, como un aborto clandestino, pueden incluso ocultarse por motivos sociales o culturales (7).

Fisiopatología del FRA en enfermedades tropicales

Malaria

El FRA es una complicación frecuente de la malaria grave y es la causa más frecuente de FRA adquirido en la comunidad en regiones tropicales (7). En el 80 %, el FRA es no-oligúrico y la recuperación de la función basal suele ocurrir a los 15 días del FRA (10, 11).. Hay tres mecanismos propuestos para explicar la fisiopatología del FRA en la enfermedad palúdica: las alteraciones mecánicas causadas por la citoadherencia, las alteraciones relativas a la disfunción de la ATPasa eritrocitaria, y la lesión glomerular inmunomediada. En primer lugar, la adhesión de los eritrocitos parasitados a los eritrocitos sanos adyacentes y al endotelio capilar (citoadherencia) da lugar a la formación de rosetas intravasculares y al depósito de microtrombos en la microvasculatura renal (microangiopatía trombótica). Estos fenómenos producen hipoxia e hipoperfusión renal. En segundo lugar, la disfunción de la ATPasa en los eritrocitos infectados produce un cambio en su estructura que acorta su vida útil y causa hemólisis. La hipoxia resultante y la liberación de hemoglobina libre son tóxicas para los túbulos renales. Por último, la lesión glomerular inmunomediada se produce al depositarse en los glomérulos los autoanticuerpos generados por monocitos de sangre periférica, activados en respuesta a la infección. La lesión histológica más frecuente en la malaria es la necrosis tubular aguda, producida por cualquiera de estos mecanismos (10). En el análisis sistemático de orina suele observarse una densidad urinaria elevada, y proteinuria y piuria leves..

Leptospirosis

El FRA es un rasgo distintivo de las formas graves de la zoonosis por Leptospira spp., y representa un importante factor de riesgo de mortalidad (12). Los dos principales mecanismos asociados a la lesión renal provocada por *Leptospira* son, en primer lugar, la acción nefrotóxica directa de las toxinas hemolíticas de la bacteria, y, en segundo lugar, los efectos indirectos de la infección grave. Las toxinas hemolíticas provocan un infiltrado inflamatorio celular masivo en el parénquima renal. La lesión histológica típica es, por tanto, la nefritis tubulointersticial, caracterizada por un edema intersticial y un denso infiltrado inflamatorio, con predominio de células mononucleares. La infección grave produce una vasculitis infecciosa sistémica, provocando vasodilatación generalizada, rabdomiólisis, hemorragia por disfunción plaquetaria y endotelial, con la resultante hipoxia e hipoperfusión renal (12, 13). En el sistemático de orina se suele encontrar una densidad urinaria elevada y piuria importante, y hematuria y proteinuria moderadas.

Mordedura de serpiente

El envenenamiento por mordedura de serpiente es una causa común de FRA en los países tropicales y afecta predominantemente a personas jóvenes que realizan actividades relacionadas con la Agricultura (14). Las especies de serpientes responsables de la mayor mortalidad son de la familia *Viperidae*. Los venenos de serpiente son mezclas complejas de proteínas que ejercen una amplia gama de acciones tóxicas. Dependiendo del tipo de veneno, pueden provocar daño renal mediante diversos mecanismos: degradación proteolítica de la membrana basal glomerular por las metaloproteasas presentes en el veneno; microangiopatía trombótica, que también podría causar hemólisis; acción citotóxica directa de los componentes del veneno, como las fosfolipasas citotóxicas, en las células tubulares renales; y, en los casos de venenos que inducen miotoxicidad y rabdomiólisis sistémica, acumulación de grandes cantidades de mioglobina en los túbulos renales (14). El único tratamiento eficaz es administrar el antídoto específico por vía intravenosa, y medidas de apoyo, como hemodiálisis (15).

Tabla 1. Criterios KDIGO de FRA (1).

	Criterios analíticos	Diuresis	Criterio temporal
Estadio 1	Incremento de ≥ 0,3 mg/dl sobre Crp basal	< 0,5 ml/kg/h durante 6 h	Incremento de Crp ≤48 h
	Incremento 1,5-1,9 veces sobre Crp basal		Incremento de Crp ≤7 días
Estadio 2	Incremento 2-2,9 veces sobre Crp basal	< 0,5 ml/kg/h durante 12 h	
Estadio 3	- Incremento ≥3veces sobre Crp basal alcanzando Crp> 4 mg/dl - Inicio de diálisis. - En pacientes <18 años, disminución de TFGe<35 ml/min	< 0,3 ml/kg/h durante 24 h Anuria	

Crp: creatinina plasmática. TFGe: tasa de filtrado glomerular estimado.
ERC: enfermedad renal crónica.

Bibliografía

1. Kellum J, Lameire N, Aspelin P, Barsoum RS, Burdmann E, Goldstein SL, et al. KDIGO Clinical Practice Guideline for Acute Kidney Injury. Kidney Int Suppl. 2012;2(1):1–138.

2. Rewa O, Bagshaw SM. Acute kidney injury-epidemiology, outcomes and economics. Nat Rev Nephrol. 2014 Apr;10(4):193–207.

3. Lewington AJP, Cerdá J, Mehta RL. Raising awareness of acute kidney injury: a global perspective of a silent killer. Kidney Int. 2013 Sep;84(3):457–67.

4. Kellum JA, Lameire N, Aspelin P, Barsoum RS, Burdmann EA, Goldstein SL, et al. Kidney disease: Improving global outcomes (KDIGO) acute kidney injury work group. KDIGO clinical practice guideline for acute kidney injury. Kidney Int Suppl. 2012;2(1):1–138.

5. Jha V, Arici M, Collins AJ, Garcia-Garcia G, Hemmelgarn BR, Jafar TH, et al. Understanding kidney care needs and implementation strategies in low- and middle-income countries: conclusions from a "Kidney Disease: Improving Global Outcomes" (KDIGO) Controversies Conference. Kidney Int. 2016;90(6):1164–74.

6. Kashani K, Macedo E, Burdmann EA, Hooi LS, Khullar D, Bagga A, et al. Acute Kidney Injury Risk Assessment: Differences and Similarities Between

Resource-Limited and Resource-Rich Countries. Kidney Int Reports. 2017 Jul;2(4):519–29.

7. Jha V, Parameswaran S. Community-acquired acute kidney injury in tropical countries. Vol. 9, Nature Reviews Nephrology. Nat Rev Nephrol; 2013. p. 278–90.

8. Prakash J, Singh TB, Ghosh B, Malhotra V, Rathore SS, Vohra R, et al. Changing epidemiology of community-acquired acute kidney injury in developing countries: analysis of 2405 cases in 26 years from eastern India. Clin Kidney J. 2013 Feb 6;6(2):150–5.

9. Editor's Pick: Acute Kidney Injury in Tropical Countries - European Medical Journal [Internet]. [cited 2021 Oct 26]. Available from: https://www.emjreviews.com/nephrology/article/editors-pick-acute-kidney-injury-in-tropical-countries/

10. Brown DD, Solomon S, Lerner D, Del Rio M. Malaria and acute kidney injury. Pediatr Nephrol. 2020;35(4):603–8.

11. Parameswaran S, Jha V. Acute Kidney Injury in the Tropics: Epidemiology, Presentation, Etiology, Specific Diseases, and Treatment. In: Core Concepts in Acute Kidney Injury. Nature Publishing Group; 2018. p. 221–35.

12. Da Silva Junior G, Srisawat N, Galdino G, Macedo Ê, Pinto J, Farias G, et al. Acute kidney injury in leptospirosis: Overview and perspectives. Asian Pac J Trop Med. 2018;11(10):549–54.

13. Ko AI, Goarant C, Picardeau M. Leptospira: The dawn of the molecular genetics era for an emerging zoonotic pathogen. Nat Rev Microbiol. 2009;7(10):736–47.

14. Gutiérrez JM, Calvete JJ, Habib AG, Harrison RA, Williams DJ, Warrell DA. Snakebite envenoming. Nat Rev Dis Prim. 2017;3:17063.

15. Priyamvada PS, Jaswanth C, Zachariah B, Haridasan S, Parameswaran S, Swaminathan RP. Prognosis and long-term outcomes of acute kidney injury due to snake envenomation. Clin Kidney J. 2020;13(4):564–70.

Preguntas de autoevaluación

1. Señale las características esenciales del fracaso renal agudo (FRA) en el contexto de enfermedades tropicales:

    a. El FRA es hospitalario, de causa única, que afecta a población sin enfermedad renal crónica previa y suele ser reversible.

    b. El FRA es adquirido en la comunidad, multifactorial, de baja gravedad y de alta mortalidad.

    c. El FRA es grave y con alta mortalidad, se debe a una única causa, y puede ser agravado por el uso de medicinas tradicionales nefrotóxicas.

    d. El FRA es adquirido en la comunidad, es de alta gravedad y mortalidad, y los supervivientes no suelen recuperar su función renal basal.

    e. El FRA no se puede diagnosticar sólo con la diuresis del paciente.

2. En relación con la sospecha de fracaso renal agudo (FRA) en las siguientes enfermedades tropicales, ¿cuál es la respuesta verdadera?

    a. La falta de medios para el diagnóstico de FRA exime de la responsabilidad de manejarlo.

    b. La microangiopatía trombótica y la citoadherencia eritrocitaria son una importante vía de daño renal en la leptospirosis.

    c. La lesión histológica más frecuente en la leptospirosis que condiciona fracaso renal agudo directo es la necrosis tubular aguda.

    d. Los venenos de serpientes son homogéneos, por lo que un único tipo de antídoto será eficaz revirtiendo sus efectos tóxicos.

    e. La causa más frecuente de FRA adquirido en la comunidad en regiones tropicales es el paludismo.

3. Señale la respuesta correcta con respecto al fracaso renal agudo (FRA).

   a. Existe un tratamiento específico para el fracaso renal agudo.

   b. El exceso de mortalidad asociado a un episodio de FRA se revierte cuando se recupera la función renal basal.

   c. La elevación de 0,3 mg/dl de la creatinina sérica implica una importante reducción del filtrado glomerular (50 % de reducción).

   d. Los FRA iatrogénicos y prevenibles son infrecuentes.

   e. El FRA ha perdido notoriedad en los últimos años y apenas se apoya su estudio y prevención.

Respuestas correctas:

1. c
2. e
3. c

2.5.2. Esquistosomiasis urinaria

Ver el capítulo de esquistosomiasis 2.2.7.

2.5.3. Nefrología tropical en niños

Profesor: Agustín Clavijo Pendón
Pediatra adjunto, Servicio de Pediatría Hospital Marina Baixa

Ideas clave

1. La infección del tracto urinario (ITU) es una de las infecciones bacterianas más frecuentes en niños. Las alteraciones obstructivas y el reflujo vesicoureteral de alto grado pueden favorecer la aparición de infecciones y complicaciones a largo plazo.

2. Una ITU de vías altas (pielonefritis) no tratada correctamente puede suponer un daño del parénquima renal permanente (cicatriz renal), que provoque a largo plazo un deterioro de la función renal.

3. El Síndrome Nefrótico (SN) es la glomerulopatía más frecuente en la infancia. Se define por la tríada: proteinuria en rango nefrótico, hipoalbuminemia y edemas.

4. En el SN es importante establecer la causa, si se trata de un SN primario o secundario, para instaurar un tratamiento adecuado; y realizar el diagnóstico diferencial con otras entidades que provocan hipoproteinemia y edemas, especialmente con la malnutrición grave.

5. La glomerulonefritis se manifiesta como un síndrome nefrítico: en los casos sintomáticos, aparece de forma brusca hematuria, edema, hipertensión y afectación de la función renal con oliguria y proteinuria. La causa más frecuente es postestreptocócica, 2-3 semanas tras una faringoamigdalitis o una infección cutánea por estreptococo-α-hemolítico.

Introducción

Este capítulo pretende ser un complemento al capítulo dedicado a Nefrología Tropical, incidiendo en las patologías renales más frecuentes o graves de la población infantil. Nos vamos a centrar en la infección del tracto urinario y los principales síndromes clínicos de la enfermedad glomerular: síndrome nefrótico y glomerulonefritis.

Infección del tracto urinario

Se trata de una de las infecciones bacterianas más frecuentes durante la infancia que, en ocasiones, son reflejo de anomalías del tracto urinario. Las malformaciones de la vía urinaria, como uropatías obstructivas (ej. válvulas uretrales posteriores), y el reflujo vesicoureteral de alto grado, favorecen la aparición de infecciones renales y la aparición de infecciones renales y complicaciones asociadas a largo plazo (daño permanente del parénquima renal, insuficiencia renal crónica, etc.).

Los síntomas son muy inespecíficos, especialmente en el lactante: fiebre, vómitos, irritabilidad y rechazo de la alimentación. Puede asociarse sepsis, sobre todo en niños menores de tres meses. Por ello es necesario descartar una infección del tracto urinario (ITU) en un lactante con síndrome febril sin foco aparente. En niños mayores los síntomas varían dependiendo de si se trata de una ITU de vías bajas (cistitis), que se caracteriza por síndrome miccional (disuria, polaquiuria y urgencia miccional) o ITU de vías altas (pielonefritis) que cursa con fiebre, dolor lumbar, afectación del estado general, vómitos, etc.

El estudio microscópico de una muestra de orina limpia o una tira reactiva positiva para esterasa leucocitaria y nitritos con clínica asociada es sospecha de ITU. El diagnóstico de certeza se confirma mediante urocultivo, y nos guía al tratamiento definitivo según el antibiograma.

La recogida de muestra de orina debe hacerse de micción espontánea cuando sea posible; y, si no es posible, a través de sondaje vesical o punción suprapúbica. La recogida desde la bolsa sólo es útil si es negativa, para descartar ITU. Si es positiva, debido al alto riesgo de contaminación, debe repetirse el estudio con una muestra limpia.

Tratamiento antibiótico:

En la mayoría de los casos, el tratamiento antibiótico se inicia de forma ambulatoria por vía oral. En ITU de vías altas, la vía intravenosa se indica principalmente en los niños menores de tres meses, si tienen afectación del estado general, intolerancia oral, inmunosupresión o antecedentes de patología renal. La elección del antibiótico es empírica, según el mapa de sensibilidad local y la etiología más probable (*Escherichia coli* es la enterobacteria uropatógena más frecuente). Generalmente se utilizan cefalosporinas de tercera generación (cefixima vo, cefotaxima iv) o aminoglucósidos (gentamicina iv) durante 7-14 días. En términos generales, en menores de 3 meses debe ampliarse el espectro antibiótico e iniciar tratamiento intravenoso con ampicilina y gentamicina hasta disponer del resultado de los cultivos. En ITUs de vías bajas (cistitis) se utiliza tratamiento oral empíricamente en ciclos cortos entre 3-5 días, por ejemplo, con trimetoprim-sulfametoxazol o amoxicilina-ác. clavulánico.

En el caso de un primer episodio en menores de 2 años, ITUs atípicas (infecciones por bacterias diferentes a *E. coli*), mala respuesta al tratamiento antibiótico o ITUs recurrentes, se debe realizar una ecografía renal y valorar añadir otras pruebas de imagen (cistouretrografía miccional seriada, gammagrafía renal) según la historia clínica, la evolución, los resultados de la ecografía y los recursos disponibles.

Caso clínico (1)

Un niño etíope de 11 años consulta por clínica recurrente de disuria, polaquiuria y urgencia miccional de 12 meses de evolución. No había presentado hematuria franca. La exploración física fue normal, incluido el tacto rectal. En el examen de orina, destacaban >100 leucocitos/campo y nitritos +. No se disponía de medios para realizar un cultivo de orina; en el examen en fresco de la orina no se observaron huevos de parásitos. Se realizó una radiografía de abdomen donde se observó una imagen redondeada en vejiga. El diagnóstico final fue una litiasis vesical constituida por oxalato cálcico monohidrato con trazas de fosfato cálcico. Ésta es una complicación común en niños con dieta deficiente en vitamina A, magnesio, fostato y vitamina B6, y baja en carbohidratos y proteínas. En Etiopía es una patología común debido a una dieta basada en un cereal que se denomina teff. El tratamiento es quirúrgico, o con litotricia si estuviera disponible.

Síndrome nefrótico

Es la glomerulopatía más frecuente en la infancia. Se define por la tríada: proteinuria en rango nefrótico (cociente proteínas/creatinina >2 o proteína en orina 24 horas >40 mg/m^2/hora), hipoalbuminemia (<2,5 g/dl) y edema. Cuando debuta en el primer año de vida tiene mucho peor pronóstico.

La etiología puede ser primaria o secundaria. En el trópico la mayoría de los síndromes nefróticos primarios son por causa idiopática y, en algunos casos, de origen genético. El SN secundario puede deberse a otras nefropatías (glomerulo-nefritis), enfermedades sistémicas (artritis idiopática juvenil, lupus, púrpura de Schönlein-Henoch, diabetes, síndrome hemolítico-urémico), infecciones (VHB, VHC, VIH, malaria), neoplasias o fármacos.

El edema es postural: párpados, escroto, y MMII; si es grave, es causa de ascitis, derrame pleural o pericárdico. La orina es espumosa. Las complicaciones principales son: infecciones (peritonitis primaria, celulitis), hipovolemia y desequilibrio electrolítico, tromboembolismo venoso, disfunción renal, alteraciones metabólicas, hipercolesterolemia, alteraciones nutricionales y afectación del crecimiento.

Tratamiento: en el SN idiopático, tras comprobar que el Mantoux es negativo, se inicia tratamiento con prednisona 60 mg/m^2/día vía oral y tratamiento sintomático (dieta hiposódica, valorar uso de diuréticos con precaución, considerar profilaxis antibiótica...). En el SN secundario es preciso tratar la causa: infección, enfermedad sistémica, etc.

Casos clínicos:

- **Caso clínico A (2):**
  Un niño de 6 años, que vive en la costa de Kenia, presenta fiebre y edemas. En la exploración física destaca edema generalizado en párpados, así como en cara, extremidades y ascitis. En las pruebas complementarias se objetiva proteinuria +++ en la tira de orina e hipoalbuminemia (2,1 g/dl) y Hb 10, 5 g/dl en suero.
- **Caso clínico B (3)**
  Un niño de 4 años, procedente de una zona rural de Mozambique ingresa por edema generalizado y rechazo de la ingesta. Presenta afectación del

estado general y apatía, edema en cara y miembros inferiores (fóvea +), pelo frágil, aclarado y resquebrajado, piel seca con áreas hipopigmentadas e hiperpigmentadas, descamación y lesiones ulceradas en la región inguinal. En las pruebas complementarias destacan una hemoglobina de 7 gr/dl, hipoalbuminemia 2 gr/dl y en la tira de orina proteinuria + y hematuria +. Tenía antecedentes de neumonía tres semanas antes.

- **Caso clínico C (2):**

  Adolescente de 14 años de Nairobi, con edema generalizado de varios días de duración. En la exploración física se le observa pálido, afebril, las mucosas están sonrosadas y presenta edema en cara, miembros y abdomen. Proteinuria ++++, hipoalbuminemia 2,2 g/dl, Hb 12 g/dl.

  ¿Cuál es la sospecha diagnóstica en los diferentes casos? ¿Se trata en todos ellos de un síndrome nefrótico?, ¿y si así fuera, cuál sería su causa?

Caso clínico A (4-9):

En este caso la presencia de fiebre es clave. En todo niño con fiebre en área endémica es preciso, en primer lugar, descartar malaria; por otro lado, en la analítica presenta discreta anemia. En este caso, se trataría de un SN (edema, proteinuria en rango nefrótico e hipoalbuminemia), secundario a una infección como la malaria. En el frotis se observaron trofozoítos de *Plasmodium malariae*. En la biopsia renal, complejos IgM e IgG y C3 con Ag de malaria. Tras tratamiento con cloroquina se resolvió la fiebre y, a las dos semanas siguientes, el edema y la proteinuria.

Caso clínico B (4-9):

En este caso se inició tratamiento con furosemida y prednisona sin respuesta. Es preciso recordar que la proteinuria estaba presente, pero de menor cuantía (sólo una cruz), sin alcanzar el rango nefrótico. Además, en la clínica destaca un niño apático, con cambios significativos en piel y pelo, síntomas compatibles con kwashiorkor, forma grave de malnutrición. La hipoalbuminemia, el edema secundario y la proteinuria en rango no nefrótico eran debidos a su malnutrición. Precisó tratamiento según los protocolos de la OMS.

Caso clínico C (4-9):

En primer lugar, cumple la tríada que define el SN: hipoalbuminemia, edema y proteinuria en rango nefrótico. En este caso, en el contexto de una glomerulonefritis provocada por el uso de una crema cosmética blanqueadora que contenía mercurio (sustancia nefrotóxica). Se hallaron restos de mercurio tanto en sangre como en orina. Presentó una buena evolución tras la interrupción del uso de la crema, precisando tratamiento puntual con diuréticos.

Glomerulonefritis

Es más común en el trópico que en regiones templadas, y, sobre todo, en países de baja renta. En el contexto del síndrome nefrítico, que es un cuadro clínico causado por daño glomerular agudo, la glomerulonefritis es la entidad más representativa. La clínica varía desde la ausencia de síntomas hasta la nefritis aguda, apareciendo de forma brusca hematuria, discreto edema, hipertensión y afectación de la función renal con oliguria y proteinuria. Puede derivar en síndrome nefrótico e insuficiencia renal crónica.

La etiología principal es la secundaria a infecciones (bacterianas, víricas o parasitarias). La más común es la postestreptocócica, 7-21 días tras la faringoamigdalitis aguda o la infección cutánea por estreptococo β-hemolítico (impétigo, sobreinfección de sarna o eczema, etc.). También puede aparecer una GN asociada a la infección por hepatitis B, principalmente en niños varones portadores de hepatitis B; se suele iniciar entre los 2 y 12 años. La nefropatía relacionada con VIH es típicamente focal y segmentaria; y puede, además, haber una GN como complicación de malaria.

Otras glomeruloneftiris son secundarias a enfermedades sistémicas (LES, PSH, púrpura trombocitopénica) o enfermedades renales (enfermedad de Alport, nefritis tubulointersticial, etc.). Entre las causas de glomerulonefritis primaria destacan: focal y segmentaria que es común en niños y adultos en zonas tropicales; el 40-60 % responde a tratamiento con corticoides. También la GN por IgA, menos frecuente en la población de raza negra, y con un rango amplio de presentación clínica.

En el análisis de orina destacan la proteinuria en rango no nefrótico y los eritrocitos dismórficos (cilindros hemáticos) característicos. Otros parámetros que se deben evaluar son la función renal, hemograma, cultivo de frotis faríngeo o lesiones en la piel según el caso, elevación de anti-ADNasa B, ASLO.

Las complicaciones principales son: encefalopatía hipertensiva progresiva, edema pulmonar, afectación de la función renal y, en algunos casos aislados, glomerulonefritis rápidamente progresiva.

El tratamiento se individualiza en función de la evolución clínica y de los factores de riesgo. En términos generales se debe indicar una dieta hiposódica, restricción de líquidos si hay edema, y administrar antihipertensivos o diuréticos según la evolución; así como penicilina si persiste infección estreptocócica residual.

Caso clínico (2):

Un niño de 12 años presenta dificultad respiratoria desde hace 5 días, que empeora al acostarse. Asocia tos seca de predominio nocturno y cansancio. Refiere sangre intermitente en la orina en los últimos días.

En la exploración física presenta regular estado general, hipertensión arterial (150/100 mmHg), edema maleolar bilateral y una herida en la rodilla con signos externos de sobreinfección. En la auscultación pulmonar se escuchan roncus bilaterales y crepitantes en ambas bases. Se observa regurgitación yugular y en la auscultación cardíaca se distingue un ritmo de galope.

En las pruebas complementarias destaca proteinuria ++, cilindros granulares y hematíes en el sedimento de orina. No se observan huevos de *Schistosoma*. En el cultivo del exudado de la herida crece *Streptococus* spp. En la radiografía de tórax se objetiva cardiomegalia.

¿Cuál es su diagnóstico de presunción?

Efectivamente, se trata de una glomerulonefritis aguda postestreptocócica, tras infección cutánea previa por *Streptococcus* spp, e insuficiencia cardíaca congestiva asociada a HTA, oliguria y edema.

Bibliografía

1. Górgolas M, Ramos JM. Más de 101 casos de Medicina Tropical. Independently published, Madrid 2018.
2. E. Fanjul. Casos Clínicos. Clase de Nefrología Tropical en Pediatría. Máster de Medicina Tropical y Salud Internacional. UAM 2020/21.
3. Rothe C. Clinical cases in Tropical Medicine. 2a edición Elsevier. 2020.

4. Chapter 6.8: Urinary Tract Infection. En: Pocketbook of Hospital care for children. Guidelines for the management of common childhood illnesses. World Health Organization (WHO), 20 Edition, 2013.

5. Capítulo 132 Infecciones del tracto urinario. Capítulo 176 Proteinuria. Sospecha de Síndrome Nefrótico. Capítulo 177 Insuficiencia Renal... Síndrome nefrítico. Glomerulonefritis. En: Manual de Diagnóstico y Tera- péutica en Pediatría. 6a edición. Ed. Panamericana, Madrid 2018.

6. Davidson R. et al. Oxford Handbook of Tropical Medicine. 5a edición. Oxford University press, 2021.

7. Pocket book of primary health care for children and adolescents: guidelines for health promotion, disease prevention and management from the newborn period to adolescence. Copenhagen: WHO Regional Office for Europe; 2022.

8. Sick child aged 2 months to 5 years. Integrated Management of Childhood Illness (IMCI), Chart Booklet. WHO, 2014.

9. ick young infant aged up to 2 months. Integrated Management of Childhood Illness (IMCI), Chart Booklet. WHO, 2014.

Preguntas de autoevaluación

1. ¿En qué casos será necesario valorar estudio de imagen en una ITU en niños?
   a. Primer episodio de pielonefritis en niños <2 años.
   b. Niño con episodios recurrentes de ITUs de vías altas.
   c. Urocultivo positivo para cualquier bacteria diferente a *E. coli*.
   d. Mala respuesta a tratamiento antibiótico adecuado.
   e. Todas las respuestas anteriores.

2. Un niño de 6 años presenta fiebre y edema generalizado, ¿cuál de las siguientes acciones sería menos importante inicialmente?
   a. Determinar gases capilares.
   b. Test de malaria.
   c. Tira de orina.
   d. Valoración del estado nutricional.
   e. Realizar glucemia capilar, tomar temperatura, FC, FR y TA.

3. ¿Cuál de estas patologías no está asociada a glomerulonefritis en pediatría?
   a. Hepatitis B.
   b. Ninguna está asociada a glomerulonefritis.
   c. VIH.
   d. Infección cutánea estreptocócica.
   e. Todas pueden ser causa o derivar en una glomerulonefritis como complicación de la enfermedad.

Respuestas correctas:

1. e
2. a
3. e

2.6. Neurología

2.6.1. Enfermedad meningocócica

Autores: Rebeca Fuerte Martínez (1), Eduardo Malmierca (1, 2)

(1) Servicio de Medicina Interna y Enfermedades Infecciosas. Hospital Universitario Infanta Sofía

(2) Facultad de Ciencias Biomédicas. Universidad Europea de Madrid

Ideas clave:

1. La enfermedad meningocócica sigue siendo un problema de salud global.
2. Sus expresiones clínicas más frecuentes son la meningitis y la sepsis meningocócica.
3. Es una enfermedad prevenible con vacunación.
4. Aunque está presente en toda la geografía mundial, en una franja africana justo al sur de Sahel, el llamado «cinturón de la meningitis», el problema es especialmente relevante.
5. Nuevos esquemas de tratamiento simplifican el control de la enfermedad.

Resumen:

El meningococo es uno de los principales causantes de meningitis y sepsis en todo el mundo. A estas dos formas de presentación de la infección por *Neisseria meningitidis,* o a la combinación de ambas, las denominamos enfermedad meningocócica invasora (EMI), y se asocian a una alta mortalidad y morbilidad. La enfermedad puede cursar con casos aislados, pero el meningococo tiene la capacidad de producir brotes epidémicos. Existen 13 serogrupos, pero sólo seis de ellos causan EMI: el A, B, C, X, Y, W. La distribución de los serogrupos varía según la zona geográfica y se ha visto modificada a lo largo del tiempo por distintos factores, sobre todo por la vacunación. La mayor incidencia acumulada la encontramos en el «cinturón de la meningitis africano». Actualmente disponemos de vacunas conjugadas para los serotipos A, C, W, Y y una vacuna proteica contra el meningococo B.

Neisseria meningitidis es un diplococo gram negativo, patógeno humano obligado y podemos encontrarlo como reservorio colonizando las vías respiratorias. Está rodeado por una cápsula de polisacáridos que le otorga capacidad de virulencia; en función de ella, se clasifican trece serogrupos, de los cuales seis, A, B, C, X, Y y W, son los causantes de la mayoría de las enfermedades.

La transmisión se produce por inhalación de gotitas de secreciones respiratorias tras un contacto estrecho o por exposición directa a secreciones orofaríngeas. El período de incubación abarca de 1 a 10 días.

La infección puede tener distintas manifestaciones clínicas, siendo la enfermedad meningocócica invasora (EMI), (meningitis, septicemia o ambas), especialmente relevante por sus tasas de mortalidad, (4-20 % en pacientes correctamente tratados y de hasta el 80 % sin tratamiento), y morbilidad, (secuelas significativas en un tercio de los supervivientes). Otras manifestaciones menos comunes de la infección por el meningococo son la neumonía, la artritis séptica, la pericarditis o la epiglotitis.

Neisseria meningitidis tiene una distribución global, pero la incidencia más alta se acumula en la zona conocida como el «cinturón de la meningitis». Esta área, definida por primera vez en 1963 por Lapeyssonnie, incluye 26 países del África subsahariana y el Sahel, desde Senegal en el oeste hasta Etiopía en el este. La EMI es hiperendémica en esta región, llegando a alcanzar durante las epidemias de la temporada seca los 1000 casos por 100 000 habitantes. En otras regiones como Europa, Estados Unidos o América del Sur la incidencia es de 0,12-3 casos por 100 000 habitantes año.

Aunque en el continente africano las epidemias pueden ocurrir fuera de este cinturón, suelen ser menos frecuentes y más reducidas. Los países con estas características incluyen Guinea-Bissau, Guinea Ecuatorial, Costa de Marfil, Togo, la República Centroafricana, Eritrea y países de alrededor del Valle del Rift y las regiones de los Grandes Lagos.

Dentro del cinturón, la incidencia es más alta en niños y adolescentes de 5 a 14 años, encontrando tasas altas hasta los 30 años. Fuera del cinturón, los más afectados son los lactantes, los niños pequeños y los adolescentes.

Históricamente, los brotes en el cinturón se debían al meningococo A. El desarrollo de la vacuna conjugada monovalente, MenAfriVAc, y su administración en más de 16 países del cinturón entre 2010 y 2016 a millones de niños y adultos jóvenes, produjo una reducción del 59 % en las epidemias y una disminución del 99 % en los casos confirmados de este serogrupo durante 2010-2015. En 2016 el serogrupo A fue responsable de sólo el 0,8 % de los 2897 casos confirmados de EMI en la región. En consecuencia, la epidemiología de la EMI ha cambiado, siendo ahora el serogrupo C el principal, seguido del W, responsable de un tercio de las meningitis meningocócicas en el cinturón. El serogrupo X es una causa infrecuente de EMI, pero ocasionalmente ha originado brotes y pequeñas epidemias. La aparición de estos serogrupos en la región obliga a la vigilancia continua y enfatiza la necesidad de llevar a cabo estrategias para la administración de vacunas conjugadas multivalentes en estos territorios.

En Europa, América del Norte, Australia y Nueva Zelanda la incidencia de EMI es muy baja, y, desde el 2000 con la incorporación de programas de vacunación con la vacuna conjugada para el meningococo C, existe un predominio del serogrupo B, y un aumento en la incidencia del serogrupo W en los últimos años. Esto ha llevado a muchos países a decantarse por el uso de vacunas tetravalentes por encima de las monovalentes; y, en algunas regiones, al uso de la vacuna proteica contra el meningococo B en lactantes, niños pequeños y adolescentes.

En América Central y del Sur hay bastante variabilidad entre regiones, siendo los serogrupos C, B y W los responsables de la mayoría de los casos de EMI notificados, con informes raros de MenY. Una diferencia es que los adolescentes se ven menos afectados que en otras regiones.

En Asia destaca el brote de meningitis W asociada a la peregrinación a la Meca en el 2000. Actualmente la incidencia es baja en el continente, aunque probablemente esté infraestimada por la escasa vigilancia y la poca disponibilidad de pruebas diagnósticas.

El *gold* estándar del diagnóstico es el aislamiento de *N. meningitidis* en líquidos estériles. Los hemocultivos son positivos entre un 50-60 % de los casos y en líquido cefalorraquídeo el gram tiene una sensibilidad del 50 % y el cultivo del 80 %. El tratamiento previo con antibióticos puede disminuir las tasas de sensibilidad, pero su administración no debe demorarse si existen dificultades para la realización de la punción lumbar. La PCR tiene como ventajas sobre el cultivo su sensibilidad y rapidez, que no se ve afectada por la antibioterapia previa y su capacidad para identificar distintas cepas. Existen también test rápidos que contienen anticuerpos que reaccionan contra los polisacáridos capsulares A, B, C, Y y W. La sensibilidad y especificidad de estos para el serogrupo B es baja. En cualquier caso, en las zonas geográficas de alta endemicidad o en caso de brotes epidémicos, es razonable asumir el diagnóstico clínico incluso sin realizar punción lumbar, especialmente en los medios de bajos recursos.

La EMI debe considerarse como una urgencia médica, siendo esencial el inicio inmediato del tratamiento antibiótico, recomendándose una dosis inicial de ceftriaxona i.m. o i.v. ya en el domicilio del paciente o durante el traslado al hospital más cercano. Existen varias opciones de tratamiento, destacando las cefalosporinas de tercera generación por su patrón de sensibilidad y por erradicar el estado de portador. En cuanto a la duración del tratamiento no hay consenso. En la mayoría de las guías se recomiendan 5 días de tratamiento, aunque hay suficiente evidencia para tratar incluso con una única dosis de ceftriaxona o de cloranfenicol oleoso por vía intramuscular. Estos esquemas de «dosis única» se preconizan sólo en caso de situaciones de epidemias y bajos recursos de diagnóstico y tratamiento.

Pero, como refleja la historia y la epidemiología, las vacunas son el arma principal para combatir y prevenir la enfermedad meningocócica. Actualmente disponemos de tres tipos de vacunas: vacunas a base de polisacáridos, vacunas conjugadas y vacunas proteicas contra el meningococo B. Las vacunas a base de polisacáridos, (disponibles para los serogrupos A, C, W, Y), son inmunógenas en niños mayores y adultos pero ineficaces en niños pequeños, la protección que aportan es de corta duración porque no inducen la memoria inmune, y no actúan contra los portadores, por lo que no confieren inmunidad de rebaño. Esto hace que estén siendo sustituidas por vacunas conjugadas, aunque siguen utilizándose en la lucha contra algunos brotes epidémicos.

Las vacunas conjugadas incluyen una proteína presentadora de antígenos, por lo que sí que activan la respuesta mediada por células T aportando una inmunidad más duradera. También actúan sobre el estado de portador generando inmunidad colectiva. Existen vacunas monovalentes para el serogrupo A y C, y una tetravalente que incluye A, C, W, Y. No se ha podido desarrollar para el serogrupo B porque presenta en su cápsula componentes muy similares a los de las neuronas fetales, que no se reconocen como antígenos y no se genera inmunogenicidad.

Las vacunas proteicas contra el meningococo B han sido las últimas en desarrollarse, e incluyen proteínas recombinantes subcapsulares o de la membrana externa de varias cepas de meningococo B, protegiendo de la mayoría de las cepas que causan EMI. No actúan contra los portadores ni inducen inmunidad de rebaño.

Como conclusión, la enfermedad meningocócica es un problema global, que afecta de forma mayoritaria al área del cinturón de la meningitis por sus características ambientales y factores socioeconómicos. Produce altas tasas de mortalidad y morbimortalidad y es necesaria la vigilancia epidemiológica y el desarrollo de vacunas conjugadas multivalentes y accesibles, especialmente a las poblaciones en riesgo, para el control de la enfermedad.

Bibliografía

1. Stephens DS, Greenwood B, Brandtzaeg P. Epidemic meningitis, meningococcaemia, and Neisseria meningitidis. Lancet. 2007 Jun 30;369(9580):2196-2210. doi: 10.1016/S0140-6736(07)61016-2. PMID: 17604802

2. Parikh SR, Campbell H, Bettinger JA, Harrison LH, Marshall HS, Martinon-Torres F, et al. The everchanging epidemiology of meningococcal disease worldwide and the potential for prevention through vaccination. J Infect. 2020 Oct;81(4):483-498. doi: 10.1016/j.jinf.2020.05.079. Epub 2020 Jun 3. PMID: 32504737.

3. Cuevas LE, Jeanne I, Molesworth A, Bell M, Savory EC, Connor SJ, et al. Risk mapping and early warning systems for the control of meningitis in Africa. Vaccine. 2007 Sep 3;25 Suppl 1:A12-7. doi: 10.1016/j.vaccine.2007.04.034. Epub 2007 May 7. PMID: 17517453.

4. van de Beek D, de Gans J, Tunkel AR, Wijdicks EF. Community-acquired bacterial meningitis in adults. N Engl J Med. 2006 Jan 5;354(1):44-53. doi: 10.1056/NEJMra052116. PMID: 16394301.

5. Quagliarello V. Dissemination of Neisseria meningitidis. N Engl J Med. 2011 Apr 21;364(16):1573-5. doi: 10.1056/NEJMcibr1101564. PMID: 21506747.4

6. Centers for Disease Control and Prevention. Meningococcal Disease. https://wwwnc.cdc.gov/travel/yellowbook/2020/travel-related-infectious-diseases/meningococcal-disease#4670 (Accessed on Sep 29, 2022).

7. World Health Organization. https://www.who.int/es/news-room/fact-sheets/detail/meningitis. (Accessed on Sep 29, 2022).

Preguntas de autoevaluación

1. Las vacunas a base de polisacáridos, (disponibles para los serogrupos A, C, W, Y):
   a. Son inmunógenas en niños mayores y adultos, pero poco eficaces en niños pequeños.
   b. Son inmunógenas en niños pequeños y adultos, pero poco eficaces en adultos y niños mayores.
   c. Producen una protección de larga duración.
   d. Actúan contra los portadores y por tanto garantizan la inmunidad de rebaño.
   e. Son más eficaces que las vacunas conjugadas.

2. Sobre el tratamiento de la enfermedad meningocócica:
   a. Es de elección el linezolid.
   b. Las cefalosporinas de tercera generación son el tratamiento de elección.
   c. Debe prolongarse durante al menos 10 días.
   d. Se debe asociar una penicilina y un aminoglucósido.
   e. El tratamiento se debe administrar por vía sistémica e intratecal.

3. La vía principal de transmisión de la enfermedad meningocócica es:
   a. Por contacto.
   b. Por vía parenteral.
   c. Vertical.
   d. Aérea/ por gotas.
   e. Por fómites.

4. ¿Cuál de las siguientes afirmaciones es incorrecta?

    a. En caso de epidemia es razonable el diagnóstico clínico de meningitis meningocócica sin realizar punción lumbar.

    b. En caso de epidemia de enfermedad meningocócica y bajos recursos es razonable tratar con ceftriaxona intramuscular.

    c. La sepsis meningocócica es más grave cuando no hay signos de meningitis.

    d. n caso de sepsis meningocócica se debe ser conservador con la expansión con cristaloides.

    e. Siempre que sea posible se debe buscar un diagnóstico microbiológico en la meningitis bacteriana.

Respuestas correctas:

1. a
2. b
3. d
4. d

2.6.2. Rabia

Profesor: Fernando Fariñas Guerrero

Instituto de Inmunología Clínica y Enfermedades Infecciosas

Grupo Internacional de Expertos en Enfermedades Infecciosas Emergentes y Zoonosis (ZEIG)

Ideas clave

1. Anualmente la rabia produce la muerte de entre 50 000 y 70 000 personas en el mundo: las principales víctimas son los niños en los países en vías de desarrollo, siendo África y Asia los continentes más afectados, aunque se sabe que estas cifras están muy subestimadas.

2. Aproximadamente, el 80% de los casos humanos ocurren en áreas rurales, con acceso local limitado a productos biológicos antirrábicos. Entre el 27 % y el 57 % de las personas no vacunadas expuestas a perros rabiosos desarrollan la enfermedad.

3. En humanos, el período de incubación va desde los 5-6 días hasta varios años, siendo más frecuente el desarrollo de los signos clínicos entre los 20-60 días después del contagio.

4. La tasa de mortalidad, una vez manifestada la enfermedad, es de casi un 100% a pesar de todas las medidas de tratamiento. Sólo se han publicado unos pocos casos de supervivencia en individuos jóvenes afectados principalmente por rabia quiróptera.

5. En el caso de la rabia, la vacunación postexposición es eficaz, a diferencia del resto de las vacunas.

1. La rabia: breve reseña de la enfermedad

La rabia es una enfermedad inscrita en la lista del Código Sanitario para los Animales Terrestres de la Organización Mundial de Sanidad Animal (OIE) que debe ser declarada oficialmente (EDO). Anualmente la rabia produce la muerte de hasta 70 000 personas en el mundo, estando estas cifras más que subestimadas: las principales víctimas son los niños en los países en desarrollo, siendo

África y Asia los continentes más afectados (Figura 1). El principal vector de la rabia en los países donde la enfermedad sigue causando estragos es el perro; de modo que, para prevenir los casos mortales en el hombre, la prioridad ha de ser la lucha frente a la enfermedad en los perros, sobre todo los perros errantes.

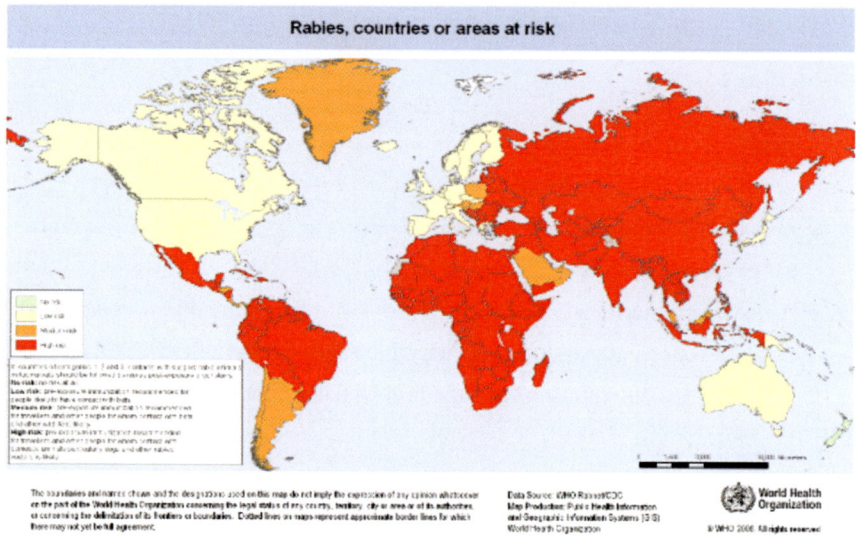

Figura 1. Distribución mundial del riesgo de Rabia humana (fuente: OMS).

2. Etiología

El virus rábico (Figura 2) pertenece al género *Lyssavirus* y a la familia *Rhabdoviridae*. Son virus ARN de sentido negativo y con envuelta lipídica, que adquieren forma alargada cilindrocnica parecida a una "bala de fusil". Presenta un marcado carácter neurotrópico y la acción sobre el sistema nervioso da lugar a una sintomatología característica que se manifiesta con signos excitativos (rabia furiosa) o signos de parálisis generalizada (rabia muda o paralítica), consecuencia de una encefalomielitis generalmente mortal.

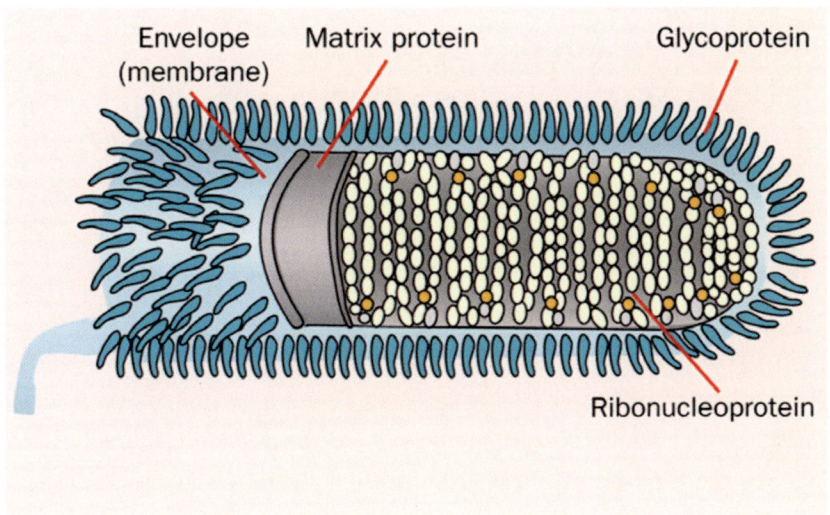

Envelope (membrane) Matrix protein Glycoprotein

Ribonucleoprotein

Figura 2. Virus de la rabia (Imagen tomada de Rupprecht CE, Hanlon CA, Hemachudha T. Rabies re-examined. Lancet Infect Dis. 2002 Jun;2(6):327-43. doi: 10.1016/s1473-3099(02)00287-6. PMID: 12144896.)

El género *Lyssavirus* está formado por más de 17 especies virales diferentes, las cuales se agrupan en la actualidad en tres filogrupos según su similitud genética y antigénica (International Committee on Taxonomy of Viruses, ICTV):

- Filogrupo 1:
  - Virus de la rabia (RABV)
  - Virus Duvenhage (DUVV)
  - *Lyssavirus* europeo de murciélago tipo 1 (EBLV-1)
  - *Lyssavirus* europeo de murciélago tipo 2 (EBLV-2)
  - *Lyssavirus* australiano de murciélago (ABLV)
  - Virus Bokeloh (BBLV) (propuesto al ICTV)
  - Virus Aravan (ARAV) o Vírus Khujand (KHUV)
  - Virus Irkut (IRKV)

- Filogrupo 2:
  - Virus Lagos Bat (LBV)
  - Virus Mokola (MOKV)
  - Virus Shimoni (SHIBV)

- Filogrupo 3:
    - Virus europeo del Cáucaso Occidental (WCBV)
    - Virus Ikoma (IKOV) (propuesto al ICTV)
    - Virus Lleida (LLEBV)

3. Epidemiología

El virus de la rabia está presente en todos los continentes, excepto en la Antártida. Actualmente se habla de dos tipos de rabia, la rabia terrestre, mantenida por animales domésticos y silvestres, y la rabia aérea o quiróptera, donde el virus se mantiene en colonias de quirópteros (coloquialmente murciélagos), tanto hematófagos como insectívoros o frugívoros. Es importante resaltar que, existen diferentes *especies* virales, como ya se comentó anteriormente, y que *la mayorí*a de estos Lyssavirus son capaces de causar cuadros de rabia en humanos y animales, indistinguibles clínicamente.

4. Patogenia y signos clínicos

La infección se transmite fundamentalmente por mordedura, aunque de forma menos frecuente también se ha descrito su transmisión a través de trasplantes (de córnea, hígado, riñón...), contacto de heridas o mucosas con saliva infectada por vía aerógena cuando la dosis infectiva es muy elevada (cuevas de murciélagos, laboratorios, etc.), o a través de vacunas que han sido deficientemente inactivadas durante su proceso de fabricación, como ocurrió en Brasil hace unos años. Desde un punto de vista patogénico, el tiempo en el que la saliva contiene suficiente cantidad de virus para ser contagiosa es de 3-5 días antes del desarrollo clínico, independientemente del período de incubación. Este hecho tiene una importancia extraordinaria para el diagnóstico ya que, si en el plazo de 14 días que marca la legislación para la observación el animal no desarrolla manifestaciones clínicas puede darse como negativo y, por tanto, ante una agresión a una persona o a otro animal, se descartaría la rabia.

El desarrollo de la infección es similar en todas las especies (Figura 3), incluido el hombre, y se caracteriza por un largo período de incubación (hasta 6 meses), es decir, desde que el animal o el hombre se infecta hasta que desarrolla los signos clínicos característicos pueden pasar semanas o meses; y un curso clínico corto, es decir, cuando estos signos aparecen, la evolución es rápida, de forma que en una semana se produce la muerte.

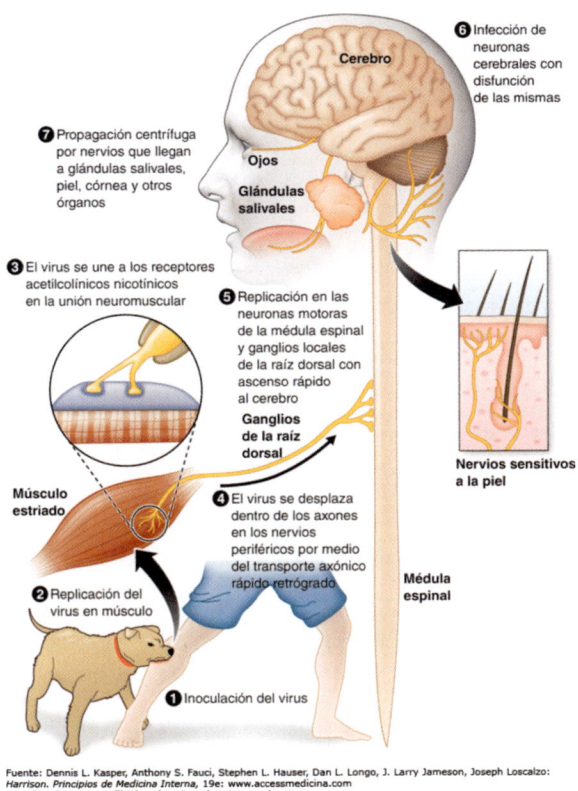

Fuente: Dennis L. Kasper, Anthony S. Fauci, Stephen L. Hauser, Dan L. Longo, J. Larry Jameson, Joseph Loscalzo: *Harrison. Principios de Medicina Interna*, 19e: www.accessmedicina.com Derechos © McGraw-Hill Education. Derechos Reservados.

Fig 3. Patogenia de la rabia.

Rabia furiosa. Los animales pueden estar ansiosos, altamente excitables y/o agresivos con períodos intermitentes de depresión. Al perder la cautela y temor naturales de otros animales y de los humanos, los animales con esta forma de rabia pueden mostrar cambios súbitos del comportamiento y atacar sin provocación. A medida que progresa la enfermedad, son comunes la debilidad muscular, la pérdida de coordinación y las convulsiones. La parálisis progresiva conduce a la muerte.

Rabia muda o paralítica. Los animales con esta forma de rabia pueden mostrarse deprimidos o inusualmente dóciles. A menudo sufrirán parálisis, generalmente de la cara, garganta y cuello, lo que se manifiesta por expresiones faciales anormales, babeo e incapacidad para tragar. La parálisis puede afectar, en primer lugar, a las patas traseras y después se extiende rápidamente a todo el cuerpo con coma y muerte subsecuentes.

La sospecha de la enfermedad se basa en los signos clínicos; no obstante, se requieren pruebas de laboratorio para confirmar el diagnóstico. Las muestras tomadas de animales muertos deben enviarse a laboratorios oficiales para el diagnóstico. Pueden consultarse las recomendaciones de la OMSA (Organización Mundial de Sanidad Animal), antes OIE (https://www.woah.org/es/enfermedad/rabia/).

5. Control

En los países donde la enfermedad es endémica se aplican medidas para tratar y reducir el riesgo de infección en las poblaciones susceptibles (animales salvajes, animales vagabundos y domésticos), para así crear una barrera entre la fuente animal de la enfermedad y los humanos. Estas medidas comprenden los siguientes aspectos: (i) vigilancia y notificación de casos sospechosos de rabia en los animales; (ii) programas de vacunación de los animales domésticos; (iii) investigación sobre vacunas y mecanismos eficaces de administración para poblaciones específicas; (iv) programas de control de la rabia en los animales salvajes, vacunación incluida (captura/vacunación/liberación o suministro de vacunas orales); (v) programas de control poblacional y de vacunación de las poblaciones de animales vagabundos.

La vacunación de los perros es el método de elección para controlar y eliminar la rabia en el mundo. Por motivos éticos, ecológicos y económicos, el sacrificio de los animales vectores potenciales no debe ser considerado como método prioritario de control y erradicación de esta enfermedad. Todas las campañas que han tenido éxito en la erradicación de la enfermedad han combinado el control y la reducción de las poblaciones de perros errantes y la vacunación generalizada de los perros que tienen dueño. La realización de las campañas de vacunación pretende conseguir una cobertura de alrededor del 70 % de la población canina existente en las zonas donde la rabia es endémica, confiriendo así una inmunidad de «colectivo» efectiva y un beneficio directo sobre la salud pública.

En la fauna silvestre, los cebos de vacunas orales han dado excelentes resultados con ciertas especies animales (zorro, mapache, mofeta) y han sido una solución eficaz para controlar, incluso erradicar, la rabia del zorro en Europa Occidental (Suiza, 1999; Francia, 2000; Bélgica y Luxemburgo, 2001; República Checa, 2004).

En referencia a la rabia en los quirópteros, la bibliografía recoge más de 600 agresiones por murciélagos insectívoros en Europa desde 1985 hasta la fecha, siendo algunas de ellas de carácter mortal. En cualquier caso, la gravedad del proceso va a depender fundamentalmente del lugar y tipo de mordedura y de la rapidez del tratamiento instaurado, siendo la única enfermedad en la que existe un protocolo de tratamiento postinfección para el control de la enfermedad en el hombre.

6. La rabia en humanos

La rabia es considerada una de las zoonosis más importantes en el mundo. Todo caso de mordedura por un animal doméstico o salvaje debe investigarse.

Entre el 27 % y el 57 % de las personas no vacunadas expuestas a perros rabiosos, desarrollan la enfermedad. El riesgo está asociado íntimamente a factores como la cantidad de virus presente en la saliva del animal rabioso, la localización de la mordedura, y la gravedad de la exposición (número y grado de lesión de la mordedura).

La incidencia de rabia sintomática en personas no vacunadas y expuestas a virus de quirópteros, aunque desconocida, debe de ser baja, como lo sugiere la alta tasa de seropositividad en personas sanas pobladores de la Amazonía, donde la exposición a rabia del murciélago vampiro es común.

El tiempo de incubación va desde los 5-6 días hasta varios años, siendo más frecuente el desarrollo de los signos clínicos entre los 20-60 días después del contagio. Este tiempo de incubación está en parte influenciado por el lugar de exposición, y tiende a ser más corto cuando el virus entra por lugares más cercanos a la cabeza/cerebro. La velocidad de propagación axonal es más rápida en el ser humano (15-100 mm/día) que en el ratón (8-20 mm/día).

Al igual que en los animales, las personas infectadas pueden desarrollar una forma furiosa (65 %-70 %), o una forma paralítica, más común en personas expuestas a murciélagos rabiosos.

En los humanos, los primeros signos pueden incluir fiebre, cefaleas, anorexia, fatiga, y vómitos, y en un 50 %-80 % de los casos, parestesias en el sitio de la mordida o en zonas cercanas a éste. A medida que progresa la enfermedad, pueden presentarse otros síntomas como confusión, depresión, somnolencia, agitación o parálisis de la cara, la garganta y el cuello. En muchos pacientes se da tanto hidrofobia, como fotofobia y, más raramente, aerofobia (fobia a las corrientes de aire). La parálisis progresiva suele conducir a la muerte.

La tasa de mortalidad una vez manifestada la enfermedad es de casi un 100 % a pesar de todas las medidas de tratamiento. En 2004 una paciente de 15 años a la que se aplicó por primera vez un protocolo de coma inducido (protocolo Milwaukee), que incluía la administración de ketamina, midazolam, ribavirina y amantadina, logró sobrevivir a la enfermedad sin apenas secuelas neurológicas. Desde entonces, han sido 40 los pacientes tratados con este protocolo, habiendo sobrevivido al menos 5 de éstos. La mayoría de los supervivientes eran jóvenes que desarrollaron una respuesta inmunitaria potente frente al virus, con producción de un alto título de anticuerpos neutralizantes en los estadios tempranos de la enfermedad.

Las personas que están en contacto con animales por su profesión, como los veterinarios y los encargados del control y contacto/seguimiento de la fauna silvestre, deben aplicar medidas de prevención para evitar cualquier contaminación por la saliva, las glándulas salivales, el tejido nervioso de animales infectados y, en ciertos casos, protegerse mediante la vacunación. Si una persona sufre una mordedura de un carnívoro doméstico o salvaje, el médico deberá establecer de inmediato una profilaxis postexposición que incluye el lavado local de la herida a base de agua y jabón, y posterior aplicación de antisépticos (alcohol 70°, soluciones yodadas, amonio cuaternario 1 %); además nunca se debe suturar la herida. Finalmente, debe administrarse suero antirrábico (20 UI/kg. origen humano; 40 UI/kg. origen equino) junto con cobertura antibiótica de amplio espectro e inyección antitetánica.

7. Inmunología de la rabia

Inmunidad innata

En lo referente a la respuesta inmunitaria innata frente al virus de la rabia, sabemos que una vez el virus se ha interiorizado en la célula, ésta detecta la infección a través de una molécula «sensora» llamada RIG-1 (*Retinoic acid Inducible Gene-1*). La interacción entre el virus y esta molécula dará lugar a la producción de citocinas proinflamatorias.

Inmunidad adaptativa

La mayoría de los pacientes tardan unas semanas en desarrollar anticuerpos neutralizantes, manifestando mucho antes los signos y síntomas asociados a la infección. Estos anticuerpos se encuentran sólo en suero y no en líquido cefalorraquídeo (LCR), o al menos cuando se encuentra en este último, es en bajo título/concentración. Esta débil respuesta humoral frente a la infección podría reflejar un bajo nivel de carga viral en el lugar de inoculación, lo que estimularía pobremente a linfocitos T y B, y una vez llega el virus al cerebro, habría una expansión y multiplicación del mismo que difícilmente podría ser contrarrestada por una respuesta inmunitaria potente, máxime cuando el cerebro es un órgano con ciertos «privilegios inmunológicos» impuestos por la barrera hematoencefálica.

Además, el virus de la rabia es capaz de producir alteraciones en el sistema inmunitario del paciente infectado, induciendo apoptosis de los linfocitos, o alteración de la producción y acción del interferón, entre otros.

Digno de mención es el hecho de que algunas personas presentan evidencia de haber tenido contacto con el virus, sin haber padecido la enfermedad, sugiriendo esto que han sido expuestos, experimentando una infección abortiva, aclarando el virus de forma rápida y eficiente, evitando la progresión y el desarrollo de una enfermedad grave.

Se ha observado que personas y animales que producen una potente inmunidad celular Th1 frente al virus, con activación de células citotóxicas CD8+ y alta secreción de citocinas proinflamatorias (como la IL-6), desarrollan una forma encefalítica difusa de rabia furiosa con mortalidad mucho más temprana que aquéllos cuya respuesta frente al virus es de tipo Th2, las cuales suelen presentar una forma paralítica y tasas de supervivencia más largas. Parece ser que esta potente respuesta Th1 en algunos pacientes se correlaciona con un mayor grado de lesión neuronal.

8. Diagnóstico

Desde un punto de vista clínico, un historial de exposición a un animal rabioso, junto a la presencia de manifestaciones clínicas compatibles con la enfermedad, proveen un razonable diagnóstico simple y presuntivo de rabia. El problema se suscita cuando no existe evidencia de exposición previa, lo que obliga a realizar un diagnóstico diferencial con otros cuadros neurológicos. Debido a que el diagnóstico de laboratorio de rabia no es posible hasta pasada la primera o segunda semana de la enfermedad, el diagnóstico presuntivo clínico es importante.

El diagnóstico definitivo se puede establecer mediante diversas técnicas, entre las que cabe destacar:

- Detección del antígeno viral a nivel encefálico, mediante técnicas de inmunofluorescencia, inmunohistoquímica o técnicas de amplificación de ácidos nucléicos (TAAN) en muestras de tejido cerebral.
- Observación a nivel histopatológico de los típicos cuerpos de inclusión viral intracitoplasmáticos (corpúsculos de Negri). El problema con esta técnica es la existencia de numerosos falsos negativos (baja sensibilidad), ya que en muchos casos no es posible observar estos cuerpos de inclusión.
- PCR. Muy útil. En saliva se puede detectar tan pronto como 5 días después del desarrollo del cuadro clínico.
- Cultivo y aislamiento viral en células de neuroblastoma murino. Es una técnica confirmatoria.
- Diagnóstico *in vivo* mediante biopsia cerebral o biopsia de piel de la nuca para detección de antígeno viral en nervios que rodean el folículo piloso.

9. La inmunización antirrábica animal: la importancia de la vacunación anual

Tipos de vacunas:

- *Vacunas con virus vivo modificado.* Se destinan principalmente a la vacunación de animales de fauna salvaje para inmunización oral (zorros en Canadá y Europa, mapaches en Finlandia). Son todas seguras y derivadas de la cepa SAD (Street Alabama Dufferin).
- *Vacunas recombinantes vectorizadas.* Especialmente seguras. Sólo llevan la glicoproteína G del virus, expresada en un vector viral poxvirus (virus vaccinia o canary pox) o adenovirus. Para inmunización oral.
- *Vacunas inactivadas.* Son las que se emplean actualmente para la vacunación en masa de perros y gatos. Fáciles de manejar y seguras.

En las campañas de vacunación en masa, el Comité de Expertos de la OMS en rabia recomienda que se practique 'anualmente' la inmunización primaria de todos los perros comprendidos entre tres meses y un año. Los perros deberán revacunarse de acuerdo con la duración de la inmunidad que confiere el tipo de vacuna empleada.

Se aconseja la práctica sistemática de la **revacunación anual** ya que, aun siendo una práctica carente de fundamento científico en un alto porcentaje de los animales, es económicamente y desde un punto de vista sanitario la **opción más indicada y recomendable**.

10. Vacunación antirrábica en humanos

Inmunización pasiva

El antisuero solo no es capaz de prevenir la rabia, y no está recomendado su uso, excepto en combinación con la vacuna. Si éste es administrado antes de la vacuna, puede interferir con la inmunización activa.

Inmunización activa

En el caso de la rabia, la vacunación postexposición es eficaz, a diferencia del resto de las vacunas.

Profilaxis preexposición
(Ver tabla recomendaciones actuales)

- VACUNA ANTIRRABICA MÉRIEUX® 1,0 ml contiene: Virus de la rabia (inactivado, cepa Wistar Rabies PM/WI38-1503-3M.) 2,5 UI

- RABIPUR® 1,0 ml contiene: Virus de la rabia (inactivado, cepa Flury LEP) 2,5 UI

Vía intramuscular (IM): dosis de 1,0 ml en personas de todas las edades.

La OMS estableció en 2018 que los siguientes regímenes de vacunación pre-exposición (PrEP) se consideran seguros y eficaces:

- • La administración de dos dosis por vía IM los días 0 y 7.
- • La administración de cuatro dosis por vía ID los días 0 (dos sitios) y 7 (dos sitios).

ATENCIÓN: Si persiste un alto riesgo, se administra una dosis de refuerzo a partir de los 12 meses de las dosis iniciales (más efectivo a los cinco años o más después de la pauta de pre-exposición). Solo una vez.

Profilaxis pos-exposición
(Ver tabla recomendaciones actuales)

Con carácter general, ante una exposición a un animal rabioso, se recomienda el seguimiento estricto de estos tres pasos (Tabla 1) (Figura 4):

Tabla 1. Profilaxis posexposición recomendada por la OMS

Tipo de contacto con un animal rabioso	Medidas profilácticas posexposición
Tipo I: tocar o alimentar animales, lamedura sobre piel intacta	Ninguna
Tipo II: mordisco en piel expuesta, arañazo o erosiones leves, sin sangrado	Vacunación y tratamiento local de la herida, de inmediato.
Tipo III: mordedura o arañazos transdérmicos (uno o más), lameduras en piel lesionada, contaminación de mucosas con saliva por lamedura, contacto con murciélagos	Rápida vacunación y administración de inmunoglobulina antirrábica, tratamiento local de la herida.

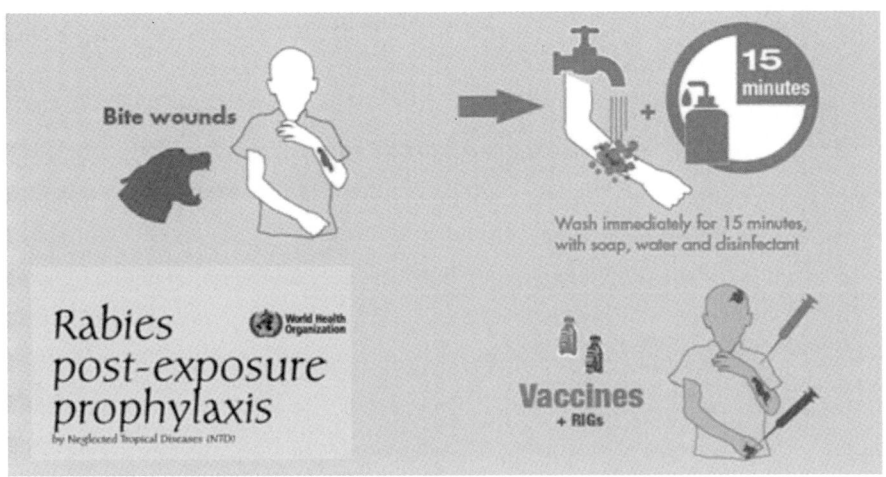

Figura 4. Pasos a seguir ante una exposición a un animal rabioso. Tomado de WHO. https://www.who.int/teams/control-of-neglected-tropical-diseases/rabies/pep-recommendations

- VACUNA DE RABIA: POS-exposición

- VACUNA ANTIRRABICA MÉRIEUX® 1,0 ml contiene: Virus de la rabia (inactivado, cepa Wistar Rabies PM/WI38-1503-3M.) 2,5 UI

- RABIPUR® 1,0 ml contiene: Virus de la rabia (inactivado, cepa Flury LEP) 2,5 UI

  – Vía intramuscular (IM): dosis de 1,0 ml en personas de todas las edades
  – La OMS estableció en 2018 que los siguientes regímenes de vacunación post-exposición (PEP) se consideran seguros y eficaces:
    - **No vacunados previamente: cuatro dosis por vía IM** los días 0, 3, 7 y la cuarta entre los días 14-28. Otra opción es la administración de **ocho dosis por vía ID** los días 0 (dos sitios), 3 (dos sitios), 7 (dos sitios) y 14 (dos sitios).
    - **Vacunados previamente con pauta completa pre-exposición: dos dosis IM** los días 0 y 3.

La gravedad de la enfermedad y la necesidad de tratamiento inmediato prevalece sobre toda contraindicación.

Los tratamientos inmunosupresores pueden interferir con la producción de anticuerpos y ocasionar fallo vacunal. Es recomendable realizar una prueba serológica de 2 a 4 semanas después de la última dosis vacunal.

Duración de la inmunidad

Los anticuerpos neutralizantes no siempre permanecen en título alto durante largos períodos de tiempo. En no pocos individuos vacunados de rabia, el título experimenta una «caída» de entre 1 y 3,5 UI/ml al año de la vacunación. A los dos años, entre el 15 % y el 20 % de las personas vacunadas pueden caer por debajo del título de protección de 0,5UI/ml. Sin embargo, aunque estos títulos bajen, la persistencia en el tiempo de los anticuerpos en suero se puede mantener hasta 14 años después de la vacunación, siendo suficiente restaurar un nivel de protección (con dos dosis booster en los días 0 y 3), en el 100 % de los individuos, aunque esto sigue hoy día en controversia entre algunos expertos.

Vacunación en inmunodeprimidos

La eficacia de la vacuna puede verse comprometida por diversos estados de inmunodepresión o fases vitales que comportan cambios de respuesta inmunitaria:

- Pacientes VIH positivos. La vacuna de rabia se ha demostrado segura y generalmente efectiva en estos pacientes. Sin embargo, aquéllos con recuentos de linfocitos T CD4+ menores de 300 células/ml, presentan una mayor tasa de fallos de eficacia, ya que pueden producir una menor cantidad de anticuerpos neutralizantes.
- Pacientes en tratamiento anti-palúdico. Actualmente sabemos que algunos fármacos anti-maláricos, como la cloroquina, pueden interferir con las células dendríticas (células presentadoras de antígeno), induciendo estados de inmunodepresión que pueden afectar a la eficacia de las vacunas en general y las de rabia en particular.

- Personas que reciben terapia inmunosupresora. En todos los casos, estas personas después de ser vacunadas deberían someterse a monitorización para comprobar la seroconversión a título protector. Los diabéticos, se han de someter a las mismas indicaciones que estos pacientes.
- Niños malnutridos. No parece existir problemas en estos niños, que parecen responder bien a las vacunas antirrábicas procedentes de cultivo celular.
- Mujeres gestantes. Al igual que en el caso anterior, parece no existir problemas en cuanto a la eficacia de la vacuna, no existiendo igualmente riesgo de daño embrionario/fetal.

Bibliografía

1. Astorga, RJ. La Rabia: aspectos zoonósicos y política sanitaria. Información Veterinaria. Nº 237. Pp. 37-45. Julio/agosto, 2002.
2. Código Sanitario para los Animales Terrestres de la OIE. www.oie.int/es/ normasinternacionales/codigo-terrestre/ acceso-en-línea/.
3. Conferencia de la OMS/OIE sobre Rabia (Ginebra. 11-12 diciembre de 2015). http://www.oie.int/esp/RABIES2015/index.html
4. Declaración de foco de Rabia canina en Toledo. Centro de Coordinación de Alertas y Emergencias Sanitarias. Ministerio de Sanidad, Servicios Sociales e Igualdad. 25/06/2013.
5. Fariñas F, Astorga RJ. Informes técnicos sobre vacunación frente a Rabia. Colegios de Veterinarios de Zaragoza (2016), País vasco (2017), Navarra (2018) y Valencia (2019).
6. Fariñas F, Astorga RJ. (2018). Actualización en Rabia. CLININFECTOVET Nº 1. Revista de Enfermedades Infecciosas e Inmunología Veterinaria. Multimédica Ediciones Veterinarias. Diciembre 2018. Pp. 25-36.
7. Fariñas, F, Astorga, RJ (2019). Rabia, En: zoonosis transmitidas por animales de compañía: una guía de consulta para el profesional sanitario. Pp. 165-172. Zaragoza (España). Editorial Amazing Books.
8. Ficha técnica de la OIE: www.oie.int/es/sanidadanimal-en-el-mundo/ fichas-técnicas/.

9. Manual de las Pruebas de Diagnóstico y de las Vacunas para los Animales Terrestres de la OIE: www.oie.int/es/normasinternacionales/manual-te-rrestre/ acceso-en-línea/ 25

10. Web portal de la OIE sobre la rabia: www.oie.int/es/sanidadani-mal-en-el-mundo/ portal-sobre-la-rabia/.

11. Web de la OMS sobre la rabia: http://www.who.int/rabies/en/.

12. ZERO BY 30. The Global Strategic Plan to end human deaths from dog-me-diated rabies by 2030. World Health Organization (WHO) / Food and Agri-culture Organization of the United Nations (FAO) / World Organization for Animal Health (OIE) / Global Alliance for Rabies Control. Geneva, 2018.

13. Vega S, Lorenzo-Rebenaque L, Marin C, Domingo R, Fariñas F. Tackling the Threat of Rabies Reintroduction in Europe. Front Vet Sci. 2021 Jan 15;7:613712.

Preguntas de autoevaluación

1. Una niña de dos años es mordida por un perro no vacunado frente a la rabia en una zona rural de África. ¿Qué recomendación le parece más adecuada?

   a. Lavado de la herida con agua y jabón y administración de gammaglobulina antirrábica alrededor de la herida y en una extremidad.

   b. Lavado de la herida con agua y jabón, administración de gammaglobulina antirrábica alrededor de la herida y en una extremidad, e inicio de la vacunación antirrábica.

   c. Lavado de la herida con agua y jabón, administración de gammaglobulina antirrábica alrededor de la herida y en una extremidad y vacunación antitetánica.

   d. Es suficiente lavar la herida con clorhexidina y/o alcohol y observar la evolución de perro.

   e. Cualquiera de las anteriores respuestas es correcta.

2. La rabia está producida por el virus de la rabia, que pertenece al género:

   a. Arbovirus.

   b. Flavivirus.

   c. Enterovirus.

   d. Lyssavirus.

   e. Rhinovirus.

3. ¿Cuál es el principal reservorio a nivel mundial del virus de la rabia?

   a. Perro.

   b. Mapache.

   c. Zorro.

   d. Gato.

   e. Murciélago.

4. El síntoma más característico de la rabia es:

   a. Fiebre.

   b. Alucinaciones.

   c. Mialgias.

d. Anorexia.

e. Hidrofobia.

5. ¿Qué estructura anatomo-patológica confirma el diagnóstico de la rabia?

a. Cuerpos de Nissi.

b. Cuerpos de Lewy.

c. Ovillos neurofibrilares.

d. Cuerpos de Hirano.

e. Cuerpos de Negri.

Respuestas correctas:

1. b
2. d
3. a
4. e
5. e

2.6.3 Neurocisticercosis

Autores: Laura Prieto Pérez y Miguel Górgolas Hernández-Mora
División de Enf. Infecciosas
Hospital Universitario Fundación Jiménez Díaz

Ideas clave:

1. La neurocisticercosis (NC) es una enfermedad pleomórfica debida a la infestación del sistema nervioso central (SNC) por larvas de *Tenia solium*.

2. La NC puede ser parenquimatosa o extraparenquimatosa y permanecer silente durante años. Es una causa frecuente de epilepsia en los países donde es endémica.

3. Junto con la historia clínica, el diagnóstico de NC se establece mediante tomografía computarizada (TC) y resonancia magnética (RM). Las pruebas serológicas para detectar antígenos y/o anticuerpos permiten precisar el diagnóstico cuando la imagen radiológica es dudosa.

4. El tratamiento farmacológico antihelmíntico de elección es albendazol o praziquantel y en ocasiones puede estar indicado el tratamiento quirúrgico.

5. Las lesiones calcificadas sólo precisan tratamiento sintomático.

Introducción

La Neurocisticercosis (NC), una de las «enfermedades tropicales olvidadas», está causada por la infestación del sistema nervioso central por larvas de *Tenia solium*, un parásito platelminto de la clase Cestoda. Mide de tres a cinco metros de longitud y está presente en el intestino delgado del cerdo y ocasionalmente del hombre. Su distribución es universal y endémica en países del África subsahariana, Centro y Sudamérica, área del Caribe y Asia, en los que el cerdo convive libremente con personas (1, 2). Dada la alta inmigración desde áreas endémicas, cada vez es más frecuente en países desarrollados. En Europa, aunque puede haber casos autóctonos, suele diagnosticarse en inmigrantes (3-7). En musulmanes es excepcional, al tener prohibido comer cerdo por razones religiosas.

Ciclo biológico

El ciclo vital de la *T. solium* comienza en el cerdo, hospedador intermediario, al ingerir huevos embrionados o proglótides grávidas presentes en las heces en áreas sanitariamente deficientes. Huevos y proglótides (segmentos del gusano con su propio sistema reproductor hermafrodita y miles de huevos en su interior) son viables en el suelo o alimentos durante meses.

Una vez en el intestino del cerdo, los huevos pasan al estadio de oncosfera, capaz de atravesar la pared intestinal y diseminarse por la sangre a cualquier tejido, especialmente al músculo, donde forman cisticercos.

El hombre se infesta al ingerir hortalizas o agua contaminada con huevos o proglótides grávidas excretadas en heces por un portador humano. En el intestino, los huevos maduran a oncosferas larvarias que se adhieren a la pared intestinal, la atraviesan y se diseminan por la sangre a múltiples tejidos formando los cisticercos, con preferencia por el SNC, músculo estriado y, rara vez, miocardio, ojos, hígado, pulmones y tejido celular subcutáneo, pudiendo haber formas sistémicas (8).

El hombre también puede autoinfestarse por falta de higiene de las manos y es posible la transmisión entre personas.

Una vez en el SNC, las larvas forman vesículas o cisticercos que pueden permanecer silentes durante años, sobre todo si se encuentran fuera del parénquima cerebral. No obstante, cuando se produce una gran respuesta inmune, mediada inicialmente por eosinófilos y después por linfocitos y células plasmáticas, las vesículas de cisticerco evolucionan en primer lugar a estadio «coloidal» para pasar seguidamente a estadio «granular», ya no viable, y posteriormente se calcifican. Los cisticercos pueden llegar a desaparecer dejando como residuo áreas de gliosis (9-10).

Clínica

Muchos casos de NC son asintomáticos como se observa en estudios de neuroimagen realizados por cualquier motivo en habitantes de áreas endémicas. Los síntomas dependen del número de quistes (de uno a cientos), localización, viabilidad y tamaño (de unos milímetros a varios centímetros de diámetro). Los cisticercos viables suelen medir alrededor de un centímetro y asientan en áreas muy vascularizadas —como la sustancia gris de la corteza cerebral— y su síntoma más frecuente son las crisis epilépticas (en el 70-90 % de los pacientes) (11-13). Sin embargo, también pueden manifestarse con déficit motores focales, afectación de pares craneales, cefalea, confusión, deterioro cognitivo, meningitis crónica recurrente (14),déficit visual por cisticercos subretinianos y ocasionalmente movimientos anormales. En áreas endémicas, la NC es la causa más frecuente de crisis comiciales en el adulto. En los casos de afectación parenquimatosa de la médula espinal los síntomas son déficit motores o sensitivos.

Si los cisticercos se localizan fuera del parénquima cerebral (en ventrículos, cisternas subaracnoideas, meninges o espacio subaracnoideo), pueden medir varios centímetros y adoptar forma en racimo y carecen de escólex. Las lesiones ventriculares suelen ser únicas y pueden estar fijadas al plexo coroideo o flotar libremente. Allí pueden obstaculizar el paso de LCR y producir una ependimitis granular e hidrocefalia obstructiva por ependimitis o quistes intraventriculares con síntomas de hipertensión intracraneal (15). Asimismo, se han descrito casos de cisticercosis medular intra o extraparenquimatosa con déficit focales o de compresión medular (16-17).

Diagnóstico

La historia clínica es esencial para el diagnóstico del paciente y de posibles familiares y contactos laborales portadores asintomáticos (17).

En los casos en que la clínica y neuroimagen son dudosas, y para la identificación de portadores de tenia *T. solium*, son útiles los métodos serológicos de detección de antígenos de cisticerco y anticuerpos específicos en suero y LCR. La demostración de antígeno indica infestación y posibilidad de progresión, mientras que los anticuerpos persisten positivos aun cuando la enfermedad ya esté inactiva (18, 19). Por otro lado, puede no haber eosinofilia en sangre periférica (20).

El diagnóstico de NC suele hacerse mediante tomografía computarizada (TC) —especialmente útil en las formas parenquimatosas calcificadas— y/o resonancia magnética (RM). La TC es superior a la RM para ver calcificaciones pequeñas. Sin embargo, la RM detecta mejor los quistes pequeños en la convexidad de los hemisferios cerebrales y epéndimo ventricular, además de ser más sensible para evaluar la actividad de los quistes y cambios indicadores de muerte de los cisticercos (21, 22).

Tanto la TC como la RM pueden demostrar los escólex dentro de los quistes. En su estadio final, quiste muerto e inactivo, se produce su reabsorción y calcificación dando lugar a nódulos calcificados.

Prevención

Dado que la cisticercosis se transmite por el contacto entre cerdos y personas, la prevención se basa en:

a. educación de la población en general y de los matarifes en particular;

b. inspección de mataderos industriales y furtivos;

c. revisiones periódicas de los manipuladores de alimentos;

d. investigación de los contactos intrafamiliares;

e. instar al consumo de carne de cerdo bien cocinada;

f. medidas de higiene pública como el control de letrinas, evitar la contaminación de terrenos agrícolas con heces humanas y depuración de aguas residuales para prevenir la infestación de los cerdos con huevos de cisticercos; es decir, la interrupción de la posibilidad de infestación junto con la vacunación de los cerdos (23, 24), y, por último:

g. el tratamiento antihelmíntico de enfermos y portadores contribuye a evitar la aparición de casos nuevos de NC.

Tratamiento

El tratamiento de la NC varía en función del número, tamaño, localización y posible viabilidad-actividad de los quistes. Incluye antiparasitarios, con frecuencia fármacos anticomiciales y ocasionalmente cirugía (25-29). En general, tras la valoración clínica y el estudio de neuroimagen, los antihelmínticos no deben utilizarse de entrada cuando hay síntomas de hipertensión intracraneal, por la inflamación y edema que suelen producir precozmente (25). En tal caso, conviene hacer antes una derivación ventrículo-peritoneal de LCR y tratar una posible epilepsia acompañante. El tratamiento antiparasitario debe durar al menos una semana y asociarse a dexametasona para prevenir o tratar el edema cerebral (25). El tratamiento médico de la NC de primera elección es albendazol y en segundo lugar praziquantel, eligiéndose uno u otro en función de la tolerancia, respuesta clínico-radiológica y características del paciente (26-27). La asociación de ambos estaría indicada en casos de quistes múltiples intraparenquimatosos y en formas diseminadas (28, 29).

El albendazol (15 mg/kg/día, divididos en dos tomas, durante 2-4 semanas) posee acción vermicida, ovicida y larvicida. Actúa mediante la degeneración selectiva de los microtúbulos celulares del parásito, lo que impide la captación de glucosa y la depleción de los depósitos de glucógeno y el consiguiente déficit de producción intracelular de ATP. La pérdida de movilidad precede a la muerte del helminto. Es poco hidrosoluble, por lo que se absorbe menos del 5 %, pero si se administra con alimentos grasos aumenta mucho su biodisponibilidad. Es teratogénico en animales, por lo que se desaconseja en gestantes.

A partir del segundo día de tratamiento puede producirse un empeoramiento clínico, por la reacción inflamatoria y el edema cerebral secundario a la muerte del parásito; en más de la mitad de los casos se agravan los síntomas neurológicos de cefalea, vómitos y crisis epilépticas con aumento de las pleocitosis y las proteínas en el LCR, por lo que se aconseja asociar dexametasona.

No obstante, sobre todo en casos de quistes ventriculares y subaracnoideos, con el tratamiento se han observado casos de hipertensión intracraneal aguda, infartos cerebrales y muerte, por lo que se aconseja mantener hospitalizado al paciente durante los primeros días.

Por su parte, el praziquantel (50 mg/kg/día, divididos en dos o tres tomas durante dos semanas) es un antihelmíntico muy eficaz que se absorbe por completo y alcanza altas tasas plasmáticas de una a tres horas después de la toma oral. Actúa aumentando la permeabilidad de los canales de calcio en las membranas celulares del helminto, lo que produce la contracción tetánica de su musculatura y, además, la vacuolización de los segmentos de la tenia. El PZQ es hidroxilado en el hígado, distribuyéndose seguidamente por todo el organismo, incluido el LCR. La dexametasona disminuye su concentración en plasma, factor a considerar en casos de hipertensión intracraneal. Como efectos adversos, es frecuente que el praziquantel produzca inestabilidad, náuseas, vómitos, cefalea, fiebre, sudación, somnolencia y dolor abdominal.

En relación con la epilepsia, en general suele responder bien a los tratamientos habituales y se recomienda mantenerlos al menos seis meses después de la última crisis, siempre cuando haya datos de resolución sin calcificación de los quistes, ya que se calcula que un 38 % se calcifican tras tratamiento antihelmíntico (30). No obstante, hay casos refractarios al tratamiento anticomicial en los que puede estar indicada la neurocirugía (31). Se recomienda asociar glucocorticoides porque parecen contribuir a la resolución de los quistes y disminuir el número de crisis (32).

Tratamiento quirúrgico

Además del tratamiento de la hidrocefalia mediante derivación ventrículo-peritoneal, excepcionalmente puede estar indicada la extirpación quirúrgica de los quistes en: a) casos racemosos y grandes quistes intraventriculares; y b) cuando por su tamaño y localización hay riesgo de que los antihelmínticos puedan causar inflamación grave y edema cerebral (33).

Bibliografía

1. García HH, Gonzales AE, Evans CAW, Gilman RH. Taenia solium cysticercosis. Lancet. 2003; 362: 547–56.
2. García HH. Neurocysticercosis. Neurol Clin. 2018; 36: 851-864
3. Laranjo-González M, Devleesschauwer B, Trevisan C, Allepuz A, Sotiraki S, Abraham A, et al. Epidemiology of taeniosis/cysticercosis in Europe, a systematic review: Western Europe. Parasit Vectors. 2017; 10: 349. pp. 1-14.
4. Serpa JA y Clinton White A Jr. Neurocysticercosis in the United States. Pathog Glob Health. 2012; 106: 256–60.
5. Laranjo-González M, Devleesschauwer B, Trevisan C, Allepuz A, Sotiraki S, Abraham A, et al. Epidemiology of taeniosis/cysticercosis in Europe, a systematic review: Western Europe. Parasites & Vectors. 2017; 10: 349 – 63.
6. Del Brutto OH. Neurocysticercosis among international travelers to disease-endemic areas. J Travel Med. 2012; 19:112–7.
7. Herrador Z, Fernández-Martínez A, Benito A, López-Vélez R. Clinical Cysticercosis epidemiology in Spain based on the hospital discharge database: What's new? PLOS Negl Trop Dis. 2018; 12 (4); pp 1-13.
8. Ahmad A, Yeo LLL, Sharma VK. Systemic cysticercosis. Internal and Emergency Medicine, 2011; 6: 561–2

9. Fleury A, Escobar A, Fragoso G, Sciutto E, Larralde C. Clinical heterogeneity of human neurocysticercosis results from complex interactions among parasite, host and environmental factors. Trans R Soc Trop Med Hyg. 2010; 104: 243-50

10. Marcin Sierra M, Arroyo M, Cadena Torres M, Ramírez Cruz N, García Hernández F, Taboada D, et al. Extraparenchymal neurocysticercosis: Demographic, clinicoradiological, and inflammatory features.2017; 11(6): pp. 1-16.

11. Preux P, Druet-Cabanac M. Epidemiology and aetiology of epilepsy in sub-Saharan Africa. Lancet Neurol. 2005; 4: 21–31.

12. Debacq G, Moyano LM, Garcia HH, Boumediene F, Marin B, Ngoungou EB, et al. Systematic review and meta-analysis estimating association of cysticercosis and neurocysticercosis with epilepsy. PLoS Negl Trop Dis. 2017;11: pp 1-17.

13. Herrick JA, Bustos JA, Clapham P, García HH y Loeb JA. Unique characteristics of epilepsy development in neurocysticercosis. Am J Trop Med Hyg. 2020; 103: 639–45

14. Beck ES, Ramachandran PS, Khan LM, Sample HA, Zorn KC, O'Connell EM, et al. Clinicopathology conference: 41-year-old woman with chronic relapsing meningitis. Ann Neurol. 2019; 85: 161–9.

15. Hamamoto Filho PT, Zanini MA, Fleury A. Hydrocephalus in Neurocysticercosis: Challenges for clinical practice and basic research perspectives. World Neurosurg. 2019; 126: 264-71

16. Callacondo D, García HH, Gonzales I, Escalante D, Nash TE. High frequency of spinal involvement in patients with basal subarachnoid neurocysticercosis. Neurology 2012; 78: 1394-1400

17. Del Brutto OH, Nash TE, White AC Jr, Rajshekhar V, Wilkins PP, Singh G, et al. Revised diagnostic criteria for neurocysticercosis. J Neurol Sci. 2017 Jan 15;372:202-210. doi: 10.1016/j.jns.2016.11.045. Epub 2016 Nov 21. PMID: 28017213.

18. Deckers N, Dorny P. Immunodiagnosis of *Taenia solium* taeniosis/ cysticercosis. Trends Parasitol. 2010; 26: 137–144.

19. Gabriël S, Blocher J, Dorny P, Nji Abatih N, Schmutzhard E, Ombay M, et al. Added Value of Antigen ELISA in the Diagnosis of Neurocysticercosis in Resource Poor Settings. PLoS Negl Trop Dis, 2012; 6: e1851; pp. 1-8.

20. Ware JM, Nash TE. The lack of association of eosinophilia in neurocysticercosis at clinical presentation. A retrospective analysis of cases seen at the National Institutes of Health. Am J Trop Hyg. 2016; 95: 1432-4

21. Lerner A, Shiroishi MS, Zee CS, Law M, Go JL. Imaging of neurocysticercosis. Neuroimaging Clin N Am. 2012; 22: 659-76.

22. Sarria Estrada S, Frascheri Verzelli L, Siurana Montilva S, Auger Acosta C, Rovira Canellas A. Neurocisticercosis. Hallazgos radiológicos. Radiología. 2013; 55: 130-41

23. Pineda-Reyes R, White AC Jr. Neurocysticercosis: an update on diagnosis, treatment, and prevention. Curr Opin Infect Dis. 2022; 35: 246-54.

24. Jayashi CM, Kyngdon CT, Gauci CG, Gonzalez AE, Lightowlers MW. Successful immunization of naturally reared pigs against porcine cysticercosis with a recombinant oncosphere antigen vaccine. Vet Parasitol. 2012; 188: 261-7

25. Zammarchi L, Bonati M, Strohmeyer M, Albonico M, Requena-Méndez A, Bisoffi Z, et al. Screening, diagnosis and management of human cysticercosis and *Taenia solium* taeniasis: technical recommendations by the COHEMI project study group. Trop Med Internat Health. 2017; 22: 881-94

26. Del Brutto OH, Roos KL, Coffey CS, García HH. Meta-analysis: Cysticidal drugs for neurocysticercosis: albendazole and praziquantel. Ann Intern Med. 2006; 145:43-51.

27. Hamamoto Filho PT, Rodríguez-Rivas R, Fleury A. Neurocysticercosis: A review into treatment options, indications, and their efficacy. Res Rep Trop Med. 2022:13:67-79.

28. Baird RA, Wiebe S, MD, Zunt JR, Halperin JJ, Gronseth G, Roos KL. Evidence-based guideline: Treatment of parenchymal neurocysticercosis. Neurology. 2013; 80: 1424–9

29. Garcia HH, Lescano AG, Gonzales I, Bustos JA, Pretell EJ, Horton J, et al. Cysticidal efficacy of combined treatment with praziquantel and albendazole for parenchymal brain cysticercosis. Clin Infect Dis. 2016: 62: 1375–9

30. Bustos JA, Arroyo G, Gilman RH, Soto-Becerra P, Gonzales I, Saavedra H, et al. Frequency and determinant factors for calcification in neurocysticercosis. Clin Infect Dis. 2021; 73: e2592-e2600.

31. Suller-Martí A, Escalaya AL, Burneo JG. Cirugía en epilepsia refractaria debida a neurocisticercosis. Rev Neurol. 2019; 68: 384-8

32. Cuello-García CA, Roldán-Benítez YM, Pérez-Gaxiola G, Villarreal-Careaga J. Corticosteroids for neurocysticercosis: a systematic review and meta-analysis of randomized controlled trials. Int J Infect Dis. 2013;17:e583-e592

33. Bansal R, Gupta M, Bharat V, Sood N, Agarwal M. Racemose variant of neurocysticercosis: a case report. J. Parasit Dis. 2014; 66: 1-4

Preguntas de autoevaluación

1. ¿Cuál es la forma de presentación más común de la cisticercosis?
    a. Pérdida de peso.
    b. Astenia.
    c. Diarreas abundantes y acuosas.
    d. Manifestaciones neurológicas.
    e. Dolor muscular.

2. El cisticerco es:
    a. El aparato de fijación de las tenias.
    b. El órgano sexual de los cestodos.
    c. La forma quística de Echinococcus granulosus.
    d. Un nematodo intestinal.
    e. La forma larvaria de *Taenia solium*.

3. La cisticercosis está causada por:
    a. Un nematodo cilíndrico no segmentado.
    b. Un trematodo plano no segmentado.
    c. Un cestodo plano segmentado.
    d. Un artrópodo del Orden Acarina.
    e. Un protozoo ciliado.

4. Sobre la cisticercosis humana es cierto que:
    a. Está producida por cestodos adultos.
    b. Los síntomas se deben a la acción de toxinas.
    c. *Taenia saginata* es la responsable de esta patología.
    d. El encéfalo se afecta con frecuencia.
    e. Todas son falsas.

5. Sobre la neurocisticercosis es falso que:
   a. El tratamiento de primera elección es albendazol.
   b. b) La asociación de albendazol y praziquantel estaría indicada en casos de quistes múltiples intraparenquimatosos y en formas diseminadas.La niclosamida es tratamiento de elección.
   c. El diagnóstico se realiza fundamentalmente mediante tomografía computarizada y/o resonancia magnética (RM).
   d. El hombre se puede infectar al ingerir hortalizas o agua contaminada con heces de un humano infestado por *Taenia solium*.

Respuestas correctas:

1. d
2. e
3. c
4. d
5. c

2.6.4 Gnathostomiasis

Autores: Laura Prieto Pérez y Miguel Górgolas Hernández-Mora
División de Enfermedades Infecciosas
Hospital Universitario Fundación Jiménez Díaz

Ideas clave:

1. *Gnathostoma* spp es un nematodo que se adquiere por comer carne cruda o poco cocinada de peces o crustáceos de agua dulce.

2. La mayoría de las infecciones en humanos son producidas por *G. spinigerum*.

3. La mayor parte de los casos se notifican en áreas donde el *Gnathostoma* es endémico, fundamentalmente en zonas donde son típicos los platos de pescado poco cocinado (e.g. sushi o ceviche).

4. La forma de presentación más habitual es la de nódulos cutáneos o subcutáneos, intermitentes, eritematosos y pruriginosos, que corresponden a las zonas por las que migra el helminto.

5. El tratamiento de elección es el albendazol.

Introducción

La gnathostomiasis se describió por primera vez por Sir Richard Owen en la pared del estómago de un tigre de Bengala que murió en el zoológico de Londres en 1836 por rotura de aorta.

La enfermedad recibe además otros nombres dependiendo del área geográfica en la que nos encontremos. Así, se conoce también como: edema del río Yangtsé, enfermedad consular o reumatismo de Shanghái, en China; paniculitis nodular eosinofílica, en Ecuador, Perú y Méjico; tumor de Rangún, en Myanmar; o bicho de Woodbury, en Australia (1).

Epidemiología:

Las especies más importantes y que afectan con mayor frecuencia al ser humano son *Gnathostoma spinigerum* y *Gnathostoma hispidum*. Su distribución geográfica comprende países del Sudeste Asiático (Tailandia, Laos, India,

Myanmar, Indonesia, China, Malasia y Filipinas) y Sudamérica (Méjico, Colombia, Ecuador y Perú), donde son populares los platos tradicionales de pescado crudo o poco cocinado como el pla-ra de Tailandia, el paté de pescado, el sushi o el ceviche. Recientemente también se ha descrito en Madagascar (1-4).

Otras especies menos prevalentes son: *G. nipponicum*, *G doloresi*, *G. binucleatum*, *G. turgidum*, *G. procyonis* y *G. lamothei*.

Se estima que hasta el 5 % de los peces de río en Tailandia son portadores de larvas de este nematodo, llegando a alcanzar el 30 % en la anguila de pantano asiática (*Monopterus albus*), el 7 % en la perca trepadora (*Anabas testudineus*) y el 7 % en el pez cabeza de serpiente (*Channa striata*).

Ciclo biológico

El ciclo biológico de *Gnathostoma* es complejo e involucra a dos hospedadores intermediarios: 1. un copépodo que ingiere los huevos liberados por los helmintos adultos y 2. Peces y otros hospedadores intermediarios donde maduran las larvas; y un hospedador vertebrado definitivo donde se desarrollan los gusanos adultos.

Los gnathostomas adultos viven en el estómago de sus hospedadores definitivos, que son principalmente félidos y cánidos (gatos, tigres, leopardos o perros en el caso de *G. spinigerum*). Las hembras adultas depositan cientos de huevos, que serán eliminados en las heces, de los que eclosionarán y saldrán larvas L1. Estas larvas van a ser ingeridas por un crustáceo o copépodo (*Cyclops*, *Eucyclops* y *Mesocyclops*) —primer hospedador intermediario—, desarrollándose a larvas L2 (3-4 mm) en su interior. Cuando el copépodo es ingerido por un pez de agua dulce (segundo hospedador intermediario) la larva prosigue su desarrollo, mientras que si es ingerido por un anfibio (rana) o reptil (serpientes) la larva queda enquistada sin desarrollarse —hospedador paraténico— hasta que es comida por un hospedador definitivo. Una vez esta larva L3 avanzada es ingerida por un mamífero adecuado, la larva continúa su desarrollo, atravesando la pared del estómago y migrando en busca del lugar donde puedan establecerse para completar su desarrollo, para nutrirse y reproducirse; al no encontrarlo, migran a través del tejido celular subcutáneo, SNC, pulmón, ojo, intestino, etc.

El tiempo que precisa la larva L3 (0,2-1,6cm) hasta desarrollarse a su forma adulta (2-3cm) es de 6-8 semanas, y el hospedador definitivo empieza a eliminar huevos en heces unos 8-12 meses después de haber ingerido las larvas L3.

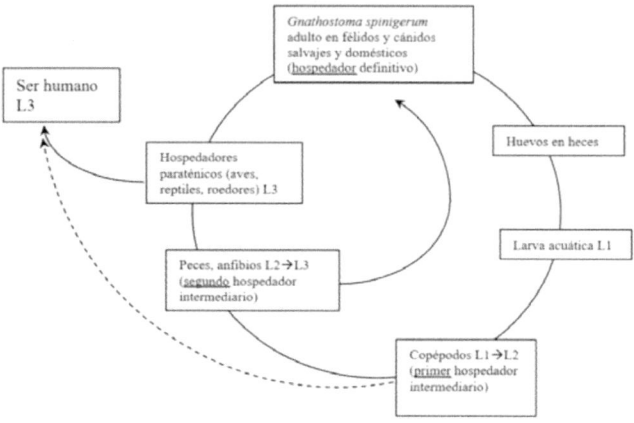

Figura 1. Ciclo biológico de Gnathostoma spinigerum. Imagen propia, adaptada de Centers for Disease Control and Prevention (CDC).

Clínica:

La gnathostomiasis en humanos puede adquirirse por tres vías: oral (más común), transplacentaria y a través de heridas cutáneas.

La fase clínica inicial suele pasar desapercibida. Sin embargo, alrededor de 24 h después de la entrada del parásito puede aparecer un cuadro clínico inespecífico consistente en: debilidad, fiebre, urticaria, anorexia, náuseas o vómitos. No es hasta 3-4 semanas después cuando las larvas L3 comenzarán su migración a través de la piel y tejido celular subcutáneo, y el resto de órganos.

La forma más común es la paniculitis eosinofílica migratoria, con aparición de nódulos subcutáneos migratorios, que normalmente son dolorosos, eritematosos y pruriginosos (ver capítulo de Dermatología 8.2.1, página 486 -actualizar en la versión final).

La afectación del SNC es poco frecuente, pero muy grave, en forma de meningitis eosinofílica, que, de no diagnosticarse a tiempo, puede ser fatal. Otras manifestaciones neurológicas son: encefalitis, mielitis, radiculitis, hemorragia subaracnoidea o intraparenquimatosa, e hidrocefalia.

Más infrecuentemente puede haber afectación ocular (uveítis, iritis, hemorragia intraocular, aumento de presión intraocular, cicatrices retinianas, ceguera); pulmonar (tos, dolor pleurítico, disnea, hemoptisis, neumonía, atelectasia, neumotórax, hidroneumotórax, derrame pleural); intestinal (dolor abdominal, anorexia, vómitos, úlcera gástrica) o genitourinaria (hematuria, inflamación perineal, cervicitis, balanitis).

Diagnóstico:

El diagnóstico es clínico, basándose en síntomas y signos del paciente, fundamentalmente la aparición de nódulos subcutáneos migratorios.

En los análisis de sangre periférica es típico encontrar eosinofilia en sangre periférica, que aparece hasta en el 89 % de las formas cutáneas, y aún más frecuentemente en formas meníngeas.

El diagnóstico definitivo se establece por la identificación de la larva L3 obtenida de una biopsia o pieza quirúrgica (Figura 2).

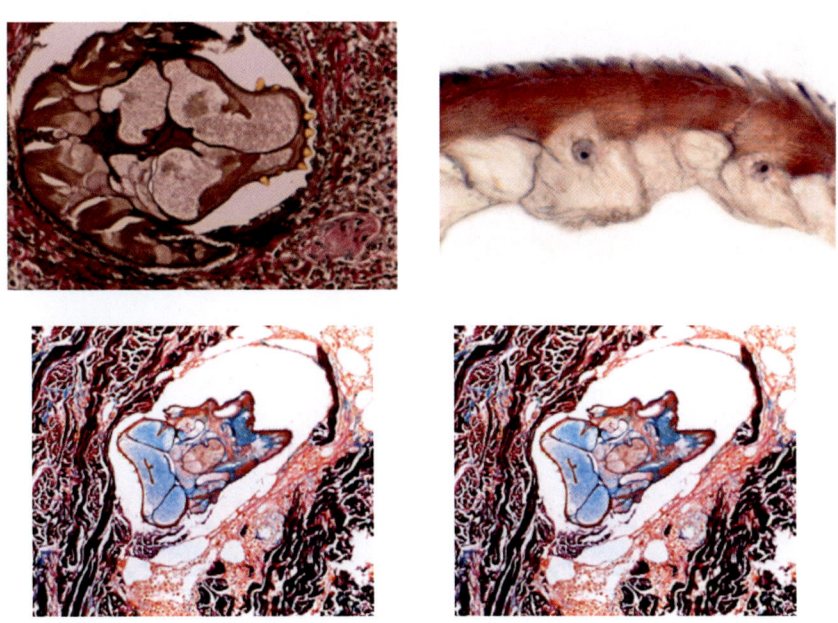

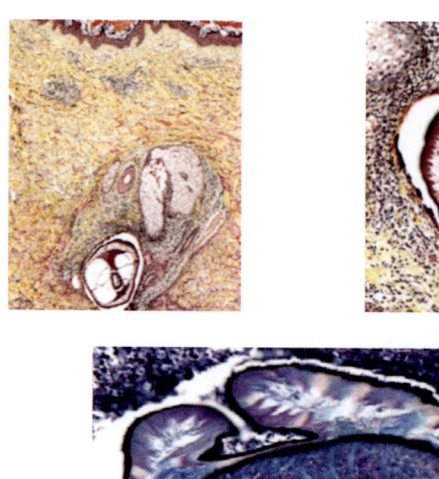
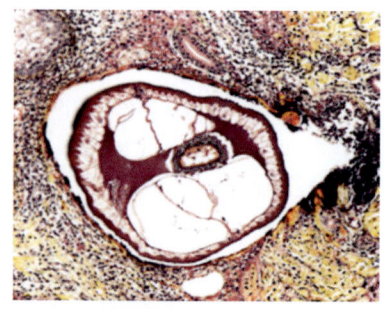
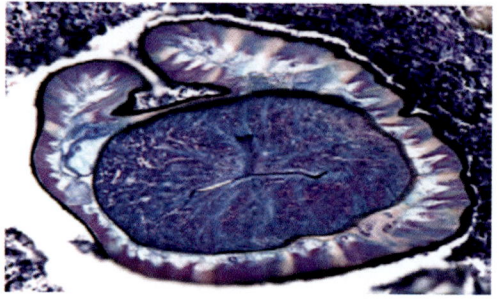

Figura 2 Identificación de larva L3 mediante estudio histopatológico de biopsias (a-g) (Cedidas por el Dr. Javier Baquera del Hospital ABC de Ciudad de México).

La monitorización del recuento de eosinófilos es útil para evaluar la respuesta al tratamiento. Otras técnicas indirectas menos útiles para el diagnóstico son la elevación de IgE total y técnicas serológicas —aún no bien desarrolladas y que pueden generar confusión por reacción cruzada con otros helmintos.

Tratamiento:

El tratamiento de elección es albendazol a dosis altas (400 mg/12 h durante 21 días). Sin embargo, cuando las larvas migran en el sistema nervioso, administrar albendazol puede agravar el edema cerebral por la respuesta inflamatoria secundaria a la muerte del parásito; en este caso, se deben asociar corticoides, que se pueden administrar en monoterapia en dosis de 60 mg/kg durante siete días.

La ivermectina (220 µg/kg/día durante dos días) es una alternativa terapéutica eficaz.

Prevención:

Para prevenir la gnathostomiasis, se recomienda evitar el consumo de carne cruda o poco cocinada de hospedadores intermediarios o paraténicos (peces, ranas, anguilas, eventualmente cerdo). Se debe asegurar que la carne esté bien cocinada (3).

- Congelar el pescado a -20 ºC durante 3-5 días (y un mínimo de 24 h).
- Hervir durante 5 minutos y asar a la parrilla (calor seco).
- Marinar el pescado (en limón, vinagre o soja) es una práctica menos eficaz y, por tanto, no recomendada.

Bibliografía

1. Liu GH, Sun MM, Elsheikha HM, Fu YT, Sugiyama H, Ando K, Sohn WM, Zhu XQ, Yao C. Human gnathostomiasis: a neglected food-borne zoonosis. Parasit Vectors. 2020 Dec 9;13(1):616. doi: 10.1186/s13071-020-04494-4. PMID: 33298141; PMCID: PMC7724840.

2. Revista Mexicana de Patología Clínica, Vol. 46, Núm. 2. Abril - Junio, 1999

3. Ziarati M, Zorriehzahra MJ, Hassantabar F, Mehrabi Z, Dhawan M, Sharun K, Emran TB, Dhama K, Chaicumpa W, Shamsi S. Zoonotic diseases of fish and their prevention and control. Vet Q. 2022 Dec;42(1):95-118. doi: 10.1080/01652176.2022.2080298. PMID: 35635057; PMCID: PMC9397527.

4. Raharisoa A, Izri A, Andrianjafy RL, Rajaona RA, Marteau A, Durand R, Akhoundi M. Autochthonous Gnathostomiasis in Madagascar. Emerg Infect Dis. 2020 Aug;26(8):1875-1877. doi: 10.3201/eid2608.200383. PMID: 32687036; PMCID: PMC7392461.

Preguntas de autoevaluación

1. Señale la verdadera respecto a la gnathostomiasis humana:
    a. Es una zoonosis que se adquiere por entrar en contacto con agua dulce contaminada.
    b. Las especies más frecuentes son *G. hispidum* y *G. binucleatus*.
    c. El ser humano padece la enfermedad por la migración del gusano adulto.
    d. En su ciclo biológico hay hospedadores paraténicos que también pueden fuente de infección para ser humano.
    e. La sintomatología digestiva es la manifestación clínica más frecuente.

2. El tratamiento más eficaz de la gnathostomiasis se realiza con:
    a. Ivermectina 0,2 mg/kg dosis única.
    b. Mebendazol 100 mg cada 12 h durante tres días.
    c. Dosis única de albendazol 400 mg.
    d. Praziquantel 40 mg/kg + metilprednisolona 1 mg/kg.
    e. Albendazol 400 mg cada 12 h durante 21 días y extracción de la larva.

3. Señale la respuesta falsa en la prevención de la gnathostomiasis es:
    a. La mejor manera de prevenir la enfermedad es evitando el consumo de carne cruda.
    b. Se ha demostrado que marinar el pescado es una práctica eficaz.
    c. Es infrecuente infectarse por el consumo de roedores, pero posible, y, por tanto, no se deben incluir en la dieta.
    d. Idealmente se debe congelar el pescado a -20 °C durante 5 días.
    e. El tratamiento térmico que hierve los alimentos durante 5 minutos es útil para prevenir la infección.

Respuestas correctas:

1. d
2. e
3. b

2.7. Salud mental

Profesor: Manuel Alfonso Vásquez

Médico Adjunto de Urgencias de Psiquiatría

Hospital Universitario Germans Trías i Pujol.

Ideas clave

1. Se debe pensar siempre en diagnósticos alternativos. «El peor diagnóstico, es el que no se piensa».

2. El primer tratamiento debe ser, siempre, incluir hábitos saludables.

3. El suicidio no se puede predecir, pero la depresión y la psicosis aumentan significativamente la probabilidad de conducta suicida.

4. La salud es un estado de bienestar bio-psico-social. Un estado psicológico y social precarios tienen impacto a nivel biológico.

5. Es importante tener en cuenta los precios y disponibilidad de los fármacos siempre, pero especialmente en lugares donde los recursos son limitados.

Introducción

El siguiente capítulo no está ideado como una guía de actuación en situaciones óptimas de tratamiento, para lo cual se recomienda a los lectores acudir a las guías clínicas específicas de cada tema. A continuación, se reseñan de forma breve, los aspectos fundamentales de la salud mental en condiciones y entornos menos favorecidos.

1. Diagnóstico diferencial

A diferencia de lo que pueda ocurrir en otras especialidades, en salud mental, no existen «enfermedades» específicas del medio tropical. Esto se debe principalmente a que, en psiquiatría, la mayoría de los diagnósticos, por no decir todos, son principalmente descriptivos, y no etiológicos. Incluso en el caso de la esquizofrenia, el DSMV, lo clasifica como «espectro de la esquizofrenia y otros trastornos psicóticos».

Además, hay múltiples enfermedades que se pueden manifestar con síntomas de la esfera neuropsiquiátrica, con una amplia heterogeneidad entre ellas. Por ejemplo, dentro de las enfermedades infecciosas tropicales, se encuentran la malaria, la cisticercosis, o la tuberculosis, entre otras.

En algunos casos, es extremadamente importante tener en cuenta estas otras entidades y los criterios descritos por Herken J *et al.* (1), en forma de «banderas rojas» o «banderas amarillas», nos pueden resultar de especial utilidad (Figura 1). Aunque Herken ideó esta distinción para la clasificación de las encefalitis de origen autoinmune, los criterios son igualmente válidos para considerar otras posibles etiologías.

- Cefalea
- Disminución de nivel de conciencia
- Disautonomía
- Déficits neurológicos focales
- Hiponatremia
- Afasia o disartria
- Catatonia
- Enfermedades autoinmunes acompañantes
- Posturas o movimientos anómalos
- Empeoramiento y rápida progresión de los síntomas psicóticos (a pesar de tratamiento)

- Pleocitosis en Líquido Cefalorraquídeo
- Convulsiones
- Síndrome neuroléptico Maligno
- Crisis epilépticas focales
- Alteraciones en la Resonancia Magnética (en caso de tener acceso a esa prueba)
- Alteraciones en electroencefalograma

Figura 1. Signos de alerta que apuntan a una etiología autoinmune en la psicosis de nueva aparición. Los criterios de «bandera roja» siempre deben impulsar la determinación de autoanticuerpos antineuronales en pacientes psiquiátricos. Los criterios de «bandera amarilla» deben hacer sospechar una etiología autoinmune e incluir la encefalitis autoinmune en el diagnóstico diferencial, en ambos casos si se presentan varios hallazgos. (Adaptada de Herken J, Prüss H. Red Flags: Clinical Signs for Identifying Autoimmune Encephalitis in Psychiatric Patients. Front Psychiatry. 2017 Feb 16;8:25. doi: 10.3389/fpsyt.2017.00025. PMID: 28261116; PMCID: PMC5311041) (1).

2. Impacto de la salud mental

Más allá del estado de ánimo, la salud mental repercute significativamente a nivel biológico sobre la salud.

Enfermedades asociadas

Las consecuencias de una salud mental descuidada, no se limitan a la aparición de síntomas afectivos o psicóticos. Algunas formas en las que se puede manifestar este impacto son:

- Mayor prevalencia de asma en niños con eventos adversos en la infancia (hasta 50 veces más) (2).
- Alteraciones en la ratio de actividad linfocitaria (CD45 RA/RO), predisponiendo a mayor número de enfermedades autoinmunes (3-4).
- Peor control metabólico en pacientes con diabetes mellitus (5).
- Mayor riesgo cardiovascular (6).
- Aparición precoz de deterioro cognitivo.

  Debemos recordar que un bajo nivel socioeconómico se considera un factor estresante vital, y conlleva riesgo de las complicaciones mencionadas.

  Otros tipos de estrés tóxico (el estrés en sí mismo no es tóxico) pueden ser el abuso o maltrato, aislamiento social, estrés del cuidador, *burnout*, abandono parental, y un bajo estrato social subjetivo.

- Mortalidad

Nos centramos en el suicidio en concreto, y no en el aumento de riesgo asociado a enfermedades mentales.

En algunos países, las estadísticas referentes al suicidio son menos rigurosas, por lo que las estimaciones son más difíciles. Además, en países pobres se tiende a infraestimar el impacto de la enfermedad mental en las conductas suicidas. En esos casos, se atribuye la conducta suicida a «un afecto disfórico», o a rasgos de impulsividad, sin considerar ambos como posibles manifestaciones de trastornos mentales subyacentes.

Hablaremos de dos puntos en concreto: 1) los métodos utilizados y 2) los puntos para tener en cuenta cuando realizamos evaluación de riesgo de conducta suicida.

1. Métodos

Debemos considerar, sobre todo, la disponibilidad de cada método. Dependiendo del lugar donde nos encontremos, las personas pueden no tener acceso a ciertos medicamentos, por lo que la sobreingesta de medicación puede ser infrecuente. En esos casos, es importante pensar en otro tipo de intoxicaciones, como pesticidas, o venenos para plagas (roedores, por ejemplo). Los componentes químicos de estos venenos suelen ser pocos, y puede resultar útil conocerlos de antemano, así como sus antídotos.

a. En el caso de pesticidas, es importante pensar en organofosforados, así como su antídoto, la atropina. Los signos y síntomas de intoxicación por organofosforados son fácilmente distinguibles, si se tienen presentes (síndrome muscarínico con hallazgos respiratorios prominentes, pupilas puntiformes, fasciculaciones musculares y debilidad).

b. Venenos. Según un estudio realizado por la Universidad Nacional de Colombia (7), en más del 70 % de los casos de intoxicación por veneno para roedores que acudían a Urgencias, se trataba de intentos de suicidio. Los venenos de roedores habitualmente se elaboran con uno o dos de los siguientes componentes: organofosforados (ya mencionados), y anticoagulantes (mayormente cumarínicos). En este caso, en función de los componentes, los antídotos serían atropina y/o vitamina K. Lo más importante es siempre considerar la posibilidad de que se trate de un intento de suicidio.

2. Valoración de riesgo

Es la parte más compleja, principalmente porque las escalas existentes han demostrado un valor predictivo muy pobre (8). Una dificultad añadida es que no hay una relación directa entre ideación y conducta suicidas; por ejemplo, en un estudio reciente en el que se sigue a más de 11 000 personas con ideas de suicidio, sólo 840 llegan a realizar un intento durante el tiempo de seguimiento (9).

En lugar de valorar únicamente la presencia de estos pensamientos, y otros factores de riesgo tradicionales como edad, género, estado social y económico, es de crucial importancia evaluar la presencia de síntomas depresivos, o psicóticos; éstos sí tienen un mayor poder predictivo, ya que sí se asocian a conducta suicida. Así mismo, también deben considerarse los eventos vitales estresantes, que vayan a mantenerse en el tiempo, y que desborden las capacidades de autorregulación de la persona. En definitiva, la evaluación realizada por un clínico es, hoy en día, el instrumento más fiable de que disponemos.

3. Trastorno Mental Grave (TMG)

Principalmente nos centraremos en la esquizofrenia y el trastorno bipolar.

En primer lugar, debemos saber que en regiones donde se consume cannabis, la prevalencia de TMG se eleva de una manera proporcional a la concentración de THC (*tetrahidrocannabinol*) (10).

Dicho esto, los pacientes con estos trastornos se dividen principalmente en aquéllos con síntomas positivos (se conocen como «positivos», porque «añaden» algo), y aquellos con síntomas negativos (porque «restan» algo). Los síntomas positivos incluyen delirios, alucinaciones y pensamiento desorganizado, pero también se encuentran aquí la catatonía y la aceleración del pensamiento, entre otros. Los síntomas negativos comprenden la apatía, la anhedonia y la abulia; es más habitual pensar en estos últimos como manifestaciones crónicas de una enfermedad neurodegenerativa, dado que también pueden incluir fallos cognitivos, atencionales, y de memoria.

Respecto al tratamiento, se pueden agrupar, a grandes rasgos, en dos grupos, dependiendo de la medicación que vayamos a elegir (para tratamientos específicos, recomendamos acudir a las guías clínicas de cada patología):

- Antipsicóticos:
  - Psicosis.
  - Síndromes confusionales.
  - Episodios de manía (agudos).
  - Demencias con alteraciones de conducta graves.

- Estabilizadores y ansiolíticos
  - Adicciones.

- Manías estables.
- Abstinencias.

Respecto al uso de antipsicóticos, es más acertado decir que se utilizan en psicosis y no en esquizofrenia. La psicosis (delirios, alucinaciones y/o pensamiento desorganizado), se puede presentar en intoxicaciones por drogas de abuso, así como en la epilepsia, demencias, trastornos bipolares, esquizofrenia, abstinencias (a alcohol u otras substancias), etc. En casi todos estos casos, con contadas excepciones, los antipsicóticos se podrían incluir como tratamiento sintomático.

Los antipsicóticos más recomendables, atendiendo a su mayor disponibilidad, y sus costes, son: haloperidol, risperidona y olanzapina.

Benzodiacepinas y estabilizadores: diazepam y litio.

Recomendaciones adicionales:

Ante una enfermedad mental, lo primero y más importante debe ser, siempre, el cambio de hábitos de vida. Esto es así en la mayoría de las enfermedades crónicas (HTA, dislipemias, diabetes...), y no tiene por qué ser diferente en el caso de la salud mental. El ejercicio físico regular aumenta la producción de factor neurotrófico cerebral (BDNF), y promueve el aumento de tamaño del hipocampo (11). También tiene un efecto antinflamatorio cuando se realiza de manera regular. Parte del efecto del tratamiento antidepresivo, se encuentra asociada a un aumento del BDNF, y Stephen M. Stahl, principal autor de los manuales de farmacología que llevan su nombre, ya recomienda incluir la actividad física como parte del tratamiento.

La práctica de la meditación también ha demostrado efectos beneficiosos en distintos estudios relacionados con diversas patologías de salud mental. Se incluye en el tratamiento del TOC, trastornos de personalidad, descontrol de impulsos, depresión, ansiedad; y en varios protocolos de formación más actuales de distintas escuelas de psicoterapia.

Además, Bessel van der Kolk, en su libro *El cuerpo lleva la cuenta*, también recomienda la práctica de actividades grupales, dentro de las que incluyen la música, el canto y el baile. El mecanismo fisiológico de estas últimas actividades no está propiamente establecido, pero podría guardar relación con la liberación de oxitocina y sus efectos en el sistema nervioso central (12).

Bibliografía

1. Herken J, Prüss H. Red Flags: Clinical Signs for Identifying Autoimmune Encephalitis in Psychiatric Patients. Front Psychiatry. 2017 Feb 16;8:25. doi: 10.3389/fpsyt.2017.00025. PMID: 28261116; PMCID: PMC5311041.

2. Pape K, Cowell W, Sejbaek CS, Andersson NW, Svanes C, Kolstad HA, et al. Adverse childhood experiences and asthma: trajectories in a national cohort. Thorax. 2021 Jun;76(6):547-553. doi: 10.1136/thoraxjnl-2020-214528. Epub 2021 Mar 25. PMID: 33766987; PMCID: PMC8223631.

3. Sommershof A, Aichinger H, Engler H, Adenauer H, Catani C, Boneberg EM, et al. Substantial reduction of naïve and regulatory T cells following traumatic stress. Brain Behav Immun. 2009 Nov;23(8):1117-24. doi: 10.1016/j.bbi.2009.07.003. Epub 2009 Jul 18. PMID: 19619638.

4. Song H, Fang F, Tomasson G, Arnberg FK, Mataix-Cols D, Fernández de la Cruz L, et al. Association of Stress-Related Disorders With Subsequent Autoimmune Disease. JAMA. 2018 Jun 19;319(23):2388-2400. doi: 10.1001/jama.2018.7028. PMID: 29922828; PMCID: PMC6583688.

5. Hackett RA, Steptoe A. Type 2 diabetes mellitus and psychological stress - a modifiable risk factor. NatRevEndocrinol. 2017 Sep;13(9):547-560. doi: 10.1038/nrendo.2017.64. Epub 2017 Jun 30. PMID: 28664919.

6. Wirtz PH, von Känel R. Psychological Stress, Inflammation, and Coronary Heart Disease. CurrCardiol Rep. 2017 Sep 20;19(11):111. doi: 10.1007/s11886-017-0919-x. PMID: 28932967.

7. Galofre-Ruiz MD, Padilla-Castañeda EI (2014). Intoxicación con rodenticidas: casos reportados al Centro de Información, Gestión e Investigación en Toxicología de la Universidad Nacional de Colombia. *Revista de la Facultad de Medicina*, 62(1), 27-32. https://doi.org/10.15446/revfacmed.v62n1.43669.

8. Quinlivan L, Cooper J, Meehan D, Longson D, Potokar J, Hulme T, et al. Predictive accuracy of risk scales following self-harm: multicentre, prospective cohort study. Br J Psychiatry. 2017 Jun; 210(6):429-436. doi: 10.1192/bjp.bp.116.189993. Epub 2017 Mar 16. PMID: 28302702; PMCID: PMC5451643.

9. Mash HBH, Ursano RJ, Kessler RC, Naifeh JA, Fullerton CS, Aliaga PA, et al. Predictors of Suicide Attempt Within 30 Days After First Medically Documented Suicidal Ideation in U.S. Army Soldiers. Am J Psychiatry. 2021

Nov;178(11):1050-1059. doi: 10.1176/appi.ajp.2021.20111570. Epub 2021 Sep 1. PMID: 34465200; PMCID: PMC8570995.

10. Hjorthøj C, Posselt CM, Nordentoft M. Development Over Time of the Population-Attributable Risk Fraction for Cannabis Use Disorder in Schizophrenia in Denmark. JAMA Psychiatry. 2021 Sep 1;78(9):1013-1019. doi: 10.1001/jamapsychiatry.2021.1471. PMID: 34287621; PMCID: PMC8295899.

11. Erickson KI, Miller DL, Roecklein KA. The aging hippocampus: interactions between exercise, depression, and BDNF. Neuroscientist. 2012 Feb;18(1):82-97. doi: 10.1177/1073858410397054. Epub 2011 Apr 29. PMID: 21531985; PMCID: PMC3575139.

12. Feldman R. What is resilience: an affiliative neuroscience approach. World Psychiatry. 2020 Jun; 19(2):132-150. doi: 10.1002/wps.20729. PMID: 32394561; PMCID: PMC7215067.

Preguntas de autoevaluación

1. Ante un paciente que se presenta con un cuadro de catatonía, acompañado de eosinofilia y fiebre:
    a. Es normal que haya fiebre en la catatonía.
    b. Debemos inmediatamente iniciar antipsicóticos.
    c. El tratamiento de elección son los antiepilépticos.
    d. El diagnóstico más probable es esquizofrenia.
    e. Hay que descartar posibles enfermedades infecciosas (especialmente las que incluyan hongos o parásitos).

2. En tratamiento de las abstinencias de sustancias:
    a. Se deben incluir siempre antipsicóticos.
    b. El diazepam es una opción de tratamiento inicial.
    c. Sólo es necesario si hay *delirium tremens*.
    d. Tiene como objetivo disminuir la dependencia psicológica a la sustancia.
    e. No es necesario en los primeros 4 días de abstinencia.

3. El tratamiento de trastornos mentales debe incluir:
    a. Siempre un antidepresivo.
    b. Siempre una valoración del estilo de vida y hábitos.
    c. Siempre un antipsicótico.
    d. Terapia electroconvulsiva.
    e. Psicoterapia, sólo en casos que no requieran medicación.

4. El estrés psicológico mantenido:
    a. Es un factor de riesgo cardiovascular.
    b. Aumenta el riesgo de desarrollar enfermedades autoinmunes.
    c. Induce una respuesta inflamatoria.
    d. Produce atrofia neuronal.
    e. Todas las anteriores.

5. Con relación a la conducta suicida:

   a. Las escalas son la mejor forma de evaluarla y predecirla.

   b. Es siempre una decisión consciente de la persona.

   c. La depresión y la psicosis aumenta significativamente su riesgo.

   d. Hay una relación directa entre la ideación suicida, y los intentos de suicidio.

   e. La entrevista clínica es poco útil.

6. Las intoxicaciones por organofosforados y cumarínicos:

   a. Deben hacer sospechar de un intento autolítico.

   b. El antídoto para los cumarínicos es la atropina.

   c. Son componentes comunes en insecticidas y pesticidas.

   d. La clínica respiratoria (disnea y agregados), es parte del síndrome muscarínico.

   e. A, C y D son ciertas.

7. La psicosis:

   a. Es una enfermedad.

   b. Debe hacernos pensar en esquizofrenia como primera opción.

   c. Es un conjunto de signos y síntomas.

   d. Debe presentar siempre delirios, alucinaciones, y pensamiento desorganizado.

   e. Tiene un mecanismo fisiopatológico establecido y único.

Respuestas correctas:

1. e
2. b
3. b
4. e
5. c
6. e
7. c

2.8. Infección de piel y partes blandas. Infección osteoarticular

Profesora: Elizabet Petkova Saiz

División Enfermedades Infecciosas-Medicina Interna. Hospital Universitario Fundación Jiménez Díaz

Ideas clave

1. Son entidades clínicas muy frecuentes en países tropicales, con un amplio espectro de gravedad.

2. Es fundamental que el clínico sepa reconocer una infección necrotizante, ya que su pronóstico depende de un precoz y extenso desbridamiento quirúrgico.

3. En la mayoría de las infecciones, el microorganismo más frecuentemente implicado es el *S. aureus*.

4. La antibioterapia empírica inicial se basa en el cuadro clínico, gravedad, factores de riesgo del paciente, mapa de resistencias local, el perfil del antibiótico y su disponibilidad.

5. Existe un aumento progresivo de cepas de *Staphylococcus aureus* resistentes a la meticilina, que puede condicionar un fracaso terapéutico; por este motivo es importante conocer el mapa microbiológico local y los antibióticos con actividad frente MRSA (Methicillin-resistant Staphylococcus aureus)

1. Infección de piel y partes blandas (IPPB)

1.1. Introducción

Se trata de un grupo de enfermedades muy heterogéneo y frecuente, con alguna entidad propia de climas tropicales, como es la piomiositis tropical. En la mayoría de los casos el tratamiento se basa en antibioterapia empírica según la gravedad, la extensión de la infección y los factores de riesgo del paciente.

1.2. Generalidades

Bajo este término se engloba un conjunto de infecciones que afectan desde la piel (epidermis, dermis y tejido subcutáneo) hasta los planos más profundos, como son la fascia y el tejido muscular. La infección se suele producir tras la entrada de microorganismos por la disrupción de la barrera cutánea natural o, en menor medida, por diseminación hematógena desde otro foco. Entre los factores predisponentes se encuentran aquéllos que distorsionan la arquitectura cutánea (traumatismos, abrasiones, picaduras, mordeduras, dermatitis, úlceras previas, micosis cutáneas, etc.), dificultan la adecuada vascularización (insuficiencia venosa, arteriopatía periférica) o alteraciones de la inmunidad (diabetes, VIH) (1-3).

Es una patología muy prevalente en los países de renta baja-media, favorecida por diferentes causas, como la malnutrición, deficientes condiciones higiénico-sanitarias, picaduras de insectos, contexto climatológico y el escaso acceso a cuidados y tratamiento (4).

1.3. Etiología

Los microorganismos más frecuentemente implicados son el *Streptococcus pyogenes* (estreptococo grupo A) y el *Staphylococcus aureus*, seguido de otros estreptococos del grupo B, C y G; y otros microrganismos (gram negativos, anaerobios, micobacterias, hongos), en función de los factores de riesgo o antecedente epidemiológico previo (Tabla 1) (5). Cabe destacar el aumento progresivo en los últimos años de la incidencia de infecciones por MRSA (Tabla 2), circunstancia que Puede condicionar fracaso terapéutico (6,7).

Tabla 1. Otras etiologías.

Antecedente epidemiológico	Microorganismo característico implicado
Mordedura humana	*Eikenella corrodens, estreptoco-co grupo viridans, anaerobios* (*Fusobacterium* spp, *Bacteroides* spp)
Mordedura de perro	*Pasteurella multocida, Capnocytophaga canimorsus*
Mordedura de gato	*Pasteurella multocida*
Mordedura de rata	*Streptobacillus moniliformis*

Contacto con agua dulce	*Aeromonas hydrophila*
Contacto con agua salada/marisco	*Vibrio vulnificus*
Manipuladores de carne o pescado	*Erysipelothrix rhusiopathiae.*
Inoculación con tierra o espinas contaminadas	*Sporothrix schenckii*
Herida punzante talón pie	*Pseudomonas aeruginosa*
Herida contacto con agua acuario/ piscina	*Mycobacterium marinum*
Paciente inmunodeprimido	*Bacilos gram negativos*
Herida por quemadura	*Pseudomonas aeruginosa, enterobacterias, Candida* spp, *VHS*

Tabla 2. Factores riesgo MRSA.

Algunos factores de riesgo para MRSA
IPPB graves y necrotizante (plantear tratamiento empírico) IPPB purulentas complicadas (considerar hasta disponer del cultivo microbiológico) Infección o colonización previa por MRSA Hospitalización prolongada reciente (>14 días), tratamiento quirúrgico reciente Tratamiento antimicrobiano en los 3 meses previos Zonas de alta prevalencia MRSA en la comunidad

1.4. Clasificación y aproximación diagnóstica

Se han propuesto varias clasificaciones para las IPPB atendiendo a diversos criterios, pero, de forma práctica para este manual, las vamos a diferenciar en: cutáneas superficiales (afectación de epidermis y dermis); cutánea profunda (incluido tejido celular subcutáneo); y con afectación de fascia o músculo. En este último grupo están incluidas las principales infecciones necrotizantes (8).

En este capítulo no se van a revisar las úlceras por presión, pie diabético, infección de herida quirúrgica u otras infecciones de piel de etiología no bacteriana.

1.4.1. Infecciones cutáneas superficiales

Habitualmente se trata de una patología leve que afecta, sobre todo, a la población rural y en algunos países de renta baja-media representa un auténtico problema de salud pública infantil (9).

De cara al manejo, se pueden dividir en lesiones purulentas (piodermas) y no purulentas (erisipela).

En el primer grupo, la forma más frecuente de presentación es el **impétigo**. El impétigo es una infección superficial que afecta sólo a epidermis sin participación de los anejos. Se caracteriza por la aparición de vesículas que progresan a costras de color melicérico característico. Son altamente contagiosas y se pueden diseminar al resto de la piel través del rascado por el propio paciente. Predomina en extremidades y sobre piel dañada, frecuentemente asociada a escabiosis (10) (Figura 1). Su tratamiento consiste en el lavado con eliminación de las costras (para evitar su diseminación), aplicación de antiséptico tópicos y, en casos más extensos, antibioterapia oral (9).

Dentro de los piodermas, también, se incluyen aquéllos que involucran a los folículos pilosos:

- **Foliculitis superficial** - representa una pústula no dolorosa centrada en un pelo.
- **Forúnculo** - infección profunda con formación de nódulo doloroso y eritematoso.
- **Carbunco o ántrax** - un grupo de forúnculos confluentes de los que sale pus a través de múltiples fístulas. Puede cursar con fiebre y malestar general.

Otro pioderma es el **absceso cutáneo.** Se trata de una infección más profunda, nodular, fluctuante, muy dolorosa, que puede asociar fiebre y clínica sistémica.

El tratamiento del forúnculo y del ántrax se basa en el drenaje del contenido purulento, limpieza y desbridamiento del tejido necrótico. En los abscesos el drenaje quirúrgico puede ser suficiente y no requerir antibioterapia oral. Si hay afectación profunda, valorar antibioterapia oral. El cierre del absceso se produce por segunda intención.

Dentro de las infecciones superficiales no purulentas se encuentra la **erisipela.** Esta afecta a la epidermis y dermis superficial y casi siempre está producida por *S. pyogenes*. Cursa con aparición brusca de una placa caliente, eritematosa, brillante, dolorosa y bien delimitada. Rara vez se producen complicaciones. Su tratamiento es con antibioterapia oral.

1.4.2.Infección cutánea profunda

La **celulitis** es una infección de la dermis y del tejido celular subcutáneo de apariencia similar a la erisipela, pero con bordes mal definidos e inicio algo menos brusco. Afecta especialmente a las extremidades inferiores. La puerta de entrada es una herida en la piel, en ocasiones, acompañada de linfangitis (Figura 2). Los microorganismos implicados son *S. aureus, S. pyogenes*, y en pacientes inmunodeprimidos las enterobacterias u otros gram negativos. Se asocia a fiebre, clínica sistémica y en algunos casos se puede complicar con sepsis. Es importante realizar diagnóstico diferencial con otras patologías no infecciosas. Su tratamiento siempre es con antibioterapia, siendo necesario, en los casos graves el ingreso hospitalario (1, 8).

1.4.3. Infección de fascia muscular y músculo

La fascitis necrotizante es una emergencia médico-quirúrgica producida generalmente por *S. pyogenes* que cursa con una infección rápidamente progresiva con necrosis de los tejidos hasta planos fasciales profundos. Otros microorganismos pueden se causa de cuadros similares, como: *Vibrio vulnificus* por herida tras contacto con agua salada contaminada; **gangrena gaseosa** por especies de *Clostridium (C. perfringens, C. histolyticum)* tras heridas profundas contaminadas con tierra; **gangrena de Fournier** (bacterias aerobias y anaerobias) con afectación genital y extensión a perineo, pared abdominal y extremidades inferiores. Se suele presentar como un dolor desproporcionado con nula o escasa manifestación cutánea y sin fiebre. Sin embargo, rápidamente produce toxicidad sistémica con shock séptico, fallo multiorgánico y muerte (en más del 30 % de los casos). Inicialmente, las pruebas analíticas y radiológicas pueden ser inespecíficas, por lo que requiere un alto índice de sospecha diagnóstica y, ante la duda, cirugía exploratoria. Es un diagnóstico quirúrgico, por lo que las pruebas complementarias nunca deben demorar su confirmación y tratamiento. En la cirugía se debe llevar a cabo un desbridamiento extenso, extirpando todo el tejido necrótico, incluso con amputaciones y fasciotomía (para síndrome compartimental), acompañada de antibioterapia intravenosa (10, 11).

La **piomiositis** (también llamada **piomiositis tropical**) es una infección bacteriana que afecta al músculo estriado, y típica de climas tropicales o subtropicales. Es más frecuente en varones jóvenes e inmunodeprimidos (VIH). De etiopatogenia no aclarada, afecta a cualquier grupo muscular pero más al cuádriceps, glúteos, ileopsoas y hombro. La infección trascurre por tres fases consecutivas:

- Invasiva o *woody* - músculo doloroso y endurecido a la palpación sin otras manifestaciones que puede durar días o semanas, por lo que hace difícil la sospecha diagnóstica.
- Supurativa o *liquefied* - formación de absceso intramuscular, acompañado de fiebre y clínica sistémica. Su drenaje muestra líquido purulento con crecimiento habitualmente de *S. aureus*.
- Bacteriemia - diseminación a distancia de múltiples abscesos acompañada de clínica sistémica y sepsis.

Es una enfermedad de difícil diagnóstico, que puede simular diferentes patologías, por lo que requiere alta sospecha. Se tiene que pensar en todo paciente con dolor muscular, fiebre y afectación sistémica, aunque puede presentarse con clínica atípica como abdomen agudo, síndrome compartimental o fiebre sin foco. El tratamiento se basa en el drenaje del absceso (Figura 3), antibioterapia y, en algunos casos, desbridamiento quirúrgico (12-14).

1.5. Tratamiento antibiótico (Tabla 3)

El tratamiento antibiótico empírico inicial se basa en: diagnóstico clínico (patología, estratificación del riesgo de necrosis), gravedad, perfil del paciente (factores de riesgo, alergias a antibióticos), mapa de resistencias locales, perfil antibiótico (espectro y toxicidad) y disponibilidad (acceso y coste). La antibioterapia dirigida se ajusta al resultado microbiológico de las muestras, evolución y recursos existentes.

Tabla 3. Tratamiento de las infecciones de piel y partes blandas.

Infección	Tratamiento antibiótico empírico
Impétigo	**Formas leves:** tratamiento tópico disponible (ácido fusídico, mupirocina, clorhexidina, violeta de genciana) **Formas extensas:** antibiótico oral (amoxicilina, cefalosporinas 1ª G, cloxacilina, amoxicilina-clavulánico, cotrimoxazol#, clindamicina#, macrólido, ciprofloxacino#) 5-7 días
Otros pioder-mas	**Foliculitis y forúnculos pequeños:** tratamiento tópico disponible **Forúnculos grandes, ántrax o abscesos:** amoxicilina-clavulánico, clindamicina#, ciprofloxacino# durante 5-7 días según evolución
Erisipela	**Ambulatorio (vo):** amoxicilina 500 mg/8 h, penicilina V 500 mg/6 h, cloxacilina 500 mg/6 h, clindamicina# 600 mg/8 h, cotrimoxazol# 800/160 mg/12 h **Hospitalización (iv**):** penicilina G 2-4 MU/4 h, ceftriaxona 1 g/24 h, clindamicina# 600 mg/8 h **Duración:** 5-7 días según evolución
Celulitis	**Ambulatorio (vo):** cefadroxilo 500 mg/8 h (otra cefalosporina 1ª Generación antiestafilocócica), cloxacilina 500 mg/8 h, amoxicilina-clavulánico 875/125 mg /8 h **Riesgo MRSA:** clindamicina#, cotrimoxazol#, ciprofloxacino/levofloxacino# o linezolid# **Duración:** 5-7 días según evolución **Hospitalización (iv**):** cloxacilina 2 g /4-6 h IV, cefazolina 2 g/8 h, amoxicilina-clavulánico 1 g/8 h, clindamicina# 600 mg/8 h, vancomicina# 1 g/12 h, linezolid# 600 mg/12 h **Riesgo MRSA:** vancomicina#, clindamicina#, cotrimoxazol#, cipro/levofloxacino#, linezolid# **Duración:** 7-14 días según evolución y factores riesgo **Celulitis por mordedura:** amoxicilina-clavulánico **Riesgo bac^ilo gram negativo (BGN)***o agua contaminada** (ambulatorio): ciprofloxacino 750 mg/12 h **Manipulación carne o pescado:** amoxicilina 1 g/8 h, ciprofloxacino 500 mg/8 h **Manipulación plantas:** Itraconazol 100-200 mg/6 h durante 6 meses
Piomisitis	**Hospitalización (iv**):** cloxacilina 2 g/4 h (o cefazolina 2 g/8 h) + clindamicina# 600 mg/8 h, amoxicilina/clavulánico 2 g/8 h, vancomicina# 15-20 mg/kg/12 h, linezolid# 600 mg/12 h **Duración:** 3-6 semanas según evolución
Fascitis necroti-zante	**Inicial:** amoxicilina/clav 2 g/8 h (o ceftriaxona 2 g/8 h) + clindamicina# 600 mg/6 h, penicilina G 4MU/4 h + clindamicina# 600 mg/6 h + gentamicina 3-5 mg/kg/24 h; amoxicilina-clav 2 g/8 h (o piperacilina-tazobactam) + vancomicina# 15-20 mg/kg/12 h **Si sospecha de exotoxina:** añadir siempre a la pauta clindamicina# o linezolid# **Si alergia a betalactámicos:** sustituir en la pauta el betalactámico por ciprofloxacino 400 mg/8 h/levofloxacino 750 mg/24 h o aztreonam 1-2 g/8 h **Duración:** 3-6 semanas según evolución

*vo: vía oral, **iv: vía intravenosa; ***BGN: bacilo gram negativo; # antibiótico actividad frente MRSA

2. Infecciones osteoarticulares

Las infecciones ostearticulares involucran a las articulares y al hueso. Son procesos menos frecuentes, con diversa gravedad, y asociados, en ocasiones, a un difícil tratamiento médico-quirúrgico y numerosas secuelas.

2.1. Infección articular (artritis séptica)

La **artritis séptica** se produce por inoculación directa (traumatismo, herida, iatrogenia) o por diseminación hematógena de un foco a distancia. Se caracteriza por aparición relativamente aguda de dolor en la articulación, fiebre y limitación de la movilidad, aunque su inicio puede ser más insidioso y paucisintomático en articulaciones profundas. En los casos agudos se puede asociar con bacteriemia y sepsis. En los de evolución crónica, lo más característico es la clínica local (dolor, deformidad y crepitación de la articulación) y escasa afectación sistémica.

El microorganismo más frecuentemente implicado es el *S. aureus* (en todos los países y grupos de edad*)*, aunque hay que tener en cuenta el estreptococo betahemolítico (incluido el S. del grupo B en embarazo, neonatos y diabetes*)*, *H. influenzae* (no vacunados), *N. gonorrhoeae,* BGN (niños, ancianos, inmunodeprimidos) y hongos (inmunodeprimidos). En la artritis séptica crónica se debe considerar *M. tuberculosis, Brucella* y hongos. Generalmente es monoarticular (hasta 50 % rodilla, 20 % cadera) y puede coexistir con artritis microcristalina. Su diagnóstico diferencial es muy amplio, por lo que es obligatorio realizar examen bioquímico y microbiológico del líquido articular. Además, se debe realizar análisis de sangre, hemocultivos y prueba de imagen (al menos radiografía de la articulación).

La instauración tardía del tratamiento puede causar destrucción articular, deformidades permanentes (sobre todo en niños) y osteomielitis. El tratamiento se basa en el drenaje articular (aspiración repetida con aguja, artroscópico o por artrotomía, según articulación afecta, clínica y duración) y antibioterapia. El antimicrobiano empírico se basa en los factores de riesgo, pero una pauta podría ser Cefazolina 2 g/8 h o Cloxacilina 2 g/4-6 h (o Vancomicina 15-20 mg/kg/12 h si se sospecha MRSA) + Ceftriaxona 2 g/24 h (Cefotaxima 2 g/6 h). Añadir Clindamicina si herida abierta; Ciprofloxacino si diabetes o sospecha de *P. aeruginosa* (ver Tabla 3). La duración del tratamiento es variable, desde 2 semanas (estreptocócicas no complicadas) hasta 6 semanas (*S. aureus* con evolución lenta o cadera) (15, 16).

2.2. Osteomielitis

La **osteomielitis** se define como la infección de la cortical, médula o ambas estructuras del hueso. Puede ser de aparición aguda (en días o semanas) o crónica (meses), esta última con presencia de secuestros óseos, deformidad y fístulas cutáneas. Está causada por diseminación por vía hematógena desde un foco a distancia (bacteriemia previa), por insuficiencia vascular (p.e. pie diabético, Figura 4) o por contigüidad (postraumática con fractura abierta/postquirúrgica). Este último mecanismo es frecuente en países de renta baja-media a causa de accidentes de tráfico o laborales, heridas con arma de fuego, conflictos armados o lesiones por minas terrestres (17). La discapacidad relacionada con estas lesiones se magnifica en este entorno, donde a menudo los sistemas de atención traumatológica y de rehabilitación están poco desarrollados y las infraestructuras de asistencia social son escasas o inexistentes.

La **osteomielitis hematógena** de huesos largos (tibia y fémur) es típica de niños y adolescentes, y cursa de forma aguda con fiebre y clínica local del hueso afecto (dolor, tumefacción, impotencia funcional). Los microorganismos implicados son *S. aureus* y *S. agalactiae*.

En adultos la vía hematógena afecta, sobre todo, a la columna vertebral (vértebra y disco intervertebral), produciendo **espondilodiscitis** y en ocasiones, además, abscesos paraespinales. La clínica consiste en dolor muy intenso en espalda (las vértebras lumbares son las más afectadas), limitación de la movilidad, fiebre, pudiendo existir clínica neurológica por compresión. Está producido fundamentalmente por *S. aureus* (18) y en menor frecuencia por *S. agalatiae* y *S. viridans*. (19). En caso de clínica más subaguda, con afectación de vértebras dorsales pensar en *M. tuberculosis* (mal de Pott). Otros microorganismos implicados en menor frecuencia son la *Salmonella spp* (anemia células falciforme) (20), melioidosis, histoplasmosis o blastomicosis.

En el estudio inicial se debe incluir analítica general, hemocultivos (hasta un 50 % positivos en niños y cuando hay afectación vertebral) y radiografía simple (lesiones líticas, reacciones periósticas o áreas de esclerosis a partir del 7º día, Figura 5). La ecografía es útil para localizar abscesos y TC si la radiografía es normal. Según sospecha: añadir Mantoux, serología *Brucella,* cultivo de esputo. Es fundamental realizar diagnóstico microbiológico, precisando para la espondilodiscitis una biopsia-punción del disco vertebral. El retraso en el diagnóstico es frecuente, por lo que requiere un elevado grado de sospecha, especialmente en ausencia de datos inflamatorios.

El tratamiento de la osteomielitis aguda consiste en antimicrobianos y, en muchos casos, cirugía. La antibioterapia empírica inicial es por vía intravenosa (siempre con cobertura antiestafilocócica), y posteriormente dirigida al microorganismo aislado. Si la evolución es buena, a partir de la 2ª semana se puede plantear el paso a vía oral y completar al menos 4 semanas (según antibiograma). Debemos valorar tratamientos más prolongados, durante al menos 6 semanas, en el caso de abscesos no drenados, implantes o según patología de base (21). La cirugía (eliminación pus, desbridamiento de tejidos necróticos y secuestros óseos) está indicada siempre en caso de osteomielitis aguda con mala evolución o sepsis; osteomielitis crónica; espondilodiscitis con mal control del dolor, inestabilidad, déficit neurológico, abscesos o por falta de respuesta al tratamiento antibiótico. Una vez controlada la infección, se debería proceder a técnicas quirúrgicas de reconstrucción y posteriormente rehabilitación funcional de la extremidad afectada para evitar en secuelas e incapacidad a largo plazo (Figura 6).

Bibliografía

1. Bystritsky R, Chambers H. Cellulitis and soft tissue infections. Vol. 168, Annals of Internal Medicine. American College of Physicians; 2018. p. ITC17–31.

2. Ramos JM, Pérez-Tanoira R, García-García C, Prieto-Pérez L, Bellón MC, Mateos F, et al. Leprosy ulcers in a rural hospital of Ethiopia: Pattern of aerobic bacterial isolates and drug sensitivities. Ann Clin Microbiol Antimicrob. 2014 Sep 17;13(1).

3. Misra A, Gopalan H, Jayawardena R, Hills AP, Soares M, Reza-Albarrán AA, et al. Diabetes in developing countries. Vol. 11, Journal of Diabetes. John Wiley and Sons Inc.; 2019. p. 522–39.

4. Naafs B, Padovese V. Rural dermatology in the tropics. Clin Dermatol. 2009 May;27(3):252–70.

5. Rathish B, Mohammed SM, Ullal K, Hassan S, Wilson A. Tropical Aquatic Skin and Soft Tissue Infections: A Series of Three Cases. Cureus. 2021 Feb 6;

6. Falagas ME, Karageorgopoulos DE, Leptidis J, Korbila IP. MRSA in Africa: Filling the Global Map of Antimicrobial Resistance. PLoS One. 2013 Jul 29;8(7).

7. Schaumburg F, Alabi AS, Peters G, Becker K. New epidemiology of Staphylococcus aureus infection in Africa. Vol. 20, Clinical Microbiology and Infection. Blackwell Publishing Ltd; 2014. p. 589–96.

8. Stevens DL, Bisno AL, Chambers HF, Dellinger EP, Goldstein EJC, Gorbach SL, et al. Practice Guidelines for the Diagnosis and Management of Skin and Soft Tissue Infections: 2014 Update by the Infectious Diseases Society of America. Clinical Infectious Diseases. 2014 Jul 15;59(2):e10–52.

9. World Health Organization. (2005). Epidemiology and management of skin diseases . Epidemiology and management of common skin diseases in children in developing countries. Department of child and adolescent health and development discussion papers on child health epidemiology and management of skin diseases. 2005.

10. Thean LJ, Jenney A, Engelman D, Romani L, Wand H, Mudaliar J, et al. Hospital admissions for skin and soft tissue infections in a population with endemic scabies: A prospective study in Fiji, 2018-2019. PLoS Negl Trop Dis. 2020 Dec 1;14(12):e0008887.

11. Sharma D, Hayman K, Stewart BT, Dominguez L, Trelles M, Saqeb S, et al. Surgery for conditions of infectious etiology in resource-limited countries affected by crisis: The Médecins Sans Frontières Operations Centre Brussels experience. Surg Infect (Larchmt). 2015 Dec 1;16(6):721–7.

12. Manikandan V, Mehrotra S, Anand S, Maurya V. Tropical Pyomyositis: Revisited. Indian Journal of Surgery. 2017 Feb 1;79(1):33–7.

13. Comegna L, Guidone PI, Prezioso G, Franchini S, Petrosino MI, di Filippo P, et al. Pyomyositis is not only a tropical pathology: a case series. J Med Case Rep. 2016 Dec 21;10(1):1–6.

14. Agarwal N, Aroor S, Saini P, Gupta A, Kaur N. Pyomyositis: Are We Missing the Diagnosis? Surg Infect (Larchmt). 2016 Oct 1;17(5):615–21.

15. Ross JJ. Septic Arthritis of Native Joints. Vol. 31, Infectious Disease Clinics of North America. W.B. Saunders; 2017. p. 203–18.

16. Smith SP, Thyoka M, Lavy CBD, Pitani A. Children s Orthopaedics Septic arthritis of the shoulder in children in Malawi. Vol. 84, J Bone Joint Surg [Br]. 2002.

17. Gosselin RA, Spiegel DA, Coughlin R, Zirkle LG. Injuries: The neglected burden in developing countries. Vol. 87, Bulletin of the World Health Organization. 2009. p. 246.

18. Kavanagh N, Ryan EJ, Widaa A, Sexton G, Fennell J, O'rourke S, et al. Staphylococcal Osteomyelitis: Disease Progression, Treatment Challenges, and Future Directions [Internet]. 2018. Available from: https://doi.org/10

19. Saavedra-Lozano J, Calvo C, Huguet Carol R, Rodrigo C, Núñez E, Pérez C, et al. SEIP-SERPE-SEOP Consensus Document on aetiopathogenesis and diagnosis of uncomplicated acute osteomyelitis and septic arthritis. An Pediatr (Engl Ed). 2015 Sep 1;83(3):216.e1-216.e10.

20. Hirai N, Kasahara K, Yoshihara S, Nishimura T, Ogawa Y, Ogawa T, et al. Spinal epidural abscess caused by non-typhoidal Salmonella: A case report and literature review. Journal of Infection and Chemotherapy. 2020 Oct 1;26(10):1073–7.

21. Werner Zimmerli MD. Vertebral Osteomyelitis. N Engl J Med 2010. 2010;362:1022-1029.

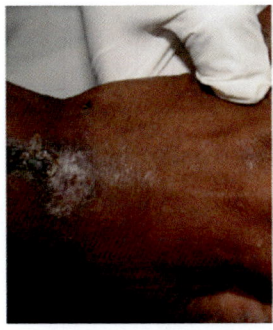

Figura 1. Impétigo con escabiosis.

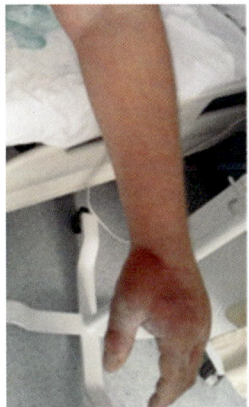

Figura 2. Celulitis con linfangitis

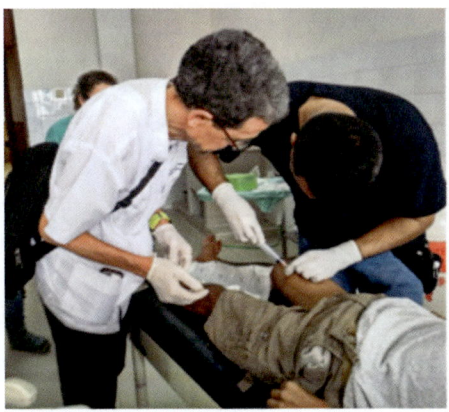

Figura 3. Drenaje de piomiositis en cuádriceps

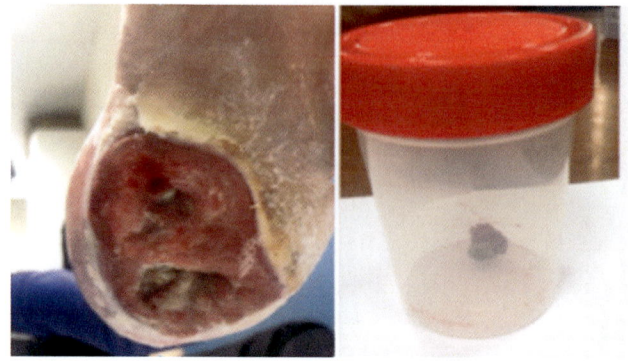

Figura 4. Osteomielitis en un pie diabético. Hueso desprendido de osteomielitis

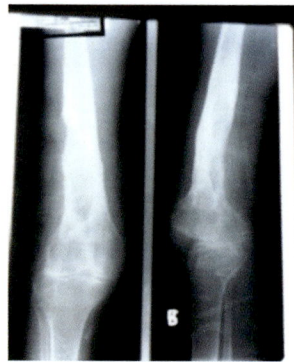

Figura 5. Radiografía con osteomielitis.

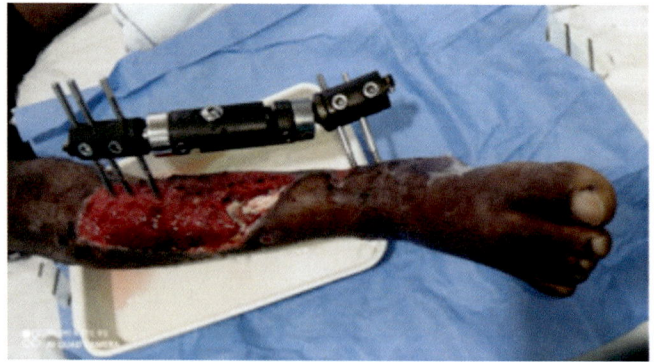

Figura 6. Accidente moto. Fractura abierta con fijador externo.

Preguntas de autoevaluación

1. Respecto al tratamiento de los abscesos, señale la respuesta correcta entre las siguientes afirmaciones:
   a. Son colecciones purulentas localizadas entre la epidermis y dermis.
   b. Su tratamiento siempre incluye el drenaje de la colección.
   c. Está justificado el tratamiento antibiótico en todos los pacientes.
   d. En caso de sospecha de MRSA se emplea como primera elección el cotrimoxazol.
   e. La toma de cultivo microbiológico de la muestra está indicada siempre tras iniciar el tratamiento antibiótico.

2. De los siguientes supuestos, ¿qué tratamiento elegiría en caso de sospecha de fascitis necrotizante en un contexto de escaso acceso a antibioterapia?
   a. Limpieza quirúrgica y empíricamente Cloxacilina iv.
   b. Limpieza quirúrgica y empíricamente Amoxicilina-clavulánico iv.
   c. Empíricamente Ceftriaxona iv + Clindamicina iv.
   d. Empíricamente Amoxicilina-clavulánico + vancomicina iv.
   e. Limpieza quirúrgica y empíricamente Cefazolina iv + Clindamicina iv + Gentamicina iv.

3. ¿Qué antibiótico se tendría que plantear en una pauta inicial tras una herida punzante en talón?
   a. Ciprofloxacino.
   b. Amoxicilina-clavulánico.
   c. Cotrimoxazol.
   d. Cloxacilina.
   e. Clindamicina.

4. Respecto a las infecciones articulares, ¿cuál de las siguientes afirmaciones es falsa?
   a. En las fases iniciales de osteomielitis aguda, la radiografía del hueso puede ser normal.

b. No existe ningún dato patognomónico de la clínica y exploración que pueda distinguir artritis séptica de una microcristalina.

c. Las espondilodiscitis aguda de causa piógena rara vez cursa con bacteriemia.

d. En los niños, la osteomielitis aguda afecta fundamentalmente a huesos largos.

e. El pie diabético es una causa frecuente de osteomielitis crónica.

Respuestas correctas:

1. b
2. e
3. a
4. c

2.9. Endocrinología, diabetes y nutrición

Profesora: Nuria Gil-Fournier Esquerra
Endocrinología y Nutrición
Hospital Universitario Príncipe de Asturias

Ideas clave

1. El 90 % de la Diabetes Mellitus que encontramos a nivel global es tipo 2.
2. Sus consecuencias individuales en morbimortalidad, dependencia y bienestar y, como sociedad, en el desarrollo socioeconómico de un país son muy importantes.
3. El Atlas de la IDF es la referencia global para ver la evolución de su prevalencia a lo largo del tiempo y agrupado por zonas geográficas.
4. La longevidad y los nuevos hábitos de vida derivados de las zonas urbanas, industrialización con un aumento del sedentarismo y cambios de la alimentación son el desencadenante principal de este aumento.
5. La prevención y su diagnóstico precoz son los pilares de su manejo global, pero requieren de un esfuerzo colaborativo de las instituciones y de los profesionales sanitarios.

2.9.1. Diabetes Mellitus

Ideas clave

1. La Diabetes Mellitus es una enfermedad cuya incidencia está creciendo en todo el planeta.
2. El sedentarismo y la dieta con alimentos procesados favorece su desarrollo.
3. La prevención y su diagnóstico requieren de un esfuerzo Colaborativo de autoridades y personal sanitario.
4. La educación de los pacientes en su estilo de vida, dieta y hábitos es uno de los pilares en el tratamiento de la DM.
5. El acceso a la insulina está muy limitado en países de baja renta.

Concepto

La Diabetes Mellitus (DM) es la enfermedad caracterizada por la existencia de glucemia plasmática elevada, bien por un déficit en la síntesis de la insulina, o bien, por un fallo en su acción.

Tipos

Clásicamente la OMS y la International Diabetes Federation (IDF) clasifican la Diabetes Mellitus en:

- DM tipo 1 o autoinmune: caracterizada por un inicio agudo y grave, potencialmente mortal a corto plazo si no se instaura el tratamiento adecuado, originada por la destrucción de las células beta pancreáticas, responsables de la síntesis de insulina y glucagón. Desde su debut en un individuo, el único tratamiento eficaz es la administración de insulina.

- DM tipo 2 (DM2): se incluye clásicamente en este grupo toda persona con DM que no tiene una DM tipo 1 o ninguno de los otros tipos específicos señalados en el próximo punto. Actualmente se estudian los diferentes perfiles fenotípicos existentes dentro de este grupo amplio y heterogéneo, sin embargo, hoy en día no existe una subclasificación reconocida de dichos perfiles. El 90 % de la DM que encontramos pertenece a este grupo, por lo cual, a lo largo de este capítulo, salvo que quede especificado, nos estaremos refiriendo a ella.

- Diabetes Gestacional (*Hyperglycemia In Pregnancy*: HYP): esta entidad está cobrando cada vez más importancia debido a las consecuencias, directas e indirectas, que tiene la elevación de la glucemia en las madres, en el feto y en la predisposición a obesidad en las siguientes generaciones. El aumento de obesidad y DM2 en las últimas décadas ha precipitado este tsunami de hiperglucemia, aún sin claros datos acerca de su repercusión real en el mundo.

- Otros: en este último grupo se incluyen tradicionalmente, las no tipo 1 ni tipo 2, como son las de origen monogénico (MODY), autoinmune del adulto (LADA), mitocondriales y otras no filiadas.

Prevalencia de diabetes. Atlas de la IDF

La prevalencia en Diabetes Mellitus en el mundo ha crecido de forma exponencial desde finales del siglo xx e inicios del xxi. Podríamos decir que esto es fundamentalmente debido a la propia adaptación fisiopatológica del ser humano a determinados cambios importantes en el entorno en el que habitamos acontecidos en este tiempo y de forma relativamente rápida.

Debido a esta nueva situación epidemiológica de la diabetes y la repercusión de estos cambios, desde el año 2000 la IDF publica de forma bianual un Atlas de Diabetes (1) basado en los datos de prevalencia existentes en cada país. Aunque, realmente, la mejor medida de frecuencia para valorar la evolución en el tiempo de las enfermedades crónicas sería la incidencia, existen muy pocos datos sobre la misma, aún en países de rentas más altas. Por esto, se hablará de prevalencia.

A la hora de interpretar los datos, es importante tener en cuenta las limitaciones existentes en la información según los países, puesto que muchos de ellos tienen aún muchas dificultades para el diagnóstico de la DM y para obtener dichos datos. La IDF ha introducido herramientas para obtener cifras cada vez más fiables y comparables entre sí, pero es necesario tener en cuenta estas limitaciones.

Causas del aumento de prevalencia global

Las causas relacionadas con este aumento en su frecuencia tienen que ver con cambios importantes en el entorno y en la forma en que vive la sociedad global hoy en día, por lo tanto, el origen es diverso y, por ello, las soluciones tendrían que ser igualmente diversas. A su vez, intervienen multitud de variables más locales interconectadas, lo cual hace que el reto sea complejo y, como veremos, con un alto impacto en salud y socioeconómico.

La longevidad y el aumento en la esperanza de vida poblacional

La aparición de DM está relacionada con la edad: a más edad, más riesgo de diabetes. El aumento de esperanza de vida y la supervivencia a otras enfermedades agudas anteriormente mortales es uno de los factores de aumento en la incidencia de enfermedades crónicas en el mundo, entre ellas de la DM.

La expansión de las zonas urbanas

El desplazamiento poblacional desde las zonas rurales a las zonas urbanas, y el desarrollo de estas últimas alcanzando niveles de complejidad organizativa tan relevantes como las llamadas megalópolis (ciudades con 10 millones de habitantes o más), hacen que las familias y comunidades abandonen el campo y una economía de subsistencia por otras ocupaciones más sedentarias y una economía basada más en el consumo. Alejados de los productos frescos de que anteriormente disponían, y de una actividad física incluida en sus rutinas, su día a día se modifica enormemente por la utilización de transportes urbanos, adquisición de alimentos en tiendas y supermercados, trabajos en el sector servicios, oficinas, etc., con un obligado aumento en el sedentarismo y un cambio radical en los hábitos de alimentación. Hay lugares donde estos cambios se han dado de forma más rápida y los efectos son sustancialmente más visibles que en nuestro medio, como por ejemplo la India, Norte de África o América Latina, especialmente México, entre otros.

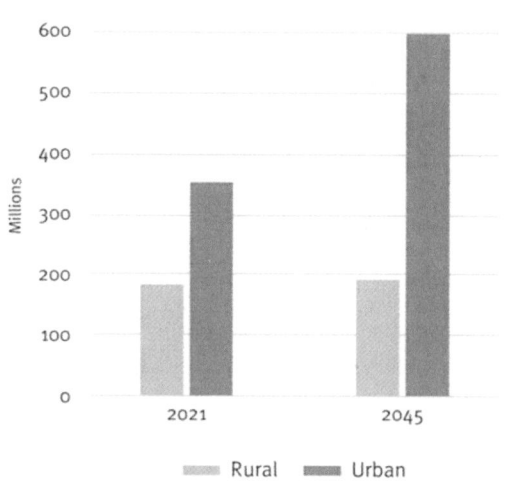

Figura 1. Número de personas con diabetes en adultos (20-79 años) que viven en zonas urbanas y rurales en 2021 y 2045(International Diabetes Federation. IDF Diabetes Atlas, 10th edn. Brussels, Belgium: 2021. Available at: https://www.diabetesatlas.org).

Así mismo, la industrialización del sector de la alimentación hace que, por un lado, se pueda disponer de un amplio abanico de alimentos no perecederos casi a cualquier hora del día; pero, por otro, nos dificulta el acceso y en muchas ocasiones, un mayor coste, para la adquisición de productos frescos, locales y de temporada. Por el contrario, los alimentos procesados ricos en sal, grasa y azúcar y exentos de fibra alimentaria, están presentes diariamente en nuestros hábitos de alimentación, cuyo consumo, a su vez, produce una satisfacción e incluso cierta dependencia, haciéndose necesarios o casi imprescindibles en el día a día de las ciudades. También juega un papel importante, el desarrollo expansivo de nuevas bebidas para el consumo humano, azucaradas o edulcoradas, en detrimento del consumo de agua por la población urbana, llegando incluso a ser más baratas que el agua potable. Todo esto crea el caldo de cultivo perfecto para el desarrollo de enfermedades crónicas como la hipertensión arterial (HTA), la obesidad y la diabetes; éstas van ligadas a un alto riesgo cardiovascular que, en caso de producirse, limitarán la calidad de vida, llevarán a una medicalización de la salud, y a un aumento de mortalidad a edades más tempranas.

Los sistemas de salud

Dependiendo del sistema de salud propio de cada país, cada entorno será más o menos capaz de abordar todos estos cambios. Sin embargo, ni el mejor sistema de salud del mundo será capaz de abordar el gasto y la complejidad de las necesidades asistenciales generadas por esta situación. Y aquellos países con economías más pobres o con una mayor inestabilidad van a recibir un impacto mucho mayor en su población y en su desarrollo derivado de las enfermedades crónicas.

La tecnología, al igual que ha traído ventajas impensables hace unas décadas y es capaz de facilitarnos determinados procesos, aportarnos información y conocimiento casi ilimitado, también ha supuesto una distracción, conduciendo a una menor actividad física, dentro del tiempo destinado a la ocupación laboral, o al tiempo de ocio. Especialmente las diferentes pantallas a través de las cuales ahora vivimos una buena parte de nuestra vida: televisores, ordenadores, videojuegos o teléfonos móviles.

De ahora en adelante, los grandes retos de la sociedad, como por ejemplo el cambio climático, la energía, las nuevas migraciones o los nuevos conflictos bélicos, conformarán un caldo de cultivo diferente y novedoso al cual nos tendremos que adaptar y que probablemente traerá consigo nuevas enfermedades y nuevos desafíos, donde la DM seguramente continúe teniendo un papel importante.

Impacto

La DM tiene, directa e indirectamente, importantes repercusiones tanto en los ámbitos individual y comunitario, como poblacional, especialmente en aquéllas con gran prevalencia.

En el ámbito individual, la persona con DM tiene una menor esperanza de vida, una mayor mortalidad precoz, una peor calidad de vida y un alto coste económico. Unas diferencias con respecto a la población sin DM, que pueden disminuirse siempre que la enfermedad se acompañe de un diagnóstico temprano y un manejo adecuado desde su detección.

Sin embargo, un gran problema es que la DM es una enfermedad silenciosa y con una baja visibilidad, no sólo para los pacientes, sino también para los profesionales menos sensibilizados, los sistemas sanitarios y las instituciones. Y, además, los procesos necesarios para su abordaje (preventivos, diagnósticos, terapéuticos, educativos...) son complejos e incluyen un abordaje multidisciplinar. Todo ello supone un indudable reto sanitario, social y económico para todos nosotros: pacientes, familias, profesionales y sistemas sanitarios de todo el mundo.

En el aspecto económico, sólo los costes directos de la diabetes suponen un 11,5 % del gasto total global en salud (1), variable entre países. Pocas economías serán capaces de mantener sus sistemas sanitarios suficientemente holgados como para hacerse cargo de esta «pandemia». Y más difícil lo tendrán aquellos países donde se espera un mayor crecimiento de población con diabetes que, además, en la mayoría de los casos coinciden con países de rentas medias o bajas con muchas menos posibilidades de desarrollar herramientas eficientes de control.

Respuesta global

Las Naciones Unidas adoptaron su primera resolución acerca de la prevención y control de las enfermedades crónicas durante la Asamblea General del año 2011 (2). Las ONG sanitarias también han ido incluyendo en sus prioridades el abordaje de estas «nuevas» enfermedades, tanto en proyectos de desarrollo como en las crisis derivadas de conflictos bélicos o catástrofes naturales. La OMS inauguró en el año 2021 un departamento específico para la diabetes (3). Por lo tanto, hemos de pensar que la DM va a acompañarnos durante un tiempo, hay que tenerla en cuenta, hay que mirar a medio plazo y ser capaces de poner en marcha las herramientas y soluciones más eficientes en pro de conseguir los objetivos en salud que buscamos para esa población. Dichos objetivos deberían centrarse en ser capaces de lograr una esperanza de vida y una calidad de vida lo más similar posible al de las personas sin diabetes, con el menor coste posible.

Para ello, el pilar principal es la prevención y la detección precoz, en forma de programas gubernamentales y proyectos locales o comunitarios; y, de forma individual, la educación para la salud. Trabajar aguas arriba será la forma más eficiente de controlar el problema. Será económicamente menos costoso hacer frente al gasto de la prevención con programas de detección precoz, que a las complicaciones deletéreas para el individuo y la población en general, como puedan ser una enfermedad renal crónica que precise diálisis, un pie diabético, una ceguera o un evento cardiovascular; especialmente, si las personas afectadas se encuentran en plena edad productiva y el diagnóstico ha sido tardío.

Prevención y educación

Como en otras enfermedades, la prevención es una de las medidas que pueden repercutir de forma más positiva a menor coste. Sin embargo, la prevención, suele ir ligada a cambios de conductas en los individuos, lo cual no es fácil; y de programas institucionales que apoyen y acompañen esas medidas, que suelen llevar mucho tiempo de elaboración, burocracia, desarrollo e implantación. En cualquier caso, y dada la previsión de incremento de obesidad y diabetes, es algo que debe estar en las agendas asistenciales y gubernamentales e ir extendiéndose medidas más o menos ambiciosas, así como una evaluación de resultados a medio y largo plazo.

Para poder hacer campañas de prevención, es importante que los profesionales sanitarios seamos los primeros en conocer y tener motivos para hacerlo. En no pocas ocasiones, somos nosotros mismos los que no damos la importancia que merece la diabetes. No ignorarla, sensibilizarnos y poner el foco en ella y en su pronta detección es una de nuestras responsabilidades.

Una vez realizada una buena prevención y un diagnóstico precoz, es necesario tratar y educar en el manejo de la hiperglucemia *per se*. Por lo cual, una vez establecido el diagnóstico de DM, es prioritario iniciar y mantener de forma periódica programas de detección precoz también de sus complicaciones que, en determinados contextos es casi impensable.

En la guía de Minimal Care 2012 (4) se hace una propuesta de manejo mínimo de la DM en países con menos recursos. Establecen un conjunto de medidas mínimas que deberían existir para el tratamiento de la diabetes y para la detección precoz de complicaciones macro y microvasculares. La realidad es que en muchos entornos es muy complicado llegar a esos mínimos. La determinación de la HbA1C, conseguir un retinógrafo, determinar microalbuminuria o simplemente lograr que se exploren los pies diabéticos es casi una hazaña. En este sentido, es un gran ejemplo de obligada mención, el importante trabajo que realiza el International *Working Group of the* Diabetic Foot (IWGDF) (5).

La DM2 por el mero hecho envejecer, inevitablemente progresa. Pero esta progresión puede ser más o menos acusada en función de unos hábitos más o menos saludables o por unas condiciones de vida que limitan el autocuidado.

En función de múltiples variables, en muchos casos se hace necesario la utilización de insulina; esto hace que el manejo individual de la DM se haga más complejo y se necesite una mayor educación a las personas con diabetes para que aprendan a tomar las mejores decisiones tanto en sus rutinas diarias como en circunstancias más excepcionales.

Por otro lado, la DM tipo 1, precisa tratamiento con insulina desde el diagnóstico. Por lo tanto, la educación es un pilar mayor e ineludible. Elliot Joslin (6), diabetólogo de referencia, ya en el siglo pasado era conocido por resaltar y divulgar la importancia del autocuidado y la educación: *Teaching is cheaper than nursing* es una de las frases atribuidas al Dr. Joslin. A pesar de eso, hoy en día, incluso en países con altos recursos, la educación de calidad es una herramienta poco accesible y valorada por los sistemas. Un paciente que aprende a tomar decisiones lo más correctas posibles, es un paciente que utilizará con menos frecuencia el sistema sanitario, será más independiente y muy posiblemente tendrá una mayor calidad de vida.

Tratamiento en países de renta media-baja

Por su sencillez y perdurabilidad hoy en día, en contextos de renta baja y media, las *Minimal Care Guidelines* (4) anteriormente citadas, pueden servir de guía para cualquier profesional sanitario.

En estas guías se mencionan los medicamentos esenciales para la diabetes. Hablando de antidiabéticos orales, la metformina y la glicacida (sulfonilurea) formarían parte de ellos. La metformina sí está ampliamente extendida en el mundo, incluyendo zonas rurales, y sus múltiples beneficios clínicos son bien conocidos. El gran reto de la diabetes es lograr un acceso fácil a la insulina, un fármaco que precisa de frío y, por lo tanto, de electricidad. En general, el diagnóstico de diabetes es tan tardío, que, frecuentemente, desde el mismo se haría necesario el inicio de insulinización. Pero la falta de acceso y la necesidad de educación para su manejo, hace que la diabetes tenga una limitación difícilmente franqueable en muchos entornos comparado con otras de las enfermedades crónicas, como la hipertensión o la bronquitis crónica.

La DM tipo 1 tiene condicionantes que la diferencian enormemente de la DM tipo 2, a pesar de su mismo nombre. Debemos tener presente la DM tipo 1 en el diagnóstico diferencial de otras enfermedades agudas, cuando se presenta en forma de Cetoacidosis Diabética (CAD), especialmente al debut. Muchas veces, en determinados entornos, nos podemos olvidar de su existencia, relacionándola únicamente con contextos de rentas más altas, dado que, efectivamente, en contextos de rentas más bajas la supervivencia puede llegar a ser tan anecdótica que no es tan habitual encontrarla. Una vez superado el diagnóstico inicial y resuelta una situación de CAD, hay que pensar en la limitación tan importante que supone la necesidad de un tratamiento crónico con insulina y la medición de la glucemia, sin disponer de otra alternativa. Como hemos referido antes, esto supone añadir una alta complejidad a una enfermedad muy limitante, en personas con DM tipo 1, que por definición debutan en la juventud o a una edad adulta temprana, hace que la vida de estas personas se vea de raíz muy condicionada.

Conclusiones

La DM es un reto, no sólo de salud, sino también socioeconómico en todas las latitudes. Un 90 % de los casos de DM en el mundo son tipo 2, siendo los individuos y los países más afectados los de renta baja y media, lo cual determina un diagnóstico tardío y un manejo subóptimo, con aparición de complicaciones de forma muy precoz. La mitad de las personas con diabetes no lo saben, no están diagnosticadas, y un alto porcentaje están en plena edad productiva. El tratamiento médico y el manejo asistencial supone un alto coste económico. Si el origen es multidimensional, así deberían ser las soluciones, lo cual supone una alta complejidad asistencial y de coordinación. La prevención y la educación son los puntos claves para poder dar una solución real y sostenible.

Bibliografía

1. International Diabetes Federation. IDF Diabetes Atlas, 10th edn. Brussels, Belgium: 2021. Available at: https://www.diabetesatlas.org

2. 2011 High Level Meeting on the Prevention and Control of Non-communicable Diseases. Disponible en: https://documents-dds-ny.un.org/doc/UNDOC/LTD/N11/497/77/PDF/N1149777.pdf?OpenElement

3. The WHO Global Diabetes Compact. Disponible en:https://www.who.int/initiatives/the-who-global-diabetes-compact

4. The International Working Group of the Diabetic Foot. Practical Guidelines. Actualizado en 2019. Disponible en: https://iwgdfguidelines.org/guidelines/guidelines/

5. DiabetMed. 2006 Jun;23(6):579-93. Global Guideline for Type 2 Diabetes: recommendations for standard, comprehensive, and minimal care. IDF Clinical Guidelines Task Force.

6. Héroes y heroínas de la historia de la diabetes. Elliot Proctor Joslin: primera etapa (1869-1922). Diabetes; 3 (4): 305-307. 21 feb 2022. Disponible en: https://www.revistadiabetes.org/miscelanea/heroes-y-heroinas-de-la-historia-de-la-diabetes-elliot-proctor-joslin-primera-etapa-1869-1922/

Preguntas de autoevaluación

1. Entre las causas del aumento de incidencia de la Diabetes Mellitus en el mundo se encuentran:
   a. La longevidad y la esperanza de vida.
   b. Los movimientos poblacionales, especialmente del entorno rural al urbano.
   c. La industrialización en general y el desarrollo de la industria alimentaria en particular.
   d. El sedentarismo.
   e. Todas las anteriores.

2. ¿Qué afirmación de las expuestas, relacionadas con el Atlas, de la IDF no es cierta?
   a. Los datos descritos son totalmente reales, puesto que todos los países están obligados a obtenerlos y a publicarlos.
   b. Se actualiza cada 2 años.
   c. Se inició en el año 2000.
   d. Uno de los datos más importantes está relacionado con el infradiagnóstico de la DM: más del 50 % de los pacientes no saben que la tienen.
   e. Proporciona una perspectiva global actual y una predicción de los datos a futuro.

3. La DM tipo 2 tiene un alto impacto individual y social. Señale la falsa al respecto:
   a. El diagnóstico se realiza habitualmente de forma tardía, salvo en países de renta alta con mayor sensibilidad y/o programas de detección precoz.
   b. El tratamiento es sencillo y accesible.
   c. El coste derivado de la DM es aproximadamente de 11,5 % del gasto total global en salud.
   d. Las complicaciones derivadas de la Diabetes suponen un alto coste y dependencia y bienestar de los pacientes.

e. Las *Minimal Care Guidelines* publicadas por la IDF en el año 2006 pueden aún servir de guía para el manejo de la DM tipo 2 en países de renta baja.

4. Acerca de la prevención y la educación en Diabetes, señale la respuesta incorrecta:
   a. E. Joslin, uno de los diabetólogos más relevantes, fue también uno de los médicos que más desarrolló los programas de educación terapéutica en DM.
   b. Es altamente costoso, económicamente hablando, implantar programas de prevención y educación en DM.
   c. Las Naciones Unidas se reúnen en Asamblea General desde el año 2011 para abordar la   prevención de la Enfermedades No Transmisibles (ENT).
   d. La diabetes forma parte de las ENT.
   e. Una de las principales limitaciones en el manejo de los pacientes con Diabetes Mellitus tipo 1 es que precisan de una educación diabetológica específica de alta complejidad.

5. De las siguientes afirmaciones, cuáles son verdaderas:
   a. Es excepcional que encontremos pacientes con DM tipo 1 en regiones tropicales, por lo tanto, no es necesario tenerla en cuenta.
   b. El debut de un paciente con DM tipo 1 con CAD puede confundirse con una situación de malnutrición grave y/o sepsis.
   c. El tratamiento de la DM tipo 1 no tiene mucha dificultad dado que tan solo se necesita disponer de insulina.
   d. La complejidad en el tratamiento y la educación de la persona con DM tipo 1 es tan determinante que hace que la esperanza de vida de estos pacientes en países de renta baja sea considerablemente más baja que en un país en desarrollo.
   e. La b y la d son ciertas.

Respuestas correctas:

1. e
2. a
3. b
4. b
5. e

2.9.2 Malnutrición en población adulta en países de renta baja

Profesora: Nuria Gil-Fournier Esquerra

Endocrinología y Nutrición

Hospital Universitario Príncipe de Asturias

Ideas clave

1. La malnutrición, según la definición actual de la OMS, hace referencia a las carencias, los excesos y los desequilibrios de la ingesta calórica y de nutrientes de una persona.

2. El abordaje de la malnutrición infantil en países de renta baja está ampliamente estudiado y desarrollado por la importancia que conlleva. No así la malnutrición en adultos en dichos contextos.

3. En países desarrollados sí existen acciones directas para mejorar la detección y tratamiento de la denominada Desnutrición Relacionada con la Enfermedad (DRE) y unificar los criterios diagnósticos.

4. Los países desarrollados han descrito múltiples métodos de cribado nutricional, de ellos, el de referencia es la llamada la Valoración Subjetiva Global (VSG).

5. En ambas poblaciones, ante una situación de desnutrición grave el tratamiento ha de ser siempre estructurado y su inicio prudente para evitar complicaciones.

Concepto

La malnutrición, según la definición actual de la OMS (1), hace referencia a las carencias, los excesos y los desequilibrios de la ingesta calórica y de nutrientes de una persona. El concepto de malnutrición ha ido evolucionando con el tiempo, puesto que se trata de una situación dinámica determinada en gran parte por el entorno y la sociedad en la que vivimos. Antiguamente se hablaba de malnutrición en relación con una falta, aguda o crónica, de los nutrientes necesarios para el desarrollo de las funciones vitales de forma óptima en el ser humano. Hoy en día, y con la aparición en forma de pandemia de enfermedades no transmisibles como el sobrepeso, la obesidad, la diabetes o incluso la aparición de determinados tumores, como el cáncer de colon, por ejemplo, relacionados con determinados hábitos de vida y/o con la obesidad, esta definición se amplía para poder recoger así estas nuevas circunstancias.

En ocasiones, se utiliza el término *desnutrición* indistintamente al de *malnutrición*. Estrictamente y en castellano, la desnutrición se utiliza más para definir aquellas situaciones relacionadas con la falta de nutrientes o carencias nutricionales. Pero la amplitud de entidades clínicas relacionadas actualmente con un defecto, un exceso o un desequilibrio de nutrientes, hace que el término más amplio y general para definir estas alteraciones, sea el de malnutrición. En inglés, sin embargo, se utiliza indistintamente *malnutrition*.

Tipos

Probablemente porque la malnutrición es una situación compleja y dinámica en el tiempo, no existe una clasificación clara y unánime de la misma. La OMS, define cuatro situaciones de malnutrición, pero basada sobre todo en la población infantil:

- Emaciación: un peso insuficiente respecto de la talla, que define una situación generalmente aguda y que, en su forma grave, se correspondería con las clásicas formas clínicas de marasmo o kwashiorkor.
- Retraso del crecimiento: una talla insuficiente para la edad, relacionada con las situaciones de malnutrición crónica.
- Insuficiencia ponderal: un peso insuficiente para la edad.
- Malnutrición relacionada con los micronutrientes: carencias o excesos de vitaminas o minerales.
- Sobrepeso, obesidad y enfermedades no transmisibles relacionadas con la alimentación (como las cardiopatías, la diabetes y algunas neoplasias).

Por otro lado, en los entornos más clínicos, la malnutrición grave, se ha clasificado históricamente como marasmo y kwashiorkor o una mezcla de ambos tipos, tanto para población adulta como infantil, una clasificación que no llegaba a definir adecuadamente todas las situaciones de malnutrición. De hecho, estaba tan extendido, que así ha constado en la CIE (Clasificación Internacional de Enfermedades) hasta la actual CIE-11 en la que se han redefinido y ampliado las situaciones relacionadas con la malnutrición y/o desnutrición.

Esto se debe también a que en los últimos años ha surgido un movimiento desde las sociedades de nutrición clínica y desde los países con mayores recursos, en el que se incorpora el concepto, para población adulta, de Desnutrición Relacionada con la Enfermedad (DRE) (2). Este nuevo abordaje conceptual se centra en las situaciones de desnutrición consecuencia directa de la enfermedad, ya sea oncológica, infecciosa, neurológica, cardiorrespiratoria, etc., dejando en parte a un lado la desnutrición derivada de la falta de alimentos *per se*, por lo tanto, aquellas zonas donde la pobreza y la inseguridad alimentaria tienen un peso mayor, y haciendo que los abordajes de la desnutrición surgidos a raíz de este cambio sean poco reproducibles en entornos de pobreza, crisis o conflictos. Por eso, hoy en día, nos encontramos en pleno desarrollo y expansión del campo de la nutrición clínica en países desarrollados, pero con un estancamiento y, posiblemente, un olvido, de la atención de la desnutrición en adultos de países de rentas más bajas.

Impacto

Tanto en niños como en adultos es determinante su detección y tratamiento precoz. Afrontarlo lleva consigo una disminución de la morbimortalidad tanto aguda como de sus secuelas a medio y largo plazo, en los ámbitos físico y cognitivo. Además, en el caso de pacientes hospitalizados, tratar la desnutrición conlleva una disminución de la morbimortalidad intrahospitalaria, una menor estancia media, una menor frecuencia y gravedad de posibles efectos adversos farmacológicos y un menor coste de las hospitalizaciones. Por lo tanto, atenderla precozmente en la comunidad y en el ámbito hospitalario es técnicamente factible, previene complicaciones importantes en los pacientes y supondría un ahorro económico en la atención sanitaria, conllevaría de forma directa un beneficio individual y, además, de forma indirecta un beneficio para el desarrollo de la comunidad.

En niños es un terreno ampliamente estudiado y desarrollado por su repercusión global. Este desarrollo tuvo especialmente relevancia a partir del año 2000 con la aparición de nuevas formas de tratamiento de la desnutrición aguda grave que incluían la posibilidad de manejo comunitario, con la validación del MUAC (*Middle Upper Arm Circunference*) como método de cribado validado y de los RUTF (*Ready To Use Therapeutic Food*) como tratamiento nutricional eficaz, eficiente y sostenible en países de renta baja (3, 4, 5). Disminuir la mortalidad infantil entre los 6 meses de edad y los 5 años era y es un objetivo global y de ahí el desarrollo de esta materia con gran éxito. Sin embargo, no ha devenido ningún cambio significativo, para optimizar el manejo nutricional en población adulta.

Detección de la desnutrición

La detección de la desnutrición en adultos se realiza a través de un cribado y seguido de una valoración nutricional reglada.

Para el cribado nutricional en los países desarrollados se utilizan varias herramientas validadas, eso sí, cada una de ellas con un perfil diferente de aplicación (MNA, MUST, SNAQ, VSG, etc.). Más recientemente, acompañando al nuevo concepto de DRE, han aparecido los criterios GLIM de desnutrición con el objetivo de universalizar el diagnóstico. Sin embargo, presenta una limitación importante, y es que no son aplicables en entornos de pocos recursos porque se necesitan técnicas validadas de composición corporal, algo inviable en muchos lugares.

Tabla 1. Cuadro resumen de los principales métodos de cribado nutricional en países desarrollados. La VSG es a su vez un método de cribado y de valoración nutricional (VN) completa. Se considera el Gold Standard de la VN.

MNA Mini Nutritional Assesment. https://www.mna-elderly.com
  - MNA-SF Mini Nutritional Assesment– Short Form
MUST Malnutrition Universal Screening Tool https://www.bapen.org.uk
 MST Malnutrition Screening Tool
NUTRISCORE Nutrition. 2017 Jan;297-303.
VSG Valoración Subjetiva Global. Gold Standard de valoración nutricional.
  - **VSG-GP**Valoración Subjetiva Global Generada por el Paciente
NRS-2002 Nutritional Risk Screening 2002 https://www.espen.info
SNAQ Short Nutritional Assesment Questionnaire https://www.fightmalnutrition.eu
  - . SNAQ hospitalizados
  - . SNAQ RC centros sociosanitarios o residencias
  - . SNAQ 65+ mayores de 65 años en la comunidad

Por lo tanto, hoy en día, podemos decir que no existen claros criterios de desnutrición actualizados y unificados para población adulta en contextos de renta baja, por lo que hay que adaptar otros métodos. Una forma de poderlo hacer es extrapolar lo que se viene realizando en otras situaciones donde el campo de la desnutrición está más estructurado y definido, como ocurre con la población infantil o en el VIH. Podríamos llegar al diagnóstico de una situación de desnutrición aguda grave en adultos en función del Perímetro Braquial (PB) o por sus siglas en inglés MUAC, la existencia de *bilateral pitting oedemas*, el BMI (*Body Mass Index*) y/o adaptando algunas de las herramientas de cribado como la pérdida de peso previa. En la mayoría de los métodos de cribado y valoración se considera desnutrición aguda grave cuando existe una pérdida entre un 5-10 % de peso en los últimos 3-6 meses, con lo cual podría ser una de las cuestiones a plantear siempre en un cribado o valoración nutricional en estos contextos.

Tabla 2. Protocol for the management of severe acute malnutrition. Ethiopia. Federal Ministry of Health. March 2007 (6).

MUAC :< 17 cm
< 18 cm for TB or HIV-patients or recent weight lost
or
BMI < 16
or
BILATERAL NUTRITIONAL OEDEMAS

Queda pendiente ser capaces de llegar a un acuerdo global, válido en cualquier contexto, para el diagnóstico de desnutrición aguda grave en adultos. Sería un gran paso que facilitaría el desarrollo de este campo.

Tratamiento

Dado que no disponemos de criterios claros de cribado y diagnóstico, es difícil establecer el tratamiento de la desnutrición en adultos, pues es de gran importancia saber identificar desde el primer momento aquellos pacientes con datos de desnutrición grave y/o con riesgo de síndrome de realimentación. Como ya hemos dicho, en población infantil tanto el diagnóstico como los programas de tratamiento nutricional están bien definidos y estructurados, realizándose por fases para evitar problemas evitables derivados de un mal manejo nutricional. En adultos no disponemos de una ayuda similar. Y, al igual que el diagnóstico, en el mejor de los casos se suele extrapolar, adaptando en lo posible y dependiendo de los recursos disponibles, las guías de manejo infantil al de adultos.

Conclusiones

La definición y clasificación de la malnutrición ha sufrido numerosos cambios en el tiempo, debido a mejoras en el conocimiento y a su relación estrecha con el entorno en el que vivimos. Su manejo es fundamental para evitar morbimortalidad aguda, secuelas a medio y largo plazo, y para mejorar el desarrollo de los países. En población infantil el diagnóstico y tratamiento de la desnutrición aguda grave en países de renta baja está claramente establecido y estructurado. Sin embargo, en población adulta el diagnóstico sólo se encuentra bien definido en países de renta alta y queda una importante laguna para mejorar la detección, diagnóstico y tratamiento de la desnutrición aguda grave del paciente adulto en entornos de pocos recursos.

Bibliografía

1. WHO. Malnutrición. Datos y cifras. Actualizado el 9 de junio de 2021. Disponible en:https://www.who.int/es/news-room/fact-sheets/detail/malnutrition

2. Desnutrición relacionada con la enfermedad. Alianza Másnutridos. Disponible en:https://www.alianzamasnutridos.es/desnutricion-enfermedad/

3. Community-based management of Severe acute malnutrition. A Joint Statement by the World Health Organization, the World Food Programme, the United NationsSystem StandingCommittee on Nutrition and the United Nations Children's Fund. May, 2007.

4. Outpatient care for severely malnourished children in emergency relief programmes: a retrospective cohort study. Steve Collins, Kate Sadler. Lancet 2002: 360: 1824-30.

5. Ready-to-Use Therapeutic Food (RUTF) as a Food Supplement for Treating Severe acute Malnutrition (SAM) in Cambodia. July 09, 2007. National Center for HIV / AIDS, Dermatology and STI (NCHADS) and Clinton Foundation HIV / AIDS Initiative-Cambodia.

6. Protocol for the management of severe acute malnutrition. Ethiopia. Federal Ministry of health March 2007.

Preguntas de autoevaluación

1. Acerca de la malnutrición indique la respuesta incorrecta:

   a. El concepto de malnutrición, es una entidad compleja, que varía con el tiempo en función del entorno en el que vivimos.

   b. La malnutrición aguda grave tiene consecuencias a corto plazo en morbimortalidad y, además, puede dejar secuelas cognitivas con una gran repercusión individual a medio largo plazo.

   c. La malnutrición es un problema menor, dado que en la actualidad existe una mayor prevalencia de sobrepeso y obesidad.

   d. El diagnóstico y el tratamiento de la malnutrición en adultos no está tan bien definida y estructurada como la malnutrición infantil.

   e. Los criterios GLIM recientemente definidos para diagnosticar desnutrición, actualmente, no pueden aplicarse en la mayoría de los entornos de pobreza y países de renta media-baja.

2. En el tratamiento de la desnutrición aguda grave hay que tener en cuenta que:

   a. Primero es necesario hacer un diagnóstico correcto. En población infantil se realiza midiendo el Perímetro Braquial y valorando si existen edemas de origen nutricional.

   b. En adultos no está unificado el diagnóstico, pero es de crucial importancia preguntar por la existencia de pérdida de peso previa. La pérdida entre un 5-10 % de peso en los últimos 3-6 meses es indicador de desnutrición aguda grave.

   c. Es necesario un tratamiento nutricional progresivo. En niños se realiza por fases, para evitar el síndrome de realimentación y otras posibles complicaciones.

   d. Los RUTF (Ready To Use Therapeutic Food) supusieron un gran paso en el manejo de la desnutrición aguda grave en niños; también pueden utilizarse en adultos.

   e. Todas son ciertas.

3. Sobre los tipos de desnutrición señale la correcta.

   a. Hoy en día, los tipos de desnutrición están claramente definidos y unificados a nivel global tanto en población infantil como en población adulta.

   b. En población infantil se mantiene la clasificación habitual de Marasmo/Kwashiorkor.

   c. En población adulta se utiliza simplemente la clasificación de aguda o crónica.

   d. En población adulta se utiliza actualmente el término Desnutrición Relacionada con la Enfermedad para hacer referencia a estas situaciones clínicas.

   e. El sobrepeso o la obesidad son situaciones clínicas no relacionadas con la malnutrición.

4. Acerca de los métodos de cribado de desnutrición en población adulta:

   a. Existe uno claramente definido y de utilización generalizada en todos los contextos.

   b. La Valoración Subjetiva Global es la referencia para comparar cualquier nuevo método de cribado, al menos en países desarrollados.

   c. El MUAC y los edemas está fuertemente establecido como método de cribado en países de renta baja.

   d. Los criterios GLIM de reciente aparición, pueden ser utilizados en todos los contextos sin dificultad alguna.

   e. La pérdida de peso de un paciente no es de relevancia clínica a la hora de cribar o diagnosticar desnutrición.

5. Sobre el impacto de la desnutrición en adultos, señale por favor la falsa:

   a. No tiene relevancia porque el adulto puede comer solo y sin ayuda.

   b. Es importante porque aumenta la morbimortalidad de las enfermedades subyacentes.

   c. Es importante porque aumenta la estancia media de los pacientes hospitalizados y su coste.

d. Probablemente sea necesario prestar una mayor atención a estas situaciones en países en desarrollo.

e. Con un cribado y un diagnóstico precoz podríamos reducir su impacto deletéreo.

Respuestas correctas:

1. c
2. e
3. d
4. b
5. a

2.9.3. Trastornos por Déficit de Yodo

Profesora: Nuria Gil-Fournier Esquerra
Endocrinología y Nutrición
Hospital Universitario Príncipe de Asturias

Ideas clave

1. Son aquellos trastornos de salud relacionados con un déficit continuado de yodo en la alimentación.
2. Pueden afectar a cualquier edad. Sin embargo, sus efectos más deletéreos, se dan cuando afectan a nivel cognitivo y neurológico de la población infanto-juvenil.
3. Es en los años 80, a raíz de conocer la repercusión de la falta de yodo en el desarrollo neurológico, cuando se empiezan a divulgar las consecuencias del déficit de yodo y a tomar acciones al respecto.
4. El programa de Yodoprofilaxis establecido como referencia es la yodación de la sal.
5. La Global Iodine Nutrition Score Card es una base de datos a nivel global que recoge la situación de yoduria actualizada de los diferentes países. Y nos aproxima a conocer la situación de consumo de yodo por poblaciones.

Introducción

Se denominan Trastornos por Déficit de Yodo (TDY o IDD: *Iodine Defiency Disorders* en inglés) a todas aquellas enfermedades que aparecen en relación con un déficit continuado de yodo en la dieta y que no siempre se presentan como una alteración en la función o en la estructura glandular del tiroides.

Pueden afectar a cualquier edad, y sus efectos más deletéreos son en las esferas neurológica y cognitiva y se dan de forma más relevante en la población infanto-juvenil. Los TDY agrupados según las etapas en el desarrollo (1, 2) en la que afecten serían:

*   Feto: abortos, malformaciones congénitas, mortalidad perinatal, cretinismo neurológico o sordomudez.

- Neonato: cretinismo mixedematoso, enanismo, estrabismo, mortalidad perinatal, bocio e hipotiroidismo.
- Infancia y adolescencia: retraso en el crecimiento, alteración de las funciones cognitivas, bocio e hipotiroidismo.
- Adulto: disminución de la capacidad productiva, déficit intelectual, bocio, hipertiroidismo inducido por yodo, hipotiroidismo.

1. Yodo y TDY

El yodo es un elemento imprescindible para la síntesis de las hormonas tiroideas. Está disponible en los océanos y en la tierra, pero su concentración en el terreno depende de las características geográficas y geológicas de cada población, independientemente del grado de desarrollo económico de un país. El yodo llega al ser humano a través de los animales y las plantas que consume en su dieta habitual, por lo que es importante conocer el contenido de yodo en la alimentación habitual de las poblaciones. Disponer de él en cantidades suficientes y regulares es imprescindible para conseguir un óptimo desarrollo y funcionamiento de la glándula tiroidea y de los efectos de sus hormonas.

Aunque en España, es en el año 1922 cuando se inicia la historia y el estudio de los TDY, con el viaje del Dr. Gregorio Marañón acompañando al Rey Alfonso X a las Hurdes (Extremadura) (3), no es hasta los años 80 cuando Basil S. Hetzel establece el novedoso concepto de Trastornos por Déficit de Yodo (TDY) en una conferencia impartida en el *Indian Council of Medical Research* de Delhi (India) el 2 de junio de 1983. Cambió el panorama poniendo el foco en que el bocio en sí no es la consecuencia más importante del déficit de yodo (el cual puede ocasionar alteraciones estéticas o complicaciones locales en algunos casos), sino que son el conjunto de patologías derivadas de ese déficit las verdaderamente importantes, especialmente las relacionadas con el desarrollo del SNC del feto, del neonato y del infante llegando a suponer una barrera socioeconómica para el desarrollo de dichas poblaciones. «Además, provoca un aumento en el número de abortos, mortalidad neonatal y anomalías congénitas, incluyendo daño neuromotor no asociado a cretinismo y menor desarrollo corporal y mental» (2). Por ello, a partir de entonces, se intensificó el interés en este tema y empezaron a aparecer campañas de yodoprofilaxis y un control de la situación de yodo en las poblaciones.

Por lo que es en ese año cuando se declara en la 43 asamblea Mundial de la OMS la Deficiencia de Yodo como la causa más frecuente de retraso mental prevenible en la infancia y se crea también el ICCIDD (*International Council for Control of Iodine Deficiency Disorders*).

A partir de entonces se repite en múltiples foros y reuniones de sociedades científicas la importancia de buscar la forma definitiva de poner solución a este problema. Este cambio de paradigma no fue porque se descubriera la relación del déficit de yodo con una entidad clínica como el bocio, sino que fue debido al descubrimiento de la relación entre el déficit de yodo y una pérdida de productividad en las capacidades humanas especialmente cognitivas que pueden lastrar el desarrollo económico y social de una población si la deficiencia de yodo está generalizada dentro de una población.

Programas de yodoprofilaxis

1. Identificación de las zonas de riesgo

Con el término de yodoprofilaxis se denomina al conjunto de medidas preventivas de la deficiencia de yodo en zonas de alto riesgo identificadas y definidas. Por lo tanto, lo primero es identificar aquellas zonas o poblaciones donde realmente son necesarias. Esa identificación se puede llevar a cabo mediante la cuantificación de bocio, la medida de yoduria, ambas en población escolar, o midiendo la TSH Neonatal [1].

Tabla 1. Grados de gravedad de la endemia [1].

Variables	Población	Endemia leve	Endemia moderada	Endemia grave
Prevalencia de bocio (%)	Escolares	5-19,9	20-29,9	[3] 30
Yoduria media (mcg/l)	Escolares	50-99	20-49	< 20
Frecuencia de TSH >5 mU/L (%)	Neonatos	3-19,9	20-39,9	> 40

2. Suplementación de Yodo

La forma establecida desde mediados del siglo pasado para suplementación de yodo en la alimentación es a través de la yodación de la sal (2). Se estudiaron otras formas como la incorporación de yoduro o yodato al pan, la distribución poblacional de tabletas de yoduro potásico o sódico o la administración de aceite yodado. Sin embargo, «la yodación de la sal fue, a todas luces, el mejor sistema de lucha contra el bocio» (2). Es un método sencillo, de bajo coste, accesible globalmente y que no produce reacciones adversas. La sal es consumida diariamente, en cantidades bastante constantes, en todo el mundo. Hay que recordar que no es necesario aumentar el consumo de sal habitual, simplemente se trata de utilizar sal fortificada con yodo o sal yodada. Debemos señalar que la suplementación de la sal con flúor (sal fluorada), actualmente disponible en los comercios de alimentación, nada tiene que ver con el tema que nos atañe. El consumo de sal en el mundo se sitúa entre 5-10 g al día (la recomendación de la OMS es de hasta 5 g al día de sal) y la cantidad de yodo en la sal se encuentra entre 25-50 mcg/g de sal.

3. Monitorización de la situación de yodo en el mundo

Disponemos de una base de datos dinámica y actualizada anualmente que fue diseñada por el ICCIDD (3) *(Global Iodine Nutrition Score card)* accesible desde su página web. La información que contiene procede de los últimos estudios poblacionales de cada zona o país en los que se mide la yoduria en población escolar. Sin embargo, los datos no siempre están actualizados ni están bien recogidos, lo que limita la funcionalidad de la herramienta. En cualquier caso, es necesario tener adecuadamente identificada la zona sobre la cual se quiere iniciar un programa de este tipo para poder desarrollar acciones y evaluarlas periódicamente. Una sobresuplementación de yodo en la población también puede acarrear un aumento en incidencia de enfermedades tiroideas no deseables, como el hipertiroidismo.

3. Campañas de sensibilización a la población

Es la población la que debe conocer la importancia de adquirir la sal yodada y utilizarla en su día a día con seguridad y confianza, sin aumentar la dosis habitual. Si no se consigue llegar a la población es muy improbable que un programa de yodoprofilaxis pueda tener éxito. Para eso, son fundamentales las campañas de sensibilización (1), incidiendo especialmente en promocionar el consumo de sal yodada en población de alto riesgo como son las mujeres en edad fértil, gestantes y niños. Por ejemplo, las campañas de sensibilización llevadas a cabo en América Latina son, en general, generosamente buenas y algunos de los programas de yodoprofilaxis llevados a cabo en ese continente han sido de los más exitosos.

4. Abogacía y alianzas

La coordinación logística para la fabricación de la sal yodada y su distribución a la población es fundamental. Por este motivo, es de crucial importancia crear y fortalecer las alianzas entre las industrias salineras, las instituciones y la comunidad científica (1).

Conclusiones

La primera causa evitable de daño cerebral en el niño, declarada en los años 80, era el déficit de yodo. A partir de entonces, aunque previamente ya se conocía, se desencadenó una escalada de programas, reuniones e iniciativas destinadas a la mejora de estos trastornos evitables. Aparecieron los primeros programas de yodoprofilaxis, donde se decidió que la fortificación de la sal con yodo era la mejor forma de llegar a la población. Décadas después sigue teniendo validez, pero es fundamental realizar una identificación previa de las zonas de alto riesgo y monitorizar dichos programas para evitar efectos colaterales. Aunque parece un problema del pasado o de países de renta baja, hoy en día sigue sin resolverse y la existencia de deficiencia de yodo no es dependiente del nivel socioeconómico sino del área geográfica. En Europa la última declaración al respecto fue en el año 2018 en Cracovia.

Bibliografía

1. Iodine Status Worldwide. WHO Global Database on Iodine Deficiency. Geneva. 2004.

2. Déficit de Yodo en España. Situación actual Fundación SEEN. Informe elaborado por el Grupo de Trabajo de Trastornos por Déficit de Yodo, de la Sociedad Española de Endocrinología y Nutrición. Disponible en: https://www.sanidad.gob.es/profesionales/saludPublica/prevPromocion/maternoInfantil/docs/yodoSEEN.pdf

3. Santiago Fernández P. Yodoprofilaxis, 65 años después suenan las voces del pasado [Iodine prophylaxis, voices from the past after 65 years]. Nutr Hosp. 2017 Jul 28;34(4):976-979. Spanish. doi: 10.20960/nh.781. PMID: 29095024.

4. DE Maeyer EM, Lowenstein FW, Thilly CH. La lucha contra el bocio endémico. ISBN 92 3560603 Organización Mundial de la Salud. Ginebra 1979. Disponible en:https://apps.who.int/iris/bitstream/handle/10665/40112/9243560603_spa.pdf?sequence=1.

5. Global Iodine Nutrition Scorecard and Map. Disponible en: https://www.ign.org/scorecard.htm

6. Ares Segura J, Quero Jiménez G, Morreale de Escobar. Deficiencia de yodo y prematuridad. EndocrinoloNutr. 2008;55(Supl 1):45-51.

7. Velasco I. Yodoprofilaxis en el embarazo. Una nueva mirada para una vieja historia. EndocrinoloNutr. 2008;55(Supl 1):73-8.

8. The EU thyroide Consortium. The Krakow Declaration on Iodine. Tasks and Responsibilities for Prevention Programs Targeting Iodine Deficiency Disorders. Germany. 2018.

Preguntas de autoevaluación

1. Las enfermedades o situaciones relacionadas con el déficit de Yodo en la alimentación son:
   a. El bocio.
   b. El cretinismo.
   c. Un bajo cociente intelectual.
   d. La alergia o intolerancia al Yodo.
   e. Todas menos la d son ciertas.

2. La primera causa evitable de daño cerebral en el niño descrita en los años 80 fue:
   a. La falta de acceso a los hospitales para dar a luz.
   b. El déficit de hierro.
   c. El déficit de yodo.
   d. El cretinismo.
   e. El bocio.

3. Para identificar un área deficitaria en yodo podemos realizarlo a través de las siguientes acciones:
   a. Cuantificar la prevalencia de bocio.
   b. La medición de yoduria en población escolar, gestantes y lactantes.
   c. La medición de yoduria en población escolar.
   d. Medir la frecuencia de TSH mU/L (%).
   e. La a, c y d son ciertas.

4. Para que un programa de yodoprofilaxis pueda tener éxito, lo más importante sería:
   a. Identificar la zona de alto riesgo, intervenir sólo en ella, monitorizar el programa y crear alianzas con la industria salinera y las instituciones.
   b. Empezar cuanto antes a distribuir sal yodada por la población, acordarlo con las instituciones municipales y hacer una encuesta alimentaria a los 5 años.

c. Dar una tableta de yoduro potásico a todas las mujeres embarazadas de una población identificada y monitorizada.

d. Identificar la zona de alto riesgo mediante la Global Iodine Score Card (GIS), realizar campañas de sensibilización y crear alianzas con la industria salinera y las instituciones y revisar la GIS a los cinco años.

e. Identificar la zona de alto riesgo, intervenir sólo en ella, monitorizar el programa, realizar campañas de sensibilización y crear alianzas con la industria salinera y las instituciones.

5. Acerca de la Global Iodine Nutrition Score Card, señale por favor la respuesta falsa:

a. Está accesible a nivel global.

b. Sólo se actualizan los datos de aquellos países que realizan estudios epidemiológicos sobre el consumo de sal yodada.

c. La variable referencia utilizada es la yoduria en edad escolar.

d. No es importante evaluar la situación una vez iniciado un programa de yodoprofilaxis puesto que el exceso de yodo en la alimentación es inocuo.

e. Fue diseñada por el International Council for the Control of Iodine Deficiency Disorders Global Network.

Respuestas correctas:

1. e
2. c
3. e
4. e
5. d

2.9.4 Malnutrición aguda grave en pediatría

Autor: Mario Pérez Butragueño
Servicio de Pediatría. Hospital Universitario Infanta Leonor. Madrid

Ideas clave

1. La OMS calcula que la Malnutrición Aguda Grave (MAG) afecta a 20 millones de niños en el mundo, especialmente en las regiones de África y Sudeste asiático.

2. La MAG constituye un riesgo vital importante para el paciente. Es una urgencia médica.

3. Los criterios diagnósticos son: peso/talla < -3 desviaciones estándar, perímetro braquial <115 mm o edemas nutricionales bilaterales. Cualquiera de estos tres criterios es diagnóstico de MAG.

4. Los pacientes que no presentan complicaciones médicas ni edema grave y que tengan apetito deben tratarse de forma ambulatoria. El tratamiento de la MAG se encuentra bien protocolizado.

5. La coordinación entre diferentes niveles asistenciales y el seguimiento prolongado de estos pacientes es muy importante para asegurar la curación y evitar recaídas.

Introducción y relevancia del tema

La OMS calcula que la Malnutrición Aguda Grave (MAG) afecta a 20 millones de niños en el mundo, especialmente en las regiones de África y Sudeste asiático. LA MAG supone un riesgo vital serio y urgente. En inglés se emplea el término de *Severe Acute Malnutrition* (SAM). Afecta, principalmente, a niños menores de 5 años (sobre todo entre 6 y 59 meses).

En menores de 6 meses (alimentados al pecho) y en mayores de 5 años hay que considerar otras causas orgánicas (tuberculosis, cardiopatía, VIH), además de las nutricionales, como origen de la malnutrición.

Las causas de la MAG son complejas y múltiples: sociales, culturales y antropológicas, geopolíticas, económicas (1), etcétera.

Es importante considerar que el ciclo malnutrición —inmunodepresión— infección, va a perpetuar y agravar el cuadro.

El diagnóstico y manejo de la MAG está bien protocolizado hoy en día, aunque muchas recomendaciones están únicamente basadas en opiniones de expertos (2). Existen excelentes documentos sobre malnutrición infantil para mayor información (3-5).

Presentación clínica

Las MAG puede presentarse bajo tres formas clínicas:
* Marasmo o delgadez extrema.
* Kwashiorkor, con presencia de edemas.
* Marasmo - Kwashiorkor, con características de ambos.

A día de hoy, se desconoce por qué unos pacientes desarrollan una forma clínica y otros otra, aunque hay diferentes teorías que proponen la influencia de la genética, microbiota o diferentes micronutrientes (6).

Hace años se pensaba que en el kwashiorkor había fundamentalmente un déficit de aporte proteico (sugerido por la presencia de edemas) y en el marasmo un déficit predominante de calorías. Actualmente ya no se considera esta teoría, y, de hecho, el tratamiento nutricional de la OMS es el mismo para las tres formas. No se proporciona un mayor aporte proteico en los casos de kwashiorkor.

Los pacientes con **marasmo** presentan pérdida de masa muscular, desaparición de grasa subcutánea, aspecto «esquelético» y «cara de viejo» con ausencia o escasez de lesiones cutáneas. Se encuentran irritables y ansiosos.

Los pacientes con **kwashiorkor** presentan edema bilateral en las extremidades inferiores que, en las formas graves, pueden llegar a afectar la cara. Aparecen diferentes lesiones cutáneas: piel lisa y brillante en las zonas donde hay edemas, ampollas, aspecto de quemaduras, hipo o hiperpigmentación. Su pelo se encuentra descolorido y quebradizo y el paciente suele estar apático.

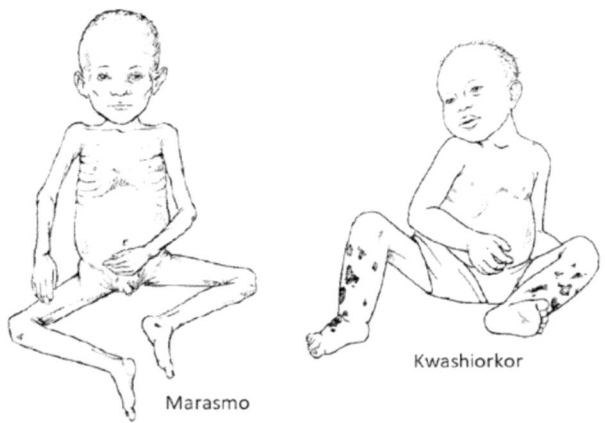

Kwashiorkor

Marasmo

Figura 1. Aspecto del paciente con marasmo y kwashiorkor [extraído de (3)].

Criterios diagnósticos (3)

Para el diagnóstico de la MAG, según la OMS, en niños de 6 meses a 5 años, se tiene que cumplir **cualquiera** de los tres siguientes criterios (son criterios independientes, con uno sólo es suficiente para diagnosticar de MAG):

1. Peso/talla < - 3 desviaciones estándar (siguiendo los patrones de crecimiento infantil de la OMS de 2006).
2. Perímetro braquial < 115 mm.
3. Edemas bilaterales con fóvea de origen nutricional (descartar otras causas de edema como la proteinuria).

En niños menores de 6 meses o < 65 cm de longitud y en mayores de 59 meses o > 110 cm, no es válido el criterio de perímetro braquial < 115 mm. En estos casos se utilizan como criterios el peso/talla o los edemas bilaterales.

En adultos se usa el perímetro braquial (<160 mm), el índice de masa corporal < 16 (el IMC se calcula con la fórmula: peso en kg/(talla en metros)^2) o los edemas bilaterales de origen nutricional. El perímetro braquial es especialmente útil en embarazadas puesto que el IMC está alterado por el peso del feto, líquido amniótico y placenta.

PESO/TALLA:

Se utiliza este índice porque no tiene en cuenta la edad, que en muchas zonas es difícil de saber con seguridad. Además, es un indicador de malnutrición aguda que es lo que supone un riesgo urgente para la vida del paciente. En la malnutrición crónica, indicadores como el peso para la edad y la talla para la edad están bajos, pero sin suponer un riesgo inminente para la vida del paciente. La talla se mide con el paciente en decúbito (en realidad es longitud, no talla) hasta los 24 meses. En mayores de 2 años se determina en bipedestación. Se debe pesar al niño con una báscula fiable y con el paciente completamente desnudo. Como referencia se usan los patrones de crecimiento de la OMS de 2006 (3).

PERÍMETRO BRAQUIAL:

Es un indicador muy fiable de MAG y de riesgo vital para el paciente. Es un criterio de MAG independiente del peso/talla y de los edemas. Es muy estable entre 6-59 meses. También es útil en embarazadas. Se mide con una cinta graduada no elástica. Se debe medir en el punto medio entre el acromio y el olécranon del brazo no dominante (generalmente el izquierdo). La cinta no debe estar muy ajustada ni muy suelta.

EDEMAS NUTRICIONALES:

Son bilaterales y dejan fóvea. En casos graves pueden llegar a la cara, pero lo más habitual es que afecten pies y piernas. Hay que descartar otras causas de edema como proteinuria o insuficiencia cardíaca.

Manejo de la malnutrición aguda grave

Cuando un paciente cumple los criterios de MAG, lo primero es decidir si se debe manejar ingresado o de forma ambulatoria. Para ello nos basamos en la presencia de complicaciones médicas y en la prueba del apetito.

El paciente debe ingresar si presenta alguna complicación médica (deshidratación, shock, anemia grave, dificultad respiratoria, alteración del nivel de conciencia...), edema grave o si no tiene apetito. Para evaluar el apetito se le ofrece un alimento terapéutico (RUTF- *Ready to Use Therapeutic Food*) durante un tiempo y se ve si lo toma con ganas. Los pacientes que se manejen de forma ambulatoria recibirán ese alimento (RUTF) y cuidados médicos básicos.

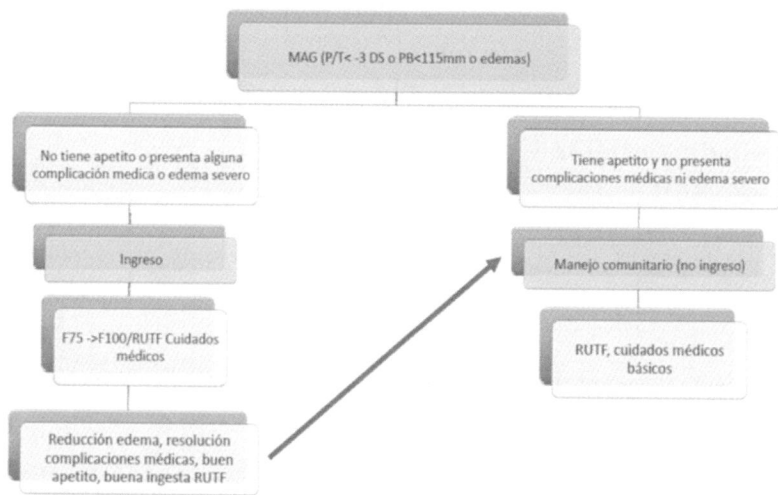

Figura 2. Manejo del paciente con MAG.

PREPARADOS NUTRICIONALES: Para alimentar al niño malnutrido disponemos de fórmulas y alimentos terapéuticos. También se pueden usar alimentos locales.

- FÓRMULAS (a partir de leche): están disponibles en paquetes para reconstituir con agua. Por este motivo, no se recomiendan en el manejo de pacientes ambulantes por el riesgo de infección o mala preparación. Hay dos tipos de fórmulas:
  - F-75: se utiliza al comienzo del tratamiento (fase de estabilización). Es hipocalórica (75 kcal/100 ml) e hipoproteica. Contiene vitaminas y minerales. No aporta hierro.
  - F-100: proporciona una mayor concentración de calorías (100 kcal/100 ml) y proteínas. Se utiliza en la fase de rehabilitación para conseguir ganancia de peso. Tampoco lleva hierro.

- ALIMENTOS TERAPÉUTICOS LISTOS PARA USAR (RUTF - *Ready to Use Therapeutic Food*): preparados generalmente a base de cacahuete, con los aportes necesarios de calorías y macro y micronutrientes. Contienen hierro. Se presentan en forma de pasta, y no necesitan ser reconstituidos con agua. Se usan en la fase de rehabilitación y de forma ambulatoria. Los más difundidos son Plumpy-nut y BP-100. Además, hay que ofrecer agua al paciente (7)..

Manejo del paciente ingresado (3, 4)

Organización de los cuidados:

1. Es necesario tener personal suficiente para preparar los alimentos y administrarlos cada 2-3 horas, día y noche (con la colaboración de los familiares).
2. Organizar la preparación adecuada de las fórmulas para la nutrición.
3. Aislar a los malnutridos de los contactos infecciosos (sobre todo del sarampión).
4. Mantener la zona cálida (25-30°) para prevenir hipotermia.
5. Si fuera posible, se recomienda monitorización constante.

El manejo de los pacientes con MAG ingresados se desarrolla en dos fases: Estabilización (primera semana) y Rehabilitación (hasta el alta). En estas fases debemos contemplar 10 aspectos que se describen brevemente a continuación:

1. Prevenir/tratar la hipoglucemia:

Todo paciente ingresado por MAG tiene un alto riesgo de desarrollar hipoglucemia. La hipoglucemia es una causa importante de muerte en los dos primeros días de tratamiento. Inmediatamente después del ingreso, se debe administrar glucosa o sacarosa. Si no es posible por vía oral, se debe hacer por vía intravenosa o por sonda nasogástrica. Si el niño está inconsciente y no hay posibilidad de colocar una sonda nasogástrica, se puede administrar glucosa en la mucosa sublingual. A continuación, se pauta F-75 (oral o por sonda nasogástrica) cada 2 horas al menos el primer día y después cada 2-3 horas, día y noche. Tanto la hipoglucemia como la hipotermia pueden ser signos de una infección grave, por lo que se debe iniciar tratamiento antibiótico.

2. Prevenir/tratar la hipotermia:

Se debe alimentar (F-75) y/o rehidratar inmediatamente, administrando la fórmula cada 2-3 horas. La hipoglucemia puede provocar hipotermia, por lo que siempre debemos comprobar la glucemia. Hay que calentar al paciente con ropa seca, y mantenerlo seco, cambiando sábanas mojadas, ropa interior sucia y pañales si los hay. La hipotermia puede ser un signo de una infección grave. Iniciar antibióticos.

3. Prevenir/tratar la deshidratación:

La deshidratación tiende a ser sobrediagnosticada y su gravedad sobrevalorada en los niños malnutridos; signos clínicos como los «ojos hundidos» o el «signo del pliegue» se pueden deber a malnutrición y no a deshidratación. Por tanto, es importante preguntar a los padres lo que ha bebido el niño y si tiene vómitos y diarrea y con qué frecuencia. Para rehidratar a los niños malnutridos hay que evitar la vía intravenosa (podemos provocar un fallo cardíaco y un edema agudo de pulmón) salvo que el paciente esté en shock. Incluso en el shock, se deben administrar los líquidos de forma más lenta que en el resto de los pacientes. Por tanto, rehidrataremos vía oral o por sonda nasogástrica. Se utiliza una solución de rehidratación especial para malnutridos (RESOMAL - *Rehidratation Solution for Malnutrition*) que aporta menos sodio y más potasio que la solución de rehidratación hipoosmolar habitual de la OMS.

4. Corregir las alteraciones de electrolitos:

En los niños malnutridos hay un exceso corporal total de sodio y un defecto de potasio y magnesio; por este motivo se debe evitar un aporte excesivo de sodio y evitar tratar los edemas con diuréticos porque podríamos descompensar una situación de hipovolemia o aumentar el desequilibrio electrolítico. La corrección se realiza lentamente al volver a nutrir al paciente (en 1-2 semanas).

5. Prevenir/tratar la infección:

Es muy frecuente que los pacientes malnutridos, dada su inmunosupresión, tengan infecciones ocultas. Por eso actualmente se recomienda tratamiento antibiótico en todos los pacientes con MAG, ya se manejen de forma ambulatoria o ingresados, con amoxicilina oral durante 5 días. Si hay una MAG complicada (intolerancia oral, sepsis, distrés respiratorio...) los antibióticos se administrarán por vía intramuscular o intravenosa (ampicilina + gentamicina o ceftriaxona). Además, se debe iniciar tratamiento antipalúdico si hay una gota gruesa o una prueba rápida positiva. Está indicada la vacuna del sarampión en mayores de 6 meses que no la hayan recibido o que fueron vacunados antes de los 9 meses. Se debe aislar a los pacientes infectados del resto (sobre todo pacientes con sarampión). Siempre hay que descartar una infección por VIH y se debe realizar esta prueba a todos los pacientes, iniciando el tratamiento antirretroviral en cuanto el paciente esté estable (usar los mismos tratamientos antirretrovirales que para el resto de los pacientes bien nutridos). El tratamiento de las parasitosis intestinales se debe posponer y esperar a la fase de rehabilitación (en la segunda semana).

6. Corregir las carencias de micronutrientes:

Debemos administrar vitamina A sólo si el paciente tiene signos de deficiencia (lesiones en la córnea o conjuntiva, sarampión reciente) o no toma alimentos terapéuticos (F-75, F-100 o RUTF). Aportaremos hierro ya en la fase de rehabilitación (antes podría facilitar las infecciones) si el paciente toma F-100. Si toma RUTF no es necesario. Si el paciente toma sólo comidas locales y no alimentos terapéuticos (F-75, F-100 o RUTF) deberíamos añadir multivitamínico, fólico y zinc.

7. Iniciar la realimentación:

Se recomiendan las tomas frecuentes (cada 2-3 horas) de un preparado bajo en lactosa e hipoosmolar; F-75 es adecuado para la mayoría de los niños. Las cantidades a administrar están protocolizadas por la OMS[3]. Además, se debe mantener la lactancia materna siempre asegurándose de que toma cantidades adecuadas de F-75 por vía oral, utilizando una taza o jeringas o cucharas para niños muy débiles. Se puede emplear una sonda nasogástrica si el paciente toma <80 % de lo que debería, en dos tomas consecutivas. Es muy importante registrar las cantidades ingeridas, vómitos, deposiciones y el peso diario. Los pacientes con edemas pueden perder peso los primeros días al ir reduciéndose éstos.

8. Ganancia de peso:

La fase de ganancia de peso o *Catch-up Growth* se acompaña de la recuperación del apetito, la desaparición de las hipoglucemias (estabilidad metabólica) y la reducción paulatina de los edemas. Debemos pasar progresivamente de F-75 a F-100 o RUTF para aumentar el aporte calórico y de proteínas. Si ofrecemos RUTF hay que aportar también abundante agua potable. Siempre se debe mantener la lactancia materna.

9. Estimulación sensorial y apoyo emocional:

Este punto es una parte fundamental en el tratamiento y en la prevención de recaídas. Los pacientes malnutridos arrastran una grave carencia de estimulación sensorial y emocional. Se les debe proporcionar un ambiente alegre y estimulante, cuidados afectuosos…, estimulando la actividad física en cuanto sea posible y tener un período de juego diario. Se deben proporcionar juguetes y facilitar una zona de juego, e involucrar a padre y madre en los cuidados y juegos.

10. Preparar el tratamiento al alta y el seguimiento posterior:

Es fundamental la coordinación entre los Centros de Nutrición y los Centros de Salud comunitarios y agentes de salud para el seguimiento de los pacientes malnutridos, y con el fin de evitar recaídas. Al alta, los pacientes deben alimentarse con lactancia materna, alimentos locales y RUTF. Se les deben proporcionar paquetes de RUTF en cantidad suficiente, de forma periódica, coincidiendo con las revisiones, vigilando que estos alimentos lleguen al paciente y no a otros familiares que no lo necesiten. Además, se debe establecer un plan de seguimiento y un calendario de visitas lo más accesible posible para el paciente y su familia. Es importante analizar detenidamente cuáles han sido las causas que han llevado a ese niño a la malnutrición para corregirlas o paliarlas, en la medida de lo posible, y evitar recaídas.

Un paciente debe ser dado de alta del centro nutricional para tratamiento ambulatorio si (criterios de alta hospitalaria): las complicaciones médicas están resolviéndose (incluyendo el edema), presenta buen apetito y está alerta y clínicamente bien.

La decisión de dar de alta del centro nutricional para tratamiento ambulatorio debe basarse en estos criterios y no en medidas antropométricas.

Los criterios de alta del tratamiento nutricional ambulatorio serían:

- Peso/talla >= -2 DS, sin edemas, en las últimas 2 semanas.
- Perímetro braquial >= 125 mm, sin edemas, en las últimas 2 semanas.

Tras el alta, deben ser observados periódicamente para detectar recaídas precozmente.

Manejo de los niños menores de 6 meses:

Deben ingresar si no ganan peso o han perdido peso, si tienen edemas, presentan alguna complicación médica o no se alimentan eficientemente. También si hay algún problema médico o social que precise valoración o apoyo (depresión o discapacidad materna, situación social adversa...).

En estos casos, es fundamental insistir en la lactancia materna, intentando que la madre consiga relactar si lo había dejado. Si no es posible, o si no se consigue suficiente leche, se debe complementar con suplementos de fórmula para lactantes, F-75 o F-100 diluida. En < 6 meses no se debe usar nunca F-100 sin diluir (por su elevada osmolaridad). El tratamiento de las complicaciones médicas es similar a los >6 meses.

Bibliografía

1. Pravana NK, Piryani S, Chaurasiya SP, Kawan R, Thapa RK, Shrestha S. Determinants of severe acute malnutrition among children under 5 years of age in Nepal: A community-based case-control study. *BMJ Open*. 2017;7(8):1-7. doi:10.1136/bmjopen-2017-017084

2. Tickell KD, Denno DM. Inpatient management of children with severe acute malnutrition: a review of WHO guidelines. *Bull World Health Organ.* 2016;94(9):642-651. doi:10.2471/BLT.15.162867

3. World Health Organization. Pocket book of hospital care for children: guidelines for the management of common childhood illnesses - 2nd ed. Published 2013. Accessed April 21, 2022. https://www.who.int/publications/i/item/978-92-4-154837-3

4. Grouzard V, Rigal J, Sutton M. Guía clínica y terapéutica. Médicos sin fronteras. MSF Web. Published 2016. Accessed June 24, 2022. https://www.msf.es/actualidad/publicaciones?document=3521

5. Arcos J. Desnutrición en emergencias. Evaluación general. Sociedad Española de Medicina Humanitaria (SEMUH). Video. Published 2016. Accessed June 25, 2022. http://vimhu.semhu.es/8-desnutricion-en-emergencias-evaluacion-general/

6. Iddrisu I, Monteagudo-Mera A, Poveda C, Pyle S, Shahzad M, Andrews S, *et al.* Malnutrition and gut microbiota in children. *Nutrients.* 2021;13(8):1-21. doi:10.3390/nu13082727

7. Schoonees A, Lombard MJ, Musekiwa A, Nel E, Volmink J. Ready-to-use therapeutic food (RUTF) for home-based nutritional rehabilitation of severe acute malnutrition in children from six months to five years of age. *Cochrane Database Syst Rev.* 2019;2019(5). doi:10.1002/14651858.CD009000.pub3

Preguntas de autoevaluación

1. Todos los niños con malnutrición aguda grave tratados ambulatoriamente deben recibir 5 días de:
   a. Metronidazol.
   b. Ceftriaxona.
   c. Amoxicilina.
   d. Zinc.
   e. Vitamina D.

2. No es un criterio diagnóstico de malnutrición aguda grave en niños:
   a. Edemas bilaterales con fóvea de origen nutricional.
   b. Aspecto «esquelético» y «cara de viejo».
   c. Peso / talla < - 3 desviaciones estándar.
   d. Perímetro braquial < 115 mm.
   e. A, C y D son ciertas.

3. De los siguientes, el tratamiento nutricional correcto al alta de un niño que ha estado ingresado por malnutrición es:
   a. F-75.
   b. RUTF (*Ready to use therapeutic food*).
   c. F-100.
   d. Porridge.
   e. Sueroral.

4. Para el manejo ambulatorio de un paciente con malnutrición aguda grave deben cumplirse los siguientes criterios menos uno. ¿Cuál?:
   a. Ausencia de complicaciones médicas.
   b. Perímetro braquial mayor del P25.
   c. Presentar apetito.
   d. Posibilidad de seguimiento ambulatorio.
   e. Ausencia de edemas graves.

5. Todos los siguientes son aspectos fundamentales del manejo del niño hospitalizado por malnutrición aguda grave, excepto uno:

    a. Corregir alteraciones de electrolitos.

    b. Prevenir y tratar la infección.

    c. Corregir carencias de micronutrientes.

    d. Estimulación sensorial y apoyo emocional.

    e. Administrar diuréticos para reducir los edemas.

Respuestas correctas:

1. c
2. b
3. b
4. b
5. e

2.10. Hematología

2.10.1. Hemoglobinopatías en el trópico. Drepanocitosis

Profesoras: Montserrat López Rubio
Lucía Castilla García
Médicos Adjuntos de Hematología y Hemoterapia
Hospital Universitario Príncipe de Asturias. Alcalá de Henares. Madrid

Ideas clave

1. Las hemoglobinopatías estructurales son enfermedades hereditarias con patrón de transmisión autosómico recesivo. La enfermedad de células falciformes (ECF) es el tipo de hemoglobinopatía estructural más frecuente en todo el mundo.

2. La ECF describe un grupo de alteraciones crónicas caracterizadas por hemólisis y episodios intermitentes de oclusión vascular que causan isquemia tisular y disfunción orgánica aguda y crónica.

3. Los individuos heterocigotos o portadores de HbS tienen el llamado «rasgo falciforme» (fenotipo AS), una condición generalmente benigna y asintomática.

4. Los individuos homocigotos o heterocigotos compuestos tienen enfermedad sintomática con 5 fenotipos posibles entre los que se encuentra la anemia falciforme (HbSS), que afecta aproximadamente al 75 % de los pacientes.

5. La hidroxiurea (Hydrea) es el tratamiento farmacológico con eficacia establecida en la ECF, con disminución de las CVO, necesidades transfusionales e ingresos hospitalarios, así como aumento   de la supervivencia y mejora de la calidad de vida.

1. Introducción

La hemoglobina (Hb) es el principal componente de los hematíes; la forman cuatro cadenas polipeptídicas (globinas) unidas a un grupo hemo, cuyo átomo de hierro es capaz de unir de forma reversible una molécula de oxígeno. La síntesis de cada una de las cadenas de la Hb se codifica por genes distintos situados en los cromosomas 11 (*clúster* o familia de genes β) y 16 (*clúster* o familia de genes α). Hay tres tipos de Hb en el adulto: la Hb A (α2 β2) es la principal (96 %) y está constituida por dos cadenas α y dos cadenas β; la Hb A2 (α2 δ2) con una pequeña porción no superior al 3 % y está constituida por dos cadenas α y dos cadenas δ; y la Hb F (a2g2), constituida por dos cadenas alfa y dos cadenas gamma, que es la principal Hb en el feto, pero menor del 1 % en adultos, en condiciones normales. Debido a la alta proporción de Hb A en el adulto (96 %), los trastornos que afectan a la síntesis de cadenas γ o δ tienen pocas consecuencias clínicas en él.

Las hemoglobinopatías se clasifican en **cuantitativas,** cuando la alteración es un defecto cuantitativo en la producción de un determinado tipo de cadenas (talasemias) y **cualitativas** cuando es una hemoglobina anormal, debido generalmente a una mutación puntual en los genes de producción de una determinada cadena (hemoglobinopatías estructurales) (*Figura 1*).

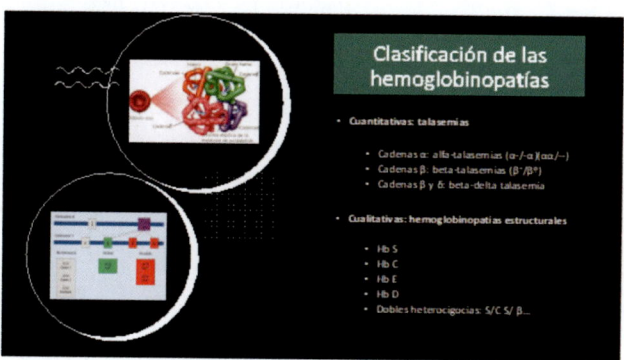

Figura 1. Clasificación de las hemoglobinopatías.

Las hemoglobinopatías estructurales son enfermedades hereditarias con patrón de transmisión autosómico recesivo. Son las enfermedades monogénicas más frecuentes en el mundo, afectando entre el 5 y 50 % de la población según la zona geográfica (Figura 2). Las talasemias son más frecuentes en la cuenca mediterránea, mientras que la hemoglobinopatía S es más frecuente en África ecuatorial, donde hasta al menos el 50 % de los individuos son portadores de Hb S, debido a la protección de esta Hb frente a la malaria y a la frecuencia de parejas consanguíneas.

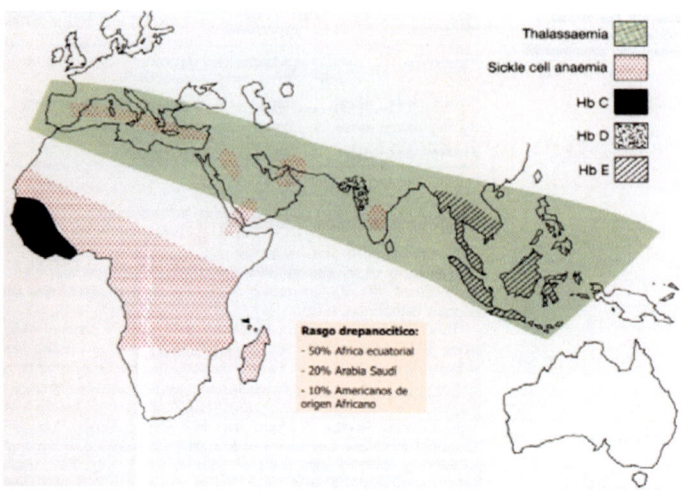

Figura 2. Distribución geográfica de las hemoglobinopatías. La Hb S predomina en el África tropical y subtropical, la Hb C en la zona occidental formada por Senegal, Guinea, Sierra Leona, Liberia, y la Hb E en Camboya, Laos y Tailandia, por lo que es importante conocer el origen geográfico del paciente y su familia. Adaptado de Hoffbrand AV, Pettit JE: Essential haematology, ed 3, Oxford, 1993, Blackwell Scientific.

La **enfermedad de células falciformes** (ECF) es el tipo de hemoglobinopatía estructural más frecuente en todo el mundo y abunda tanto en zonas endémicas como no endémicas debido a los fenómenos migratorios. Afecta al 8 % de la población negra americana y al 25 % de la africana en su forma heterocigota. El término ECF comprende a todos aquellos individuos que tengan Hb S, ya sea en forma heterocigota (rasgo falciforme), como homocigota (anemia falciforme) o como doble heterocigoto (Hb SC, Hb S betatalasemia...). Es muy importante realizar el diagnóstico de anemia falciforme lo más precozmente posible, debido a que el 50-90 % de los niños en países subdesarrollados fallecen sin medidas sanitarias adecuadas, mientras que en países desarrollados y con los cuidados adecuados, el 90 % llegan a la vida adulta, aunque con una supervivencia disminuida respecto a la población no afecta.

En España existe un registro nacional de anemia falciforme, donde hay más de 1000 casos documentados y en seguimiento; y un cribado neonatal de la enfermedad que abarca todas las comunidades autónomas.

La anemia falciforme (drepanocitosis homocigota) es una enfermedad grave, multisistémica y que requiere un abordaje multidisciplinar. Desde el punto de vista clínico, se caracteriza por anemia hemolítica crónica, crisis vaso-oclusivas (CVO) y disfunción orgánica, que provocan múltiples ingresos hospitalarios, con mala calidad de vida y una esperanza de vida acortada. Para su manejo pormenorizado están disponibles guías actualizadas tanto en niños por parte de la SEHOP (Sociedad Española de Hematología y Oncología Pediátrica, de 2019), como en adultos del grupo de Eritropatología de la SEHH (Sociedad Española de Hematología y Hemoterapia, de 2021).

2. Etiopatogenia de la anemia falciforme

La Hb S es debida a un cambio de nucleótido (adenina por timina) en el codón 6 de la cadena β de globina, dando lugar a la sustitución del aminoácido ácido glutámico por valina. Desde hace mucho tiempo se conoce que cuando la Hb S se desoxigena, se polimeriza, formando estructuras rígidas que deforman el hematíe y dificultan el paso por los vasos de pequeño calibre, dando lugar a hemólisis y obstrucción de éstos, que provocan hipoxia e infartos, manifestándose en forma de crisis vaso-oclusivas dolorosas típicas de la enfermedad (Figura 3).

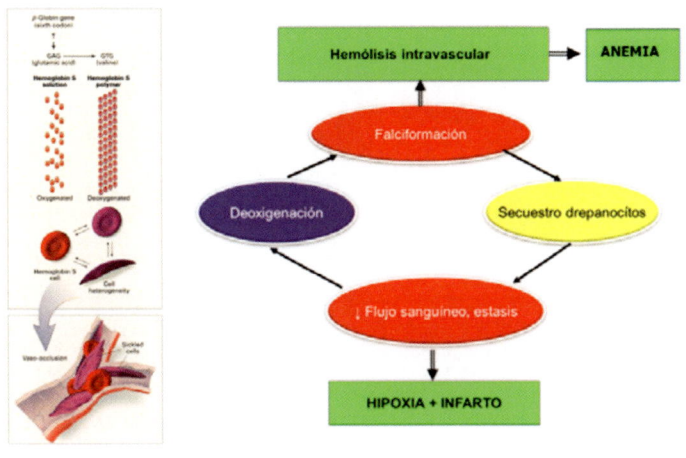

Figura 3. Etiopatogenia de la anemia falciforme. Tomado de: Management of Sickle Cell Disease. Martin H. Seteinberg, M.D. N Engl J Med 1999;340:1021-1030

Actualmente, sabemos que en la patogenia de la enfermedad intervienen también el resto de las células sanguíneas, células endoteliales, moléculas de adhesión (P-selectina), depleción de óxido nítrico por la hemólisis y citoquinas inflamatorias, lo que está permitiendo introducir terapias dirigidas a varios mecanismos patogénicos (*Figura 4*).

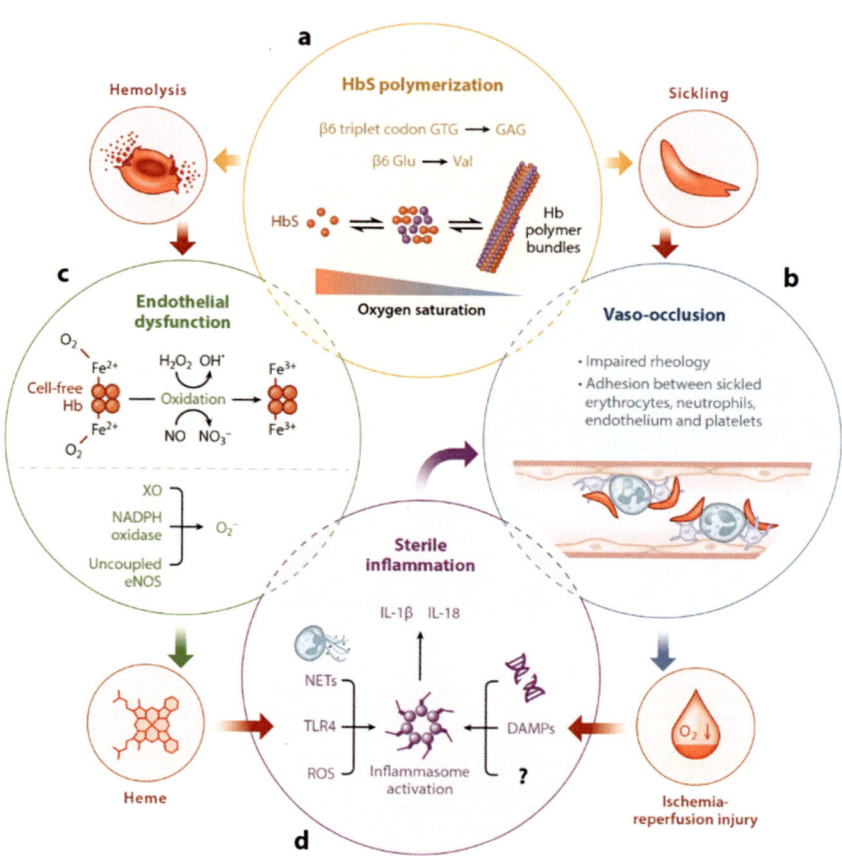

Figura 4. Fisiopatología molecular de la anemia falciforme. Tomado de: Pathophysiology of Sickle Cell Disease. Prithu Sundd, Mark T. Gladwin, Enrico M. Novelli. Annu Rev Pathol. 2019 January 24; 14: 263-292.

Un polimorfismo de un solo nucleótido en el gen de la β-globina conduce a la sustitución de ácido glutámico por valina en la sexta posición de la cadena de β-globina. Después de la desoxigenación, las moléculas de hemoglobina mutada (HbS) polimerizan deformando los eritrocitos a células falciformes. Estos (b) se agregan con neutrófilos, plaquetas y células endoteliales, alterando la reología de la sangre promoviendo la estasis del flujo sanguíneo, y produciendo microinfarto: vaso-oclusión. La vaso-oclusión promueve la hemólisis o lisis de los eritrocitos, lo que (c) libera Hb libre a la circulación sanguínea. La Hb oxigenada (Fe^{2+}) promueve la disfunción endotelial al agotar las reservas de óxido nítrico (NO) endotelial para formar nitrato (NO_3-) y metahemoglobina (Fe^{3+}). Alternativamente, la Hb también puede reaccionar con H_2O_2 a través de la reacción de Fenton para formar radicales libres hidroxilos (OH •) y metahemoglobina (Fe^{3+}). La metahemoglobina (Fe^{3+}) se degrada para liberar hemo libre de células promoviendo la activación del sistema inmunológico mediante liberación de citoquinas (d). Esto provoca la activación del receptor Toll-like 4 (TLR4). Finalmente, la inflamación estéril promueve aún más la vaso-oclusión a través de un circuito de retroalimentación al promover la adhesividad de los neutrófilos, plaquetas y células endoteliales, y mediante las lesiones secundarias a isquemia-reperfusión. (Adaptado de: Prithu Sundd. Ann Rev Pathol 2019).

3. Manifestaciones clínicas

La expresividad clínica de la enfermedad depende principalmente del genotipo, siendo prácticamente asintomáticos los heterocigotos y los más graves los homocigotos, con formas intermedias en los pacientes dobles heterocigotos. Además, modulan la expresión clínica: la cantidad de Hb F, el número de genes alfa y factores ambientales, que hacen que pacientes con genotipos menos graves puedan tener CVO frecuentes, y, al contrario. También influyen factores psicosociales y la adherencia a los tratamientos.

Manifestaciones clínicas del rasgo falciforme

Los pacientes con rasgo falciforme (heterocigotos) están generalmente asintomáticos y no presentan anemia, pero son frecuentes las alteraciones urinarias (hipostenuria, bacteriuria y pielonefritis en la gestación). Pueden manifestarse como un abdomen agudo por infarto esplénico, cuando el paciente se encuentra a gran altitud o en un ambiente hiperbárico. Además, puede haber rabdomiólisis inducida por el ejercicio y mayor incidencia de enfermedad tromboembólica, por lo que se les recomienda hidratación y reducción de ejercicio extenuante, así como medidas especiales de adecuada oxigenación e hidratación en cirugías de alto riesgo (cardiaca y cerebral). También hay que tenerlos en cuenta en el diagnóstico diferencial de quistes renales, ya que el carcinoma medular renal es una entidad rara y descrita casi exclusivamente en personas con rasgo falciforme, siendo de mal pronóstico.

Manifestaciones clínicas de la anemia falciforme

Los pacientes con anemia falciforme (formas homocigotas SS o Sb⁰ talasemia) se caracterizan por anemia hemolítica crónica, con crisis anémicas; crisis vaso-oclusivas (CVO) que afectan a huesos, órganos abdominales, SNC, pulmón, y en adultos dolor crónico, que producen daño orgánico; y mayor incidencia de infecciones (Figura 5). Tanto las CVO agudas como la afectación orgánica y el dolor crónico en adultos tienen un gran impacto en la calidad de vida de los pacientes. Suponen una barrera a la hora de alcanzar un adecuado nivel educativo y profesional, ya que son causa de ausencias escolares o laborales por ingresos hospitalarios frecuentes, síndrome anémico y por limitación de la actividad física; así mismo, pueden originar defectos cognitivos en relación con infartos cerebrales agudos o silentes. A continuación, se describen las manifestaciones clínicas más frecuentes y/o graves, especialmente las agudas, y su manejo clínico.

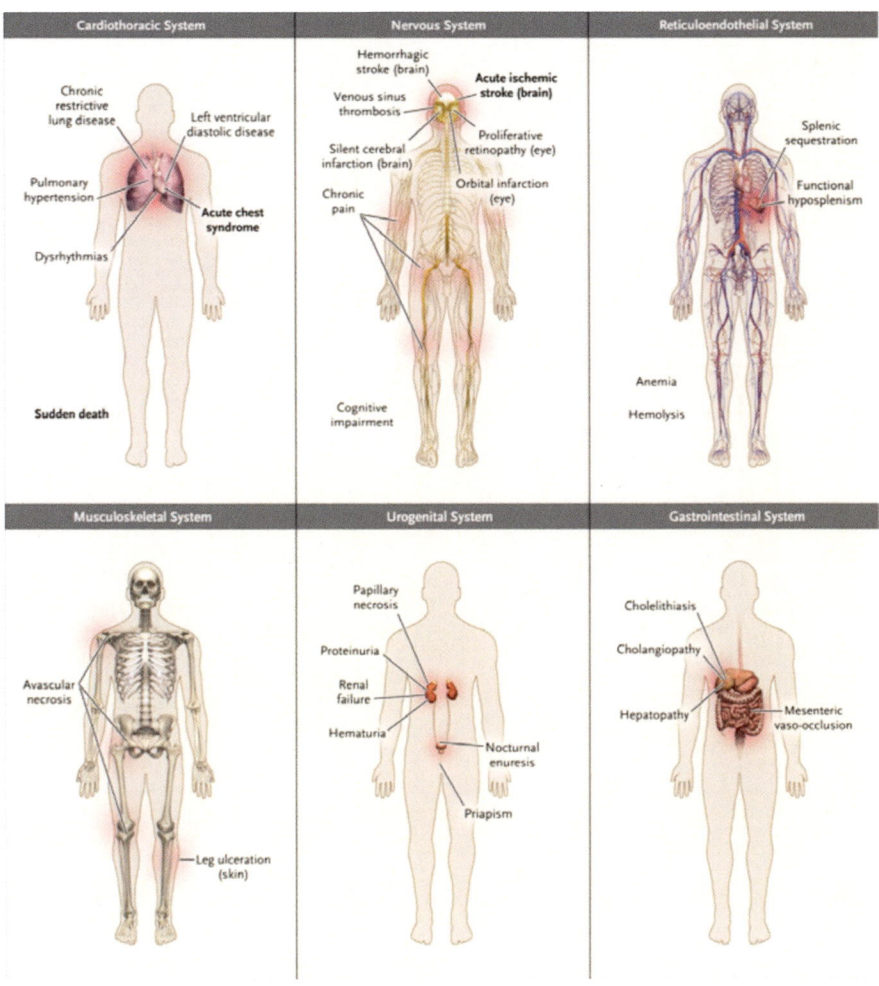

Figura 5. Manifestaciones clínicas de los pacientes con anemia falciforme (Adaptado de: Dan L. Longo, N Engl J Med 2017).

En la figura se muestran las posibles manifestaciones a nivel de distintos órganos, tanto agudas como crónicas.

2.10.1.1. Complicaciones agudas de la Enfermedad de células falciformes

Crisis vaso-oclusivas dolorosas

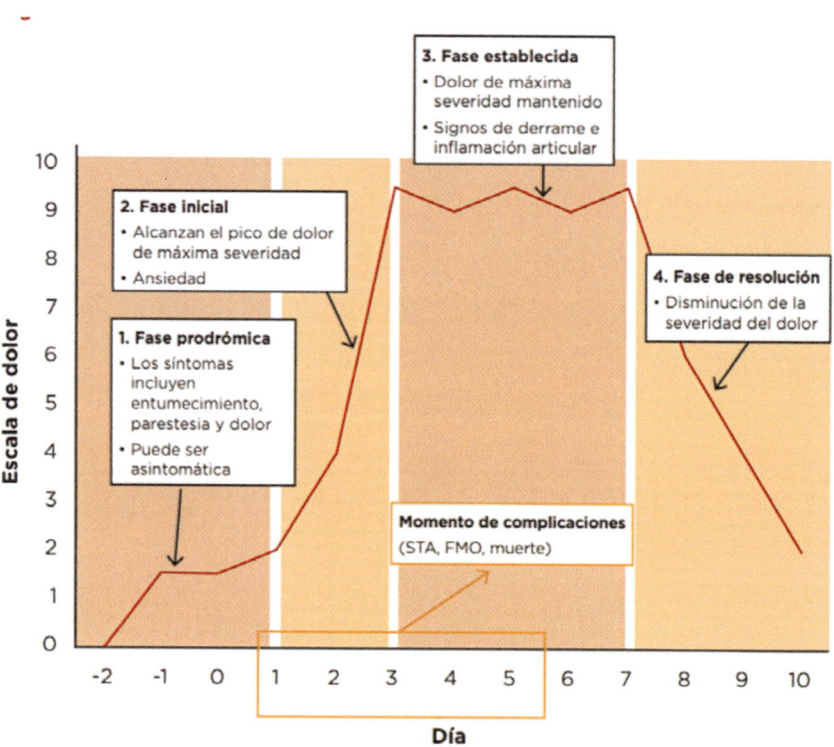

Figura 6. Fases clínicas del dolor en las crisis vaso-oclusiva.

Son las manifestaciones más frecuentes de la enfermedad, presentando el 80 % de los pacientes al menos un episodio anual, necesitando atención médica y en muchos casos, ingreso hospitalario por la intensidad del dolor. El dolor afecta a huesos largos y del esqueleto axial (vértebras, costillas, esternón y pelvis). Se inicia con entumecimiento y parestesias, llegando a alcanzar su pico máximo en 4-5 días, con signos de inflamación articular y donde pueden producirse complicaciones (síndrome torácico agudo, fallo multiorgánico, etc.), que pueden llevar incluso a la muerte del paciente. El dolor agudo se resuelve en el plazo de 4-5 días, aunque en los adultos no es infrecuente el dolor crónico, que les hace dependientes de fármacos analgésicos opiáceos (Figura 6). El mecanismo es la oclusión microvascular en áreas localizadas de la médula ósea dando lugar a necrosis con respuesta dolorosa. Cuando la oclusión es del córtex y periostio, pueden confundirse con una osteomielitis, siendo muy típico en niños menores de 3 años la dactilitis en manos y pies, como primer signo de la enfermedad. En el caso de que la oclusión se produzca en vasos mesentéricos, la disminución de la motilidad intestinal puede simular un abdomen agudo.

Las crisis de dolor son precedidas por un período prodrómico de unas 48 horas, en las que el paciente presenta entumecimiento, parestesias e incluso leve sensación dolorosa en la zona. A partir de las 72 horas el dolor se expresa en su máxima intensidad, para estabilizarse hasta su resolución, aproximadamente entre 1-4 semanas desde el inicio del cuadro. (Adaptado de: Guía de enfermedad de células falciformes 2021).

Manejo ambulatorio (dolor leve-moderado)
- Ingesta abundante de líquidos.
- Medidas físicas (calor local, masajes, TENS, etc.).
- Analgesia oral: Ibuprofeno* 600 mg/6-8 h o Paracetamol 1 g/6 h o Metamizol 575 mg/4 h +/- opioide adyuvante (codeína 10 mg/6 mg o tramadol 50 mg/6 h).
* Se recomienda valorar comorbilidad cardiovascular, digestiva o nefrológica, previo al inicio de AINEs.

En caso de persistencia del dolor o dolor moderado-severo. Manejo hospitalario en Urgencias/Hospital de día
- Medidas de soporte: Hidratación i.v. + oxigenoterapia (evitando la sobrehidratación en pacientes con cardio o nefropatía).
- Asociar opioide mayor a las medidas previas:
  - Paciente opioide naïve: bolos de morfina (3 mg al 1 %) cada 4-6 h durante las primeras 24 h y, posteriormente, calcular dosis total e iniciar bomba de infusión o PCA, con rescates.
  - Paciente con tratamiento opioide basal: calcular dosis total y combinar con rescates de morfina.

Reevaluación cada 30 minutos-1 h:
- Medir frecuencia respiratoria y valorar orientación temporoespacial.
- En caso de no efectividad: valorar asociación de fentanilo (oral 200 mcg o vía nasal 1 puff 50 mcg, valorando respuesta a los 10-15 minutos).

En caso de persistencia del dolor tras 24 horas o proceso grave intercurrente, valorar ingreso hospitalario
- Valorar uso de PCA.
- Valorar ketorolaco 0,5 mg/kg cada 6h.
- Asociar medidas antiestreñimiento.
- Asociar inspirometría incentivada.
- Asociar heparina de bajo peso ajustada a peso.

AINEs: antiinflamatorios no esteroideos; **PCA:** analgesia controlada por el paciente; **TENS:** electroestimulación transcutánea.

Figura 7. Medidas terapéuticas en CVO. (Adaptado de: Guía de enfermedad de células falciformes 2021).

El tratamiento consiste en reposo, hidratación y analgesia hasta conseguir el control del dolor. En el caso de que el paciente acuda a Urgencias por mal control del dolor, es muy importante que sea **atendido sin demora en el área médica**, administrando analgesia con opiáceos, hidratación, oxigenoterapia y heparina profiláctica, así como monitorizando la evolución y la aparición de complicaciones (Figura 7).

Síndrome torácico agudo (STA)

Es la manifestación de una CVO a nivel pulmonar. Los criterios diagnósticos son: infiltrado pulmonar, fiebre, hipoxemia y síntomas respiratorios (tos, taquipnea), lo que hace difícil diferenciar de otros cuadros como neumonía o tromboembolismo pulmonar (Figura 8).

Se asocia además a infecciones en el 30 % de los casos y a embolismo graso en el 10 %, siendo una causa frecuente de ingreso hospitalario y de mortalidad, especialmente en adultos jóvenes. La repetición de episodios de STA predispone a enfermedad pulmonar crónica e hipertensión pulmonar. Su tratamiento y profilaxis se pueden ver en la Figura 8.

TRATAMIENTO
1. Transfusión o eritroaféresis si existe gravedad.
2. Oxigenoterapia para saturación de oxígeno >92% (medido por gasometría)
3. Cobertura antibiótica empírica: cefalosporina + macrólido
4. Fisioterapia respiratoria y broncodilatadores si existe broncoespasmo
5. Control óptimo del dolor mediante uso adecuado de escalones analgésicos
6. En los casos graves: ventilación mecánica + ECMO (oxigenación por membrana extracorpórea).

PROFILAXIS
1. Uso juicioso de analgésicos opiáceos y fisioterapia respiratoria en pacientes ingresados por otro motivo.
2. Evitar la sobrehidratación.
3. Tratamiento de hiperreactividad bronquial y apnea del sueño.
4. Inmunización contra neumococo y H. influenza.
5. Hidroxiurea como profilaxis secundaria.

Figura 8. Medidas terapéuticas y profilaxis del síndrome torácico agudo.

La clave del éxito terapéutico es el diagnóstico precoz y el inicio sin demora del tratamiento rápido y agresivo. Dada la tendencia del STA a recurrir, y conociendo cuáles son los factores que lo precipitan, debemos instaurar medidas que intenten evitar estas recaídas; de ahí, la importancia de la profilaxis.

Accidentes cerebrovasculares (ACVA)

Los ACVA isquémicos son frecuentes en niños y adultos sin tratamiento para la anemia falciforme (1/100 pacientes/año), mientras que los ACVA hemorrágicos son más frecuentes en pacientes entre 20-30 años. Aun sin signos ni síntomas clínicos, muchos niños e incluso bebés pueden desarrollar cambios en el parénquima cerebral y en los vasos intracraneales; hasta el 60 % de los adultos sin tratamiento pueden presentar un deterioro mental por esta causa.

Siguiendo las directrices del NHLBI, el cribado del riesgo de ACVA en niños debe comenzar a los 2 años, midiendo el flujo cerebral por doppler transcraneal (DTC) de la arteria cerebral media. Las medidas profilácticas están indicadas en aquéllos con cifras >180-200 cm/seg. con eritroaféresis o transfusiones crónicas, cuyo objetivo es mantener la Hb S<30 % durante 1-5 años, seguido de tratamiento con hidroxiurea. En el caso de complicaciones neurológicas agudas se debe seguir el algoritmo terapéutico de la Figura 9.

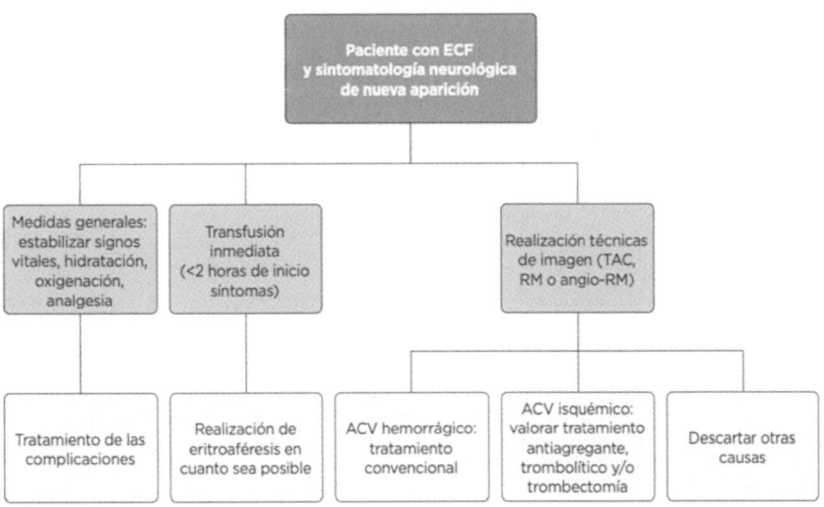

ACV: accidente cerebro vascular; **ECF:** enfermedad de células falciformes; **RM:** resonancia magnética; **TAC:** tomografía axial computarizada.

Figura 9. Manejo inicial de las complicaciones neurológicas agudas. (Adaptado de: Guía de enfermedad de células falciformes 2021).

Complicaciones renales y urológicas

La nefropatía falciforme comprende el conjunto de manifestaciones de la ECF en el riñón (glomerulopatía y tubulopatía secundaria a falciformación y hemólisis); éstas son frecuentes y relacionadas con la mortalidad en adultos, y a menudo están presentes desde la infancia. Sin embargo, los eventos agudos son debidos a crisis de priapismo.

El priapismo tiene una incidencia del 35-90 % y generalmente es transitorio, ocurriendo el primer episodio en la pubertad en la mayoría de los pacientes. Generalmente, el ataque agudo va precedido de otros de menor intensidad y duración. Algunas medidas pueden ser eficaces en el priapismo transitorio, tales como: la hidratación, analgesia oral, ducha, ejercicios de relajación; pero cuando el priapismo tiene una duración superior a 1 hora, el paciente debe acudir a un centro hospitalario. En estos casos se debe iniciar fluidoterapia intravenosa, analgesia y aspiración e irrigación de los cuerpos cavernosos por Urología con solución salina o agonista alfa-adrenérgica; en situaciones excepcionales es necesario recurrir a *shunts* quirúrgicos. La transfusión o eritroaféresis se reserva para los casos refractarios y como medida prequirúrgica.

Anemia en pacientes con enfermedad falciforme

Los pacientes con ECF tienen una anemia hemolítica crónica regenerativa, con una cifra media de Hb de 7,9 g/dL, que puede agravarse por déficit de EPO (insuficiencia renal) o de otros hematínicos, generalmente ácido fólico. Pero, además, pueden presentar episodios de anemia aguda grave debido a crisis aplásicas, secuestro esplénico o hepático y por crisis hiperhemolíticas que pueden acabar con la vida del paciente. En la Figura 10 se expone cuál debe ser el abordaje de la agudización de la anemia en estos pacientes.

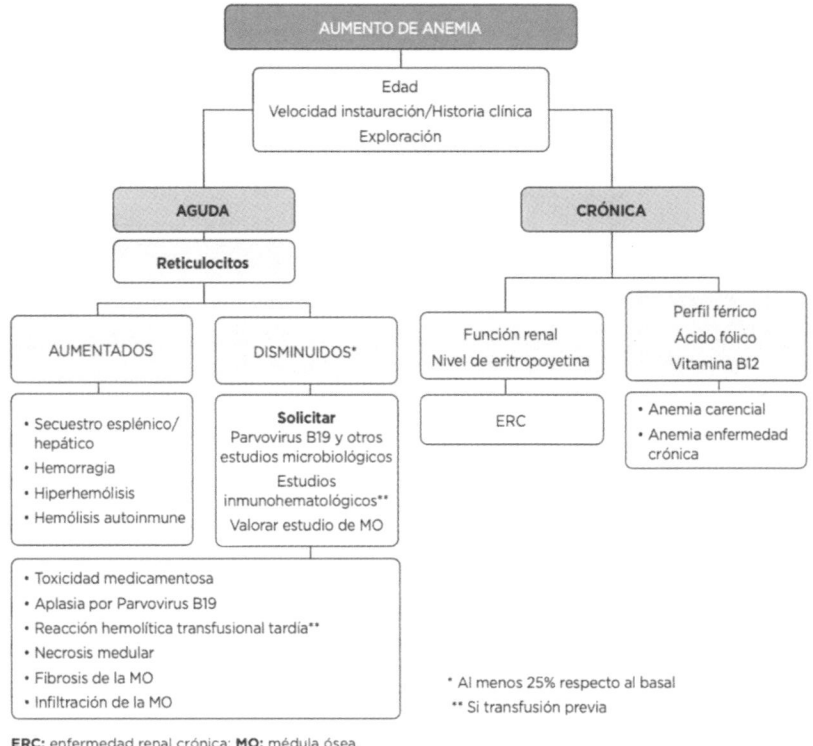

ERC: enfermedad renal crónica; **MO:** médula ósea.

Figura 10. Aumento de la anemia en la ECF. (Adaptado de: Guía de enfermedad de células falciformes 2021).

Las **crisis aplásicas** se producen por una interrupción brusca de la eritropoyesis provocada por parvovirus B19, aunque también pueden desencadenarlas otros microorganismos como el neumococo, *Salmonella* spp, estreptococo y VEB. Típicamente cursa con una caída brusca de la Hb con reticulocitos bajos; normalmente se recupera espontáneamente en pocos días, siendo necesario un soporte transfusional en muchas ocasiones.

El **secuestro esplénico** es una forma de CVO en bazo, pudiendo ser la primera manifestación clínica de la enfermedad y recidivando en el 50 % de los casos. En pacientes con genotipo SS se da en menores de 2 años, mientras que en genotipos SC y Sb+ talasemia, puede producirse a cualquier edad, debido a la menor atrofia esplénica. El paciente se presenta con hipotensión que puede progresar a shock hipovolémico, esplenomegalia aguda dolorosa, disminución de Hb>2 gr/dL sobre la basal del paciente y reticulocitosis. El tratamiento debe ser inmediato, con corrección de la volemia con fluidos y transfusión de hematíes. Se debe plantear la esplenectomía tras un episodio agudo grave o recurrente.

Es muy importante enseñar a los padres a reconocer el cuadro clínico, enseñándoles a palpar el bazo, con el fin de instaurar las medidas terapéuticas lo antes posible, ya que la mortalidad en estos casos alcanza el 15 %.

Las **crisis hiperhemolíticas** se caracterizan por fiebre, ictericia y anemia grave con reticulocitos bajos, 1-2 semanas después de recibir una transfusión de sangre. La causa es desconocida, pero hay que descartar déficit de glucosa 6PDH y reacción hemolítica tardía por aloinmunización de anticuerpos. El tratamiento consiste en evitar las transfusiones, corticoides e inmunoglobulinas intravenosas.

Infecciones en pacientes con ECF

Es la segunda causa de mortalidad en estos pacientes debido fundamentalmente a la disfunción esplénica desde los 4 meses de vida, con asplenia funcional a los 2-4 años, lo que se traduce en una mayor susceptibilidad a infecciones graves, especialmente por microorganismos encapsulados.

Las formas clínicas más frecuentes son las bacteriemias y la meningitis por neumococo, neumonías por *Mycoplasma* spp, *Chlamydia* spp y *Legionella* spp., y las osteomielitis por *Salmonella* spp, por lo que es fundamental completar un calendario vacunal adecuado y la profilaxis con penicilina en la infancia.

2.10.1.2. Complicaciones crónicas de la ECF

Las complicaciones crónicas afectan a todos los órganos y pueden verse resumidas en la Figura 11.
- Déficit neurológico: por ictus silentes, o secuelas de ictus previos.
- Alteraciones del bazo: asplenia o hipoesplenismo (lo más frecuente), aumentando la susceptibilidad a las infecciones. En algunos casos puede haber hiperesplenismo con esplenomegalia, acompañada de citopenias. Puede coexistir con el hipoesplenismo funcional.
- Enfermedad renal crónica (ERC): disminución del filtrado glomerular, proteinuria, hematuria, y trastornos hidroelectrolíticos.

- Hemosiderosis: puede dar lugar a cirrosis o miocardiopatía. También pueden aparecer diabetes mellitus (DM), hipogonadismo, o hiperpigmentación cutánea.
- Hipertensión pulmonar (HTP): puede manifestarse en forma de astenia/disnea, intolerancia al ejercicio, dolor torácico, hipoxia crónica, síncope, edemas periféricos o acropaquias.
- Retinopatía: los cambios proliferativos pueden conducir a una pérdida de visión permanente.
- Abdominales: colelitiasis y/o coledocolitiasis por el incremento del metabolismo de degradación de la Hb secundario a hemólisis crónica. Hepatopatía crónica: por virus hepatotropos, sobrecarga férrica o hepatotoxicidad por fármacos.
- Otros: pérdida auditiva por eventos isquémicos del oído interno, alteraciones iónicas, o efecto secundario de los quelantes. Osteopenia y dolor óseo o articular crónicos, úlceras crónicas o hiperalgesia. Úlceras en miembros inferiores por vaso-oclusión en la piel, que requerirán antibióticos si hubiera sobreinfección. Aloanticuerpos frente a antígenos eritrocitarios que pueden complicar la selección de hemoderivados y causar reacciones hemolíticas.

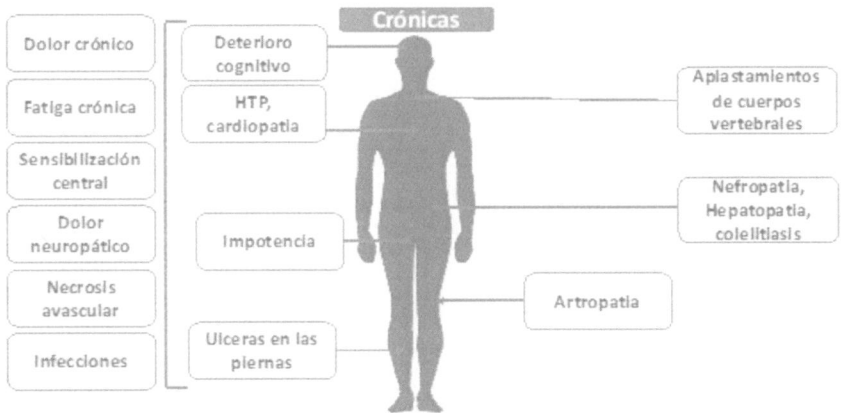

Figura 11. Complicaciones crónicas. (Adaptado de: Guía de enfermedad de células falciformes 2021).

Complicaciones maternofetales

Los embarazos en las pacientes con anemia falciforme son gestaciones de alto riesgo, debido al aumento de las demandas metabólicas, a la ectasia vascular, trombofilia y la necesidad de suspender el tratamiento con hidroxiurea. Las complicaciones más frecuentes son las CVO, STA, pielonefritis y endometritis, preeclampsia y aumento del número de cesáreas. Debe valorarse profilaxis antitrombótica en la gestación y en el postparto.

Las complicaciones fetales se producen por el compromiso de la circulación fetoplacentaria, con aumento de los abortos espontáneos y la muerte fetal intraútero, así como retraso de crecimiento y bajo peso.

4. Diagnóstico

El diagnóstico se debe sospechar en todos aquellos individuos con clínica sugestiva y anemia no filiada y pertenecientes a una etnia de riesgo, así como a familiares de pacientes con ECF. Es muy importante realizar cribado neonatal universal con el objetivo de identificar a los pacientes lo antes posible, y poder realizar profilaxis antibiótica y educación familiar para la identificación precoz de las complicaciones. La aplicación de estas dos medidas ha permitido reducir la mortalidad en los primeros 5 años de vida del 25 % al 3 %.

En los pacientes con anemia falciforme el frotis es diagnóstico, con la presencia de hematíes falciformes (en forma de hoz), así como alteraciones relacionadas con la asplenia (dianocitos, acantocitos y cuerpos de Howell-Jolly). En casos dudosos puede realizarse una prueba de falciformación y una electroforesis de hemoglobinas para identificar la presencia de Hb S, estando disponibles pruebas rápidas realizables a la cabecera del paciente. Hoy en día el método más utilizado es la identificación por HPLC (cromatografía líquida de alta presión), que es la misma técnica que identifica la Hb glicosilada, utilizada en el seguimiento de pacientes diabéticos (Figura 12).

El estudio molecular para identificar genotipos no es imprescindible, pero en algunos casos puede ser de ayuda para establecer un consejo genético y estudio prenatal.

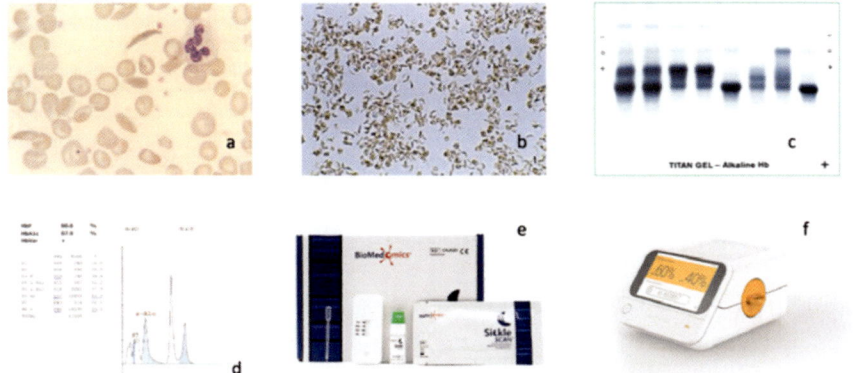

Figura 12. Métodos diagnósticos en la enfermedad falciforme.

a. Frotis de SP donde se aprecian hematíes falciformes y cuerpos de Howell-Jolly;
b. test de falciformación;
c. EEF de Hb en pH alcalino;
d. HPLC de Hb; e) y f) test rápidos.

5. Tratamiento

5.1. Recomendaciones para pacientes con rasgo falciforme

- No es necesario realizar ninguna restricción en el ejercicio físico, aunque se recomienda hidratación adecuada y reducción del ejercicio extenuante en condiciones de calor/humedad excesivos, como en cualquier atleta.
- Anestesia y cirugía: no aumentan las complicaciones por lo general, aunque no está claro en el caso de que se requiera cirugía cardíaca extracorpórea. Hay amplia experiencia en pacientes tratados con cirugía cardíaca sin complicaciones, sin ni siquiera haber necesitado transfusión.
- El ambiente hiperbárico al que se exponen los submarinistas probablemente no sea dañino para una persona con rasgo falciforme.
- Se recomienda asesoramiento genético y estudio de la pareja antes de tener hijos.

- Algunos de los riesgos que se han asociado en raras ocasiones son: infarto esplénico o dolor vaso-oclusivo en grandes alturas (alta montaña). Alteraciones urinarias (orinas con sangre o rojas, orinas poco concentradas). Muerte súbita tras ejercicio extenuante.

5.2. Tratamiento de la enfermedad de células falciformes

La ECF es una enfermedad multisistémica y, por tanto, es preciso un abordaje multidisciplinar no sólo por distintos médicos especialistas, sino también cuidados de enfermería, psicólogos y trabajadores sociales, dadas las dificultades de adaptarse a una vida normal. Es fundamental conocer el manejo de las complicaciones agudas, de las que ya hemos hablado, pero también son importantes las revisiones programadas de los distintos órganos, para identificar y tratar las complicaciones crónicas multisistémicas.

Cuidados y tratamientos generales

La educación sanitaria es fundamental con medidas higienicodietéticas como el fomento del ejercicio moderado al aire libre, dieta equilibrada con abundantes frutas y verdura, evitar deshidratación y los hábitos tóxicos. Aprender a identificar las complicaciones tanto por parte del paciente como de los progenitores en los casos pediátricos. Concienciar sobre la necesidad de acudir a las visitas programadas para evitar complicaciones tanto agudas como crónicas. Un período especialmente difícil es la adolescencia, donde es necesario realizar una adecuada transición de las consultas pediátricas a las de Hematología de adultos, dado el rechazo de los pacientes a la enfermedad y cuidados médicos.

En cuanto a tratamientos generales, es necesario realizar profilaxis con penicilina V desde los 2 meses de vida y mantenerla al menos hasta los 5 años de vida. Se recomienda la administración de suplementos de vitamina D monitorizando sus niveles séricos y de ácido fólico.

Tratamiento específico

La **hidroxiurea (HydreaÒ)** es el tratamiento farmacológico con eficacia establecida en la ECF, con disminución de las CVO, necesidades transfusionales e ingresos hospitalarios, así como aumento de la supervivencia y mejora de la calidad de vida. Está indicada y aprobada en adultos y niños desde los 9 meses de edad y su mecanismo de acción es a través del aumento de Hb F (que forma heterodímeros con la Hb S); dificulta la falciformación, mielosupresión con disminución de leucocitos y plaquetas, aumento de óxido nítrico y disminución de moléculas de adhesión.

Antes de iniciar el tratamiento es necesario informar de la necesidad de medidas anticonceptivas por la posible teratogenicidad y ofrecer la posibilidad de criopreservación de semen por su posible efecto en la fertilidad, así como la necesidad de suspenderla inmediatamente en caso de gestación no planificada y durante la lactancia. En casos de planificación familiar, suspenderla 3 meses antes de la misma.

Aunque la hidroxiurea ha demostrado eficacia clínica y de laboratorio, la dosis óptima para cada paciente sigue siendo motivo de debate. La dosis fija de 20 mg/kg/día sin escalada, puede ser más útil en países subdesarrollados ya que requiere una monitorización analítica menos estrecha, pero se ha asociado con menor eficacia. La pauta de la máxima dosis tolerada consiste en una dosis de inicio de 15-20 mgr/kg/día, aumentando hasta conseguir la máxima dosis tolerada, que es aquélla que induce leve mielosupresión (neutrófilos >1500/uL) y Hb F>20 %, con dosis máxima de 35 mgr/kg/día. Los controles analíticos con hemograma y reticulocitos se deben realizar a las 2 semanas de inicio del tratamiento, cada 4 semanas durante la escalada de dosis y cada 4-6 meses con dosis estables. Deben realizarse también controles de función renal y hepática, así como de Hb F.

Existen multitud de fármacos en ensayos clínicos y dos fármacos aprobados por la EMA (Agencia Europea del Medicamento), pendientes de aprobación por la Agencia Española del Medicamento. Son el crizanlizumab, anticuerpo anti P-selectina con eficacia demostrada en prevención de CVO, y el voxelotor, fármaco que ha demostrado mejorar la anemia en estos pacientes.

Las transfusiones están indicadas en eventos agudos y de manera crónica para prevención de ACVA y tratamiento de hipertensión pulmonar (Figura 13); se debe tener en cuenta que no debe superarse la cifra de Hb de 10 gr/dL y los posibles problemas de aloinmunización (presencia de anticuerpos frente a antígenos eritrocitarios no propios) y sobrecarga férrica.

Transfusión en situaciones agudas (ex-sanguinotransfusión vs eritroaféresis	Transfusiones crónicas (transfusiones vs eritroaféresis)
- Anemia hemolítica grave en malaria, crisis aplásica y secuestro esplénico o hepático agudo - Evento neurológico agudo: ACVA - Síndrome torácico agudo con hipoxia o afectación de varios segmentos - Fallo multiorgánico agudo - Previo a cirugía mayor	- Prevención de ACVA recurrente y en casos con velocidad anormal en DTC - Hipertensión pulmonar crónica y fallo cardiaco congestivo refractario - Pacientes refractarios a hidroxiurea - Secuestro esplénico previo en niños menores de 3 años

Figura 13. Indicaciones de transfusiones en pacientes con anemia falciforme.

La transfusión en los pacientes con CVO tiene un doble propósito ya que, por un lado, se pretende corregir la anemia agudizada que van a presentar en los momentos de crisis moderadas-severas, y, por otro lado, mediante el aporte de hemoglobina no patológica disminuimos la concentración de hemoglobina S (HbS), reduciendo con ello las complicaciones.

El único tratamiento curativo es el **trasplante de progenitores hematopoyéticos**, con una supervivencia mayor del 95 % cuando el donante es hermano HLA compatible, en niños sin daño orgánico grave.

La **terapia génica**, insertando un gen productor de Hb A o aumentando la producción de Hb F está muy avanzada y previsiblemente será una realidad en adultos en un futuro muy cercano.

Recientemente, se ha puesto en marcha una asociación de pacientes con anemia falciforme en nuestro país, que será de gran ayuda para estos pacientes. https://www.asafefalciforme.org/

Bibliografía

GUÍAS ESPAÑOLAS – INTERNACIONALES

1. Cela E, SEHOP. Guía de práctica clínica sobre enfermedad de células falciformes pediátrica. Soc Española Hematol y Oncol Pediátricas SEHOP. Edición: abril 2019. ISBN: 978-84-944935-5-3. Http://www.sehop.org/wp-content/uploads/2019/03/Gu%C3%ada-SEHOP-Falciforme-2019.pdf

2. López Rubio M, Morado Arias M, Ricard Andrés MP, Villegas Martínez A. Guía de enfermedad de células falciformes. Grupo de Eritropatología de la Sociedad Española de Hematología y Hemoterapia. Edición 2021. ISBN: 978-84-09-34321-8. Https://www.profesionalessanitarios.novartis.es/sites/profesionalessanitarios.novartis.es/files/guia_ecf_online.pdf

3. Registro español de hemoglobinopatías de la SEHOP (REHEM). Https://www.sehop.org/conozca-el-registro-de-hemoglobinopatias-y-anemias-raras-rehem-ar/

4. Manejo del paciente con ECF en urgencias. Basado en la Guía de Práctica Clínica en la Enfermedad de Células Falciformes de la Sociedad Española de Hematología y Oncología Pediátricas (SEHOP) y en la Guía de Enfermedad de Células Falciformes del Grupo de Eritropatología de la Sociedad Española de Hematología y Hemoterapia. Https://www.profesionalessanitarios.novartis.es/sites/profesionalessanitarios.novartis.es/files/sickle-ehub-guia-urgencias-2022.pdf

5. Evidence-Based Management of Sickle Cell Disease Expert Panel Report, 2014. https://www.nhlbi.nih.gov/sites/default/files/media/docs/sickle-cell-disease-report%20020816_0.pdf

6. Amanda M. American Society of Hematology 2020 guidelines for sickle cell disease: management of acute and chronic pain. Blood Adv 2020; 4 (12): 2656-2701.

TRATAMIENTO

1. Ballas SK, McCarthy WF, Guo N, DeCastro L, Bellevue R, Barton BA, *et al.* Exposure to hydroxyurea and pregnancy outcomes in patients with sickle cell anemia. J Natl Med Assoc [Internet]. 2009 Oct;101(10):1046-51. Available from: http://www.ncbi.nlm.nih. gov/pubmed/19860305

2. Neumayr LD, Hoppe CC, Brown C. Sickle cell disease: current treatment and emerging therapies. Am J Manag Care. 2019 Nov;25(18 Suppl):S335-S343.

3. Ataga KI, Kutlar A, Kanter J, Liles D, Cancado R, Friedrisch J, et al. Crizanlizumab for the Prevention of Pain Crises in Sickle Cell Disease. N Engl J Med. 2017 Feb 2;376(5):429-439.

4. Yawn BP, Buchanan GR, Afenyi-Annan AN, Ballas SK, Hassell KL, James AH, *et al.* Management of sickle cell disease: summary of the 2014 evidence-based report by expert panel members. JAMA. 2014;312(18):1033-1048.

5. Savage WJ, Buchanan GR, Yawn BP, Afenyi-Annan AN, Ballas SK, Goldsmith JC,

6. *et al.* Evidence gaps in the management of sickle cell disease: a summary of needed research. Am J Hematol 2015;90(4):273-275.

7. Luchtman-Jones L, Pressel S, Hilliard L, Brown RC, Smith MG, Thompson AA, *et al.* Effects of hydroxyurea treatment for patients with hemoglobin SC disease. Am J Hematol. 2016;91(2):238-42.

8. Zimmerman SA, Schultz WH, Davis JS, Pickens CV, Mortier NA, Howard TA, *et al.* Sustained long-term hematologic efficacy of hydroxyurea at maximum tolerated dose in children with sickle cell disease. Blood. 2004;103(6):2039-45.

9. Estepp JH, Smeltzer MP, Kang G, Li C, Wang WC, Abrams C, *et al.* A clinically meaningful fetal hemoglobin threshold for children with sickle cell anemia during hydroxyurea therapy. Am J Hematol. 2017;92(12):1333-9.

10. Kelly S, Quirolo K, Marsh A, Neumayr L, García A, Custer B. Erythrocytapheresis for chronic transfusion therapy in sickle cell disease: survey of current practices and review of the literature. Transfusion. 2016;56(11):2877-88.

11. Davis BA., Allard S, Qureshi A, Porter JB, Pancham S, Win N, *et al.* Guidelines on red cell transfusion in sickle cell disease Part II: indications for transfusion. Br J Haematol. 2017;176(2):192-209.

12. Dumas G, Habibi A, Onimus T, Merle JC, Razazi K, Dessap AM, *et al.* Eculizumab salvage therapy for delayed hemolysis transfusion reaction in sickle cell disease patients. Blood. 2016;127(8):1062-4.

MANEJO DE COMPLICACIONES

1. Coates TD, Wood JC. How we manage iron overload in sickle cell patients. Br J Haematol. 2017;177(5):703-16.

2. Wood KC, Gladwin MT, Straub AC. Sickle cell disease: at the crossroads of pulmonary hypertension and diastolic heart failure. Heart. 2020 Apr;106(8):562-568.

3. Azbell RCG, Desai PC. Treatment dilemmas: strategies for priapism, chronic leg ulcer disease, and pulmonary hypertension in sickle cell disease. Hematology Am SocHematolEducProgram. 2021 Dec 10;2021(1):411-417.

4. Hirtz D, Kirkham FJ. Sickle Cell Disease and Stroke. Pediatr Neurol. 2019 jun;95:34-41.

5. Farooq S, Testai FD. Neurologic Complications of Sickle Cell Disease. Curr Neurol Neurosci Rep. 2019 Feb 28;19(4):17.

6. Mehari A, Klings ES. Chronic pulmonary complications of sickle cell disease. Chest. 2016;149(5):1313-24.

7. Piel FB, Steinberg MH, Rees DC. Sickle Cell Disease. N Engl J Med. 2017 Apr 20;376(16):1561-1573. doi: 10.1056/NEJMra1510865. PMID: 28423290.

8. Prithu Sundd. Pathophysiology of Sickle Cell Disease. Annu Rev Pathol. 2019 Jan 24; 14:263-292.

MANEJO DEL DOLOR Y CRISIS AGUDAS

1. Byrne J, Haematology CC. Guideline for the Management of Sickle cell crisis. 2017

2. Ballas SK. Pathophysiology and principles of management of the many faces of the acute vaso-occlusive crisis in patients with sickle cell disease. Eur J Haematol. 2015;95(2):113-23.

3. Darbari DS, Sheehan VA, Ballas SK. The vaso-occlusive pain crisis in sickle cell disease: Definition, pathophysiology, and management. Eur J Haematol. 2020 Sep;105(3):237-246.

4. Sagi V, Mittal A, Tran H, Gupta K. Pain in sickle cell disease: current and potential translational therapies. Transl Res. 2021 Aug;234:141-158. doi: 10.1016/j.trsl.2021.03.007.

5. Orhurhu MS, Chu R, Claus L, Roberts J, Salisu B, Urits I, Orhurhu E, Viswanath O, Kaye AD, Kaye AJ, Orhurhu V. Neuropathic Pain and Sickle Cell Disease: Review of Pharmacologic Management. Curr Pain Headache Rep. 2020 Jul 24;24(9):52.

6. Miller ST. How I treat acute chest syndrome in children with sickle cell disease. Blood. 2011;117(20):5297-305.

ASESORAMIENTO GENÉTICO, GESTACIÓN Y CRIBADO NEONATAL

1. Section on Hematology/Oncology Committee on Genetics, American Academy of Pediatrics. Health supervision for children with sickle cell disease. Pediatrics [Internet]. 2002 Mar;109(3):526-35.

2. Vrettou C, Kakourou G, Mamas T, Traeger-Synodinos J. Prenatal and preimplantation diagnosis of hemoglobinopathies. Int J Lab Hematol. 2018; 40:74-82.

3. Boafor TK, Olayemi E, Galadanci N, Hayfron-Benjamin C, Dei-Adomakoh Y, Segbefia C, et al. Pregnancy outcomes in women with sickle-cell disease in low and high income countries: A systematic review and meta-analysis. BJOG AnInt J ObstetGynaecol. 2016;123(5):691-8.

4. Boga C, Ozdogu H. Pregnancy, and sickle cell disease: A review of the current literature. CritRev Oncol Hematol. 2016;98(July 2014):364-74.

5. Lobitz S, Telfer P, Cela E, Allaf B, Angastiniotis M, Backman Johansson C, et al. Newborn screening for sickle cell disease in Europe: recommendations from a Pan-European Consensus Conference. Br J Haematol [Internet]. 2018. Nov;183(4):648-60.

VACUNAS

1. CDC. Recommendations of the Advisory Committee on Immunization Practices (ACIP) Centers for Disease Control and Prevention. cdc.gov/vaccines/hcp/acip-recs/vacc-specific/covid-19.html

2. Kuchar E, Miśkiewicz K, Karlikowska M. A review of guidance on immunization in persons with defective or deficient splenic function. Br J Haematol. 2015;171(5):683-94. 254.

3. Lederman HM, Connolly MA, Kalpatthi R, Ware RE, Wang WC, Luchtman-Jones L, *et al.* Immunologic Effects of Hydroxyurea in Sickle Cell Anemia. Pediatrics [Internet]. 2014;134(4):686-95. Availablefrom: http://pediatrics.aappublications.org/cgi/ doi/10.1542/peds.2014-0571

4. Comité Asesor de Vacunas de la AEP. https://vacunasaep.org/documentos/manual/cap-31#7.2

5. Payne AB. Influenza vaccination rates and hospitalizations among Medicaid enrollees with and without sickle cell disease, 2009-2015. Pediatr Blood Cancer. 2021 Sep 20: e29351. doi: 10.1002/pbc.29351. Epub ahead of print. PMID: 34542932.

RECURSOS PARA PACIENTES

1. Asociación española de enfermedad falciforme. ASAFEhttps://www.asafe-falciforme.org/

2. Diario de Crisis para el paciente de Enfermedad de Células Falciformes (disponible en castellano, francés, inglés y árabe):https://anemiafalciforme.es/recursos

3. Aplicación para móvil para manejo de ECF en pacientes y cuidadores: SCD companion. https://play.google.com/store/apps/details?id=me.curatio.scd_a&hl=es_419&gl=US

4. NHLBI: consejos para pacientes con ECF (guías británicas). https://www.nhlbi.nih.gov/health-topics/education-and-awareness/sickle-cell/publications-for-patients.

5. Asociación francesa de drepanocitosis: L'APIPD, AssociationPourl'Information et la Prévention de la Drépanocytose.https://apipd.fr/

Preguntas de autoevaluación

1. Una niña de 5 años, de raza negra y padres dominicanos, acude a la consulta de Pediatría de Atención Primaria por fiebre de 39 °C de 48 horas de evolución, sin otros síntomas. Como único antecedente personal de interés, tuvo una tuberculosis pulmonar a los 2 años diagnosticada y tratada en Santo Domingo. A la exploración, presenta regular estado general, ictericia y dolores en ambas piernas. Desde el laboratorio se informa que en los análisis se observa una anemia importante.

    Hemograma. Serie roja: hematíes: 2 960 000/mm3, Hb: 9,40 g/dl, Hto: 25 %, VCM: 86 μm3, HCM: 32 pg, CHCM: 37 g/dl; Leucocitos: 12 970/mm3; Plaquetas 234 000/mm3. Coagulación: normal. Bioquímica: bilirrubina total: 1,84 mg/dl, bilirrubina directa: 0,55 mg/dl, GOT: 49 U/l, GPT: 19 U/l, Fe: 92 μg/dl, colesterol: 102 mg/dl, LDH: 823 U/l, urea, creatinina, iones normales; PCR: 4,8 mg/dl. ¿En qué se debe pensar dado el origen racial y la clínica de la paciente?

    a. Lo más probable es que se trate de una anemia hemolítica autoinmune.

    b. Se trata de un cuadro clínico y analítico compatible con una microangiopatía trombótica.

    c. Hay que pensar en un déficit de glucosa-6-fosfato -deshidrogenasa.

    d. El diagnóstico más probable es una anemia falciforme.

    e. Se trata de una hemoglobinuria paroxística nocturna.

2. ¿Cuál de las siguientes afirmaciones es falsa con respecto a la anemia de células falciformes?:

    a. La hemoglobina S se caracteriza por la sustitución del ácido glutámico por valina en la cadena de la globina ß, de la hemoglobina.

    b. Se recomienda la aplicación de vacunas contra *Haemophilus influenzae* tipo B, *Neisseria meningitidis* y *Streptococcus pneumoniae* dado el alto riesgo de contraer infecciones por microorganismos encapsulados.

    c. Las células falciformes mueren después de 10-20 días aproximadamente, a diferencia de las células con hemoglobina normal, que viven hasta 120 días.

d. La enfermedad es característica, pero no exclusiva, de la raza negra. Existen núcleos mediterráneos con el gen de Hb S (Grecia, Italia, Turquía y norte de África) además de Arabia Saudí y la India.

e. El portador es completamente asintomático y sin riesgos en ninguna circunstancia.

3. Con respecto a los hallazgos del frotis en sangre periférica en un paciente con drepanocitosis, señale la falsa:

a. Uno de los hallazgos clásicos son los poiquilocitos.

b. El hallazgo de drepanocitos es patognomónico.

c. Pueden existir eritroblastos.

d. Es esperable encontrar dianocitos.

e. La presencia de Cuerpos de Howell-Jolly es frecuente.

4. Señale la opción incorrecta en el manejo de los pacientes con drepanocitosis:

a. La hidroxiurea disminuye el número de crisis dolorosas, el síndrome torácico agudo, las hospitalizaciones y la necesidad de transfusiones.

b. La sobrecarga férrica no es un problema en estos pacientes.

c. Las transfusiones disminuyen el riesgo de un primer ataque cerebro-vascular en pacientes con velocidad aumentada en arteria cerebral media.

d. El ácido fólico, 1 mg/día, ayuda a mantener una producción adecuada de eritrocitos.

e. Es importante realizar profilaxis con penicilina y vitamina D.

5. En el diagnóstico de anemia falciforme es falso que:

a. El frotis de sangre periférica es diagnóstico en los casos homocigotos.

b. La presencia de Hb S se puede evidenciar con el test de falciformación.

c. La presencia de Hb S se demuestra con electroforesis de Hb y cromatografía de alta presión (HPLC).

d. El estudio molecular de Hb es imprescindible para el diagnóstico.

e. Es importante el estudio familiar y consejo genético.

6. Señale la falsa en cuanto al dolor en los pacientes con drepanocitosis:

   a. Los episodios dolorosos deben ser manejados con abundante ingesta de líquidos, y analgesia necesaria (AINES u opiáceos) monitorizando cada 30 minutos la respuesta.

   b. Las complicaciones que pueden ser letales ocurren en los días de mayor dolor.

   c. El dolor no suele estar presente en más de una localización a la vez durante las crisis agudas de estos pacientes.

   d. Es necesaria la profilaxis antitrombótica en las crisis dolorosas por riesgo trombótico aumentado.

   e. La exposición crónica a dosis elevadas de opioides puede contribuir a la aparición de dolor crónico en la enfermedad de células falciformes, ya sea por hiperalgesia inducida por opioides o por abstinencia cíclica de opioides.

7. En el manejo transfusional de los pacientes con drepanocitosis, qué es incorrecto:

   a. El objetivo de Hb debe ser de 10 g/dL en pacientes con HbS homocigota (HbSS) para evitar un aumento de la viscosidad sanguínea.

   b. Los objetivos de la transfusión en la ECF son el aumento de la capacidad de transporte de oxígeno y la disminución de la proporción de hemoglobina falciforme (HbS) para prevenir o revertir las complicaciones de la vaso-oclusión.

   c. Las transfusiones pueden producir aloinmunización y sobrecarga férrica.

   d. Son indicaciones de trasfusiones agudas versus eritroaféresis los ACVA, los Síndromes Torácicos Agudos y los síndromes hiperhemolíticos.

   e. Cuando el objetivo es disminuir la Hb S es preferible la eritroaféresis sobre las transfusiones simples por ser más eficientes.

Respuestas correctas:

1. d
2. e
3. a
4. b
5. d
6. c
7. d

2.10.2. Anemia y transfusión

Laboratorio de Hematología y Anemias

Profesor: Alfredo Bermejo Rodríguez
Médico especialista en Hematología y Hemoterapia
Hospital Universitario de Fuenlabrada

Ideas clave

1. A pesar de contar con **recursos limitados**, los laboratorios en áreas tropicales pueden desarrollar una labor diagnóstica fundamental si cuentan con un mínimo de infraestructura, reactivos y personal adecuadamente formado.

2. Si se dispone de un **hemograma automatizado** tendremos información de la concentración de plaquetas, de glóbulos blancos y su porcentaje diferencial, y de glóbulos rojos junto con la concentración de hemoglobina.

3. En caso de no disponer de analizadores de hemograma, mediante **métodos manuales** se puede disponer del valor hematocrito (microhematocrito), recuentos en cámara de glóbulos blancos y glóbulos rojos y de una estimación del recuento de plaquetas en la extensión teñida de sangre periférica. Estos métodos implican mayor uso de tiempo y recursos humanos.

4. La **extensión de sangre periférica** teñida con colorantes panópticos es de gran utilidad para el diagnóstico de las distintas causas de anemia, la presencia de parásitos y la detección de otros procesos infecciosos con repercusión en el número y la morfología de los leucocitos.

5. La implantación de **técnicas básicas de coagulación**, como el tiempo de protrombina, permite un manejo adecuado de procesos hemorrágicos, de tratamientos anticoagulantes y del riesgo hemorrágico en cirugía.

Introducción

En este tema vamos a describir las funciones del laboratorio de hematología, centrándonos en las particularidades de este laboratorio en las áreas tropicales con escasos recursos. Describiremos en detalle las técnicas básicas que se realizan, como el hemograma, el frotis de sangre periférica y los estudios de coagulación. Describiremos las anomalías morfológicas más habituales en los elementos formes de la sangre y profundizaremos en el estudio etiológico de las anemias, sobre todo en las anemias hemolíticas.

El laboratorio de hematología: marco conceptual

El laboratorio de hematología comprende los estudios diagnósticos que implican:

1. La valoración de los elementos formes de la sangre (**hematimetría**), no sólo para el diagnóstico de las enfermedades hematológicas propiamente dichas, sino también para el diagnóstico de enfermedades no hematológicas (que también pueden tener repercusión en los elementos formes de la sangre).

2. La valoración de las alteraciones en la **Hemostasia**, fundamentalmente en el proceso de coagulación de la sangre.

   Muy en relación con el laboratorio de hematología está el servicio de transfusión (banco de sangre), que se encarga de la extracción, procesamiento y conservación de hemoderivados obtenidos de donantes de sangre. Estos productos se emplearán en el tratamiento de anemias, trombocitopenias o deficiencias de factores de coagulación.

Los laboratorios de hematología en áreas tropicales

Si observamos un mapamundi con el porcentaje de personas bajo el umbral de la pobreza en cada país, la mayoría de los países con más del 30 % de pobres se sitúan en áreas tropicales. En las áreas tropicales, es habitual, por tanto, que los laboratorios se caractericen por sus recursos limitados. Sin embargo, no siempre esto es así, pudiendo encontrar laboratorios bien dotados en función del nivel de vida de la zona, así como de los recursos destinados a sanidad y la adecuada gestión de los mismos.

Lo que sí va a ser habitual es el encontrar diferentes enfermedades, patologías infecciosas y no infecciosas características de las áreas tropicales, las denominadas enfermedades tropicales. Veremos también patologías comunes a otras áreas, pero su prevalencia puede variar.

Se observan también diferencias demográficas, destacando una mayor población pediátrica junto con un elevado número de mujeres gestantes, por lo cual van a ser más frecuentes las enfermedades relacionadas con estos grupos de población.

En los laboratorios con recursos limitados, deberán afrontarse una serie de problemas comunes:

1. Falta de personal cualificado.
2. Multifuncionalidad: el mismo personal, habitualmente escaso, ha de encargarse de las áreas de microbiología, bioquímica, hematología y transfusión.
3. Sueldos bajos.
4. Sobrecarga de trabajo, especialmente en la estación húmeda, cuando son más frecuentes las infecciones.
5. Escaso reconocimiento, agravado por el desconocimiento del trabajo de laboratorio por parte de otros profesionales de la salud.
6. Carencias de energía eléctrica y problemas en el mantenimiento de los equipos.
7. Suministro irregular de reactivos y otro material.

En cuanto a las **técnicas disponibles** en un laboratorio de hematología en un área tropical, éstas pueden variar en función de la categoría y recursos disponibles. En un hospital comarcal, la mayoría de las técnicas disponibles serán de nivel básico, incluyendo medición de hemoglobina o hematocrito, recuentos leucocitarios y plaquetarios en cámara, frotis de sangre periférica (con morfología sanguínea y fórmula leucocitaria), test de falciformación y grupo sanguíneo ABO y Rh. Con algo más de recursos puede disponerse de analizadores que proporcionen un hemograma automatizado y de kits para recuento de linfocitos CD4 (los subvenciona el Programa Mundial del SIDA). Ya en un hospital provincial, de mayor nivel, habitualmente se dispone del hemograma automatizado, de estudios básicos de coagulación, así como despistaje de deficiencia de G6PDH, electroforesis de hemoglobinas y aspirado de médula ósea; en el área de transfusión se realizan pruebas cruzadas y detección de anticuerpos irregulares, así como fraccionamiento de hemoderivados.

La **infraestructura general** también va a ser variable en función de los recursos disponibles. Los locales deberían constar de un espacio físico adecuado, con condiciones adecuadas de climatización, iluminación y ventilación, así como separación de las áreas de extracción de muestras y de evaluación de pacientes. Debe contarse con un suministro eléctrico idealmente ininterrumpido, y también de agua, garantizando una correcta limpieza y eliminación de desechos. Se dispondrá de mesas de trabajo, almacenes y taquillas. El material básico e imprescindible debe incluir refrigeradores, centrífugas y agitadores, analizadores, reactivos, material de extracción de sangre o toma de muestras, tubos, pipetas, portaobjetos y, por supuesto, microscopios. El **microscopio** es el instrumento fundamental en el laboratorio de hematología y será de la mejor calidad posible para garantizar un diagnóstico más preciso; el microscopio debe cuidarse, protegiéndolo de la humedad y el polvo (a ser posible con fundas herméticas y gel de sílice) y limpiarse periódicamente con pincel y gamuza.

El hemograma (hematimetría):

El hemograma es el análisis de sangre periférica que evalúa las células sanguíneas, indicándonos:

- Su concentración (número absoluto en una unidad de volumen).
- El porcentaje de estas (en el caso de los glóbulos blancos).
- Las características morfológicas de las células (tamaño, forma y estructura interna).

Entre las distintas células sanguíneas, la serie eritrocitaria (glóbulos rojos) nos informa de la capacidad de oxigenación. Los datos de la serie leucocitaria (glóbulos blancos) se relacionan con la capacidad de defensa. Y los datos de la serie plaquetaria (plaquetas) nos indican la capacidad de iniciar el proceso de la coagulación. La concentración que presenta cada grupo celular es el resultado de la relación entre la producción de células sanguíneas en la medula ósea (hematopoyesis) y su destrucción o consumo periférico.

La sangre para realizar un hemograma debe recogerse en un tubo que contenga como anticoagulante **EDTA** (ácido etilén-diamino-tetraacético), sustancia que no produce dilución de la sangre (sólido), respeta la morfología eritrocitaria y leucocitaria, asegura la conservación de las células 24 horas y, por supuesto, inhibe la agregación plaquetaria, permitiendo su recuento. Es fundamental mezclar rápidamente la sangre con el anticoagulante para evitar la formación de coágulos y microcoágulos, evitando así resultados falsamente alterados.

Antes de desarrollarse los autoanalizadores de hematimetría, el hemograma se obtenía por la metodología clásica, en sus distintos parámetros:

1. Hemoglobina: colorimétricamente por el método de cianohemoglobina. Hoy en día también se dispone de pequeños aparatos con microcubetas (tipo Hemocue®) que indican su valor a partir de una gota de sangre capilar.

2. Hematocrito: medido en finos capilares de vidrio tras centrifugación (microhematocrito).

3. Recuentos de glóbulos rojos, glóbulos blancos y plaquetas en cámara (Cámara de Neubauer). La concentración de células/μL = contaje de células en los 16 cuadrantes pequeños x 10.

4. Estimación del recuento de plaquetas. En la zona habitual de observación (hematíes separados), a 1000 aumentos (objetivo x 100 de inmersión), se realiza el contaje de plaquetas en 10 campos x 1000 = número de plaquetas/ μL.

Con el desarrollo de los **autoanalizadores de hematimetría (contadores celulares)**, se va a conseguir un recuento electrónico de células sanguíneas, basado en dos tipos de tecnología:

1. **Impedancia.** Al atravesar la célula una corriente continua, ésta se ve interrumpida por la resistencia que ofrece la célula al paso de dicha corriente (impedancia), generando una señal proporcional al volumen celular (mayor tiempo de interrupción se correlaciona con mayor volumen).

2. **Óptica.** Al incidir una luz láser sobre la célula, las estructuras internas de la misma, como los gránulos, producen un fenómeno de reflexión (dispersión de la luz láser), que puede ser cuantificado en detectores laterales situados en determinados ángulos respecto a la fuente luminosa. Esta señal será más intensa cuanto más compleja sea la estructura interna de la célula, de manera que las células con mayor contenido granular generarán señales más intensas. Esta técnica puede completarse con marcadores fluorescentes que se unan a distintas estructuras celulares, como el ADN nuclear, de manera

que al incidir la luz láser sobre el núcleo celular va a generar una señal luminosa en una determinada longitud de onda, que podrá recibirse mediante filtros luminosos en un receptor; en este caso indicará la cantidad de material nuclear presente en la célula.

Los contadores celulares más básicos utilizan únicamente la tecnología de impedancia y son los denominados analizadores de 3 poblaciones. Estos contadores nos indicarán las concentraciones de glóbulos rojos, glóbulos blancos y plaquetas, así como la concentración de hemoglobina (junto con otros parámetros eritrocitarios como el volumen corpuscular medio). En cuanto a la fórmula leucocitaria, sólo nos darán el porcentaje de 3 poblaciones: neutrófilos, linfocitos y Med (constituida por monocitos y otras células). Para poder obtener el diferencial de 5 poblaciones (que incluya también eosinófilos y basófilos), es necesario utilizar contadores más complejos que incluyan tecnología óptica.

Tabla 1. Rangos de normalidad del hemograma en función del sexo.

	Hombres	Mujeres
Hematíes (*10^6/µL)	4,6 - 5,7	4 - 5,5
Hb (g/dL)	13 - 17,5	12 - 16
Hct (%)	40 - 54	36 - 47
Vcm (fL)	82 -98	82 - 98
Hcm (pg)	27 - 33	27 - 33
Chcm (g/dL)	31 - 36	31 - 36
Ade (%)	11 - 15	11 - 15
Ret (%)	0,5 - 2,5	0,5 - 2,5
Ret (*10^3/µL)	25-125	25 - 125
Plaq (*10^3/µL)	140-450	140-450
Vpm (fL)	7,5-11	7,5-11

	Hombres	Mujeres
Leucocitos (*10^3/μL)	4 - 11	4 - 11
Neu%	42 - 74	42 - 74
Linf%	16 - 45	16 - 45
Mon%	4 - 12	4 - 12
Eos%	1-4	1-4
Bas%	0-0,2	0-0,2
Neu (*10^3/μL)	1,7-6,1	1,7-7,5
Linf (*10^3/μL)	1,0-3,2	1,0-3,2
Mon (*10^3/μL)	0,2-1	0,2-1
Eos (*10^3/μL)	0,03-0,6	0,03-0,6
Bas (*10^3/μL)	0,02-0,29	0,02-0,29

Además de las variaciones en función del sexo (fundamentalmente en hematíes, hemoglobina y hematocrito), también van a observarse variaciones en función de la edad o en determinadas circunstancias como el embarazo (disminución fisiológica de hemoglobina y aumento de neutrófilos). Incluso existen variaciones geográficas y raciales: en la raza negra, los valores de referencia de hemoglobina y VCM son discretamente inferiores respecto a otras razas, observándose también menor concentración de neutrófilos en valor absoluto, como podemos observar en la siguiente tabla, que muestra los valores de normalidad para la población de Nigeria.

Tabla 2. Rangos de normalidad del hemograma en función del sexo para la población de Nigeria

	Hombres	Mujeres
Hematíes (x10⁶/µL)	4,4 - 7,0	4.4 - 6,8
Hb (g/dL)	12 - 17,2	11.7 - 17
Hct (%)	38 - 54	37- 53
vcm (fL)	70 - 96	69 - 95
hcm (pg)	21 - 32	21 - 31
chcm (g/dL)	29 - 35	28 - 35
Plaq (x10³/µL)	90 - 375	100 - 425

	Hombres	Mujeres
Leucocitos (x10³/µL)	3,4 - 9,6	3,6 - 10,3
Neu%	26 - 69	26 - 70
Linf%	21 - 59	22 - 60
Med%	3 - 29	3 - 28
Neu (x10³/µL)	1,2 - 5,6	1,3 - 6,0
Linf (x10³/µL)	1,1 - 4,3	1,2 - 4,3
Med (x10³/µL)	0,2 – 2,2	0,2 – 2,3

Al igual que en otros estudios de laboratorio, es importante la elaboración de protocolos de manejo de los contadores celulares (PNTs). Deben emplearse calibradores al menos una vez al año y pasar controles de calidad comerciales diariamente; si es posible, participar en programas nacionales o internacionales de acreditación. En caso de que la calibración y controles convencionales no sean factibles, se usarán métodos alternativos, como controles positivos y negativos *home-made* y calibración frente a métodos clásicos como microhematocrito, regla hematocrito/hemoglobina (Hct en % = 3*Hb en g/dL), recuentos en cámara de los distintos elementos formes y fórmula leucocitaria microscópica.

El frotis de sangre periférica

El frotis o extensión de sangre periférica, consiste en extender una gota de sangre sobre un portaobjetos ayudándose de otro portaobjetos en ángulo de unos 45°. Con ello se consigue una extensión fina en la cual los distintos elementos formes de la sangre pueden individualizarse adecuadamente. Para poder distinguirlos mejor, se utilizan métodos de tinción con colorantes panópticos, como las coloraciones de Wright y de May-Grünwald-Giemsa; esto permite colorear los elementos formes, y en los glóbulos blancos resaltar su núcleo y sus gránulos.

Una vez colocada la extensión de sangre periférica en la pletina del microscopio, vamos a poder calcular la **fórmula leucocitaria**. Para ello se realizará un recuento (a 400 aumentos, con el objetivo de x40) sobre 100 leucocitos, determinando el porcentaje de cada subtipo morfológico (normales y anormales si los hubiera). Los leucocitos que aparecen en condiciones normales son los siguientes (ver Figura 1):

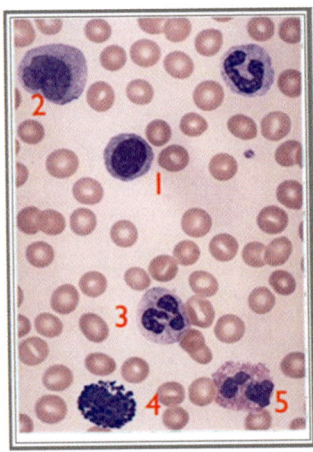

Figura 1. Leucocitos que aparecen en condiciones normales: 1) Linfocito: pequeño y mononuclear, con núcleo redondeado; 2) Monocito: mononuclear, con núcleo arriñonado o irregular y citoplasma vacuolado; 3) Neutrófilo: con gránulo fino y núcleo segmentado (3-4 segmentos); 4) Basófilo: con gránulo grueso oscuro; 5) Eosinófilo: con gránulo grueso rojo-anaranjado y núcleo segmentado (2 segmentos).

Además de la fórmula leucocitaria, en la extensión deben informarse las **anomalías cualitativas** que se observen en los distintos elementos formes. Habitualmente irán asociadas a anomalías cuantitativas. Los contadores indican también alarmas morfológicas, que indican mayor probabilidad de encontrar estas anomalías cualitativas. Su hallazgo puede orientar hacia un determinado diagnóstico e incluso pueden ser patognomónicas en algunos casos. Otras veces nos llevan a plantear otra prueba de laboratorio, de histopatología o de imagen que permita llegar a un diagnóstico. Es siempre muy importante conocer la sospecha diagnóstica para poder orientar correctamente la búsqueda de determinadas anomalías. La observación de estas anomalías es también útil en el seguimiento de diversas patologías.

1. Anomalías morfológicas eritrocitarias

Normocítico	Tamaño similar a un núcleo de linfocito	
Normocrómico	zona clara central < 1/3 ø (disco bicóncavo en 3D)	
Anisocitosis	Aumento de variación en tamaño	*Anemia inespecífica Transfundidos*
Poiquilocitosis	Aumento de variación en forma	*Anemia inespecífica*
Microcitosis	Tamaño disminuido	*Anemia ferropénica Talasemia Anemia de trastorno crónico*
Policromasia	Eritrocito azulado y grande (reticulocito)	*Anemias regenerativas*
Eliptocito	Eritrocito de forma elíptica alargada, extremos simétricos y contorno regular.	*Anemia ferropénica*
Ovalocito	Eritrocito de forma elíptica u ovalada	*S. mielodisplásico Eliptocitosis hereditaria*
Macroovalocito	Grande y a veces asimétrico	*Anemia megaloblástica*
Esferocito	Sin zona clara central (esférico en 3D)	*Esferocitosis hereditaria Anemia hemolítica autoinmune*

Excentrocito	En cesta (zona pálida en un extremo)	*Deficiencia de G6PDH*
Queratocito	Eritrocito mordido	*Deficiencia de G6PDH*
Dianocito	Hemoglobina en la periferia y en un punto central (sombrero en 3D)	*Hemoglobinopatías y talasemias* *Ictericia obstructiva* *Esplenectomía*
Drepanocito	Eritrocito en forma de plátano, hoz o media luna	*Anemia falciforme o drepanocitosis*
Estomatocito	Zona pálida central alargada (señal de prohibido)	*Hepatopatía alcohólica* *S. mielodisplásico* *Estomatocitosis*
Esquistocito	En forma de casco, fragmentos eritrocitarios	*Microangiopatías (PTT, SHU)* *CID* *Prótesis valvulares mecánicas*
Acantocito	Con espículas asimétricas	*Hepatopatía* *Esplenectomía* *Abetalipoproteinemia*
Equinocito	Con espículas cortas y regulares	*Insuficiencia renal* *Deficiencia de PK*
Dacriocito	En forma de lágrima o pera	*Mielofibrosis* *S. mielodisplásico*
Cuerpo de Howell-Jolly	Punto único violáceo y redondeado (ADN)	*Esplenectomía* *Hipoesplenismo*
Punteado basófilo	Múltiples puntos oscuros y dispersos (ARN)	*Betatalasemia Intoxicación por plomo* *Diseritropoyesis de distinta causa*
Rouleaux	Eritrocitos en pilas de monedas	*Gammapatías* *Infección, Inflamación, neoplasia*
Eritroblastos	Formas inmaduras con núcleo	*Neonatos* *Anemias hemolíticas Enfermedades de médula ósea*
Autoaglutinación	Grumos con numerosos eritrocitos	*Crioaglutininas*
Parásitos intraeritrocitarios	Anillos (trofozoítos), gametocitos y esquizontes. Cruz de malta	*Plasmodium sp* *Babesia*

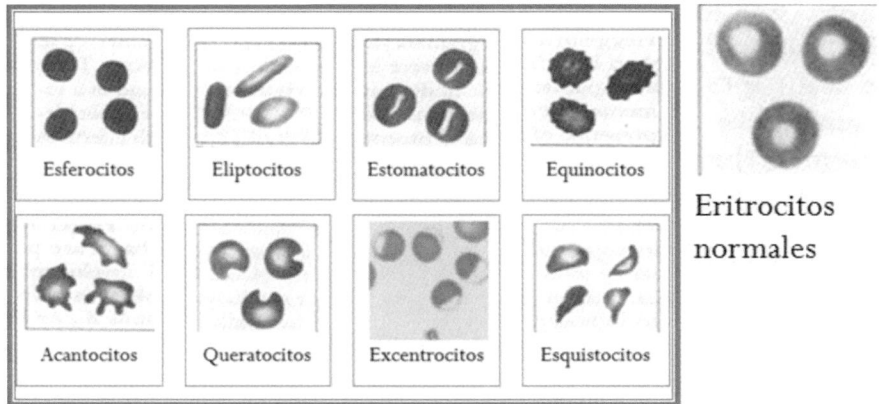

Figura 2. Anomalías morfológicas eritrocitarias.

Diagnóstico de anemias

Las **anemias microcíticas** son aquéllas que presentan VCM disminuido (< 80fL). La más frecuente es la anemia ferropénica, que se caracteriza morfológicamente por anisopoiquilocitosis, microcitosis, hipocromía y presencia de eliptocitos. Debe hacerse el diagnóstico diferencial con los rasgos talasémicos, en los que morfológicamente destacan la presencia de dianocitos y punteado basófilo.

Las **anemias macrocíticas** presentan un VCM aumentado, > 100 fL. Las causas más habituales son el alcoholismo y las hepatopatías, caracterizadas por la presencia de dianocitos y acantocitos, y acompañadas con frecuencia de trombocitopenia y leucopenia (pancitopenia). La anemia megaloblástica (por deficiencia de vitamina B12 o de ácido fólico), es también macrocítica y presenta de manera característica hipersegmentación de los neutrófilos.

También se puede observar macrocitosis, aunque no siempre, en **anemias hemolíticas**, al aumentar la proporción de reticulocitos (Ret), eritrocitos de mayor tamaño, que acaban de salir de la médula ósea y que aún conservan ARN en su citoplasma. Esta característica permite detectarlos con tinciones vitales como el azul cresil brillante y por métodos automatizados con colorantes fluorescentes afines por el ARN. También se encuentran aumentados en las anemias hemorrágicas agudas, siendo también en este caso, al igual que en los procesos hemolíticos, un indicador de una adecuada respuesta medular ante la anemia. Otros datos característicos de las anemias hemolíticas evidencian la destrucción de eritrocitos, como son el aumento de bilirrubina indirecta y de LDH, así como la disminución de haptoglobina. En la mayoría de los procesos de hemólisis la destrucción de los eritrocitos tiene lugar en los macrófagos del bazo (**hemólisis extravascular**), aunque en determinados procesos hemolíticos pueden destruirse en el propio torrente sanguíneo (**hemólisis intravascular**), observándose en estos casos además la presencia de hemoglobina libre en plasma u orina y hemosiderinuria (hierro en la orina). Las **anemias hemolíticas hereditarias** son las más frecuentes, como la deficiencia de Glucosa 6 fosfato deshidrogenasa, con herencia ligada a X y caracterizada por crisis de hemólisis intravascular desencadenadas por fármacos o por ingesta de habas (favismo); morfológicamente se observan excentrocitos y queratocitos. Otras anemias hemolíticas hereditarias frecuentes son la eliptocitosis hereditaria y la esferocitosis hereditaria, así como la drepanocitosis o enfermedad de células falciformes, que es además una hemoglobinopatía. En cuanto a las **anemias hemolíticas adquiridas** destacamos las de causa infecciosa (paludismo), inmune (anemia hemolítica autoinmune, detectable por la presencia de un test de Coombs directo positivo), por fármacos o tóxicos y las anemias hemolíticas microangiopáticas (PTT, SHU o relacionadas con la gestación, como la preeclampsia o el síndrome HELLP). Las anemias hemolíticas microangiopáticas se caracterizan por la presencia frecuente de esquistocitos y fragmentos eritrocitarios, siendo también frecuente la trombocitopenia.

Diagnóstico de parásitos en sangre

Además del *Plasmodium*, pueden observarse otros parásitos como babesias, filarias, tripanosomas y excepcionalmente leishmanias. También borrelias y diversas bacterias en casos de sepsis.

2.Anomalías morfológicas leucocitarias

Neutrófilo normal	3-4 segmentos nucleares Fina granulación rosada	
Neutrófilo hipersegmentado (1)	5 o más segmentos en más del 5 % de los neutrófilos	*Anemia megaloblástica Anemia ferropénica Infección*

Neutrófilo hiposegmentado (2)	1 o 2 segmentos	*S. mielodisplásico*
Neutrófilo vacuolado		*Infección*
Neutrófilo con refuerzo de granulación	Exceso de granulación, más oscura	*Infección o inflamación* *Gestación*
Neutrófilo cayado o en banda (3)	Desviación izquierda (> 6 %)	*Infección o inflamación* *Hipoxia* *Gestación*
Mielemia	Neutrófilos más inmaduros (metamielocitos, mielocitos, promielocitos, blastos)	*Infección grave. Patología de médula ósea*
Linfocito activado (4)	Grande, citoplasma muy basófilo y contorneando eritrocitos citoplasma muy y ontorneando	*Virus (VEB, CMV)* *Toxoplasma, Rickettsia*
Linfocito grande granular (5)	Grande, citoplasma claro y algunos gránulos	*Infección, neoplasia, autoinmunes Esplenectomía Proliferación clonal T o NK*
Célula plasmática (6)	Núcleo excéntrico con cromatina condensada, citoplasma amplio basófilo	*Infecciones, inmunológicas y cirrosis Raramente neoplasias de células plasmáticas (mieloma)*

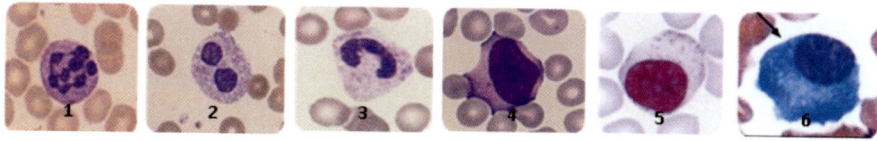

Figura 3. Anomalías morfológicas leucocitarias

La mayoría de las **leucocitosis con neutrofilia** son de causa infecciosa bacteriana, sobre todo si se acompañan de refuerzo de granulación, vacuolización y desviación izquierda de la fórmula. Procesos inflamatorios y neoplasias también pueden producir un cuadro similar.

Las **linfocitosis** se relacionan en general con infecciones víricas, especialmente en niños y personas jóvenes. En estos casos es muy característica la presencia de linfocitos activados, con frecuencia acompañados de células linfomonoides, linfoplasmáticas y linfocitos en apoptosis. En adultos y sobre todo en ancianos, ante una linfocitosis debe descartarse la presencia de una neoplasia linfoide (linfoma o leucemia linfoide).

ESTUDIOS DE COAGULACIÓN O HEMOSTASIA

Los estudios básicos de coagulación incluyen el **Tiempo de Protrombina (TP)** y el **Tiempo de Tromboplastina Parcial Activado (TTPA)**. La muestra empleada es sangre anticoagulada con citrato, separando el plasma por centrifugación. Añadiendo reactivos liofilizados con calcio al plasma, se reactiva el proceso de coagulación y se mide el tiempo transcurrido hasta la formación de un coágulo. Este estudio puede realizarse de forma manual (añadiendo cada reactivo al plasma en un tubo de ensayo y cronometrando el tiempo transcurrido hasta que se observa la formación del coágulo) o de manera automatizada en analizadores de coagulación. También son útiles pequeños coagulómetros portátiles, que permiten la realización del TP en sangre capilar mediante el uso de tiras reactivas.

Entre las coagulopatías más habituales, como causas de **prolongación del TP** destacan la deficiencia de vitamina K, las hepatopatías y el tratamiento con cumarínicos. Ante una **prolongación de TTPA**, si no se está recibiendo ningún fármaco anticoagulante, debe descartarse la presencia de un anticoagulante lúpico (que suele asociarse a aumento de riesgo trombótico, no hemorrágico), siendo menos frecuentes las deficiencias hereditarias como la enfermedad de von Willebrand y la hemofilia A.

Bibliografía

1. Cheesbrough M. District laboratory practice in tropical countries, part 2. 2nd edition. Cambridge University Press 2006.

2. Bates I, Carter JY. Hematología en laboratorios de recursos escasos. En Dacie y Lewis Hematología Práctica, 12a Edición. 546-560. Elsevier España 2018.

3. Levy-Lambert. Manuel des techniques de base pour le laboratoire medical. Organisation mondiale de la Santé, Genève, 1982.

4. Saliou P. Le laboratoire en zone tropicale. Bull Soc Pathol Exot 2006; 99, 5: 409-417.

5. Ayemoba O, Hussain N, Umar T, Ajemba-Life A, Kene T, Edom U, et al. Establishment of reference values for selected haematological parameters in young adult Nigerians. PLoS One. 2019 Apr 2;14(4):e0213925. doi: 10.1371/journal.pone.0213925. PMID: 30939142; PMCID: PMC6445461.

Preguntas de autoevaluación

1. En un laboratorio con recursos limitados, uno de los siguientes NO es imprescindible:

   a. Microscopio y colorantes para tinción.

   b. Suministro de agua.

   c. Sistema de electroforesis de hemoglobinas.

   d. Suministro de electricidad durante los períodos de trabajo.

   e. Material de extracción de sangre.

2. En relación al hemograma automatizado, una de las siguientes afirmaciones es FALSA:

   a. Los recuentos celulares se basan en la técnica de impedancia.

   b. Además de las concentraciones de las distintas células sanguíneas, el hemograma nos proporciona información sobre el tamaño (volumen) de las mismas.

   c. El valor del hematocrito (%) es aproximadamente 3 veces el valor de la concentración de hemoglobina (g/dL).

   d. Los valores de referencia de Hemoglobina, VCM y neutrófilos son iguales en pacientes de cualquier población humana.

   e. La muestra de sangre para el hemograma está anticoagulada con EDTA.

3. Si no se dispone de hemograma automatizado, se pueden obtener algunos de sus parámetros mediante técnicas manuales. Todos los siguientes EXCEPTO uno, indíquelo:

   a. Hematocrito.

   b. Recuento de glóbulos rojos en cámara.

   c. Recuento de glóbulos blancos en cámara.

   d. Estimación del recuento de plaquetas en la extensión teñida de sangre periférica.

   e. VPM (volumen plaquetario medio).

4. La valoración de la extensión de sangre periférica facilita el diagnóstico de las siguientes enfermedades EXCEPTO una, indíquela:

    a. Tuberculosis.

    b. Paludismo por Plasmodium falciparum.

    c. Anemia de células falciformes (drepanocitosis).

    d. Deficiencia de glucosa 6-fosfato deshidrogenasa.

    e. Infecciones víricas.

5. Una de las siguientes afirmaciones NO es correcta en relación al estudio de coagulación

    a. La muestra de sangre debe estar anticoagulada con EDTA.

    b. El estudio básico incluye el Tiempo de Protrombina (TP) y el Tiempo de Tromboplastina Parcial Activado (TTPA).

    c. El TP puede realizarse en coagulómetros portátiles con sangre capilar que se deposita en tiras reactivas.

    d. Los fármacos anticoagulantes pueden alterar TP y/o TTPA.

    e. La prolongación del TP puede deberse a deficiencia de vitamina K y a hepatopatía.

Respuestas correctas:

1. c
2. d
3. e
4. a
5. a

2.10.3 Transfusión y banco de sangre

Profesor: Alfredo Bermejo Rodríguez
Médico especialista en Hematología y Hemoterapia
Hospital Universitario de Fuenlabrada

Ideas clave

1. En los países de África subsahariana, los pacientes con necesidades de transfusión son niños menores de 5 años (con anemia asociada al paludismo) y mujeres en edad fértil (con hemorragia obstétrica), en el contexto de situaciones urgentes.

2. La donación voluntaria no remunerada de sangre facilita la seguridad de la sangre para enfermedades transmisibles y la disposición de mayores reservas de sangre que permitan una mejor atención de las situaciones urgentes.

3. Para disponer de reservas adecuadas de sangre, es necesario contar con un refrigerador (4 °C), que permite mantener la sangre total en condiciones óptimas durante 30 días, o, en caso de separar el concentrado de hematíes, hasta 42 días.

4. La sangre debe ser testada para enfermedades transmisibles de alta prevalencia, pero los test rápidos de despistaje no garantizan totalmente la ausencia de estas enfermedades.

5. Antes de la transfusión deben realizarse estudios pretransfusionales que siempre deben incluir el grupo ABO y Rh en donante y receptor (para respetar la compatibilidad), y si es posible (sobre todo si el paciente ha recibido transfusiones previas o ha tenido embarazos) el estudio de anticuerpos irregulares o prueba cruzada.

Introducción

La **transfusión** es un proceso en el que a partir de un donante (sano) se obtiene una unidad de sangre o de un derivado sanguíneo (hemoderivado), que va a ser infundida al receptor (enfermo) con la finalidad de contribuir a su curación.

Respecto a la transfusión, la OMS recomienda:

1. Servicio de transfusión sanguínea **centralizado** y coordinado a nivel nacional.
2. Donaciones procedentes únicamente de **donantes voluntarios** no remunerados procedentes de poblaciones de bajo riesgo de infecciones.
3. Estudiar toda la sangre donada para **infecciones transmisibles** por transfusión, con **grupo sanguíneo** y **pruebas de compatibilidad**.
4. Reducir las transfusiones innecesarias a través del **uso clínico efectivo** de la sangre o de otras alternativas.

La transfusión abarca diversos aspectos que vamos a ir analizando, centrándonos sobre todo en los medios tropicales y comparando con la transfusión en países desarrollados. Son los siguientes:

1. Necesidades de transfusión.
2. Donantes.
3. Infraestructura.
4. Procesamiento de la sangre.
5. Pruebas pretransfusionales.
6. Uso clínico de la sangre.
7. Gestión de la sangre.
8. Financiación.
9. Formación.

Situaciones que precisan transfusión

En los países desarrollados (a partir de ahora los indicaremos como WC o *Western countries*) los pacientes reciben transfusiones relacionadas con cirugías programadas (incluyendo trasplantes) y tratamientos oncológicos; la mayor parte son pacientes adultos y ancianos. Por el contrario, en los países con menor nivel de vida (como en África subsahariana, que indicaremos como SSA) la mayoría de los pacientes transfundidos son niños menores de 5 años (con anemia grave por paludismo o desnutrición) y mujeres en edad fértil con anemia grave o hemorragia aguda relacionadas con el embarazo o el parto.

La **anemia asociada al paludismo** es la causa más frecuente de anemia grave en niños de SSA (4 millones de casos al año), con importante morbimortalidad (5 % de los casos que presentan anemia grave). La mortalidad en niños con anemia grave que esperan más de 8 h para una transfusión es del 52 % y un 90 % de las muertes ocurren dentro de las primeras 25 h de ingreso en el hospital (Kiguli *et al*, 2014).

La **hemorragia obstétrica** es también un serio problema de salud en SSA. El 26 % de las mujeres con hemorragia obstétrica que llegan al hospital mueren por no haber sangre disponible (Bates *et al*, 2008), lo que supone al menos unas 56 000 muertes anuales. La incidencia de hemorragia postparto es del 25 %, con un 5 % de hemorragia grave (más de 1000 mL). Sólo estos casos supondrían 2 millones de casos anuales.

Por supuesto, también las cirugías habituales van a necesitar transfusiones en SSA, con un 12 % de las transfusiones para la cirugía general (500 000 unidades anuales) y un 18 % para la traumatología (700 000 unidades anuales. No debemos olvidar la **anemia falciforme** o enfermedad de células falciformes (ECF), con 60 000 nuevos casos cada año, y complicaciones como el síndrome torácico agudo, que van a necesitar transfusión, lo que supone 1 millón de unidades anuales más.

En conjunto, podemos estar hablando de unas necesidades de 12 millones de unidades de sangre anuales, cuando sólo se extraen 4 millones de unidades.

Donación de sangre

Como acabamos de indicar, las donaciones actuales en los países de SSA sólo cumplen el 20-50 % de sus necesidades. La OMS recomienda una tasa de donación del 1-3 % de la población, dato muy lejano aún en la mayoría de estos países (< 0,5 %). Con más del 15 % de la población mundial, África en su conjunto tiene sólo el 4 % de los donantes (2011).

Tal y como se indica en la *Guía práctica para la transfusión de sangre del Ministerio de Salud Pública de la República del Chad*, es innegable que cuando se trata de transfusión de sangre, lo más importante es **el donante** y, sin donantes, ningún servicio de transfusión puede funcionar.

La prioridad principal es conseguir un **número** suficiente de donantes, motivando a los nuevos donantes y reteniendo a los existentes. Debe potenciarse la **donación voluntaria no remunerada** (DVNR), altruista, que no recibe dinero a cambio y que no va dirigida a un pariente o amigo. Para ello son necesarias la educación de la población desde la escuela y la información con campañas públicas (sobre todo de las necesidades de sangre). Se insistirá en la motivación de ayudar a los otros, salvar vidas, solidaridad, ayudar al desarrollo del país y en que también puede beneficiar la propia salud (control de salud en la entrevista y detección de enfermedades transmisibles). Se ha constatado que el nivel de vida, religión o características sociales no influyen en la concienciación del donante de sangre.

En el ámbito de SSA son frecuentes otros tipos de donaciones, como la donación de familiares o por reposición (la familia aporta un donante cuando se necesita una transfusión), el pago de los estudios pretransfusionales o incluso el pago por la donación. En muchos países suponen más del 75 % de las donaciones. También es muy habitual la transfusión inmediata de la unidad donada. Distintas supersticiones pueden dificultar tanto el proceso de donación como la transfusión.

La DVNR, que incluye un proceso de entrevista y selección de donantes, tiene grandes ventajas, como son:

1. Control de los donantes.
2. Donantes que repiten y son más seguros para las enfermedades transmisibles.
3. Mayores reservas de sangre.
4. Mejor atención de las situaciones urgentes.

Como inconveniente de la DVNR puede señalarse un coste directo mayor por el almacenamiento y fraccionamiento de la sangre, aunque los costes globales —teniendo en cuenta todos los procesos de salud— lo compensan. En cualquier caso, y dadas las grandes necesidades transfusionales en SSA, parece razonable reconducir las donaciones familiares o por reposición y no desaprovecharlas.

Para potenciar la DVNR se puede incidir en distintos puntos:

1. Carteles en el hospital o centros públicos: entrada, recepción, extracciones (laboratorio) y salas de espera.
2. Lemas: Tu sangre es importante. Tu sangre salva vidas. Dona sangre, dona vida.
3. Snack: bebida y sándwich.
4. Carné de donante, que además permita un examen de salud gratuito (para el donante o un familiar).
5. Pequeños detalles o regalos: bolígrafo, linterna de bolsillo, camiseta, monedero y llavero.

6. Campañas de promoción en la radio, centros religiosos, centros de salud, charlas en institutos, día de mercado (megafonía), partidos de fútbol, folletos de propaganda y hermandades de donantes.

7. Motivar y retener a los donantes mediante el uso de nuevas tecnologías como WhatsApp.

8. Cuidado del donante, respetando la frecuencia de donación.

9. Uso de registros electrónicos, que permitan gestionar mejor las necesidades y la comunicación.

Infraestructura

En SSA es habitual la donación y transfusión concomitante en el mismo hospital. Las dificultades de comunicación complican la disponibilidad de la sangre. Un gran problema es la carencia de energía y suministros adecuados. En muchos casos las infraestructuras deben adaptarse a los recursos locales, utilizando por ejemplo refrigeradores no específicos de laboratorio.

La creación de Centros de Transfusión (CT) va a suponer un ahorro de costes en procesamiento y fraccionamiento, aunque otros costes se disparan (campañas de donación, colectas, conservación de la sangre, transporte, mantener la cadena del frío). Una gran ventaja es la mejor gestión de las reservas, junto con una mejor dotación en infraestructura y aparataje.

Procesamiento de la sangre

En los laboratorios básicos de SSA, se va a realizar la determinación del grupo ABO y Rh, y despistaje de infecciones (sífilis, VIH, VHB y VHC) mediante test rápidos previos al momento de la donación. Una vez extraída la sangre total, lo habitual es usarla tal cual, sin fraccionar, lo que conlleva una menor duración (30 vs 42 días con los concentrados de hematíes); esto no siempre es lo más adecuado, pero sí en algunos casos: hemorragia obstétrica y anemia severa por paludismo. Pueden plantearse alternativas prácticas, como almacenamiento en posición invertida si no se quiere transfundir el plasma (éste queda en la parte superior de la bolsa al sedimentarse los hematíes).

En el modelo de CT van a utilizarse filtros desleucotizadores, lo que supone menos reacciones alérgicas y febriles. El fraccionamiento de la sangre en concentrado de hematíes (CH), concentrado de plaquetas (CP) y plasma fresco congelado (PFC), permite un uso más efectivo para cada indicación de transfusión y con menor sobrecarga de volumen gracias al uso de CH en la anemia. La realización del grupo sanguíneo y despistaje de infecciones está centralizada en el CT. Como inconvenientes señalaremos un mayor gasto de procesamiento (una unidad cuesta 4-8 veces más) y el desperdicio de plasma sobrante.

La seguridad biológica es un aspecto importante que se mejora con los CT. La alta prevalencia de infecciones víricas en SSA hace que, con el modelo básico de test rápidos de despistaje, no se eviten algunas infecciones por transfusión (5-10 % de infecciones VIH se deben a esta causa). También va a mejorar la transmisión del paludismo y la contaminación bacteriana. Otras campañas de salud, como la vacunación frente a VHB, pueden contribuir a disminuir la transmisión de infecciones a través de la transfusión.

Pruebas pretransfusionales

En los laboratorios básicos de SSA, con frecuencia sólo se determinan **grupo ABO hemático y Rh** y prueba cruzada a temperatura ambiente. Idealmente debería realizarse también el **grupo ABO sérico** y una **prueba cruzada** con antiglobulina o bien estudio de **anticuerpos irregulares**. Estas dos últimas técnicas nos permiten detectar la presencia de anticuerpos a partir del contacto con antígenos con hematíes transfundidos reconocidos como extraños; a pesar de la realización correcta de las pruebas pretransfusionales, hasta un 6 % de pacientes con 2 o más transfusiones desarrollan nuevos anticuerpos, pudiendo ser causa de reacciones transfusionales ante nuevas transfusiones.

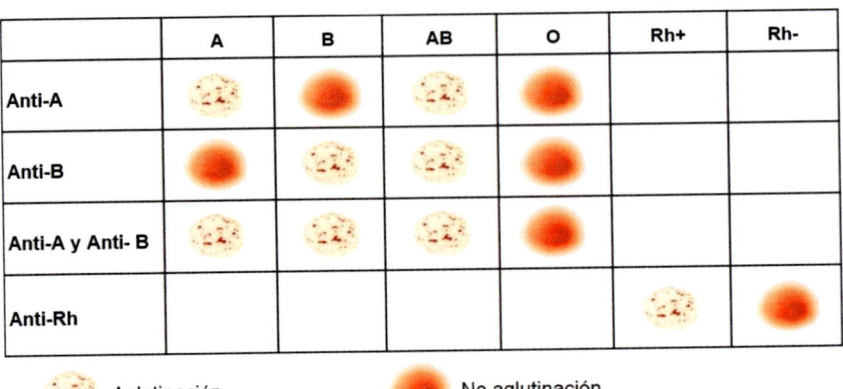

	A	B	AB	O	Rh+	Rh-
Anti-A						
Anti-B						
Anti-A y Anti- B						
Anti-Rh						

Aglutinación. No aglutinación.

Figura 1. Reacción de aglutinación. Determinación de grupo sanguíneo y factor Rh..

La distribución mundial de los grupos sanguíneos

ABO es variable. El grupo B es más frecuente en Asia, y tiene una frecuencia intermedia en África; el grupo A es más raro en África y en población nativa americana. Todo ello debe tenerse en cuenta a la hora de planear las necesidades transfusionales. En SSA es también muy frecuente el grupo Fy (a-b-), que confiere resistencia frente al *Plasmodium vivax*, pero que en el caso de crear anticuerpos frente a esos antígenos hace muy difícil encontrar sangre compatible.

	PUEDE DONAR PARA	PUEDE RECIBIR DE
A +	A+, AB+	A+, A-, O+, O-
A -	A+, A-, AB+, AB-	A-, O-
B +	B+, AB+	B+, B-, O+, O-
B -	B+, B-, AB+, AB-	B-, O-
AB +	AB+	TODOS LOS GRUPOS
AB -	AB+, AB-	A-, B-, AB-, O-
O +	A+,B+, AB+, O+	O+, O-
O -	TODOS LOS GRUPOS	O-

Figura 2. En este esquema se indica la compatibilidad grupo ABO y Rh.

Uso clínico de la sangre

En SSA, el 80 % de la sangre se utiliza de manera urgente, en niños, gestantes y accidentados, en contraste con WC donde el uso habitualmente es programado. En cualquier caso, debe promoverse el **uso racional de la sangre,** mediante guías de transfusión, supervisado por un comité de transfusión y fomentando la hemovigilancia, notificando y tomando medidas ante reacciones adversas a la transfusión. Las normativas y protocolización a nivel nacional y del propio banco de sangre son de gran utilidad al respecto, y deben incluir: procedimiento de identificación del paciente, procedimiento de administración de la sangre, documentación de la transfusión en la historia y monitorización de la transfusión.

En la **indicación de transfusión** debemos tener en cuenta los siguientes factores:

1. Origen de la anemia.
2. Situación clínica.
3. Cinética del sangrado.
4. Objetivo: corrección de la volemia.
5. Comorbilidades subyacentes.
6. Riesgos.
7. Tolerancia clínica.

La transfusión puede tener **efectos negativos**, debiendo buscarse el equilibrio entre riesgos y beneficios. Las complicaciones más frecuentes son la reacción febril, la sobrecarga circulatoria (exceso de líquidos), las reacciones alérgicas y la transmisión de infecciones. Las más raras, pero más peligrosas, son las reacciones hemolíticas; las provocadas por una identificación incorrecta del paciente pueden ser fatales si el grupo ABO es incompatible. Las transfusiones repetidas pueden ocasionar una sobrecarga de hierro.

Como estrategia transfusional no se pueden establecer unos umbrales universales de hemoglobina para decidir la transfusión, pero sí dar una orientación, de manera que con:

1. Hb < 4.5 g/dL, hay un peligro vital inminente si no se transfunde.
2. Hb 4.5-7 g/dL, hay que justificar no transfundir.
3. Hb 7-10 g/dL, hay que justificar el transfundir, teniendo en cuenta los factores clínicos señalados previamente.
4. Hb > 10 g/dL, raramente es necesario transfundir.

Para una mejor gestión clínica la transfusión, además de los puntos ya comentados, deben valorarse otras **alternativas al uso de la sangre**: antifibrinolíticos (ácido tranexámico) para la hemorragia postparto, uterotónicos, control previo del embarazo, hidroxiurea en la anemia falciforme y diagnóstico diferencial de anemias tratables por métodos sencillos (como la ferropenia).

Gestión y documentación de los donantes y de la sangre

Frente a los registros manuales en los laboratorios básicos, con problemas de identificación y trazabilidad, debe potenciarse la informatización con programas electrónicos de gestión que incluyan registros electrónicos, sistemas de seguridad transfusional y de hemovigilancia. Todo ello permitirá:

1. Avisar regularmente a los donantes.
2. Trazabilidad de las unidades desde el donante hasta el receptor.
3. Identificación de efectos adversos.
4. Identificación del receptor.
5. Evitar caducidad de hemoderivados.
6. Información sobre gestión de los stocks y tendencias.

Financiación

El principal problema para implantar un servicio de transfusión sanguínea que cumpla con todos los aspectos previamente indicados es de financiación, especialmente en los países más pobres.

Para conseguir una financiación sostenible es necesario:

1. Evaluación del coste de los distintos modelos: CT, hospital independiente o híbrido.
2. Generación de ingresos.
3. Financiación privada, con coste para el paciente.
4. Financiación pública.
5. Cooperación (78 % de los países de SSA reciben cooperación): ¿Qué ocurre cuando cesa esta? El modelo mixto es el más práctico en los países con pocos recursos.
6. Recuperación de costes.
7. Exención de impuestos.
8. Regulación de los CT: regulaciones especiales (medicina esencial).
9. Capacidad de respuesta frente a enfermedades emergentes.
10. Minimizar el coste de las unidades de sangre: centralizar compras.
11. Atraer y retener al personal: motivación y desarrollo profesional.

Formación

Debe realizarse de manera concomitante **formación en el laboratorio y el hospital**:

1. Personal de laboratorio y BS:
   a. Formación científica.
   b. Formación práctica.
   c. Motivación.
   d. Organización.

2. Personal de hospitalización:
   a. Uso clínico de la sangre.
   b. Coordinación con laboratorio y banco de sangre.

Es muy importante la realización de campañas de **información a la población**, que incluyan:

1. Educación en los centros docentes.
2. Explicar en qué consisten donación y transfusión.
3. Eliminar supersticiones respecto a donación y transfusión.
4. Información de los beneficios que supone la donación altruista.

En resumen, a la hora de construir servicios de transfusión sostenibles en países en desarrollo, se deben establecer como prioridades:

1. Aumento de donantes.
2. Mejora del despistaje de infecciones.
3. Optimización del manejo de las existencias de sangre:
4. Almacenamiento y transporte.
5. Evitar caducidad.
6. Uso clínico adecuado.
7. Asegurar un suministro y distribución adecuados.
8. Organización y financiación sostenible con coordinación a nivel nacional.

Bibliografía

1. Lund TC, Hume H, Allain JP, McCullough J, Dzik W. The blood supply in Sub-Saharan Africa: needs, challenges, and solutions. Transfus Apher Sci. 2013 Dec;49(3):416-21. doi: 10.1016/j.transci.2013.06.014. Epub 2013 Jul 17. PMID: 23871466.
2. Bates I, Manyasi G, Medina Lara A. Reducing replacement donors in Sub-Saharan Africa: challenges and affordability. Transfus Med. 2007 Dec;17(6):434-42. doi: 10.1111/j.1365-3148.2007.00798.x. PMID: 18067647.
3. Dhabangi A, Dzik WH, Idro R, John CC, Butler EK, Spijker R, van Hensbroek MB. Blood use in sub-Saharan Africa: a systematic review of current data. Transfusion. 2019 Jul;59(7):2446-2454. doi: 10.1111/trf.15280. Epub 2019 Mar 28. PMID: 30920668.
4. Bates I, Chapotera GK, McKew S, van den Broek N. Maternal mortality in sub-Saharan Africa: the contribution of ineffective blood transfusion servi-

ces. BJOG. 2008 Oct;115(11):1331-9. doi: 10.1111/j.1471-0528.2008.01866.x. PMID: 18823485.

5. Field SP, Allain JP. Transfusion in sub-Saharan Africa: does a Western model fit? J Clin Pathol. 2007 Oct;60(10):1073-5. doi: 10.1136/jcp.2006.043505. Epub 2007 Apr 5. PMID: 17412874; PMCID: PMC2014840.

6. Bates I, Hassall O, Mapako T. Transfusion research priorities for blood services in sub-Saharan Africa. Br J Haematol. 2017 Jun;177(6):855-863. doi: 10.1111/bjh.14577. Epub 2017 Apr 27. PMID: 28449225.

7. Weimer A, Tagny CT, Tapko JB, Gouws C, Tobian AAR, Ness PM, et al. Blood transfusion safety in sub-Saharan Africa: A literature review of changes and challenges in the 21st century. Transfusion. 2019 Jan;59(1):412-427. doi: 10.1111/trf.14949. Epub 2018 Oct 30. PMID: 30615810.

8. Kohli N, Bhaumik S, Jagadesh S, Sales RK, Bates I. Packed red cells versus whole blood transfusion for severe paediatric anaemia, pregnancy-related anaemia and obstetric bleeding: an analysis of clinical practice guidelines from sub-Saharan Africa and evidence underpinning recommendations. Trop Med Int Health. 2019 Jan;24(1):11-22. doi: 10.1111/tmi.13173. Epub 2018 Nov 22. PMID: 30347486.

9. Allain JP. Current approaches to increase blood donations in resource-limited countries. Transfus Med. 2019 Oct;29(5):297-310. doi: 10.1111/tme.12629. Epub 2019 Aug 27. PMID: 31456255.

10. Tancred T, Bates I. Improving blood transfusion services. Best Pract Res Clin Obstet Gynaecol. 2019 Nov;61:130-142. doi: 10.1016/j.bpobgyn.2019.05.007. Epub 2019 May 23. PMID: 31285175.

11. Schneider WH. History of blood transfusion in sub-saharan Africa. Transfus Med Rev. 2013 Jan;27(1):21-8. doi: 10.1016/j.tmrv.2012.08.001. Epub 2012 Sep 13. PMID: 22981696.

12. Koistinen J. Building sustainable blood services in developing countries. Transfusion Alternatives in Transfusion Medicine 2008; 10: 53-60.

13. World Health Organization 2010. Workshop on Achieving 100 % Non-remunerated Voluntary Blood Donation in Priority Countries.

Preguntas de autoevaluación

1. En los países de África subsahariana, una de las siguientes NO es una indicación habitual de transfusión:

    a. Trasplante de órgano sólido.

    b. Sangrado post traumatismo.

    c. Anemia por paludismo en niños.

    d. Hemorragia obstétrica.

    e. Anemia falciforme con síndrome torácico agudo.

2. Entre las ventajas de la donación voluntaria no remunerada de sangre se encuentran todas las siguientes EXCEPTO una, indíquela:

    a. Control de los donantes.

    b. Menor coste directo de la sangre.

    c. Donantes que repiten y son más seguros para las enfermedades transmisibles.

    d. Mayores reservas de sangre.

    e. Mejor atención de las situaciones urgentes.

3. Indique la respuesta correcta en relación con el procesamiento de la sangre:

    a. Además del grupo ABO y Rh, deben estudiarse sistemáticamente otros grupos sanguíneos como Kell, Duffy y Kidd.

    b. Es suficiente con realizar el despistaje de VIH y VHC, al ser las infecciones más prevalentes.

    c. Si se usa sangre total, sin fraccionar, debe utilizarse en un plazo máximo de 72 horas.

    d. Los concentrados de hematíes pueden conservarse para su uso refrigerados a 4 °C hasta 42 días.

    e. El fraccionamiento de la sangre supone un gran ahorro en costes.

4. En relación con la seguridad biológica de la sangre, una de las siguientes afirmaciones NO es correcta:

   a. Deben realizarse siempre pruebas de despistaje de sífilis, VIH, VHB y VHC

   b. A pesar de realizar las pruebas rápidas básicas de despistaje, puede haber un 5-10 % de infecciones por VIH relacionadas con la transfusión.

   c. La entrevista y selección del donante aumenta la seguridad biológica de la sangre.

   d. La vacunación frente a VHB pueden contribuir a disminuir la transmisión de infecciones a través de la transfusión.

   e. La refrigeración de la sangre a 4 °C no disminuye la probabilidad de contaminación bacteriana de la misma.

5. Uno de las siguientes pares donante/receptor NO respeta la compatibilidad ABO y Rh. Indíquela:

   a. Donante A+/receptor AB+.

   b. Donante A-/receptor O-.

   c. Donante O+/receptor B+.

   d. Donante O-/ receptor A+.

   e. Donante AB+/Receptor AB+.

Respuestas correctas:

1. a
2. b
3. d
4. e
5. b

Autores colaboradores

José Antonio de Diego Cabrera

Medicina Preventiva y Salud Pública y Microbiología

Facultad de Medicina. Universidad Autónoma de Madrid.

Gerardo Rojo Marcos

Servicio de Medicina Interna

Hospital Universitario Príncipe de Asturias, Alcalá de Henares

Universidad de Alcalá. Madrid.

Mario Pérez Butragueño

Servicio de Pediatría

Hospital Universitario Infanta Leonor. Madrid.

Belén Comeche Fernández

Servicio de Medicina Interna

Hospital Universitario Infanta Leonor. Madrid.

Helena Moza Moríñigo

Servicio de Medicina Preventiva

Hospital Universitario Fundación Jiménez Díaz, Madrid.

Juan Cuadros González

Servicio de Microbiología Clínica

Hospital Universitario Príncipe de Asturias, Alcalá de Henares

Universidad de Alcalá. Madrid.

Marta Díaz Menéndez

Unidad de Patología Importada y Salud Internacional

Hospital Universitario La Paz-Carlos III, Madrid

Universidad Autónoma de Madrid.

Eva García Noeda

Servicio de Urgencias

Hospital de El Bierzo, Ponferrada. León.

Beatriz Álvarez Álvarez

División de Enfermedades Infecciosas

Hospital Universitario Fundación Jiménez Díaz. Madrid

Universidad Autónoma de Madrid.

José A. Oteo Revuelta

Centro de Rickettsiosis y Enfermedades Trasmitidas por Artrópodos Vectores (CRETAV). Departamento de Enfermedades Infecciosas. Hospital Universitario San Pedro.

Centro de Investigación Biomédica de La Rioja.

Javier Arcos Campillo

Director Médico

Hospital Universitario Fundación Jiménez Díaz. Madrid.

Aránzazu Portillo Barrio

Centro de Rickettsiosis y Enfermedades Trasmitidas por Artrópodos Vectores (CRETAV)

Departamento de Enfermedades Infecciosas. Hospital Universitario San Pedro

Centro de Investigación Biomédica de La Rioja.

Miguel Górgolas Hernández-Mora

División de Enfermedades Infecciosas

Hospital Universitario Fundación Jiménez Díaz

Universidad Autónoma de Madrid.

José R. Fortes Alén

Departamento de Anatomía Patológica

Hospital Universitario Fundación Jiménez Díaz. Madrid

Universidad Autónoma de Madrid.

Patricia Martínez Martín

Unidad de Enfermedades Infecciosas

Hospital Universitario la Paz, IdIPaz, CIBERINFEC. Madrid.

Alejandro de Gea Grela

Servicio de Medicina Interna

Hospital Universitario la Paz. Madrid.

Marta Mora Rillo

Unidad de Aislamiento de Alto Nivel. Unidad de Enfermedades Infecciosas

Hospital Universitario la Paz, IdIPaz, CIBERINFEC. Madrid.

Juan R Castillo

Servicio de Medicina Interna

Hospital Universitario Infanta Sofía. Madrid.

Eduardo Malmierca Corral

Servicio de Medicina Interna y Enfermedades Infecciosas

Hospital Universitario Infanta Sofía. Madrid

Facultad de Ciencias Biomédicas. Universidad Europea de Madrid.

Laura Prieto Pérez

División de Enfermedades Infecciosas.

Hospital Universitario Fundación Jiménez Díaz. Madrid.

Universidad Autónoma de Madrid.

Beatriz Pérez-Monte

Servicio de Medicina Interna

Hospital Universitario Infanta Sofía. Madrid.

Juan María Herrero Martínez
Servicio de Medicina Interna.
Hospital Universitario 12 de Octubre. Madrid
Universidad Complutense de Madrid.

Mar Lombera García-Corona
Medicina de Aparato Digestivo
Hospital Universitario Severo Ochoa. Leganés. Madrid

Agustín Clavijo Pendón
Servicio de Pediatría.
Hospital Marina Baixa. Villajoyosa, Alicante

Ana Zaida Gómez Moreno
Servicio de Aparato Digestivo.
Hospital Universitario de Toledo.

Ramón Pérez Tanoira
Servicio de Microbiología Clínica
Hospital Universitario Príncipe de Asturias.
Universidad de Alcalá. Madrid.

Isabel A. Pérez Hernández
Unidad de Enfermedades Infecciosas
Hospital Universitario Virgen de la Victoria, Málaga.

Joaquín Salas Coronas
Unidad de Medicina Tropical
Hospital Universitario Poniente. El Ejido, Almería.
Universidad de Almería, CIBERINFEC, ISCIII.

Alejandro Salinas Botrán
Servicio de Medicina Interna.
Hospital Clínico San Carlos, Madrid
Universidad Complutense de Madrid.

José A. Pérez Molina

Servicio de Enfermedades Infecciosas

Hospital Universitario Ramón y Cajal

IRYCIS CIBER de Enfermedades Infecciosas. Instituto de Salud Carlos III.

Irene Carrillo Acosta

División de Enfermedades Infecciosas

Hospital Universitario Fundación Jiménez Díaz. Madrid.

Aws Waleed M. Al-Hayani

División de Enfermedades Infecciosas

Hospital Universitario Fundación Jiménez Díaz. Madrid.

José Manuel Ramos Rincón

Departamento de Medicina Clínica. Facultad de Medicina.

Universidad Miguel Hernández de Elche. Alicante.

Catalina Martín Cleary

Servicio de Nefrología

Hospital Universitario Fundación Jiménez Díaz, Madrid.

Rebeca Fuerte Martínez

Servicio de Medicina Interna

Hospital Universitario Infanta Sofía. Madrid.

Fernando Fariñas Guerrero

Instituto de Inmunología Clínica y Enfermedades Infecciosas

Grupo Internacional de Expertos en Enfermedades Infecciosas Emergentes y Zoonosis (ZEIG).

Manuel Alfonso Vásquez

Médico Adjunto de Urgencias de Psiquiatría

Hospital Universitario Germans Trías i Pujol. Barcelona.

Elizabet Petkova Saiz

División Enfermedades Infecciosas

Hospital Universitario Jiménez Díaz. Madrid

Nuria Gil-Fournier Esquerra

Endocrinología y Nutrición

Hospital Universitario Príncipe de Asturias. Alcalá de Henares. Madrid.

Montserrat López Rubio

Servicio de Hematología y Hemoterapia

Hospital Universitario Príncipe de Asturias. Alcalá de Henares. Madrid.

Lucía Castilla García

Servicio de Hematología y Hemoterapia

Hospital Universitario Príncipe de Asturias. Alcalá de Henares. Madrid

Alfredo Bermejo Rodríguez

Servicio de Hematología y Hemoterapia

Hospital Universitario de Fuenlabrada. Madrid.

Sobre los autores

Laura Prieto Pérez

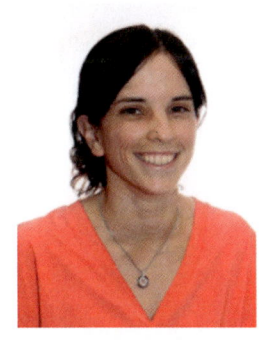 Es licenciada en Medicina por la Universidad Complutense de Madrid en el año 2007. Completa su formación como médico especialista en Medicina Interna en 2013 en el Hospital Universitario Fundación Jiménez Díaz. Obtiene el título de Máster en Medicina Tropical en 2012. En 2013 ejerció la medicina tropical en un área rural de Etiopía, lo que motivó el estudio de su tesis doctoral sobre la podoconiosis, obteniendo el título de Doctora en Medicina por la Universidad Autónoma de Madrid (UAM) con la calificación de sobresaliente cum laude en 2017. Desde 2019 es profesora asociada del Departamento de Medicina de la UAM. Actualmente, trabaja como médico adjunto de la División de Enfermedades Infecciosas en el Servicio de Medicina Interna del Hospital Universitario Fundación Jiménez Díaz de Madrid. Es codirectora del Máster de Medicina Tropical y Salud Internacional de la UAM junto con los doctores Miguel Górgolas y Ramón Pérez Tanoira.

Miguel Górgolas Hernández-Mora

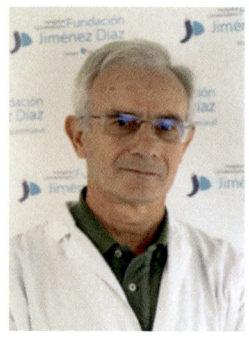

Es Licenciado en Medicina y Cirugía por la UAM en el año 1985 con la calificación de sobresaliente. Completa su formación como médico especialista en Medicina Interna en el año 1992 en la Fundación Jiménez Díaz. Durante la residencia obtiene el Diploma en Higiene y Medicina Tropical (DTM&H) en la London School of Hygiene and Tropical Medicine en 1991. En 1992 realiza su Tesis Doctoral sobre endocarditis infecciosa experimental obteniendo el grado de Doctor en Medicina (PhD) por la UAM con la calificación de sobresaliente cum laude en 1993. Obtiene el Master in Science (MSc) en 1993 por la University of London en biología molecular aplicada al diagnóstico de las enfermedades infecciosas. Desde el año 1994 es Médico Adjunto del Servicio de Medicina Interna y Enfermedades Infecciosas en la Fundación Jiménez Díaz y, desde 2008 es jefe Asociado. Actualmente es Profesor Titular del Departamento de Medicina en la UAM.

Ramón Pérez Tanoira

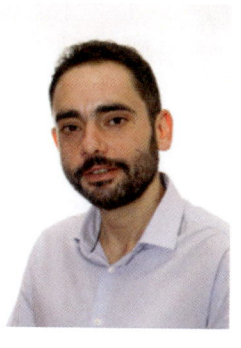

Licenciado en Ciencias Químicas por la Facultad de Santiago de Compostela en el año 2007. Completa su formación como Químico Interno Residente en la especialidad de Microbiología y Parasitología en el año 2013 en el Hospital Universitario Fundación Jiménez Díaz. Obtiene el título de Máster en Medicina Tropical y Salud Internacional en 2012. Realiza una primera Tesis Doctoral sobre las propiedades antimicrobianas de la plata, obteniendo el título de Doctor en Ciencias Biomédicas por la Universidad Complutense de Madrid en 2014, colaborando con Helsinki University Hospital donde obtuvo su segundo doctorado en Investigación Clínica por la Universidad de Helsinki (2019). Actualmente es facultativo del Servicio de Microbiología Clínica del Hospital Universitario Príncipe de Asturias (Alcalá de Henares, Madrid) y Profesor Asociado de la Facultad de Medicina de la Universidad de Alcalá de Henares. Sus áreas de investigación clínica incluyen la búsqueda de nuevos antimicrobianos, las infecciones gastrointestinales y parasitarias.